ORNAMENTA 1

Internationale Schmuckkunst

Schmuckmuseum Pforzheim
30. September bis 19. November 1989

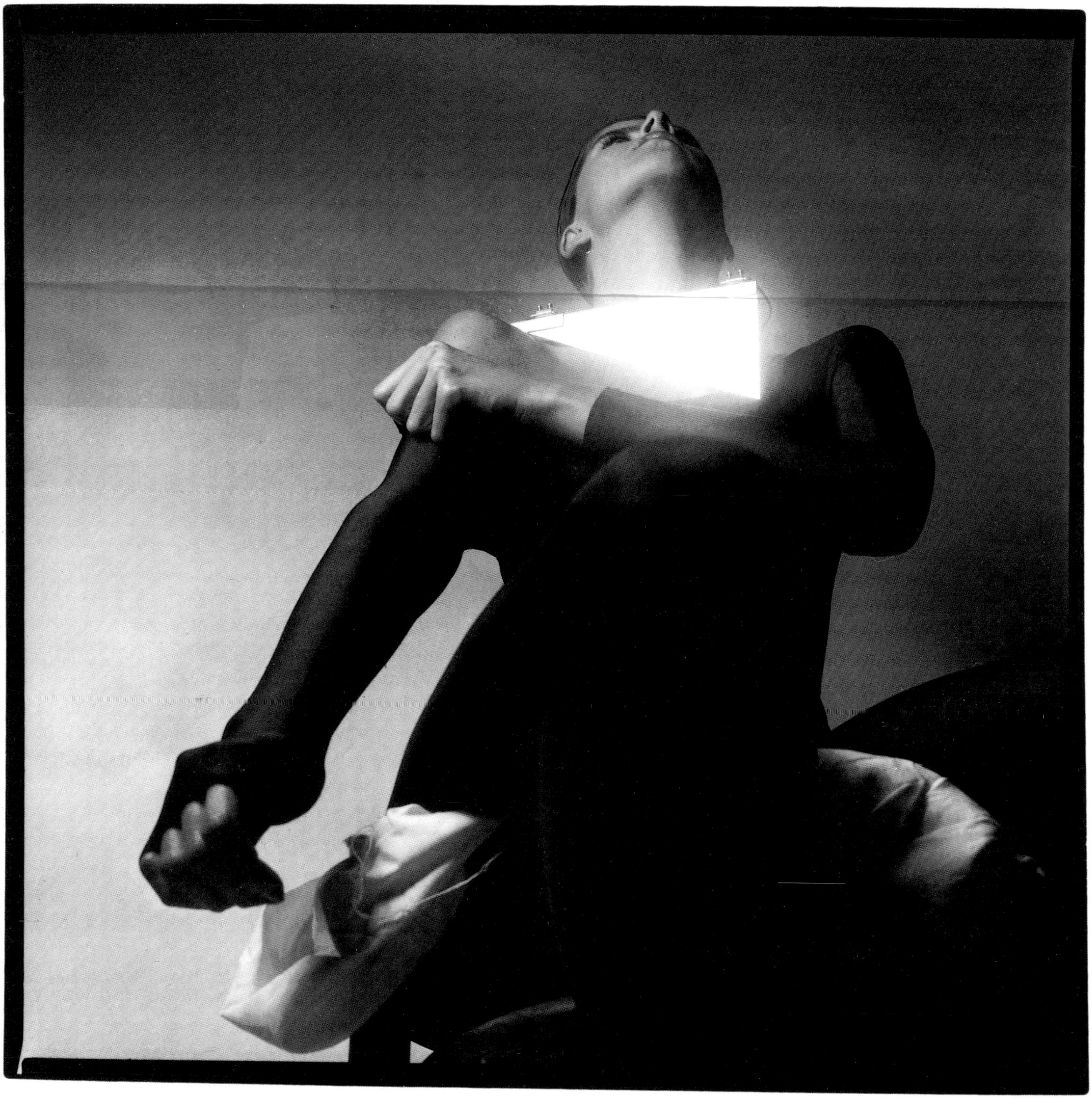

ORNAMENTA 1

Internationale Schmuckkunst

Herausgegeben von

Michael Erlhoff, Fritz Falk, Jens-Rüdiger Lorenzen, Wilhelm Mattar, Sabine Strobel

Mit Beiträgen von

Sarah Bodine, Uta Brandes, Michael Erlhoff, Fritz Falk, Stanley Lechtzin, Claude Lévi-Strauss, Wilhelm Mattar, Manfred Schmalriede, Axel Wirths, Günter Zamp Kelp

Prestel-Verlag

ORNAMENTA 1
Internationale Ausstellung
zeitgenössischer Schmuckkunst
Schirmherr: Ministerpräsident Dr. h. c. Lothar Späth

Dieses Buch erschien anläßlich der Ausstellung
›ORNAMENTA 1‹
Schmuckmuseum Pforzheim
30. September bis 19. November 1989

Herausgegeben im Auftrag
der Arbeitsgemeinschaft ORNAMENTA, Pforzheim

Ausstellungskonzeption und Katalog:
Dr. Michael Erlhoff, Dr. Fritz Falk,
Prof. Jens-Rüdiger Lorenzen, Wilhelm Mattar,
Sabine Strobel

Der ORNAMENTA-Katalog
wurde gefördert durch die Allianz
Versicherungs-Aktiengesellschaft, Stuttgart.

Internationale Berater:
Patricia Anderson, Australien
Christophe Burger, Frankreich
Sarah Bodine, USA
Angela Carvalho, Brasilien
Renzo Hildenbrand, Schweiz
Marie-Jose van den Hout, Niederlande
Yasuhiko Ogida, Japan
Jan-L. Opstad, Norwegen
Ramón Puig Cuyás, Spanien
Pamela Ritchie, Kanada
Ralf Turner, Großbritannien

Geschäftsführung: Sabine Strobel

Ausstellungsarchitektur:
Prof. Günter Zamp Kelp, Düsseldorf

Bauleitung:
Städt. Hochbauamt Pforzheim
Christian Schirmer, Jürgen Alber

Videokonzeption:
Axel Wirths, 235 Media, Köln

Ausstellungsgraphik:
Prof. Uwe Lohrer, Stuttgart
Sibylle Schwarz, Stuttgart

Ausstellungssekretariat:
Hava Erdem
Heide Nies

Finanzverwaltung:
Günther Unholzer
Renate Meier

CIP-Titelaufnahme der Deutschen Bibliothek:
Internationale Schmuckkunst: [anläßlich der Ausstellung ›ORNAMENTA 1‹, Internationale Ausstellung zeitgenössischer Schmuckkunst, Schmuckmuseum Pforzheim, 30. September bis 19. November 1989] / ORNAMENTA 1. Hrsg. von Michael Erlhoff ... Mit Beitr. von Sarah Bodine ... [Hrsg. im Auftr. d. Arbeitsgemeinschaft ORNAMENTA, Pforzheim]. – München: Prestel, 1989

Übersetzungen:
Ingrid Hacker-Klier (Lévi-Strauss)
Wolfgang Himmelberg (Lechtzin)
Dr. Eva Zeumer (Bodine)

Umschlagmotiv: Gilles Jonemann, *Armreif,* 1987
Frontispiz: Vratislav Novák, *Halsschmuck,* 1988

Gestaltung: Norbert Dinkel, München
Satz: Typo Data GmbH, München
Reproduktion: Karl Dörfel, München
Druck: Wenschow-Franzis, München
Bindung: Ludwig Auer, Donauwörth

ISBN 3-7913-1015-1
Printed in Germany

Inhalt

7 Vorwort

Michael Erlhoff
9 Der Ritt über die Nagold

Claude Lévi-Strauss
13 Lebensspender Schmuck

Fritz Falk
17 Ein Rückblick in die Moderne
Schmuckkunst zwischen 1960 und heute

Sarah Bodine
37 Zeitgeist und Schmuck

43 MASSIV ZENTRAL

225 25 VITRINEN 100 × 50 × 60

Manfred Schmalriede
226 Sandkastenspiele

Uta Brandes
279 Von Schmugglern, Geliebten und
narzißtischen Spielen

283 ›SCHATZHÜGEL‹

Wilhelm Mattar
284 Prominente zeigen ihr Lieblingsstück
Künstler schmücken Prominente

Stanley Lechtzin
298 CAD/CAM und der Schmuckgestalter

Axel Wirths
303 Das Video-Ornament

Günter Zamp Kelp
311 Architektonische Konzeption

314 Schmuck im Stadtraum

318 Register
320 Fotonachweis, Leihgeber

Folgende Unternehmen, Einzelpersonen und Organisationen unterstützten die ORNAMENTA 1

als Sponsoren:

Allgemeine Gold- und Silberscheideanstalt AG; Pforzheim
Allianz Versicherungs AG; Stuttgart
Bader, Großversandhaus; Pforzheim
BfG: Bank für Gemeinwirtschaft AG; Pforzheim
Color-Druck; Pforzheim
Daimler Benz AG; Stuttgart
Degussa AG; Pforzheim
Guthmann + Wittenauer GmbH & Co.; Pforzheim
Hafner C. GmbH & Co.; Pforzheim
Hammer & Söhne; Pforzheim
Elektro Heller; Pforzheim
HOCHTIEF AG; Karlsruhe
Hollander KG; Pforzheim
Meyle + Müller GmbH & Co.; Pforzheim
Moser & Pfeil GmbH & Co.; Pforzheim
Niessing GmbH & Co.; Vreden
NOKIA Graetz GmbH; Pforzheim
Pforzheimer Adreßbuch GmbH & Co.KG; Pforzheim
Pforzheimer Uhrenrohwerke PORTA GmbH; Pforzheim
Rheinelektra AG; Pforzheim
Schwarz, Sibylle; Weissach
Schweizer, Raumausstattung; Pforzheim
Speidel, Fr.; Pforzheim
Stadt- und Kreissparkasse; Pforzheim
Stetzler, Bau-Unternehmung; Pforzheim
Stolterfoth, E.; Pforzheim
System-Satz GmbH; Pforzheim
Volksbank; Pforzheim
Witzenmann GmbH; Pforzheim
Zamp Kelp, Prof. Günter; Düsseldorf

als Spender/Erwerber von ORNAMENTA-Bausteinen:

Admintec Gesellschaft für Verwaltungsdienste mbH; Pforzheim
Prof. Baehre u. Partner, Ing.-Büro; Pforzheim
Baral D. GmbH & Co.; Pforzheim
Baral + Kern GmbH; Pforzheim
Büro für Bauwesen, Dipl.-Ing. Volker G. Schenkel u. Dipl.-Ing. Günther Kreiling; Pforzheim
Binder Reisebüro; Pforzheim
Blink Eugen GmbH & Co.KG; Pforzheim
Bossert & Erhard; Pforzheim
Burkhardt & Bischoff GmbH & Co.; Keltern
cédé Schmuckdesign GmbH; Pforzheim
Deusch, Willy Albert; Pforzheim
Deutsche Edelsteingesellschaft mbH; Pforzheim
Dinkelacker Brauerei AG; Stuttgart
Dogendorf GmbH & Co.KG; Königsbach-Stein
Ebel & Pross GmbH & Co.; Pforzheim
Eberhardt Richard GmbH; Engelsbrand/Pforzheim
Eisenmenger Adolf GmbH; Pforzheim
Enderle, Hans; Pforzheim
Fantz, Rudi Graveurwerkstätte; Pforzheim
FICO Fischer GmbH; Pforzheim
Fischer J. & Sohn; Pforzheim
Förster Bernhard GmbH; Pforzheim
formatic-Uhren, Manfred Merkle; Pforzheim
Gauss GmbH; Pforzheim
GG Silberschmuck GmbH; Pforzheim
Hotel Goldene Pforte; Pforzheim
Goldland Schmuck Uhren Geschenke GmbH; Pforzheim
Goldstadt-Immobilien GmbH; Pforzheim
Guthmann, Martin; Pforzheim
Hahn, Dr. med. Jürgen; Pforzheim
Hasenfratz, Emil; Pforzheim
Hasslach Willi GmbH; Tiefenbronn
HECO Handels GmbH; Pforzheim
Heimerle + Meule GmbH; Pforzheim
HENKEL & GROSSE; Pforzheim
Heraeus Edelmetalle GmbH; Pforzheim
Hermesmeier, Dr. Falk; Pforzheim
Hirsch GmbH; Keltern-Dietlingen
Hofmann, Erwin; Pforzheim
Hummel GmbH & Cie.; Pforzheim
Hummel Egon GmbH; Pforzheim
Huwald, Wolf D.; Pforzheim
Ibarz Gebäudereinigung; Pforzheim
Junkert Otto GmbH & Co.; Pforzheim
Kärcher Friedrich GmbH & Co.KG; Pforzheim
Kaiser F. GmbH & Co.KG; Pforzheim
Kienhöfer & Moog; Birkenfeld
Kiessling, Prof. Dr. W.; Pforzheim
Klingel Helmut GmbH; Pforzheim
Koschkin, H.; Pforzheim
Kühlmann Wilhelm GmbH & Co.KG; Pforzheim
Kusterer GmbH; Pforzheim
LBS Landesbausparkasse; Karlsruhe
Lüth Carl-Heinrich GmbH; Pforzheim
Luppold, Rainer; Pforzheim
Mayer Bruno KG; Keltern
Merkle Erwin GmbH; Pforzheim
Merkle Hermann GmbH & Co.; Pforzheim
Meyer, Dr. med. Rolf; Pforzheim
Müller-Reisen; Birkenfeld/Pforzheim
Otto, Johannes Straßenbau; Pforzheim
Papierfabrik Weißenstein AG; Pforzheim
Paracelsus-Apotheke; Pforzheim
Park-Garagen-Gesellschaft; Pforzheim
PEKO Peter Koch GmbH; Pforzheim
Prochotta, Dr. med. Lutz; Pforzheim
Pruente Friedrich GmbH; Fröndenberg
PSP Philipp Stöhrle; Pforzheim
Rau G. GmbH & Co.; Pforzheim
Reeck Reinhold GmbH & Co.; Pforzheim
Regelmann Mode GmbH & Co.; Pforzheim
Rehm, Victor; Pforzheim
Reinacher Rudolf GmbH; Pforzheim
Rentschler, Möbel; Ispringen
Reuchlin-Apotheke; Pforzheim
Richter Herbert GmbH & Co.; Pforzheim
Ritthaler, Valentin; Pforzheim
Rivoir Hans GmbH; Pforzheim
Rockstroh-Service; Heilbronn-Bib.
Rösch & Idstein GmbH & Co.; Pforzheim
Roessle G. Nachf.; Pforzheim
Roller, Wolfgang; Pforzheim
Roßnagel Rudolf GmbH; Pforzheim
Rothmund, Dr. med. Ilse; Pforzheim
Rottenburger, Erwin; Pforzheim
Samsel, E.; Niefern-Öschelbronn
Schaefer Carl GmbH & Co.; Pforzheim
Schaefer-Krack, Alfred; Pforzheim
Schaible, Karl Schneiderei; Pforzheim
Schauer Möbel GmbH; Pforzheim
Schmalfuss/Brandt RAe; Pforzheim
Schofer Eugen GmbH & Co.KG; Pforzheim
Sport Schrey; Pforzheim
Schütt Robert Wwe.; Pforzheim
Schütz, Karl Optik; Pforzheim
Seeger & Schultze KG; Pforzheim
SEG, Fachberatung Mayer; Ispringen
SIRO GmbH & Co.; Pforzheim
Spöhr & Kälber KG; Pforzheim
Staib Richard GmbH & Co.; Pforzheim
Starck Alfred GmbH & Co.; Pforzheim
Ullmerich, Karl G.; Pforzheim
U.S.B.-Düsen; Bretzfeld
Vetter, Max; Pforzheim
VKG Vereinigter Küchenfachhandel GmbH & Co.KG; Pforzheim
Vögele, Volker u. Inge; Pforzheim
Weber, Dr.-Ing. Werner; Pforzheim
Weeber, Max, Stempelfabrik; Pforzheim
Weiß, Wolfram; Pforzheim
Wellendorf – Gold-Creationen; Pforzheim
Widmann Christoph GmbH & Co.; Pforzheim
Wieland Edelmetalle KG; Pforzheim
Wittwer Leo GmbH & Co.KG; Birkenfeld
Woll, Eugen; Pforzheim
Zentner Industrie- und Freizeit Plan GmbH; Pforzheim
Zucker E. GmbH; Pforzheim

Außerdem wurde die ORNAMENTA 1 gefördert durch Zuschüsse des Landes Baden-Württemberg, der Industrie- und Handelskammer Nordschwarzwald, der Handwerkskammer Karlsruhe – Außenstelle Pforzheim, des Industrieverbandes Schmuck- und Silberwaren e. V. und des Uhrenindustrieverbandes Pforzheim e. V.

Die Geschmückte und der Schmuck

Ein Vorwort zur **ORNAMENTA 1**

Diese ORNAMENTA 1 ist ein Versuch, eine Herausforderung, ein Beginn, ein Ereignis, ein Vergnügen und das Resultat von Arbeit.

Ein Versuch nämlich, die zeitgenössische Breite des Entwurfs und der Realisierung von Schmuck zu zeigen und dabei viele Formen und die derzeitig mögliche Internationalität zu präsentieren. Eine Herausforderung an die mit Schmuck verbundenen Vorstellungen und Wünsche, Werte und Mythen – und eine Herausforderung auch an die Adresse derer, die heute Schmuck, vor allem Industrieschmuck, produzieren, sich mit der Wirklichkeit und Wahrhaftigkeit des zeitgenössischen und zukünftigen Schmucks auseinanderzusetzen.

Die ORNAMENTA 1 ist ein Beginn: nicht nur einer neugestalteten und periodisch in Pforzheim stattfindenden Weltausstellung des Schmucks, sondern vielleicht auch einer ernsthafteren und öffentlicheren Akzeptanz und Diskussion über Schmuck, denn noch werden zuviel Dummheit und Ideologie auf dem Rükken von Schmuck ausgetragen. Die ORNAMENTA soll ein Ereignis, ein Augenschmaus, ein Denkansatz sein, eine fragile Fixierung von Träumen. Sie soll Vergnügen bereiten, jenes Vergnügen, das sich an Vielfalt und Widersprüchen, am Neuen und Unbekannten, an Nähe und Distanz entfaltet.

Und diese ORNAMENTA 1 ist das Resultat von Arbeit: der Arbeit vor allem von Künstlerinnen und Künstlern, die hier ihre zum großen Teil eigens für diese ORNAMENTA geschaffenen Objekte vorstellen. Zudem der Arbeit derer, die in so mannigfacher Weise für die Realisierung von Ausstellung und Katalog sorgten oder sie unterstützten. Ihnen allen sei ebenso ernsthaft wie begeistert gedankt.

Insbesondere gilt dieser Dank dem Architekten Prof. Günter Zamp Kelp für seine hervorragende Architektur sowie Axel Wirths für die Entwicklung der Video-Installation, ebenso den vielen Dienststellen der Stadt, auch den Sekretärinnen und Sekretären, den unzähligen Mitarbeiterinnen und Mitarbeitern, die organisatorisch und oft auch darüber hinaus geholfen haben und diese ORNAMENTA 1 ermöglichten.

Schließlich sei noch der Gemeinderat der Stadt Pforzheim erwähnt, allen voran Oberbürgermeister Dr. Becker, mit all den Anregungen und finanziellen Förderungen, sowie das Land Baden-Württemberg und die vielen Sponsoren, da erst durch sie die nun vorhandene Größe und Qualität der ORNAMENTA 1 realisierbar wurden.

Allen diesen sei Dank – und uns die Hoffnung, daß sich die Arbeit gelohnt haben möge, sie den Besucherinnen und Besuchern Erkenntnisse und Vergnügen bereite und die Künstlerinnen und Künstler und deren Arbeit würdige.

Michael Erlhoff

Der Ritt über die Nagold

ein Begriff oder
Der Glanz der Vernunft und das Ansehen des Schmucks

Irgendwie muß man einfach beginnen – auch bei der Organisation einer internationalen Schmuckausstellung, der ORNAMENTA 1.

Zum Beispiel etabliert man einen Beirat und eine Geschäftsführerin, sucht sich noch andere Informationen und tatkräftige Hilfe in aller Welt. Was sicherlich Probleme schafft, denn all diese Ratgeberinnen und Ratgeber sehen den Sinn solch einer ORNAMENTA in der radikalen Innovation und reißen erst einmal jegliche Grenzen nieder. Der Anspruch auf Internationalität wird ernstgenommen, und die Denkbarkeit dessen, was Schmuck und Schmücken heißen kann, sprengt sogleich leidenschaftlich jede Gewohnheit.

Die Ufer entschwinden, da doch niemand in der Lage wäre, Schmuck zu definieren oder auch nur zu behaupten, was Schmuck sei und was nicht. Alles nämlich kann schmücken, das Gipsbein nicht minder als ein Soßenfleck, ein Batzen Gold ebenso wie ein Stück Mist, Motorradhelme, Kleidung, Haartrachten, Hochhäuser, Gliedmaßen, gar ganze Autos und Wälder und die Kategorie der Arbeit werden als Schmuck gedacht oder gebraucht. Und zwar grundsätzlich unwidersprochen, denn wozu sonst, als zum Sich-Schmücken, verwendet man diese. So wenig aber wie durch eine Eingrenzung des Materials bestimmt sich Schmuck etwa durch intentionale Dimensionen – wer wage es da, sein Unterbewußtsein zu negieren – oder durch den Verweis auf Disfunktionales, das selbst ja nur abgeleiteter Selbstbetrug ist.

Nein, bei genauerer Betrachtung erscheint alles als Schmuck, und sogar Töne, Gerüche, Geschmäcker und haptische Erlebnisse vermögen selbst dann zu schmücken, wenn man sich dessen gar nicht bewußt ist. Schlimmer noch, auch der Körper könnte implizit als Schmuck glänzen (Teile davon tun dies zuweilen und je nach Blickwinkel sowieso). Zumal Schmuck keine Häßlichkeit kennt, diese vielmehr in sich einverleibt – so wie in kriegerischen Auseinandersetzungen die Mörder und die Opfer dekoriert werden.

Wo aber ist er, der schmucklose Mensch (und wo womöglich ebensolch ein Tier)? Der Ausflug in die Ethnologie hilft bei dieser Suche offensichtlich ebensowenig wie der in die Geschichte, denn das eine demonstriert nur noch eindringlicher die unendliche Vielfalt des Schmucks, und das andere brach selbst innerhalb der Schmuckhistorie ständigen Erweiterungen und Auflösungen des Begriffs von Schmuck Bahn, ließ nur das Alles übrig.

Doch Alles ist allemal zugleich Nichts. Angesichts dessen wählte der Beirat diesseits thematischer Verengungen (die wohl ebenso möglich wie entweder tiefsinnig oder beliebig gewesen wären) eine zumindest plausible Route: Er überließ denen, die Schmuck machen, die jeweilige Definition und stellte damit die Vielfältigkeit des derzeit Möglichen dar. Ohne dies gleich als Gewißheit vorzutragen. Mithin überließ sich der Beirat der Empirie, dem Vorfindlichen – und startete deshalb endlose Befragungen, allerorten und grenzenlos.

Vor allem nämlich sollte bei dieser ersten ORNAMENTA Internationalität gewährleistet sein, was allerdings zwangsläufig eine Einschränkung durch die zuvor geäußerten Denkformen enthielt: Wollte man die empirische Realität der gegenwärtigen Gestaltung von Schmuck der Beliebigkeit entreißen, so mußte man notwendigerweise den einzuladenden Entwürfen von Schmuck die verständige Absicht unterstellen, daß diese selbst über den Schmuck nachgedacht und aus dieser Reflexion praktische Schlüsse gezogen hatten. Und zwar Schlüsse, die weder schlicht kommerziellen Anlässen noch potentiell unbegriffenen Traditionen folgten: Damit kamen das Wort ›Kunst‹ und dessen Bedeutungshorizont in die Diskussion, und der Anspruch wurde formuliert, ›Schmuckkunst‹ auszustellen.

Zugegeben, bei dieser Formulierung ist wahrscheinlich manchem nicht nur die eigentümliche sprachliche Bildung des aufeinanderstoßenden ›k‹ ein Stolperstein. Denn das Bewußtsein, daß Schmuck Kunst sein könnte oder gar ist, dürfte kaum allgemein sein – und sicherlich auch bei einzelnen Vertretern der Kunst auf heftigen Widerstand stoßen, zumal bei denen, die auf der Freiheit, also auf der Autonomie, von Kunst beharren mögen. Andererseits aber begreifen sich viele derer, die Schmuck machen, als Künstler und lassen sich nicht auf das Verdikt ›angewandte Kunst‹ oder auf den etwas leichtfertigen Designer-Satz ›Kunst, die sich nützlich macht‹ herabsetzen. Vielmehr treffen sich hier jene vielfältig begründete Erweiterung des Kunstbegriffs und die empirisch jederzeit belegbare praktisch erweiterte Vorstellung von Schmuck, in der selbst die Kategorie des ›Sich-Schmückens‹ nicht mehr zwangsläufig intentional gedacht werden kann. Mithin sind auch Formulierungen von Autonomie oder Konzept oder von Immaterialität dem Schmuck nicht fremd. Womit zugleich die Verantwortlichkeit derer, die im Bereich Schmuck arbeiten, noch einmal vergegenständlicht wird.

Allerdings formulierte die Bezeichnung ›Schmuckkunst‹ gewissermaßen automatisch und nicht unwidersprochen eine ebenso grundsätzliche wie durch Erfahrung und Widerstand geprägte und vielleicht zukünftig modifizierbare Abgrenzung gegen industriell gefertigten Schmuck – mit der Tendenz, nur den als Unikat konzipierten Schmuck zuzulassen. Dabei muß man wohl akzeptieren, daß die Anschauung dessen, was die Schmuckindustrie heute größtenteils anbietet, recht unansehnlich ist und schlicht den ausgetretenen Pfaden folgt, Pfaden, die bequem scheinen, die Absätze stagnieren lassen und die Abnehmer auf Konventionalität einengen. Insofern ist diese ORNAMENTA als eine Herausforderung zu sehen, endlich die zeitgemäße Vielschichtigkeit des Schmucks zur Kenntnis zu nehmen und diese Erkenntnis in Taten umzusetzen; diese ORNAMENTA ist zugleich eine Publikation über den gegenwärtig möglichen, notwendigen und partiell schon existierenden Prozeß der Arbeit am Schmuck und der Diskussion darüber. Hier sollen eben auch Wegmarken gesetzt und Spuren gelegt werden, denen zu folgen ebenso vernünftig wie schön sein könnte.

Was nun die Auswahl der Objekte selbst betrifft, so wurde ebenfalls solcher Schmuck in Erwägung gezogen, der eine – womöglich in sich variable – Vervielfältigung konzeptuell, klug und absichtsvoll vorzubringen vermochte. Was ja der Kunst – spätestens seit Moholy-Nagy – nicht widerspricht. Gleichwohl blieb das Hauptaugenmerk auf die Unikate, auf die Aura, gerichtet; womit sowohl auf der Seite der Produzenten als auch auf der der Benutzer oder Träger Bedürfnisse oder zumindest Projektionen erfüllt wurden, da beide Seiten in unserer gegenwärtigen Gesellschaft in gewisser Weise auratische Beziehungen erhoffen.

So sehr nämlich heutzutage Behauptungen wie ›originell‹ oder ›Original‹ als recht dégoutant angesehen werden und das Unikat schnell zum Unikum gerät, obwohl also der Originalität am Ende des zwanzigsten Jahrhunderts offensichtlich wenig Ehre widerfährt und risikolose Anpassung als opportun erscheint, taucht andererseits eben doch der allerorten geträumte Wunsch nach Individualität, Identität oder wenigstens Abgrenzung empor. Die Angst vor Vereinzelung balgt sich mit der Sehnsucht, als Einzelne oder Einzelner anerkannt zu werden, und verführt dazu, aufzufallen, ohne aufzufallen oder nur im richtigen Moment Aufsehen zu erregen. Gesucht wird deshalb – jenseits der grundsätzlich heimtückischen Besonderung und zugleich Ablehnung gegenüber Exzentrikern und Stars – eine unaufdringliche, mithin äußerliche und oberflächliche Eigenheit, die nur einem selbst gehört. Dabei nimmt der Schmuck potentiell eine überragende Rolle ein, denn einerseits ist er tatsächlich äußerlich, persönlich (eben Maskerade) und ohne langfristige Konsequenzen einsetzbar, andererseits ist er durch Kultur und Geschichte als Darstellungsmöglichkeit sanktioniert und darf sogar als Schmuckkunst eben Unikate, demnach Unverwechselbarkeit, hervorbringen – im Gegensatz etwa zu Kleidung, Parfüms, vermeintlich schrägem Design und anderen aktuellen Statussymbolen, von denen jeder weiß und befürchtet, daß sie multipliziert auftreten und daß die Exklusivität schon beim nächsten Restaurantbesuch perdu sein kann (davor retten außer Schmuck lediglich Privathäuser und eventuell Gedanken). Außerdem, das haben die sechziger und siebziger Jahre demonstriert, muß Schmuck nicht unbedingt teuer sein, da auch Gummibänder, Pappkartons, Stecknadeln oder Kaffeeflecken schmücken können und jederzeit Unikate sind. Insgesamt also verbürgt gerade dieses das dem Design Zuwidere und selbst in bezug auf Kunst jegliche Entwicklung des Kunstwerks »im Zeitalter seiner technischen Reproduzierbarkeit« verspottende Beharren auf der Existenz von originalem Schmuck die Exklusivität, und diese Beharrlichkeit trägt dem derzeitigen Zeitgeist alle Rechnung (dem sich gegenwärtig Kunst und einige Gesten des Design ebenfalls durch Negation der Reproduzierbarkeit anzuschmiegen suchen). Irgendwo grummelt wohl doch bei jedem der Wunsch, Einzigartiges zu besitzen und dadurch selbst Einzigartiges zu bedeuten.

Dem Wunsch nach Einzigartigkeit können sich die Schmuckkünstlerinnen und -künstler zwangsläufig nicht verschließen, leben sie doch davon, und ist ein Einzelstück immer und auch dann zu einem weitaus höheren Preis verkäuflich, wenn das Objekt prinzipiell reproduzierbar wäre. Vielfältig gewehrt jedoch haben sich diese Künstlerinnen und Künstler gegen das unauffällige Einheimsen und gegen ein Nebenbei des Schmucks. Immerhin gab es Zeiten – und glücklicherweise sind sie nie ganz entschwunden –, in denen Volumen, Material oder Gewicht dem Schmucktragenden jegliche Unauffälligkeit verweigerten oder der Schmuck gar in die Vorstellungswelten, Aktionen und Denkformen seiner Trägerinnen und Träger eingriff.

Denn sowohl aus konstruktivistisch-minimalistischen Argumentationen heraus als auch aus existentialistischen Beweggründen wollen die, die den Schmuck machen, verständlich und offensichtlich werden lassen, daß das Tragen von Schmuck unausweichlich Veränderungen hervorruft und die Façon des Körpers (daher auch psychische und denkbare Konditionen) deformieren oder neu informieren. En passant übrigens wurde dabei gleich das Tragen selbst in Frage gestellt und erweitert: mit der Hand tragen, am Hals, auf dem Kopf, in der Nase, an Ohr und Fuß, vor dem Bauch, auf dem Hintern – oder gar nicht mehr, da sich der Schmuck als zu schwer, zu fragil oder zu ephemer erweisen konnte, vielleicht sogar, jeden Besitzerstolz kränkend, nur als Imagination oder allein bei bestimmten Aktionen existierte oder sich im Laufe der Zeit, etwa verschimmelnd oder verbleichend oder stinkend, aus dem Staub machte.

Wahrhaftig zog mit all solchen Reflexionen über den Schmuck, die still und heimlich oder rabiat immer weiter expandierten, eine Nachdenklichkeit in diese Welt, die zwar von den heutigen Schmuckmachern häufig beiseite geschoben wird, insgesamt jedoch nicht negiert werden kann. Dabei sind die Gründe dafür, über solche Selbstreflexion hinwegsehen zu wollen, durchaus einleuchtend, wenn auch nicht wirklich zwingend: Da gibt es erst einmal den Automatismus, Neues an und für sich schaffen zu wollen. Sodann verändert sich vielleicht allmählich die lockende Verkaufsmöglichkeit (die Geschäftsebene von Schmuck schmiegt sich der Zeit an, nicht zuletzt wegen eines wachsenden Antiquitätenhandels für Schmuck, der den Primärverkauf – ob der nun entstehenden Möglichkeiten von Wiederverkauf und Geldanlage – mit sich zieht). Ein Bestreben nach teuren, ›wertvollen‹ Materialien und nach ›ökologisch‹ neuer Beständigkeit zeichnet sich ab. Außerdem wird auch im Schmuck – wie in Kunst und Design – ein Empirismus wiederentdeckt, der die geäußerten Bedürfnisse der Menschen als bare Münze nimmt, den Schmuck mit solchen Bedürfnissen anbandeln läßt und praktischerweise die Vertriebsmöglichkeiten dadurch erweitert. Schließlich gesellen sich allerorten zeitgenössische Figurationen und Bilderwelten hinzu. Übrigens bemerkte der Beirat der ORNAMENTA, wie sehr der gegenwärtige Schmuck auch darin dem Trend von Kunstdesign folgt oder diesem vorauseilt und entgegen der faktischen Immaterialisierung des alltäglichen Lebens (Telekommunikation, Mikroelektronik, unansehnliche Minimalisierung der Gebrauchsgegenstände..) vermeintlich materielle Emanationen offenbart und offeriert; denn trotz aller Bemühungen gelang es dem Beirat nicht, zum Beispiel Arbeiten zu finden, die innovativ und konzeptuell neue Medien und deren Folgerungen veranschaulichten oder in die Schmuckkunst umsetzten. Was nämlich bisher in diesem Bereich zu finden ist, darf getrost als Schnickschnack bezeichnet werden, mit Ausnahme einiger Arbeiten, die zumindest die neue Elektronik als neues Produktionsmittel, aber auch nur in dieser Weise, einsichtig machen.

Verständlich allerdings ist diese Enthaltsamkeit des Schmucks, da er doch augenscheinlich stets etwas Fiktives anschaulich machen soll: Das Ornat ist gewissermaßen der sichtbare Repräsentant eines eigentlich Immateriellen, nur Gewähnten, und imaginiert dabei dingfest das diffus Gewünschte und Unsichtbare – jedoch allzuoft unter dem Makel, der eigenen Existenz und Legitimation zuliebe die Spuren des Imaginären zu verwischen und sich selbst Autonomie zuzueignen. Womit wir wieder bei der Schmuckkunst wären.

So wurden Grenzen niedergerissen und neue errichtet, entstand aus vielen Bedenklichkeiten allmählich der Rahmen, ergab sich die Konstruktion der ORNAMENTA. Alle die unzähligen Namen von Künstlerinnen und Künstlern wie auch die unüberschaubare Anzahl der vorstellbaren Objekte wurden innerhalb dieses Rahmens begutachtet und diskutiert, schließlich auserkoren oder abgelehnt oder mit Bitten und Aufforderungen versehen. Wobei zugleich den Beteiligten klar war und alle sich verdeutlichen sollten: Objektiv oder vernünftig konnte nur dieser Rahmen, nicht aber jedes Detail der Auswahl sein. Denn zwischen Theorie und Anschauung klafft eine große Lücke, die normalerweise lediglich durch stumpfsinnig ideologische oder dogmatische Brücken gekittet wird. Der theoretische Rahmen kann deshalb außerhalb seiner eigenen Immanenz nur vor allzu großer praktischer Dummheit schützen und überläßt einen Rest der Auswahlkriterien den Zufällen und Irrationalismen des Geschmacks. Dies stiftet einerseits seine eigene Ordnung, hält andererseits aber auch Diskussionen wach und provoziert Widersprüche – eben auch den Widerspruch, daß einige der Eingeladenen aus wohl unterschiedlichsten Gründen und leider allzu oft, ohne den Diskurs mit dem Beirat zu suchen, absagten.

Außerdem existiert – wie schon angedeutet – neben der empirischen Produktion der Schmuckkunst zweifellos zusätzlich eine ebenso empirische Realität des alltäglichen oder sonntäglichen Umgangs mit Schmuck. Diese Empirie mag man als Künstlerin oder Künstler wegen ihres Kitsches negieren oder wegen ihrer Realitätshaltigkeit weihevoll umwerben: Die Planung einer Ausstellung muß solche Realität beachten, sonst gerät sie lächerlich elitär und arrogant. Die Menschen nämlich tragen Schmuck und äußern Vorstellungen über den Schmuck, sie artikulieren mit dem Schmuck Wünsche nach Beziehungen, vielleicht sogar irreale Wünsche, deren Freiraum aber begriffen werden sollte; und sie verbinden mit Schmuck Vorurteile. Mithin ist auch der Schmuck immer schon eingebunden in Verhaltensweisen und Verhaltensdispositionen, die eine entsprechende Wirklichkeit bilden; und zwar eine Wirklichkeit, die weder zum Kniefall noch zum Eskapismus verleiten sollte (beides wäre gleich arrogant), vielmehr zur Auseinandersetzung und zur Transparenz veranlassen muß. In mehreren Formen nimmt deshalb die ORNAMENTA solche Wirklichkeit in sich auf und damit das Vorhandene ebenso ernst wie die Kritik daran, was selbstverständlich auch für die vielen neuen Mythen gilt – Schatzhügel, Goldgräber etc. –, die sich derweil um den Schmuck gerankt haben.

So blieb unter anderem das Problem der Präsentation von Schmuck. Diese findet im üblichen Vollzug bekanntlich am menschlichen Körper statt. Aber eine Ausstellung steht jeweils außerhalb der allgemeinen Normalität und stellt a priori einen Fremdkörper dar, der, wenn er das Allgemeine abbildete und imitierte, unweigerlich betröge. Darum bedarf es einer eigenen Form der Präsenz, einer deutlichen Differenz, die dennoch und gerade dadurch den Bezug zum Gewohnten aufrechterhält. Und schließlich gibt es ein Buch, das wiederum seine eigene Realität stiftet und ein sehr besonderes Medium eigentümlicher Maßstäbe und Resonanzen ist.

Nun, ›the proof of the pudding is in the eating‹: Die Arbeit des Beirats war an und für sich überlegt, bedachtsam und recht gut organisiert, die Absichten sind wohlmeinend, die Ansichten diskutabel, die Konzepte plausibel. Aber erst jetzt wird sich zeigen, ob dies zu Taten führte und sich verallgemeinern konnte. Denn nun gibt es eine neue Realität, die sich nicht mehr auf der sprachlichen Ebene abspielt. Das Ereignis, das tatsächlich ein ›Eräugnis‹ ist, kann beginnen.

Claude Lévi-Strauss,
Mitglied der Académie Française

Lebensspender Schmuck

Die Wurzeln menschlichen Schmuckbedürfnisses reichen weit in prähistorische Zeiten zurück: archäologische Fundstätten in Europa haben aus der Epoche von etwa 40000 bis 30000 v. Chr. Gegenstände freigegeben, die wir wohl mit Recht als Schmuck bezeichnen dürfen. Zunächst sind es gelochte oder röhrenförmig ausgehöhlte Tierzähne, die auf Schnüren aufgereiht oder als Anhänger auf der Brust getragen wurden; im Laufe der Jahrtausende folgen Ringe und Scheiben aus Tierknochen mit flachen Einritzungen sowie plastisch geschnitzte Pferde-, Bison- oder Hirschköpfe aus Horn und Bein. Alle diese Objekte messen nicht mehr als 3 bis 6 cm und sind allzu zierlich dimensioniert, als daß man ihnen eine praktische Funktion zuschreiben könnte. Aber was sind sie dann? Schmuckstücke oder Amulette? Die Frage ist falsch gestellt: Sie sind beides zugleich, denn der Zierat früher Kulturstufen hatte – rückschließend aus der Kenntnis zivilisationsferner Naturvölker unserer Zeit – sowohl magische als auch schmückende Bedeutung.

Die Eckzähne der Tiere galten wegen ihrer Härte und ihres dauerhaften Glanzes als Sammelpunkt einer vitalen Urkraft, die auf ihren Träger übergehen sollte. Die gleiche magische Weltsicht verband sich mit dem Gehörn, den Krallen, den glänzend polierten Steinen und dem schillernden Gefieder der Tropenvögel. Wahrscheinlich wurde auch der rote Ocker als Sinnbild des Blutes für solch ein Reservoir der Lebenskraft gehalten, denn mit ihm wurden schon zu prähistorischen Zeiten die Gebeine der Toten eingefärbt – eine Art Vorkehrung für ein Weiterleben nach dem Tod. Überall auf der Welt stoßen die Ethnologen auf derartige Gebräuche und Glaubensvorstellungen, deren Gemeinsamkeiten ins Auge fallen. So bietet die rote Paste, mit der sich Angehörige verschiedener südamerikanischer Volksstämme täglich den Körper bestreichen, nicht nur Schutz vor Moskitos und Sonnenbestrahlung, sondern hat gleichzeitig auch mystische und ästhetische Funktion.

Als ›Lebensspender‹ höchsten Ranges wurde jedoch zweifellos das Gold verehrt, sobald es der Mensch entdeckt hatte. Sein Glanz, seine an die Sonne gemahnende Farbe, seine physikalischen und chemischen Eigenschaften machten dieses Metall zum Sinnbild von Strahlkraft und Beständigkeit schlechthin. Die älteste bekannte Goldförderung und -bearbeitung – übrigens rasch vom Silber gefolgt – fand im 5. Jahrtausend v. Chr. im heutigen Bulgarien statt. Aus der 1972 in Varna am Schwarzen Meer entdeckten Nekropole wurden bis heute mehr als dreitausend Kleinodien mit einem Gesamtgewicht von 6 Kilogramm geborgen: Einlegestücke, Anhänger, Perlen, Armbänder, Ohrringe, Pektorale etc. Bei diesen Objekten handelt es sich durchwegs nicht um gegossene, sondern um getriebene Goldarbeiten, die keinem praktischen Zweck dienten: wir haben es hier ausschließlich mit Zierat, Schmuckstücken, Prunk- oder Schauwaffen zu tun. Über die Kultur, die diese Wunder hervorgebracht hat, ist uns so gut wie nichts bekannt, aber alles deutet darauf hin, daß sich ihre Vorstellungen kaum von denen des alten Indien unterschieden haben dürften. Den ältesten indischen Texten zufolge ist das Gold der Keim des als göttlich verehrten Feuers und eine irdische Manifestation der Sonne am Himmel: »Denn das Gold ist Licht und die Sonne ist Licht. Das Gold ist unsterblich, denn die Sonne ist unsterblich; es ist rund, weil die Sonne rund ist. Wahrlich, diese Goldscheibe ist die Sonne.«

Die gleiche Vorstellungswelt scheint in Ägypten auf, wo das Gold im 4. Jahrtausend v. Chr. bekannt war. Auch hier war sein Wert nicht primär materieller Natur; die Ägypter glaubten vielmehr, Gold sei die leuchtende und unzerstörbare Materie der Sonne. Und wie das Tagesgestirn selbst ewig ist, so sollte das Gold auch den Pharaonen ewiges Leben verleihen. Daher schmückte man ihre Mumien mit goldenen Halsketten, Armbändern, Pektoralen und Gesichtsmasken. Viel später erst wurde Gold in Form von Ringen und Barren zu einem Zahlungsmittel zwischen Individuen, das die Reichen zu horten begannen, während der ägyptische Staat sich das Schürf- und Verarbeitungsmonopol zu sichern suchte, um es als Machtmittel zur Beherrschung seiner Nachbarvölker einzusetzen.

Wo es an Gold mangelte, spielte das Kupfer eine vergleichbare Rolle. Gold findet sich in Form von Körnchen, Blättchen oder Klumpen und ist wegen seiner Reinheit und seines Glanzes sofort zu erkennen – ebenso verhält sich Kupfer bei gediegenem Vorkommen, und ebenso wie Gold läßt es sich kalt treiben. Aus den bulgarischen Begräbnisstätten sind neben den goldenen auch kupferne Schmuckobjekte geborgen worden, und eine interessante Parallele findet sich im präkolumbischen Nordamerika, wo man das Gold nicht kannte: Ebenfalls im 5. Jahrtausend v. Chr. entstand dort eine solche Fülle von Schmuckgegenständen aus Kupfer, daß man geradezu von einer ›alten Kupferkultur‹ im Gebiet der Großen Seen sprechen kann. Die Mythen und Rituale der Indianer an der Pazifikküste in Kanada und Alaska, die Ende des 18. und während des 19. Jahrhunderts gesammelt und erforscht wurden, bezeugen die dem Kupfer zugemessene Bedeutung. Die Indianer brachten ihm gegenüber eine ähnliche Verehrung zum Ausdruck wie das vedische Indien und das alte Ägypten gegenüber dem Gold: Sie sahen es als Sonnensubstanz übernatürlichen Ursprungs, als Quelle von Leben und Glück, als wertvollsten Reichtum und Symbol für alle übrigen Kostbarkeiten.

Haben sich diese Anschauungen in nichts aufgelöst? Bestimmt nicht im Hinblick auf Gold, aber für Kupfer, das in unserem technischen Zeitalter allen möglichen industriellen Aufgaben und Zwecken dienen muß, möchte man es annehmen. Nun ist mir aber erst kürzlich eine Zeitschrift mit einer Werbeanzeige in die Hände gefallen, die dem zu widersprechen scheint. Um die Abbildung eines offensichtlich aus Kupfer gearbeiteten Schmuckstücks lief ein Text, den ich an dieser Stelle nur zu gern zitieren möchte: »Kupfer – zurückhaltend, aber vital; schön, unvergänglich, leuchtend, schillernd, vielseitig, warm, wertvoll, einzigartig. Kupfer verschönt.« So und nicht anders sprechen auch die Mythen der Indianer Britisch-Kolumbiens über das Kupfer.

Als die Grabkammer Tutanchamuns entdeckt wurde, war die Welt nicht nur geblendet von der Überfülle der goldenen Gegenstände und des Zierats – auch die Meisterschaft der Goldschmiede rief staunende Bewunderung hervor. Aber auch in anderen Hochkulturen gab es metallurgische Höchstleistungen, so bei den uns geschichtlich näherstehenden Etruskern oder Parthern. Das Raffinement und die Perfektion etruskischer Goldschmiedearbeiten geben noch heute Rätsel auf, denn Techniken wie die Granulation haben wir noch immer nicht völlig entschlüsselt. Nicht weniger genial waren die Goldschmiede Südamerikas, besonders Perus, die Gold und Kupfer, Symbole der Sonne und der Gottkönige, seit dem 2. Jahrtausend v. Chr. bearbeiteten, später auch Silber, das Symbol des Mondes. Sie waren geniale Virtuosen in der Kunst der Legierung und verstanden sich darauf, Kunstobjekte aus zwei Metallen anzufertigen, etwa aus Gold und Kupfer, Gold und Silber oder aus zwei Gold- oder Silberlegierungen verschiedener Farbe. Auch hatten sie eine Technik entwickelt, bei Kupfer-Goldlegierungen den Goldgehalt der Oberfläche zu erhöhen: man behandelte den aus der Legierung gegossenen Gegenstand mit dem Saft einer säurehaltigen Pflanze und ätzte so die Kupfermoleküle fort, die sich auflösten, während sich die intakt gebliebenen Goldmoleküle zahlreich an der Oberfläche sammelten. Nach dem Polieren wirkte der Gegenstand wie reines Gold.

Völkerschaften, die die Metallverarbeitung nicht kannten, haben sich für ihren Schmuck der unterschiedlichsten Materialien und Techniken bedient. So hatte man im tropischen Südamerika eine Methode entwickelt, Federn auf lebendig gefangenen Vögeln künstlich zu färben, wie uns die alten französischen Welt- und Forschungsreisenden berichten. Nach einem Eingeborenenausdruck nannten sie das Verfahren ›tapirage‹: Man riß den Vögeln die Federn aus und rieb ihre Haut je nach Farbwunsch mit Tiersekreten oder Pflanzensäften ein. Wenn die neuen Federn nachwuchsen, waren sie entsprechend getönt. Der Indio mit seiner Federkrone, im schimmernden Federmantel, wurde zur Inkarnation seiner Götter. Jeder Stamm hatte ein ausgeklügeltes System, nach dem er die Vogelarten, Federtypen und Farben auswählte und andere wiederum ausschloß, die dieser oder jener Nachbarstamm für sich in Anspruch nahm. So sind für das geschulte Auge stammes- und periodentypische Merkmale sofort erkennbar. In den altamerikanischen Hochkulturen hatte die Federverarbeitung den Rang einer hohen Kunst erreicht; man begnügte sich nicht damit, die Federn zu sammeln und zu Kronen, Diademen, Ohrgehängen und Nasenschmuck zu gestalten, sondern fertigte aus ihnen prachtvolle Gewebe. Aus winzigen Federn entstanden Mosaike mit komplizierten eingeflochtenen Mustern, große Federn wurden unterschiedlich beschnitten, gezackt, zugespitzt, eingekerbt, wobei jede dieser Formen etwas über den Träger aussagte: persönliche Verdienste, Zugehörigkeit zu einem Klan oder Unter-Klan, kultische oder zeremonielle Funktion, Rang innerhalb einer Hierarchie.

Selbst wenn der Körperschmuck aus bescheideneren Materialien bestand, kam ihm stets hohe Bedeutung zu: Nicht ohne Grund ist die wörtliche Übersetzung des aramäischen Wortes für Ohrringe in der Bibel ›heilige Sache‹. Viele Völker auf der Welt unterteilen den Körper in feste und weiche Zonen: die letzteren sind empfindlich und ständig gefährdet; sie bedürfen des Schutzes durch ein festes Objekt, sei es ein Holzpflock oder eine Holzscheibe in Ohrläppchen, Lippe, Nasenscheidewand oder Nasenflügel, sei es ein schützender Gegenstand für die Sexualorgane. Ob aus wertvollem oder schlichtem Material – diese Objekte halten Wacht vor den Körperöffnungen und verhindern, daß böse Einflüsse oder Wesen eindringen. Andere Körperteile wie Oberkörper, Füße und Hände erfordern ebenfalls magischen Schutz, denn sie sind die exponiertesten. Kurz, durch seinen Schmuck wird der natürliche Mensch zum sozialen Wesen. Die große Holzscheibe, die bestimmte brasilianische Indianer in der Unterlippe tragen, macht ihre Rede ›gewichtig‹ und verleiht ihnen so Autorität in der Versammlung; die in das Ohrläppchen eingepflanzten Pflöcke helfen, die Worte der anderen besser zu verstehen.

Diese verstärkende und schützende Funktion selbst des bescheidensten Körperschmucks aufgrund seiner Plazierung an gefährdeten oder empfindlichen Körperzonen wird um so mächtiger und wirksamer, wenn das Schmuckstück aus seltenem und kostbarem Material besteht. Von daher wird verständlich, daß Steinen, die sich durch ihre Härte, Transparenz und ihren Farbglanz auszeichnen, überall ein besonders hoher Wert beigemessen wird. Sowohl in der Alten wie in der Neuen Welt haben sich Begierde und Phantasie an den Edelsteinen entzündet – und das ist auch auch heute noch so, denn die alten abergläubischen Vorstellungen, die sich um sie rankten, sind noch nicht völlig untergegangen. Manche moderne Frau wird sich auch heute noch weigern, Opale zu tragen, weil diese Steine angeblich Unglück bringen. In China glaubte man früher – und glaubt es vielleicht teilweise noch heute –, daß Jade vor Blitzeinschlag schützt und Krämpfe heilt und daß ein Jadebecher, in den man Gift schüttet, auf der Stelle zerspringt. Aber wer glaubt heute noch, daß zu Pulver zermahlene Diamanten ein starkes Gift darstellen und daß andererseits das Tragen eines Diamanten vor Vergiftungen und plötzlichen Ängsten schützt? Der Name des Amethysten leitet sich ab vom griechischen ›amethustos‹, wörtlich: der die Trunkenheit Auflösende – eine Eigenschaft, die dem Stein wegen seiner violetten Farbe von den Alten zugeschrieben wurde, denn schließlich hatte der griechische Wein den gleichen Farbton und mußte vor dem Trinken verdünnt werden. Der Türkis, so hieß es, bewege und verändere sich, um seinen Träger vor einer Gefahr zu warnen; auf streitende Ehegatten wirkte er beruhigend und versöhnend. Die Koralle verhalf zu Gesundheit, bannte Alpträume, hielt bösen Zauber fern. Der Rubin vertrieb Trübsinn und Melancholie, der Saphir half bei Nasenbluten, Fieber und Durst. Dem Smaragd schrieb man alle guten Eigenschaften zu: als Bewacher der Keuschheit und Heilmittel gegen Lepra und Epilepsie erleichterte er auch die Niederkunft, verhalf seinem Besitzer zu Reichtum und schützte ihn vor Unwetter. Der Granat machte das Herz fröhlich und der Topas unterband wollüstige Gedanken.

Die antiken Astrologen ordneten jeden Edelstein einem Planeten, einem Metall, einer Farbe und einem Wochentag zu: den Diamanten dem Jupiter, dem Gold, der Farbe Grün und dem Freitag; den Rubin dem Mars, dem Eisen, dem Gelb und dem Sonntag; den Amethysten dem Merkur, dem Zinn, dem Rot und dem Dienstag. Die Zuordnung ist übrigens nicht einheitlich, da die verschiedenen okkulten Schulen sich über die anzuwendenden Systeme der Entsprechungen ebensowenig einigen konnten wie über die angeblich gleichermaßen abzustimmenden Namen, Tiere, Pflanzen, Düfte. Welch ein Aufwand an Schmuckstücken, Toiletten, Parfums,

Schnittblumen wäre hier für unsere modebewußte Damenwelt erforderlich, müßten alle diese Zuordnungen eingehalten werden!

Aus diesen bizarr und absurd anmutenden abergläubischen Ideen kristallisiert sich ein gemeinsamer Grundgedanke heraus: die Überzeugung, daß es in der Natur Substanzen gibt, in denen sich diffuse, das Weltall durchströmende und durchwirkende Kräfte konzentrieren, und daß das Tragen dieser Metalle und Steine eine Beziehung zu diesen Urkräften des Universums herstellen und damit die eigenen Kraftquellen des Menschen erschließen kann.

Es sind jedoch nicht nur die harten und unvergänglichen Substanzen wie Gold, Edelsteine und Perlen, in die der Mensch derlei Erwartungen setzt, denn alle Kulturen verwenden auch solche Gaben der Natur als Schmuck, deren Formen- und Farbenreichtum, Schönheit und Leuchtkraft vergänglich sind, wie Pflanzen und Blumen. Es gibt keine Kulturen, nicht einmal die von uns ›primitiv‹ genannten, die nicht im täglichen und kultischen Leben diese ›Geschmeide des Tages‹ mit denjenigen verbinden, die von einer Generation zur nächsten weitergegeben werden.

Von jeher scheint es das Bestreben der Goldschmiedekunst gewesen zu sein, diese beiden gegensätzlichen Aspekte der Materie zu vereinen: den vergänglichsten und den beständigsten. Wo dieser Widerspruch zu harmonischer Synthese gelangte, sind wir über die Maßen bezaubert: Man denke nur an den Schmuck der Damen aus Ur in Chaldäa aus dem 3. Jahrtausend v. Chr. mit seinen auf zarten goldenen Stielen zitternden Blättern. Man könnte es als höchstes Ziel der Goldschmiedekunst bezeichnen, harte und dauerhafte geometrisch geformte Steine in eine Fassung zu setzen, die durch ihre Feinheit die Grazie, Eigenwilligkeit und Flüchtigkeit pflanzlicher Formen anklingen läßt.

Dieses Bestreben, die flüchtige Beschaffenheit der Materie in einen dauerhaften Gegenstand zu bannen, manifestiert sich wohl am geglücktesten in den Kronen der Könige und des Adels: eigenartig-fremdartige und mysteriöse Kleinodien sind sie, deren Form – so mußte man lange Zeit glauben – nichts in der Natur entsprach, bis am Ende des 19. Jahrhunderts die zeitdehnende Fotografie aufkam und man entdeckte, daß ein Tropfen Milch, der in die gleiche Flüssigkeit fällt, einen regelmäßigen Kreis von Zacken hochspritzen läßt, deren jede von einem perlenartigen Tröpfchen bekrönt ist – eine Form, die genau der Baronskrone entspricht. Und erst beim Anblick der Fotos von Atomexplosionen waren wir fähig zu erkennen, daß in der Form der Königskrone das Bild dieses vielleicht instabilsten Zustands der Materie überhaupt vorweggenommen wurde, wenn auch die Künstler, die sie konzipierten, davon keine Vorstellung haben konnten. Die Kunst der Schmuckherstellung ist zweifellos ein Ausdrucksbereich des Menschen, in dem sich seine Phantasie am freiesten entfaltet hat. Aber selbst die ungebundensten phantasievollen Ideen sind Ausfluß des menschlichen Geistes, der seinerseits in die kosmische Ordnung eingebettet und Teil des Weltganzen ist. So findet er einige der kosmischen Wirklichkeiten im eigenen Inneren, bevor er sie noch im Außen erforschen kann. Er projiziert sie nach außen und glaubt, ein Werk reiner Phantasie zu schaffen.

Fritz Falk

Ein Rückblick in die Moderne

Schmuckkunst zwischen 1960 und heute

Vor dem Rückblick in die Moderne steht die Erinnerung an die Geschichte der Goldschmiede- und Schmuckkunst: um zu bestimmen, zu klären und zu erklären. Ins Gedächtnis geraten die Meisterleistungen altägyptischer Goldschmiede und die Werke klassisch-antiker wie auch mittelalterlicher Kunsthandwerker, die Preziosen aus der Renaissance ebenso wie die Kostbarkeiten barocken Goldschmiedehandwerks aus dem 17. und 18. Jahrhundert.

Wer wird die goldenen Grabbeigaben aus Ur in Chaldäa und aus dem alten Troja, die Kleinodien der etruskischen Kultur, die byzantinischen Ringe und Armreife, auch die Diademe, Broschen und Anhänger der Art-Nouveau-Periode in Frankreich nicht als Werke der Kunst betrachten, sie schätzen als bemerkenswerte Zeugnisse jener Kulturen, in denen sie entstanden sind?

Namen von Goldschmieden, die in die Kunstgeschichte eingegangen sind, kennen wir seit dem Mittelalter: ein Goldschmied wurde Bischof von Noyon; als St. Eligius ist er der Patron der Goldschmiede. Wir kennen Nikolaus von Verdun und Fridericus, beide Meister der Goldschmiedekunst im 12. Jahrhundert. Wir wissen von Benvenuto Cellini, der im 16. Jahrhundert in Italien so berühmt wie berüchtigt war. Auch Wenzel Jamnitzer im Nürnberg der Renaissance und Johann Melchior Dinglinger als Hofgoldschmied des Barockfürsten August des Starken von Sachsen zählen wir wie den Franzosen René Lalique im Paris um 1900 uneingeschränkt zu den großen Künstlerpersönlichkeiten ihrer Zeit.

Als Goldschmiede haben sie Werke geschaffen – Schmuck und sakrale wie profane ›objets d'art‹ –, die zum Zeitpunkt ihrer Entstehung als Kunst-Werke höchste Anerkennung fanden und noch heute als solche geschätzt werden.

Goldschmiedekunst – Schmuckkunst: seit den Anfängen kreativer Betätigung sind die Goldschmiede durch Jahrtausende hindurch Teile des Phänomens Kunst. Sie leisten ihren Beitrag zur Charakterisierung ihrer Zeit, als Künstler und Kunsthandwerker, zur Darstellung und Deutung ihrer Epoche, als Ausdruck kultureller Werte und Nachweis schöpferischer Kraft. Heute historisch und Gemeingut der Menschheit gewordene Werke der Goldschmiedekunst dokumentieren den hohen Anteil, den die Goldschmiede am Werden ihrer und unserer Welt hatten.

Ein griechisch-hellenistisches Ohrgehänge zeigt die Merkmale seiner Zeit genauso, wie ein Anhänger aus der Renaissance seine formalen Strukturen mit den zeitgleichen Meisterwerken sakraler und profaner Architektur gemein hat, und die Pariser Métro-Eingänge eines Hector Guimard entsprechen den Motiven der Schmuckstücke des Art Nouveau.

Fortwährend und immer neu steht die Schmuckkunst im Kontext, ja im Spannungsfeld der anderen Künste. Noch und gerade heute trifft zu, was seit jeher galt: Schmuck- und Goldschmiedekunst sind in die Pluralität und Komplexität gegenwärtiger Kunst einbezogen; auch sie äußern sich als künstlerische Gegebenheiten zu unserer Zeit.

Die Vielfalt heute angebotener und auch angenommener Ausdrucksformen bildnerischen Schaffens entspricht der Vielschichtigkeit unserer Gesellschaft. Die Individualität des Schaffens korrespondiert mit oder widerspricht den Vorstellungen, Wünschen und Eigenarten des Konsumenten. In der bildenden Kunst wie in der Schmuckkunst trifft eine Kreativität auch in extremer Form auf Rezipienten, die sich nicht nur bemühen zu verstehen, sondern schließlich akzeptieren und sich endlich mit den Werken der Kunst, auch der Schmuckkunst ›als Aussage unserer Zeit‹ identifizieren.

Aus dem Verständnis, das oft mühevolles Befassen voraussetzt, erwächst die Liebe zur modernen Kunst. Individueller, aus der Kreativität des Goldschmieds im Kontext zur Kunst geschaffener Schmuck ist selbst Kunst: Die Freude an diesem Schmuck ist nicht auf seinen materiellen Wert bezogen. Sie resultiert aus der Identität von Schmuck-Trägerin beziehungsweise -Träger und Schmuck-Gegenstand. So wird das Schmuckstück zum Signal, das aussagekräftig und kraftvoll die Persönlichkeiten des Künstlers und des Trägers gleichermaßen vorstellt, beider Individualitäten unterstreicht, mit Nachdruck auf die künstlerische Eigenständigkeit des Goldschmieds und auf das Kunstverständnis – bezogen auf die eigene Person – der Trägerin, des Trägers hinweist.

»Dem Schmuck eignet eine doppelte Bedeutung als Verwandlung und Erhöhung der eigenen Person vor sich selbst und als Auszeichnung vor den anderen.«

Unter diesem von René König formulierten Aspekt ist Schmuck auch ein Medium der und zur Kommunikation; er fordert und bewirkt den Dialog. Und dennoch wird der Schmuck als Kunst innerhalb der Gesellschaft noch nicht in dem Maße akzeptiert, wie ihm dies – gerechtfertigt durch die hohe Qualität der künstlerischen Gestaltung wie durch die Vielfalt des internationalen ›Angebots‹ – zukommen sollte; eines Angebots, das in seiner dreißigjährigen Entwicklung von den späten fünfziger Jahren des 20. Jahrhunderts bis heute knapp, bezogen auf hervorragende Goldschmiedepersönlichkeiten und aus individueller Sicht, ausgehend von der seit 1961 aufgebauten Sammlung des Schmuckmuseums Pforzheim und damit zwangsläufig weder umfassend noch alle Aspekte berücksichtigend, vorgestellt werden soll.

Mit der ersten großen internationalen Schmuckausstellung nach dem Zweiten Weltkrieg, organisiert von Graham Hughes für die Worshipful Company of Goldsmiths der Goldsmiths' Hall London, und mit der Neugründung des Schmuckmuseums Pforzheim – beide Ereignisse fanden im Jahre 1961 statt – wurden dem Schmuck als Kunst zwei Podien geschaffen, die Aufmerksamkeit forderten und fanden. Eine internationale Avantgarde damals zeitgenössischer Schmuckkunst – sie bestand aus einer neuen Generation junger Goldschmiede und Schmuckgestalter – stellte sich auf der Londoner Ausstellung vor und wurde von den Verantwortlichen des neuen Pforzheimer Museums in dessen im Aufbau begriffene Sammlung aufgenommen.

Seit den frühen sechziger Jahren kann man von einer komplexen Erneuerung der Schmuckkunst sprechen, die trotz mancher grundlegender Verschiedenheiten in den einzelnen Ländern und trotz individueller Formensprachen und persönlicher Stile der Goldschmiede letztlich auf einer gemeinsamen Basis steht.

Ganz aus dem Nichts kam sie mit Sicherheit nicht, die moderne Goldschmiede- und Schmuckkunst der fünfziger und sechziger Jahre. Sie hat wie die Nachkriegsmalerei und Plastik, wie die graphischen Künste und die Architektur ihre Geschichte und sogar Tradition, die – bedingt durch Alter, Herkunft und Ausbildung ihrer frühesten Repräsentanten

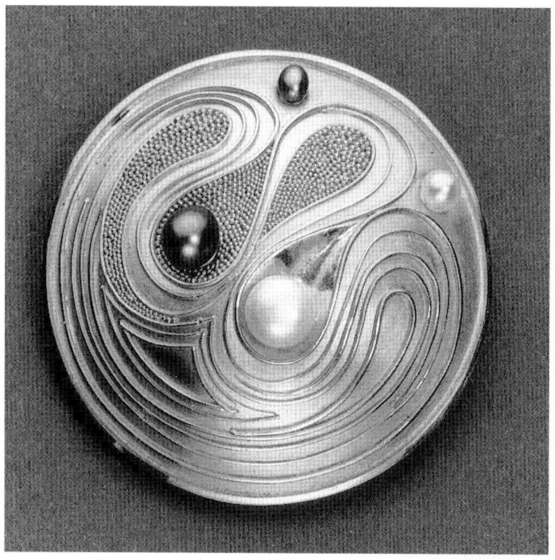

Elisabeth Treskow
Köln, Bundesrepublik Deutschland
geboren 1898 in Bochum

Brosche, 1963
Gold, Perlen

Herbert Zeitner, 1900–1988
(Lüneburg, Bundesrepublik Deutschland)

Anhänger, um 1960
Gold, Bergkristalle, Perlen

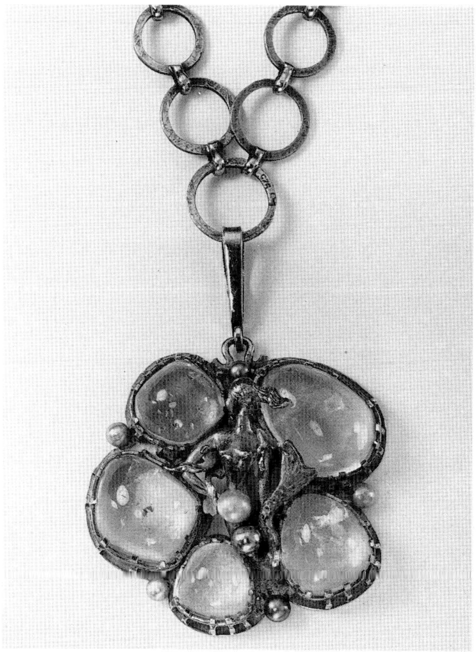

Eva Mascher-Elsässer
Berg/Pfalz, Bundesrepublik Deutschland
geboren 1910 in Halle/Saale

Anhänger 1973
Gold, Mondstein, Saphire

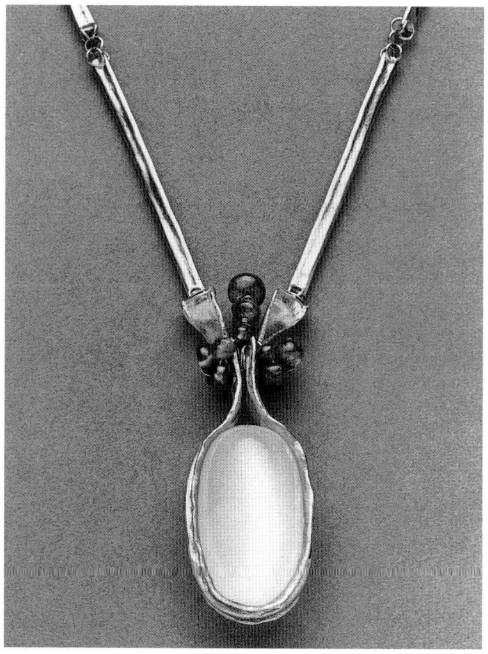

▽ *Hildegard Risch*
Wesseling, Bundesrepublik Deutschland
geboren 1903 in Halle/Saale

Halsschmuck, 1969
Gold, Turmaline

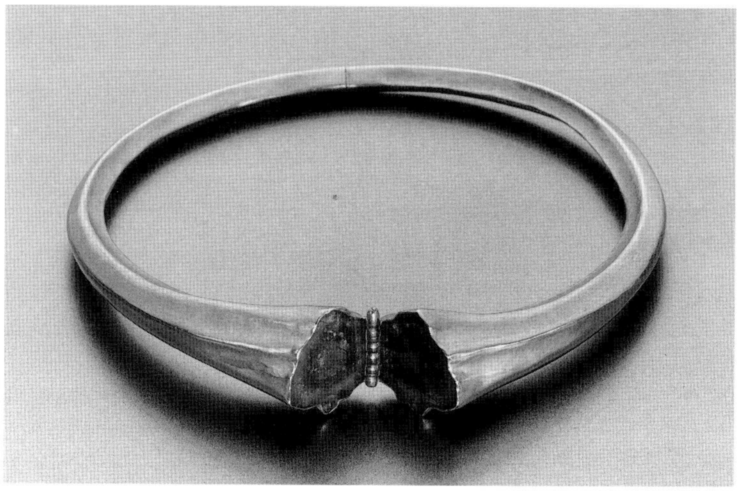

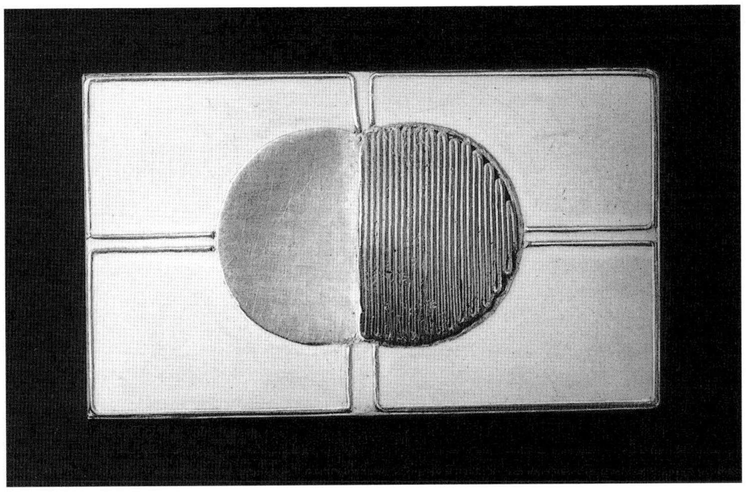

Max Fröhlich
Zürich, Schweiz
geboren 1908 im Kanton Glarus, Schweiz

Brosche, 1971
Gold, Email

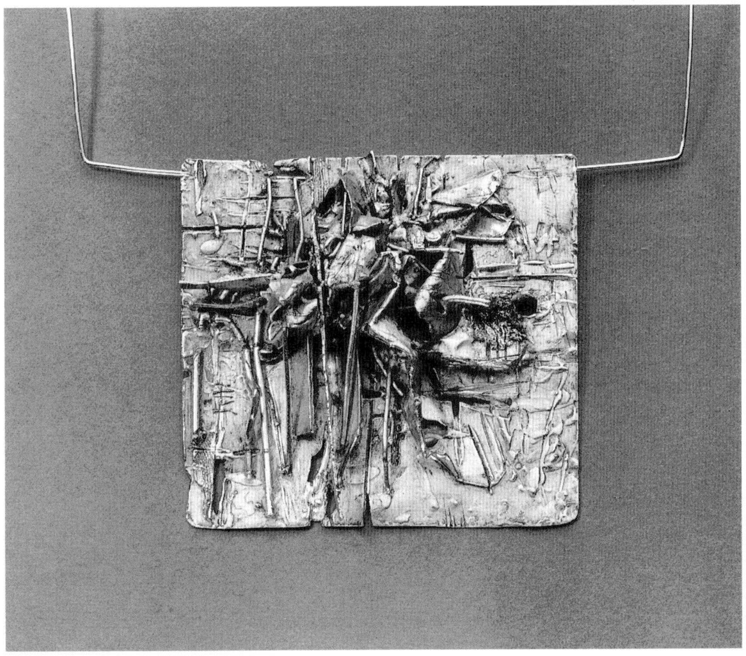

Anton Frühauf
Meran, Italien
geboren 1914 in Meran

Anhänger, 1970
Gold

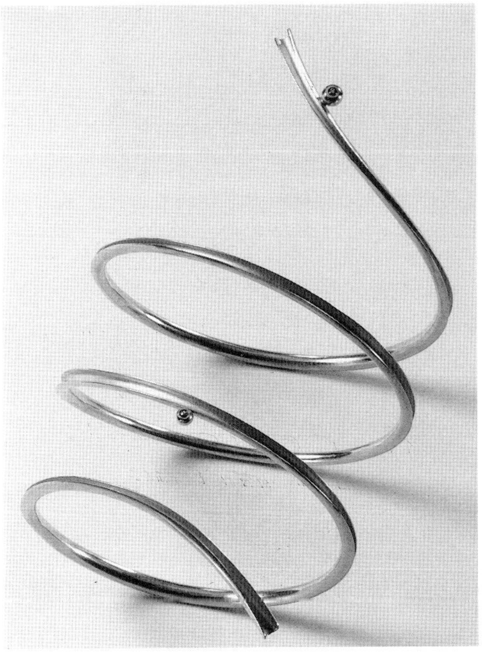

Mario Pinton
Padua, Italien
geboren 1919 in Padua

Armreif, 1976
Gold, Rubine

– in der Zeit vor dem Zweiten Weltkrieg gründen.

Persönlichkeiten wie *Elisabeth Treskow,* die noch im 19. Jahrhundert geboren wurde und sich nicht zuletzt als eine Wiederentdeckerin der antiken Granulationstechnik und als Künstlerin einen Platz in der Geschichte der Goldschmiedekunst gesichert hat, und *Herbert Zeitner* – im Jahre 1900 geboren und 1988 gestorben –, dessen Neubeginn nach dem Kriege Merkmale seiner goldschmiedischen Tätigkeit aus der Vorkriegszeit fortführt, auch *Hildegard Risch* und *Eva Mascher-Elsässer,* die beide im ersten Jahrzehnt dieses Jahrhunderts in Halle an der Saale geboren wurden und dort auch – auf Burg Giebichenstein – ihre Ausbildung erfuhren, gelten in Deutschland als Wegbereiter des Neubeginns in den fünfziger Jahren. Sie schufen zusammen mit Johann Michael Wilm, Franz Rickert und anderen in Deutschland und wie der 1908 geborene Schweizer Gold- und Silberschmied *Max Fröhlich* Grundlagen und Voraussetzungen für eine sicherlich ungewöhnliche Entwicklung der Schmuckkunst in den folgenden drei Jahrzehnten, die damals weder in Dimension und Tragweite noch in ihrer Aus- und Breitenwirkung vorauszusehen war. Der 1914 in Meran geborene und in München künstlerisch ausgebildete *Anton Frühauf* gehört mit seinen kontrastreich gegliederten Arbeiten der späten fünfziger und sechziger Jahre ebenso zu der Wegbereitergeneration wie *Mario Pinton* aus Padua, dem als Goldschmiedekünstler und als Gründer der Goldschmiedeabteilung am Istituto Pietro Selvatico in Padua doppelte Bedeutung für die Entwicklung des neuen Schmuckes in Italien zukommt.

Skandinavische Formgebung, in den fünfziger Jahren für viele die absolute und einzige ›Avantgarde‹, fand in der kühlen Sachlichkeit und klar konzipierten Strenge des Werkes von *Sigurd Persson* in Stockholm (geboren 1914) ihren Ausdruck; in Finnland machte Bertel Gardberg (geboren 1916) als Silberschmied und Schmuckgestalter, auch als Industriedesigner mit der Schlichtheit seines Formenkanons auf sich aufmerksam.
In Polen schufen *Jadwiga und Jerzy Zaremscy* ihren kraftvoll-derben Silberschmuck, mit dem sie sich von der fast barocken floralen Tradition lösten, die

bis zum heutigen Tage den kommerziellen Bernstein-Silberschmuck in Polen auszeichnet.

Goldschmiede sind Künstler, Goldschmiede sind Lehrer an Fachhochschulen und Akademien und damit Anreger und Vermittler für das Kunstverständnis folgender Generationen, Goldschmiede sind Repräsentanten eines neuen Denkens und Empfindens in bezug auf die Werte des Schmuckes, die nun in erster Linie die Werte des Schmückens und weniger die der materiellen Wohlhabenheit und deren Darstellung sein sollten. Mit einer neuen Formensprache geht seit den sechziger Jahren eine neue Philosophie des Schmückens einher; nach nun dreißig Jahren sind viele der damals geradezu revolutionären Ideen weitgehend Allgemeingut geworden, um durch immer neue Vorstellungen und Ausdrucksformen erweitert und bereichert zu werden.

In der zweiten Hälfte der fünfziger Jahre fand eine ›Befreiung‹ der Edelmetalle Gold und Silber von ihrem fast sterilen polierten Glanz und die Hinwendung zu strukturierten lebendigen Metalloberflächen statt: ein konzeptioneller, goldschmiedehandwerklicher und zugleich künstlerischer Vorgang, der sicher nicht losgelöst von zeitgleich aufgetretenen Erscheinungen der bildenden Kunst betrachtet werden darf, die mit Begriffen wie Tachismus und Informel zu charakterisieren sind. Kinetischer Schmuck, der seine eigene Bewegung aus der Körperbewegung der Trägerin, des Trägers erfährt, findet seine Entsprechung in der kinetischen Kunst der fünfziger und sechziger Jahre. Absichten und Praktiken der Verfremdung, die Verwendung von ungewöhnlichen und für Kunstwerke bisher nie benutzten Werkstoffen in Assemblagen und Collagen, ›objets trouvés‹ und ›ready mades‹ in gewollter Transformation treten in der bildenden Kunst auf und finden – modifiziert und spezifiziert – Eingang in den neuen Schmuck. Pop-art und Op-art haben ihre Entsprechungen im Schmuck; die reduzierte Sprache der Minimal art ist als Ausdrucksform auch bei Schmuckstükken, nicht zuletzt in Holland, erkennbar. Kraftvolle Expressivität und Farbigkeit der ›jungen Wilden‹ ist verwandt mit ähnlichen Erscheinungen im Schmuck der späten siebziger und der achtziger Jahre. Figürlichkeit in Malerei und Bildhauerei tritt dann ebenfalls verstärkt auf und stößt auf ähnliche Erscheinungen im Schaffen manch eines Schmuckkünstlers.

Nicht jedoch als unreflektierte Abhängigkeiten und willenlose Nachfolgen moderner und sogar postmoderner Äußerungen der bildenden Künste und der Architektur dürfen solche Verwandtschaften empfunden werden. Es scheint, daß eine so geartete Existenz der sogenannten angewandten Künste geradezu den Beweis erbringt für das Vorhandensein eines ›Kunstwollens‹ im Sinne von Alois Riegl als einer kreativen Kraft, die als Tendenz einer Epoche deren verschiedenste künstlerische Felder prägt.

Beeinflussungen sind nicht auszuschließen; sie sind geradezu legitim auch in unserer Zeit, wie sie berechtigt waren vor rund einhundert Jahren im Historismus, der die klassisch-antiken Formen, Strukturen und Ornamente in die bildende Kunst, in die Architektur, in das Kunsthandwerk und damit auch in die Gestaltung von Schmuck aufgenommen hatte.

Der ›neue Schmuck‹ ermöglicht seinem Schöpfer wie dem Träger, der Trägerin die Selbstdarstellung. Er stärkt die Position des einzelnen in einer bewußt gelebten und erlebten Realität, die alle Bereiche des Daseins zu umfassen vermag. Dies trifft zweifellos für beide Beteiligten zu: die aktive Schaffenskraft des einen fordert die Bereitschaft des anderen zur Auseinandersetzung und zum Bekenntnis. Schmuck zu tragen macht Spaß; individuell und künstlerisch gestalteten Schmuck zu tragen erhöht das Vergnügen durch das Bewußtsein, dadurch Teil zu haben an der ungeheuren Vielfalt kreativer Möglichkeiten, am Abenteuer einer aufgeschlossenen Zu-

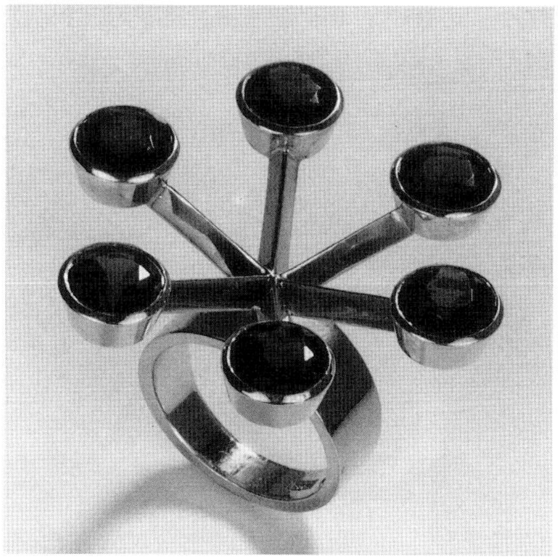

Sigurd Persson
Stockholm, Schweden
geboren 1914 in Hälsingborg, Schweden
Ring, 1963
Gold, Almandine

Jadwiga und *Jerzy Zaremscy*
Warschau, Polen
Jadwiga geboren 1914, Jerzy 1919–1986
Anhänger, 1967
Silber, Pyrit

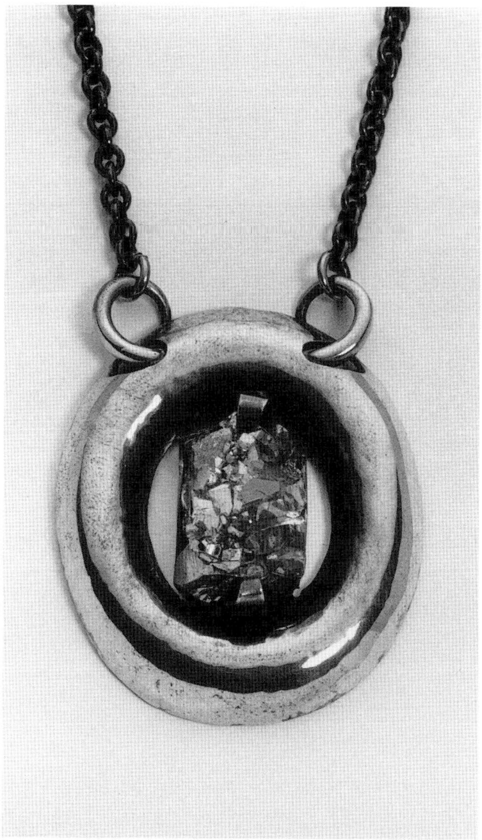

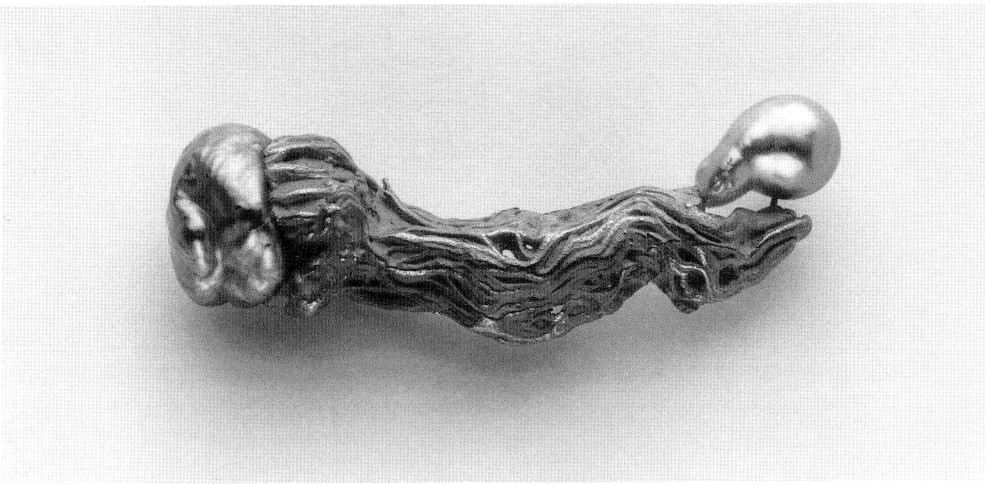

Ebbe Weiss-Weingart
Salem, Bundesrepublik Deutschland
geboren 1923 in Nürnberg

Brosche, 1966/67
Gold, Perlen

Klaus Ullrich
Pforzheim, Bundesrepublik Deutschland
geboren 1927 in Sensburg, Ostpreußen

Anhänger, 1966
Gold

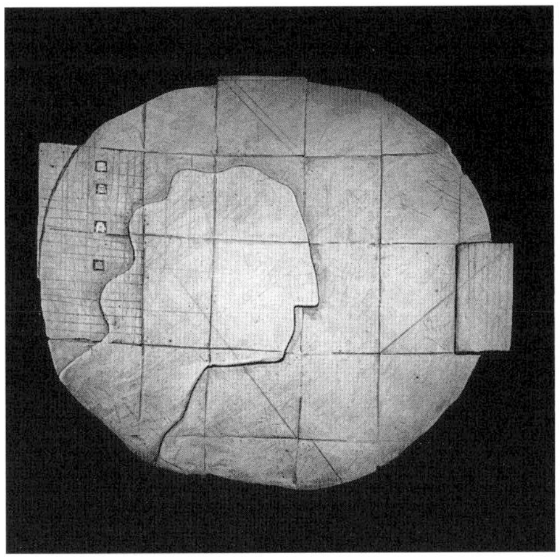

Reinhold Reiling, 1922–1983
(Pforzheim, Bundesrepublik Deutschland)

Brosche, 1970
Gold, Diamanten

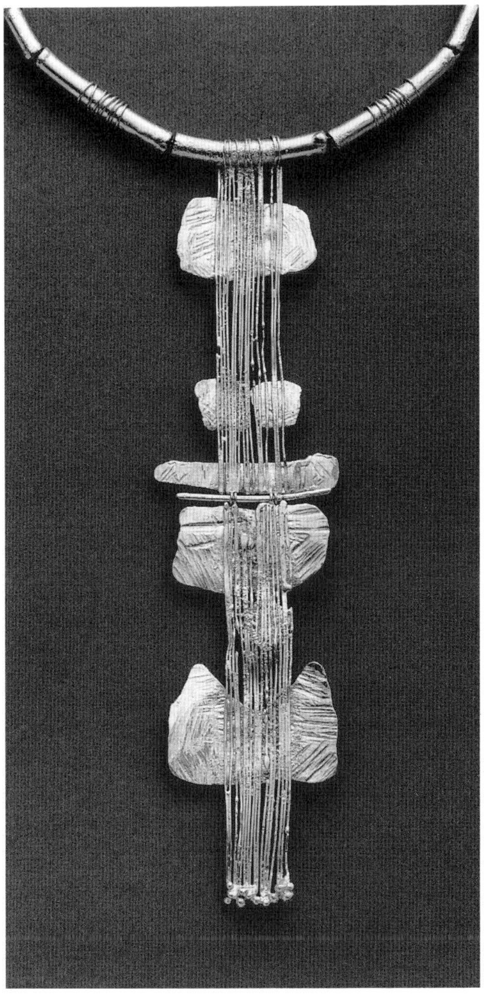

stimmung zum ›modern way of life‹. Die private moderne Kunstsammlung findet ihre Entsprechung und Ergänzung im zeitgenössischen Schmuck, der als individuelle Aus- und Kennzeichnung das Persönlichkeitsbild abrundet und dadurch erst vollständig macht.

Klassische Zentren zeitgenössischer Schmuckgestaltung in der Bundesrepublik Deutschland sind die Goldschmiedeabteilungen der Fachhochschulen und Kunstakademien. In Düsseldorf, Idar-Oberstein, Köln, Pforzheim und Schwäbisch Gmünd gibt es entsprechend ausgestattete Fachhochschulen für Gestaltung, in Hanau die Staatliche Zeichenakademie, in München und Nürnberg die Gold- und Silberschmiedeklassen der dortigen Akademien der Bildenden Künste. An diesen Ausbildungsstätten wird seit Mitte der fünfziger Jahre mit unterschiedlichen Schwerpunkten intensiv in Forschung und Lehre gearbeitet. Engagierte Professoren und Dozenten schufen von Anfang an zusammen mit ihren Studentinnen und Studenten – durch die Entwicklung neuer Handwerkstechniken, durch die Verwendung ungewöhnlicher Materialien und deren Kombination mit eher traditionellen Werkstoffen, durch die Experimentierfreudigkeit in Formgebung und Inhalt – die notwendigen Voraussetzungen für die Schmuckkunst der zweiten Hälfte des 20. Jahrhunderts.

Nicht nur die Schulen mit den dort Lehrenden und Studierenden alleine sind als ›Brutstätten‹ der neuen Schmuckgestaltung von Bedeutung. Auch Schmuckkünstler, die in ihren Ateliers arbeiten und kaum an die Öffentlichkeit treten, leisteten in der Frühphase des ›neuen Schmucks‹ ihre unübersehbaren Beiträge. *Ebbe Weiss-Weingart* ist in diesem Zusammenhang zu nennen, die nach dem Studium der Malerei und Bildhauerei als Goldschmiedin – ohne jemals eine Lehrtätigkeit aufgenommen zu haben – ihrer künstlerischen Arbeit nachgeht und als eine der herausragenden Goldschmiedepersönlichkeiten gilt. Unabhängig von *Klaus Ullrich,* der in der zweiten Hälfte der fünfziger Jahre von Karl Schollmayer als Dozent an die damalige Kunst+Werkschule Pforzheim berufen worden war, entwickelte Ebbe Weiss-Weingart die im gesteuerten Zufall gestalteten, in Wachs oder direkt im flüssigen Metall strukturierten Oberflächen für ihre Broschen, Armbänder, Ohrringe und Kolliers. Klaus Ullrich fand für sich ähnliche handwerkliche Prinzipien, die in verschiedenartigen künstlerischen Umsetzungen und in vielfältig differenzierten Anwendungen so zum ›Stil‹ wurden, daß sie mit zeitlicher Verzögerung sogar in die industrielle Schmuckfertigung Eingang fanden. Zusammen mit seinem Pforzheimer Kollegen *Reinhold Reiling* gehört Klaus Ullrich zu den als Künstler und Lehrer maßgebenden Goldschmiedepersönlichkeiten der Nachkriegszeit in Deutschland.

Reiling selbst trug durch seine ganz persönliche Bildsprache in der formalen Konsequenz seiner Handschrift, die in einzelnen Phasen seines Schaffens von unterschiedlicher Aussagekraft, jedoch immer von hoher Qualität geprägt war, wesentlich zum Erfolg moderner Schmuckkunst bei, nicht zuletzt auch als Lehrer von Claus Bury, Jens-Rüdiger Lorenzen, Gisela Seibert-Philippen und vieler anderer. Zur Generation der in den zwanziger Jahren geborenen deutschen Goldschmiede gehört als hervorragende Persönlichkeit *Hermann Jünger,* der nach seiner Ausbildung in Hanau und München zunächst freischaffend tätig war und seit 1972 erfolgreich wie kein anderer die Goldschmiedeklasse der Akademie der Bildenden Künste in München leitet. Die 1988 zu seinem sechzigsten Geburtstag veranstaltete Jünger-Retrospektive ließ unübersehbar den Reichtum an kreativer Kraft erkennen, der sich bei ihm oft überraschend neuartig, nicht vorhergesehen und auf höchstem Niveau manifestiert. *Friedrich Becker* war bis 1982 Professor an der Werkkunstschule Düsseldorf. Er ist der ›Erfinder‹ und zweifellos erste Repräsentant des variablen und des kinetischen Schmucks, den er mit der Präzision eines Luftfahrttechnikers konzipiert und schafft. Sein Schmuck ist in der Bewegung und Beweglichkeit einzigartig und faszinierend; er zeigt sich als in der Geschichte bisher einmalige, formal, handwerklich und technisch brillante neue Möglichkeit der Schmuckgestaltung. Als Bildhauerin und Schmuckgestalterin zugleich hat sich *E. R. Nele* einen Namen gemacht. Skulptural und manchmal ganz zart, gelegentlich bizarr und nicht ohne Humor offenbart sich Neles Schmuck als der einer Frau, die kraftvoll und empfindsam zugleich zu gestalten vermag.

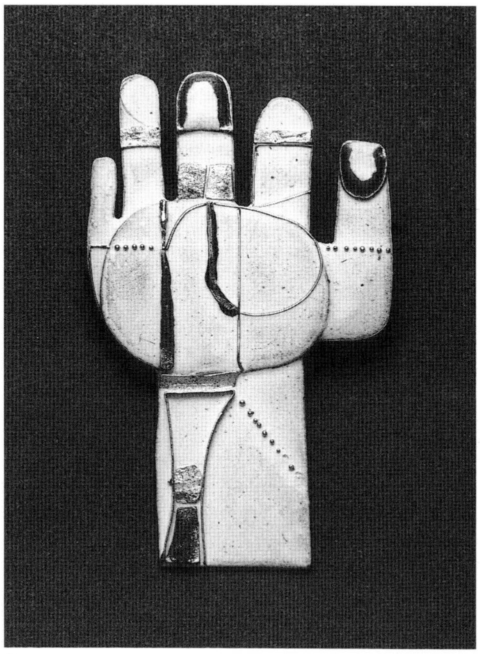

△
Hermann Jünger
Pöring/München,
Bundesrepublik Deutschland
geboren 1928 in Hanau

Brosche, 1967
Gold, Email

Renata Ahrens ▷
Bad Doberan, Deutsche Demokratische Republik
geboren 1929 in Elbing, Ostpreußen

Armreif, 1973/74
Kupfer, Silber
(Leihgabe der Staatlichen Museen zu Berlin, Kunstgewerbemuseum Schloß Köpenick)

Friedrich Becker
Düsseldorf, Bundesrepublik Deutschland
geboren 1922 in Ende/Hagen

Kinetischer Armreif, 1969
Weißgold, Lapislazuli, Chrysopras
▽

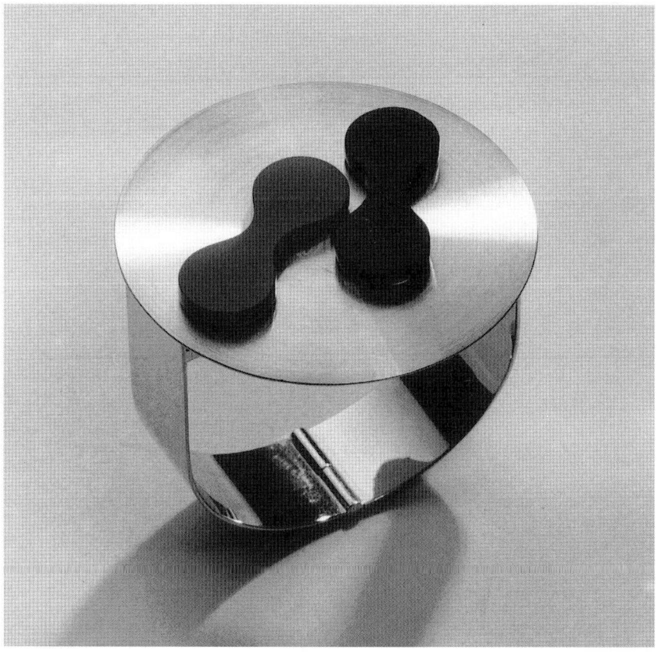

E. R. Nele
Frankfurt,
Bundesrepublik Deutschland
geboren in Berlin

Anhänger, 1977
Gold, Amonite, Muschelkette ▽

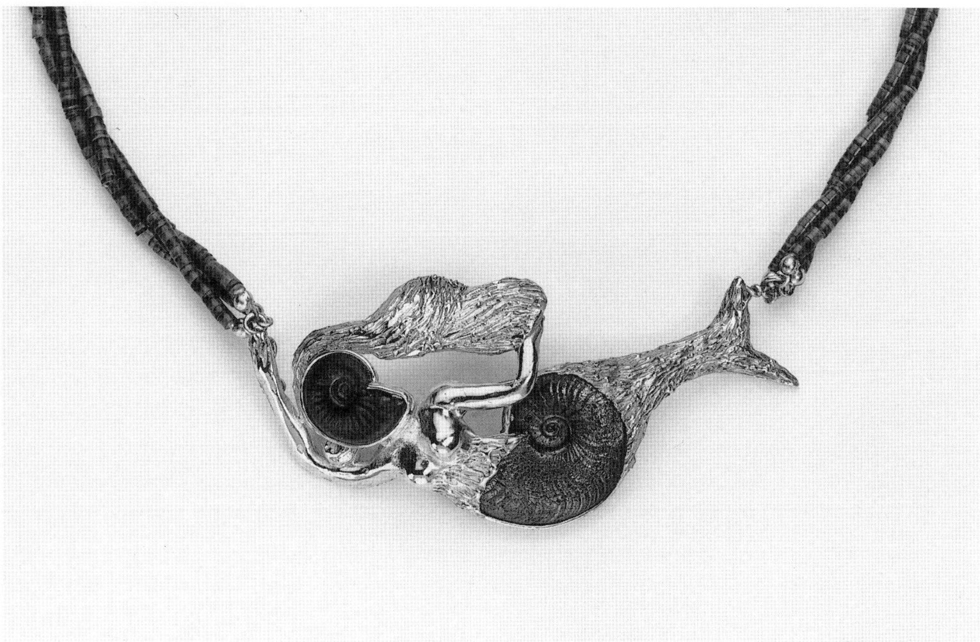

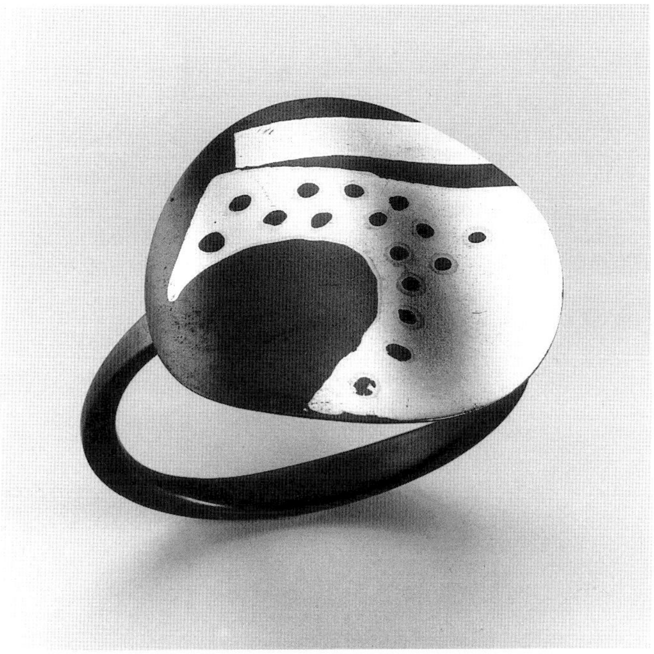

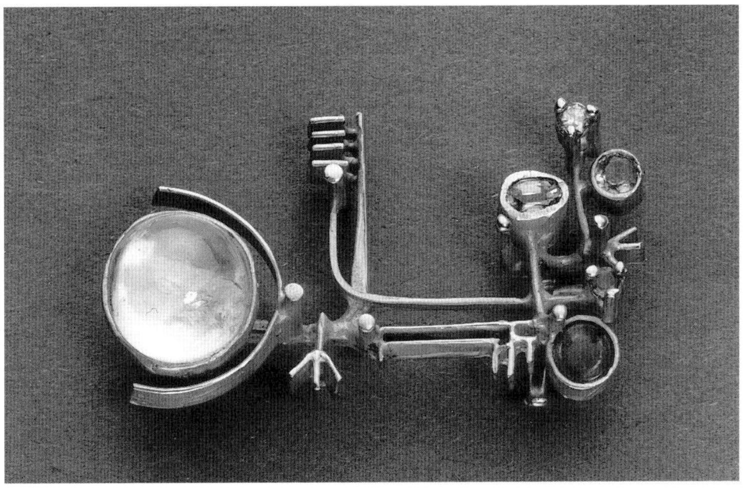

Karl-Heinz Reister
Mailand, Italien
geboren 1941 in Arnbach/Pforzheim

Brosche, 1977
Inoxstahl, Plexi

△ *Klaus Neubauer*, 1935–1985
(Hamburg, Bundesrepublik Deutschland)

Brosche, 1967
Gold, Edelsteine

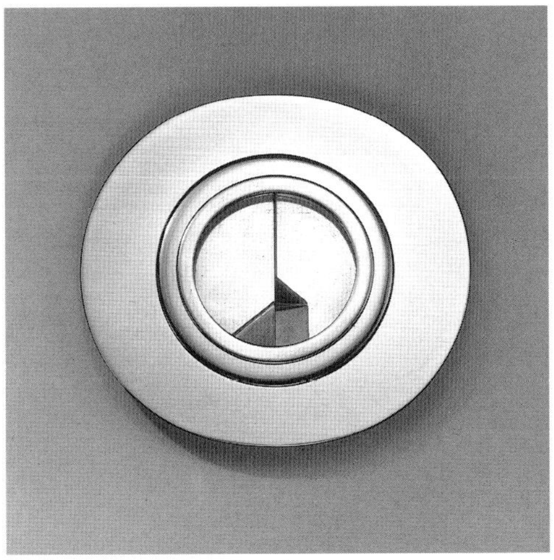

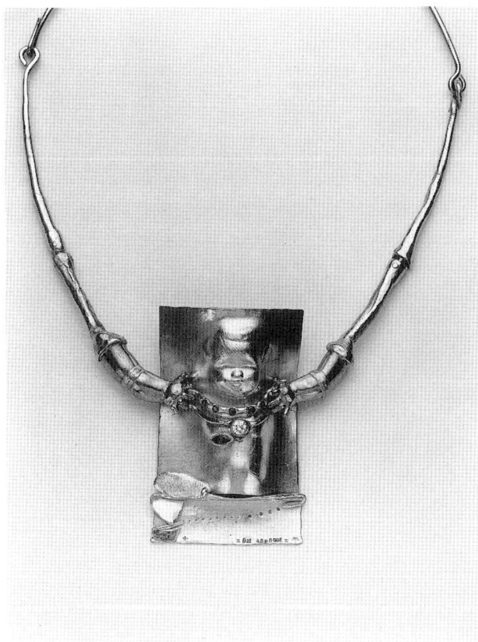

Gisela Seibert-Philippen ▷
Berlin
geboren 1939 in Düsseldorf

Halsschmuck ›Die Anprobe‹, 1976
Gold, Edelsteine

Als Schmuckkünstler schufen die hier Genannten zusammen mit anderen in den sechziger Jahren das, was als der ›neue Schmuck‹ in Deutschland und auch international Beachtung fand. Nicht von ungefähr wurden Reiling und Becker mit der Ehrenmitgliedschaft der Worshipful Company of Goldsmiths in London ausgezeichnet; Ebbe Weiss-Weingart, Becker und Jünger sind Träger des Ehrenringes der Gesellschaft für Goldschmiedekunst, Ullrich erhielt mehrere Staatspreise und 1964 eine Goldmedaille der Triennale Mailand, eine Auszeichnung, die E. R. Nele bereits 1957 verliehen worden war.

In der Deutschen Demokratischen Republik sind die Schulen in Heiligendamm und Halle-Burg Giebichenstein die Zentren kunsthandwerklicher Ausbildung. Beispielhaft und stellvertretend sei *Renata Ahrens* erwähnt, die meist großflächig aus Silber und mit anderen Materialien akzentuiert ihren im besten Sinne dekorativ anspruchsvollen Schmuck schafft.

In der Bundesrepublik Deutschland legten Friedrich Becker, Hermann Jünger, Reinhold Reiling und Klaus Ullrich zusammen mit Pierre Schlevogt in Schwäbisch Gmünd, Erhard Hössle in Nürnberg, Eberhard Burgel und Heinz-Ulrich Bullermann in Hanau die Fundamente für einen weiteren Abschnitt in der Entwicklung moderner individueller Schmuckkunst. Viele ihrer Studenten und Schüler der sechziger Jahre sind heute erfolgreiche Schmuckgestalter und Goldschmiede, manche sind inzwischen selbst als Dozenten an Schulen und Akademien in vielen Teilen der Erde tätig.

Aus der Vielzahl begabter Goldschmiede, die ihre Ausbildung um 1960 bis 1965 erfahren haben, sei *Klaus Neubauer* stellvertretend genannt, der in der Nachfolge von Klaus Ullrich wie auch Wilhelm Buchert und Uwe Böttinger seinen eigenen Stil in persönlicher Ausprägung gefunden hat. *Karl-Heinz Reister*, seit zwanzig Jahren in Mailand tätig, gliederte die großen Flächen seiner Broschen, Ringe und Armreife anfänglich mit Granalien und Filigranstrukturen, später auch mit Eisen, Stahl und Edelsteinscheiben; auch er gehört zu denen, die bei Klaus Ullrich an der damaligen Kunst+Werkschule studiert haben. Als eine der frühen Studentinnen Reinhold Reilings hat *Gisela Seibert-Philippen* in der puppenhaft verfremdenden Figürlichkeit menschlicher Körperteile und Kleidungsstücke unter weitgehender Beibehaltung traditioneller Werkstoffe ihren fast surrealistischen, unverwechselbaren Stil gefunden. *Georg Seibert,* ebenfalls ehemaliger Reiling-Student, widmet sich seit Jahren ausschließlich der Bildhauerei, nachdem sein Schmuck der sechziger und frühen siebziger Jahre schon stark von skulpturalen Elementen geprägt war.

Claus Bury wurde 1946 in Hanau geboren und war in der zweiten Hälfte der sechziger Jahre Student bei Reinhold Reiling. Seit einigen Jahren macht er keinen Schmuck mehr, obwohl er in den siebziger Jahren wie kaum ein anderer als Anreger und als ›Botschafter künstlerischer Schmuckgestaltung‹ in aller Welt gewirkt hat. Seine Lehraufträge in London und Jerusalem, in Amerika und Australien schufen in diesen Städten und Ländern Grundlagen und boten Voraussetzungen für Schmuckkunstentwicklungen, die auf Burys eigenes künstlerisches Potential und auf seine pädagogischen Fähigkeiten gleichermaßen zurückzuführen sind. Bereits vor 1970 wurde von Claus Bury Acrylglas als Schmuckmaterial eingesetzt; Kombinationen von verschiedenartigen Edelmetallegierungen, die er in umfassenden Studien erarbeitet hatte und die vielfältige Kriterien seines eigenen künstlerischen Schaffens darstellten, sind durch Burys weltweite Lehrtätigkeit fast Allgemeingut geworden.

An der Fachhochschule für Gestaltung Pforzheim hat der ehemalige Reiling-Schüler *Jens-Rüdiger Lorenzen* heute dessen Lehrstuhl inne und führt so die Tradition seines Lehrers in der Individualität seiner eigenen Persönlichkeit als Schmuckmacher und als Dozent fort. Zu Reilings Studenten gehörte in den siebziger Jahren auch *Wilhelm Mattar,* der sich in vielfältigem Engagement für den modernen Schmuck einsetzt: als Goldschmied selbst, als Galerist, als Initiator des Schmuckforums in Köln und als Gastdozent im In- und Ausland.

Die Reihe derer, die bei Reinhold Reiling studiert haben, soll in diesem ›Rückblick‹ durch *Manfred Bischoff* abgeschlossen werden; er hat seine Studien bei Hermann Jünger in München fortgesetzt. Bischoffs Arbeiten der frühen achtziger Jahre weisen manche Beziehungen zur zeitgleichen Malerei und

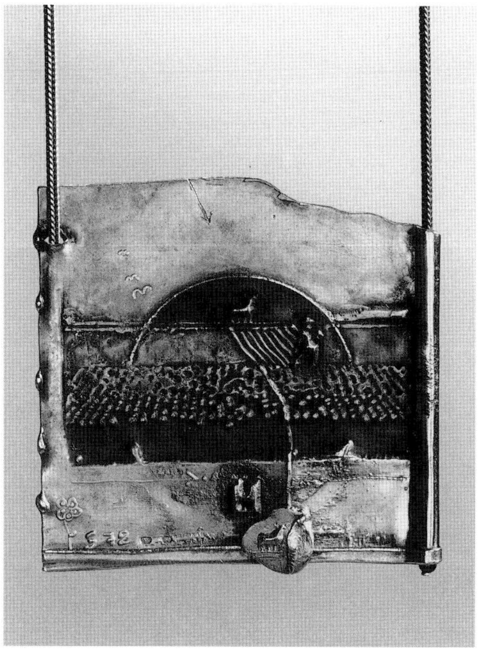

Georg Seibert
Berlin
geboren 1939 in Jugoslawien

Anhänger, 1972
Silber, Gold

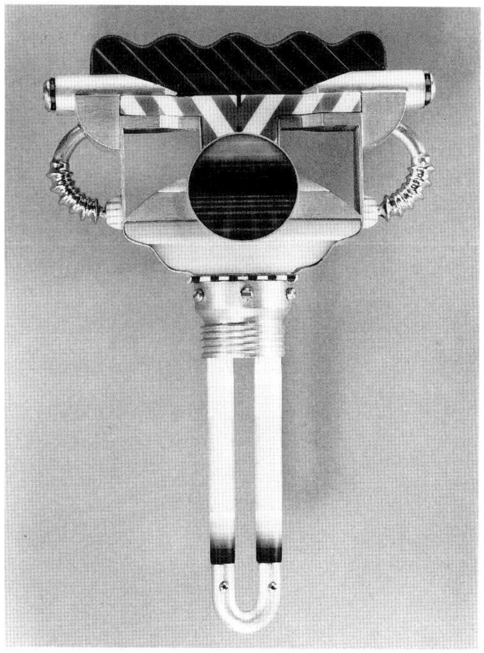

Claus Bury
Frankfurt, Bundesrepublik Deutschland
geboren 1946 in Meerholz/Hanau

Brosche, 1972
Gold, Acryl

Jens-Rüdiger Lorenzen
Pforzheim, Bundesrepublik Deutschland
geboren 1942 in Hagen

Halsschmuck, 1971
Silber, Gold

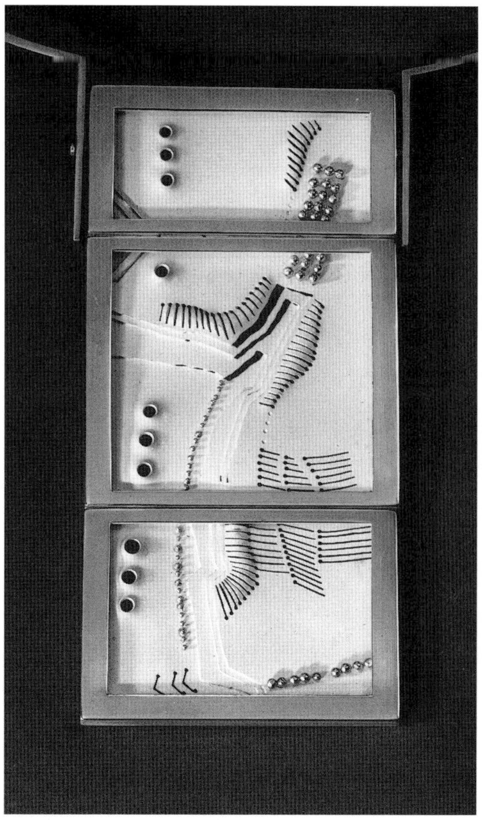

Wilhelm Mattar
Köln, Bundesrepublik Deutschland
geboren 1946 in Schlangen/Detmold

Halsschmuck, 1984
Beton, Gold, Stahl

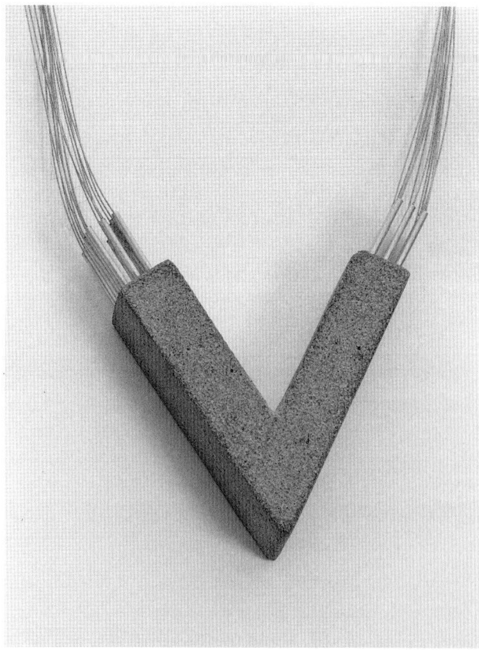

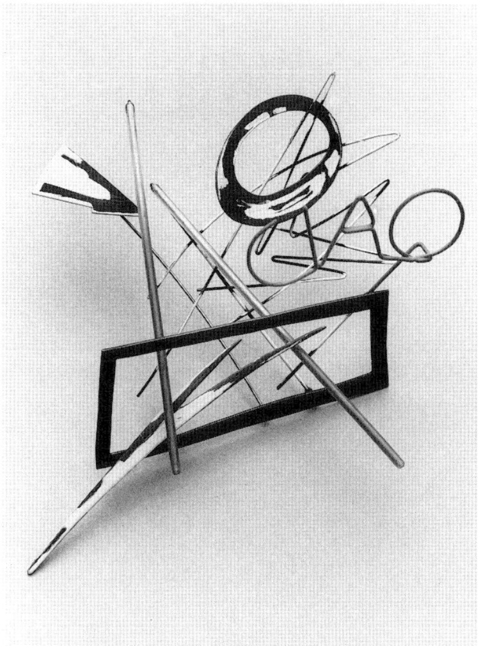

Manfred Bischoff
Terni, Italien
geboren 1947 in Schömberg, Bundesrepublik Deutschland
Brosche ›CIAO‹, 1982
Silber, Stahl, Kunststoff, Leuchtfarbe

Ulrike Bahrs
München, Bundesrepublik Deutschland
geboren 1944 in Grevesmühlen
Brosche, 1976
Silber, Stahl, Rubinglas

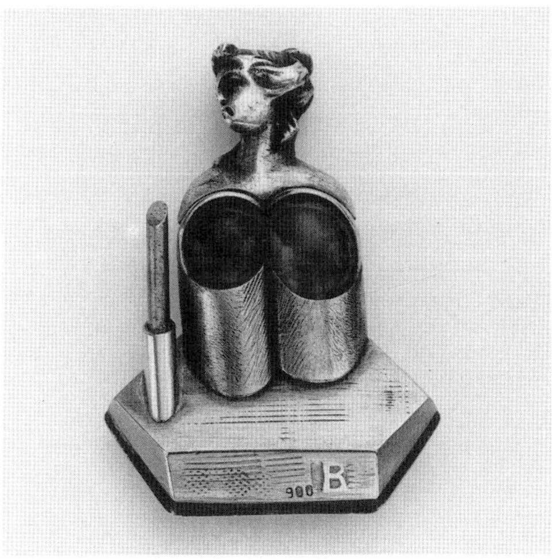

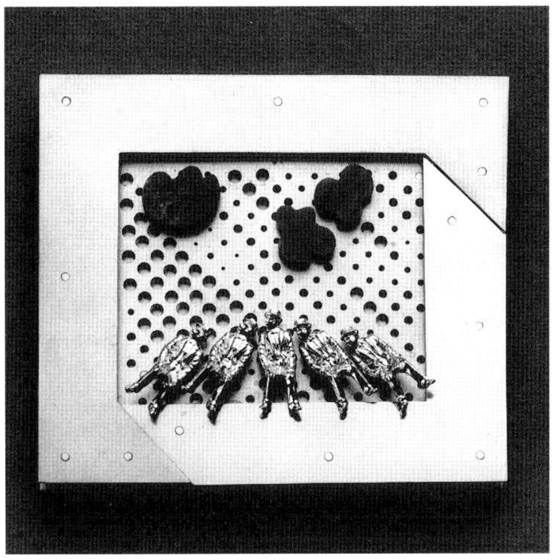

Hubertus von Skal
München, Bundesrepublik Deutschland
geboren 1942 in Jungferndorf, Böhmen
Brosche, 1968
Stahl, Lapislazuli

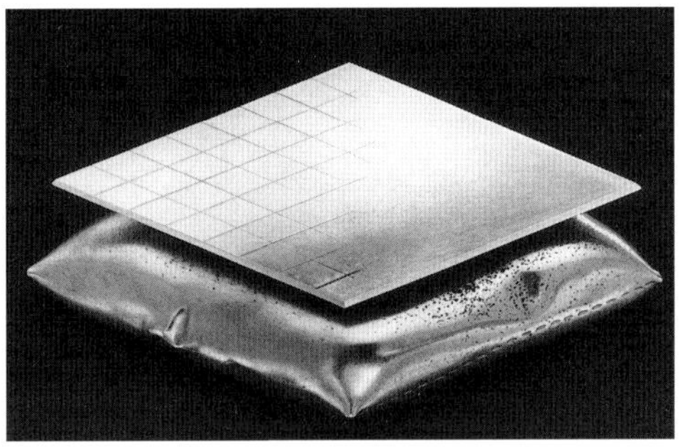

Gerhard Rothmann △
München, Bundesrepublik Deutschland
geboren 1941 in Frankfurt
Brosche, 1974/75
Stahl, Kupfer vergoldet

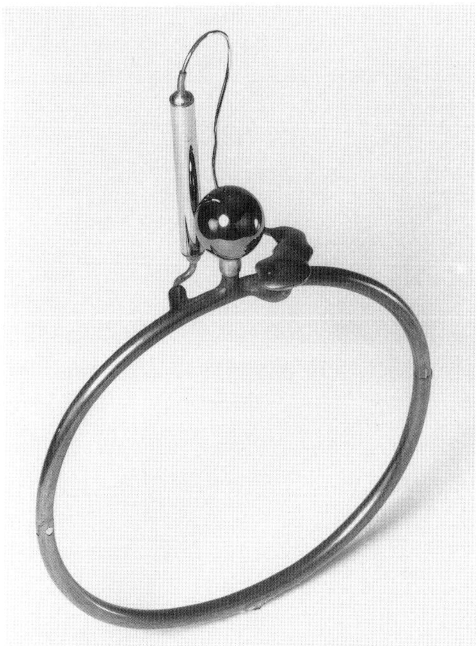

Otto Künzli
München, Bundesrepublik Deutschland
geboren 1948 in Zürich, Schweiz
Armreif, 1973
Silber geschwärzt, Gelb- und Weißgold, Stahl, Hämatitkugel

Skulptur auf und bleiben doch Schmuck im eigentlichen Sinne, mit ausgeprägter Eigenständigkeit in der meist spielerischen Leichtigkeit und in dem intellektuellen Vergnügen, das durch die Titel der Werke und die gelegentlich in die Objekte eingeschriebenen ›Parolen‹ herausgefordert wird.

Ein Hauptort moderner Schmuckgestaltung in Deutschland ist zweifellos München, und das nicht erst, seitdem Hermann Jünger im Jahre 1972 die Goldschmiedeklasse der dortigen Akademie übernommen hat. Schon seit den sechziger Jahren befaßt sich *Hubertus von Skal* mit dem Bild des Menschen als einem für ihn wesentlichen Motiv: In der Anordnung menschlicher Figuren zu kleinen Gruppen, in der Isolation als einzelne Gestalt und schließlich in der Reduktion auf Grundformen des Gesichtes und der Maske setzt er es in den Ringen ein, die ihn seit vielen Jahren beschäftigen. *Gerhard Rothmann,* der aus Hanau nach München gekommen ist und dort mehrere Stufen seiner künstlerischen Entwicklung durchlaufen hat, setzt sich in besonderer Weise mit der Beziehung von Mensch und Schmuck auseinander. Direkt und unmittelbar formt er Teile der Körper seiner Kunden ab und in Metallen nach. Auf diese Weise entsteht Schmuck, wie er nicht persönlicher und individueller sein kann. Die Verschmelzung von Schmuck und Mensch ist bei ihm nicht mehr nur Idee: Das Schmuckstück ist im wahrsten Sinne des Wortes ein Teil der Trägerin, des Trägers geworden.

Nicht ausschließlich und doch bemerkenswert konsequent befaßt sich auch *Ulrike Bahrs* mit dem Bild des Menschen: Aus der Kombination von Metallen und Edelsteinen mit bildnerischen Vorlagen, Spiegeln, Linsen und kleinen Skulpturen entstehen Schmuck-Collagen von fast skurrilem Reiz.

In der Werkstätte Hermann Jüngers und nach 1972 als dessen Schüler schuf der Schweizer *Otto Künzli* die Voraussetzungen für sein künstlerisches und theoretisches Werk, das Gegenstand und Begriff ›Schmuck‹ in neue Dimensionen zu führen versucht. Einfühlsam und oft auch bewußt provokativ überwindet Künzli nicht nur für sich selbst das traditionelle Schmuckverständnis: Er stellt es in seinen hergebrachten Schemata in Frage und versucht, die von ihm aufgeworfenen Fragen mit Analysen und Argumenten ebenso wie mit seinen Objekten selbst zu beantworten. *Therese Hilbert* – wie Künzli aus der Schweiz nach München gekommen – geht einen konsequenten Weg, der im wesentlichen von hoher Sensibilität, gelegentlich auch von spitzer Aggressivität gekennzeichnet ist. In München lebt und arbeitet *Daniel Kruger,* der in Südafrika und bei Hermann Jünger studiert hat. Textile Elemente in Verbindung mit Steinen und Metallen, architekturhaft konstruierte Ringe und Broschen, auch die mannigfache Verwendung unterschiedlichster ›objets trouvés‹ charakterisieren Krugers phantasievolles und vielgestaltiges Werk. Die Japanerin *Erico Nagai* besuchte nach einem Kunststudium in der Schweiz Jüngers Goldschmiedeklasse; sie verbindet äußerst empfindsam künstlerische Traditionen und handwerkliche Fertigkeiten ihrer Heimat mit europäischem Kulturgut und schafft Schmuck, der seinen ›japanischen Aspekt‹ im Spannungsfeld von Zartheit und innerer Kraft findet.

Den ›Rückblick in die Moderne‹ auf andere Länder Europas und schließlich in knapper Zusammenfassung auch auf Amerika, Australien und Asien ausdehnend, fällt der Blick in Österreich zuerst auf *Sepp Schmölzer.* Auch er richtet in den sechziger Jahren seine Aufmerksamkeit auf die strukturierte Oberfläche des Goldes. »Das Anschmelzen, das Schmoren der Oberfläche ist für ihn die gestaltende Kraft«, sagt Gerhard Bott über Schmölzer, der später zu individuellen Kombinationen von ›ready mades‹ neigt und diese in phantasievoller und für ihn bedeutungsvoller Weise zusammenfügt. *Elisabeth Defners* Schmuck erwächst aus floralem Vorbild und wandelt sich im Laufe der Zeit zum magischen Zeichen als ureigenem Ausdruck persönlicher Situationen. *Helfried Kodré,* der seit vielen Jahren keinen Schmuck mehr macht, befaßte sich nach freien, eher amorphen Formen, in denen große Metall- und Edelsteinflächen dominierten, mit streng geometrischer Gestaltung in nur durch flache Schichtung und unterschiedliche Metallfarben voneinander abgesetzter Komposition.

Adolf Drobny, Gert Mosettig, Manfred Nisslmüller, Wolfgang Rahs und andere haben in Österreich ihre praktischen, künstlerischen und konzeptionellen Beiträge geleistet. Der in Jugoslawien

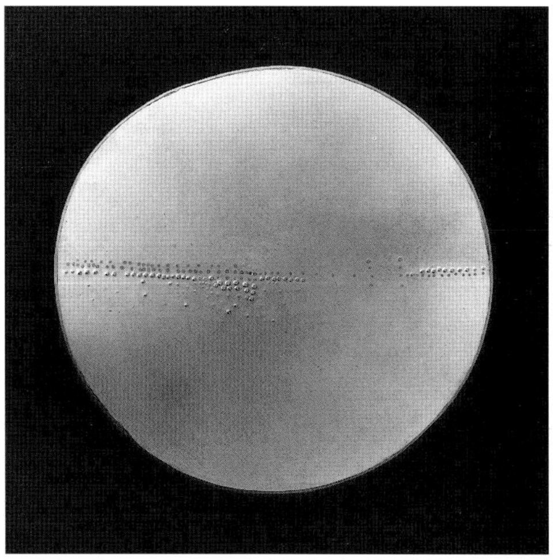

Therese Hilbert
München, Bundesrepublik Deutschland
geboren 1948 in Zürich, Schweiz

Brosche, 1978
Silber, Gold

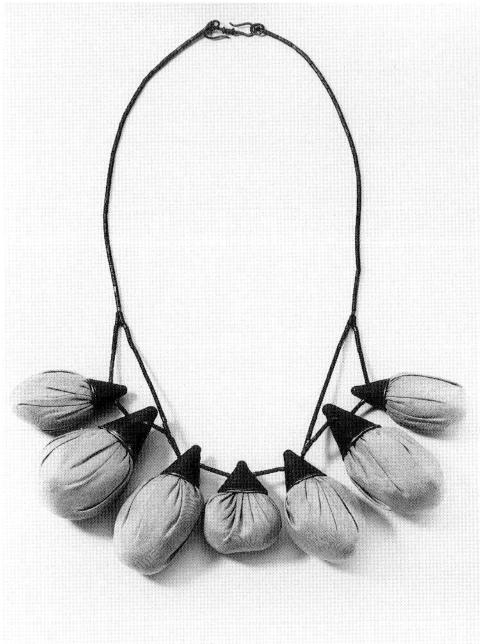

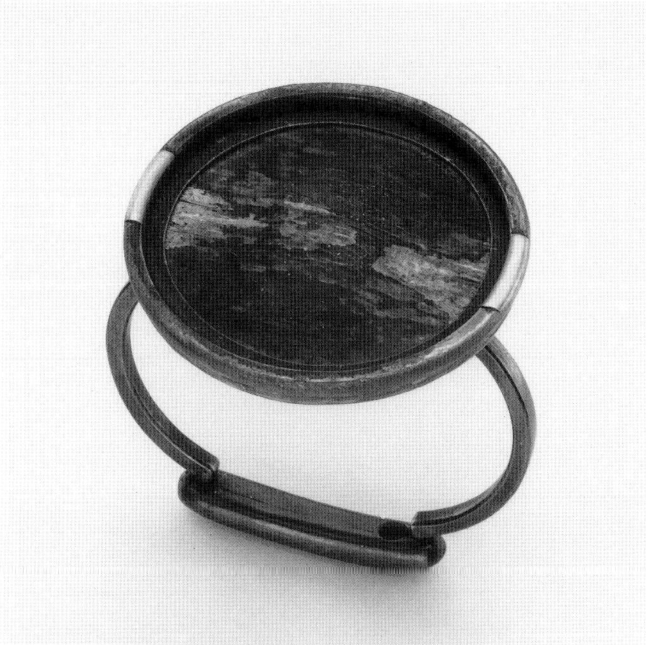

Erico Nagai
München, Bundesrepublik Deutschland
geboren 1947 in Tokio, Japan

Armreif, 1977
Gold, Silber, Messing, Eisen

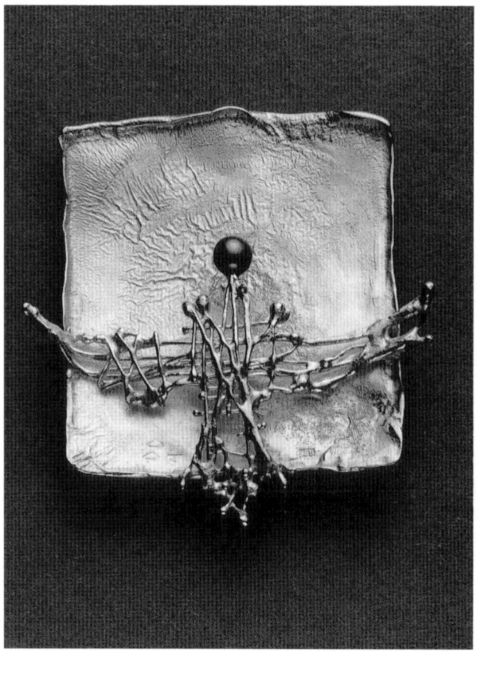

Sepp Schmölzer
Klagenfurt, Österreich
geboren 1919 in Feldkirchen, Österreich

Anhänger, 1963
Gold, schwarze Perle

◁ *Daniel Kruger*
München, Bundesrepublik Deutschland
geboren 1951 in Kapstadt, Südafrika

Halsschmuck, 1977
Kupfer teilvergoldet, Steine in Seide

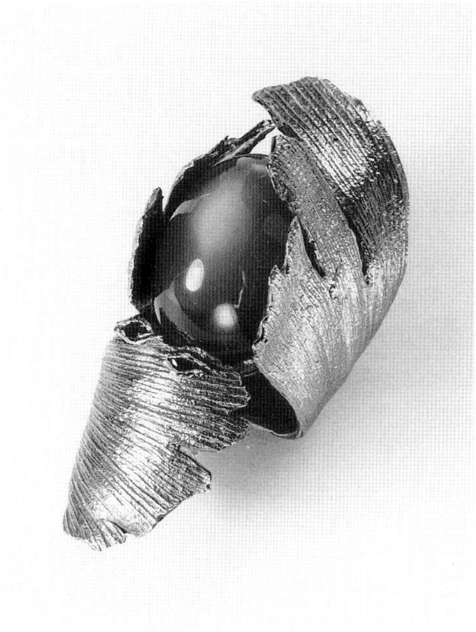

Elisabeth Defner
Wien, Österreich
geboren 1937 in Innsbruck

Ring, 1974
Weißgold, Mondstein, Rubine

Helfried Kodré
Wien, Österreich
geboren 1940 in Graz

Armreif, 1970
Silber, Weißgold, Turmalin, Rubine, Brillant ▽

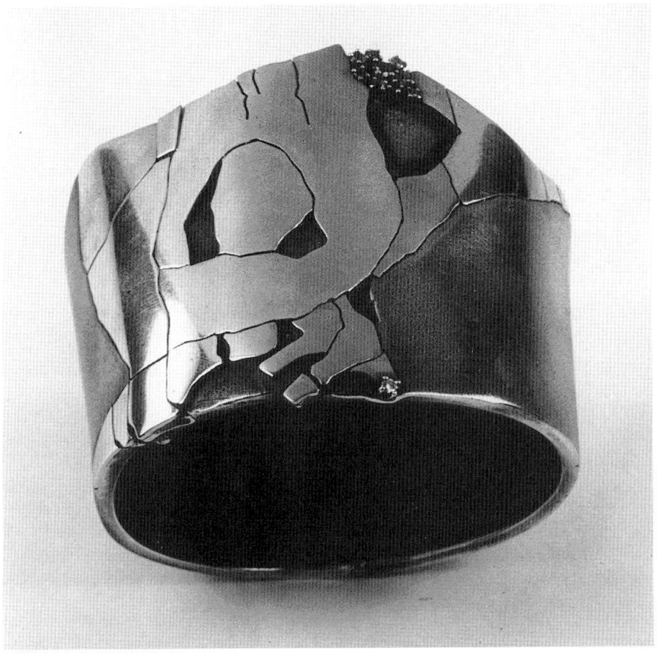

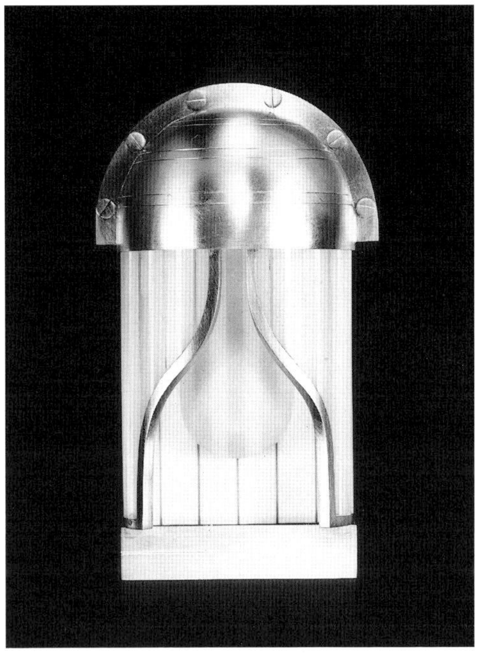

Fritz Maierhofer
Oberbierbaum, Österreich
geboren 1941 in Wien

Brosche, 1972
Gold, Acryl

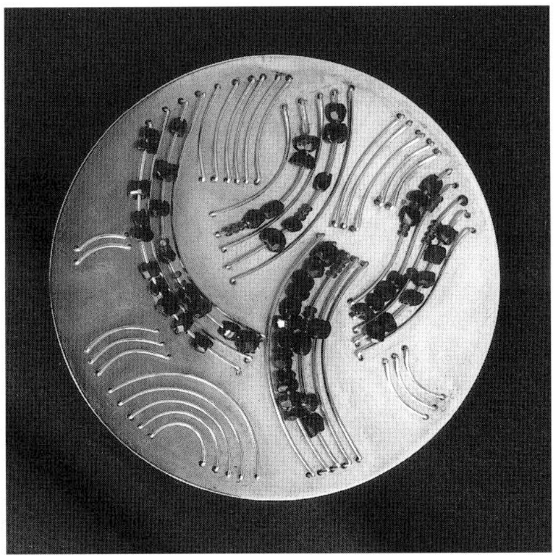

Josef Symon
Wien, Österreich
geboren 1932 in der Tschechoslowakei

Brosche, 1967
Silber, Granate

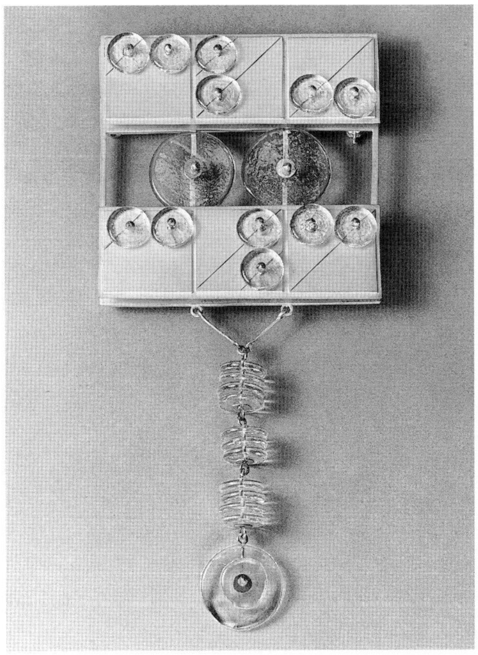

Jaroslav Kodejš
Loužnice, CSSR
geboren 1938 in Radčice, CSSR

Brosche mit Anhänger, 1974
Silber, Glas

geborene, in Steyr und Wien ausgebildete Peter Skubic ist heute Professor an der Fachhochschule für Gestaltung in Köln. Er hat neben seiner künstlerischen Tätigkeit nicht zuletzt durch spektakuläre Aktionen und durch die Organisation vieldiskutierter Ausstellungen auf sich aufmerksam gemacht. *Fritz Maierhofer* fand von seinen frühen, räumliche Illusionen vorstellenden Kompositionen über seinen Zinn-Schmuck erneut zu klar konzipierten Schmuckgebilden.

Seit 1968 lebt und lehrt *Josef Symon* in Wien. Noch in der Tschechoslowakei hat sich Symon mit dem Granat als traditionellem Schmuckmaterial seiner Heimat auf neuartige Weise befaßt. In Österreich dann galt sein Interesse den blattartigen Schichtungen verschiedenfarbiger Metalle. Nach Ralph Turners Auffassung schuf Symon in den frühen siebziger Jahren damit »einige der poetischsten Schmuckstücke dieser Epoche«.

In der Tschechoslowakei wurde durch *Ladena Viznerová, Jaroslav Kodejš* und *Svatopluk Kasalý* in den sechziger Jahren das zweite traditionelle Schmuckmaterial Böhmens, das Glas, zum Werkstoff für künstlerische Schmuckgestaltung erhoben. In Verbindung mit Silber schuf Kodejš seine Kolliers und Broschen mit beweglichen Anhängern. Kasalý verband bereits damals große Glasblöcke und plastisch geformte Glasscheiben mit Metallbügeln und Reifen; er entwickelte Glas-Schmuck-Skulpturen, während Ladena Viznerová durch eingeschmolzene Folien und Metallspäne dem Glas ihrer Broschen, Ringe und Anhänger ein unverwechselbares ›Innenleben‹ gab. Zu den hervorragendsten Schmuckmachern der Tschechoslowakei gehört *Anton Cepka*. Im Spannungsfeld von Flächen und Stegen, von Rahmen, Gittern und Rastern, durch farbige Akzente unterstützt oder durch Edelsteine betont, stellen sich Cepkas Schmuckstücke als Werke eines Künstlers dar, der die Empfindsamkeit seiner Persönlichkeit überzeugend auf sein Schaffen zu übertragen vermag.

Für die Schweiz ist in diesem ›Rückblick in die Moderne‹ vor allem *Othmar Zschaler* zu nennen, dessen Schmuck als künstlerische Aussage schon in den frühen sechziger Jahren Aufmerksamkeit forderte. In Flächen, die als sorgfältig bearbeitete Schichten gegeneinander und übereinander gesetzt sind, die ge-

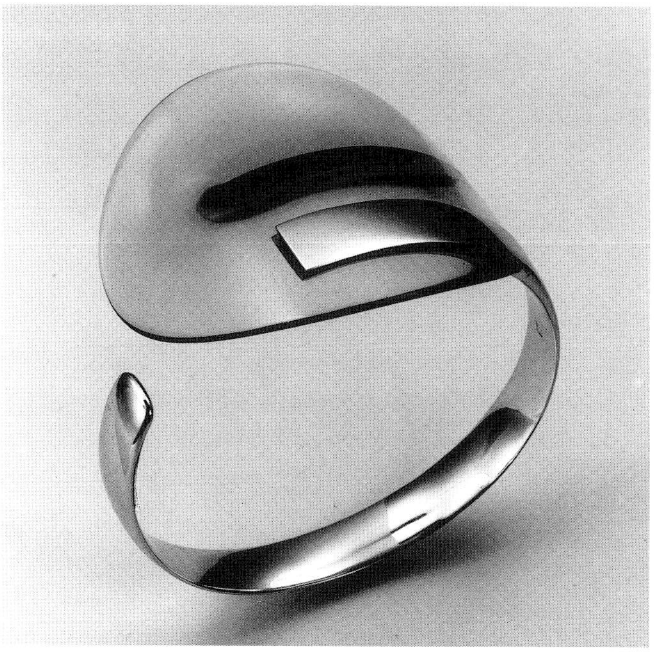

Svatopluk Kasalý
Trest, CSSR
geboren 1944 in Pelhrimov, CSSR

Armreif, 1973
Kristallglas, Messing vernickelt

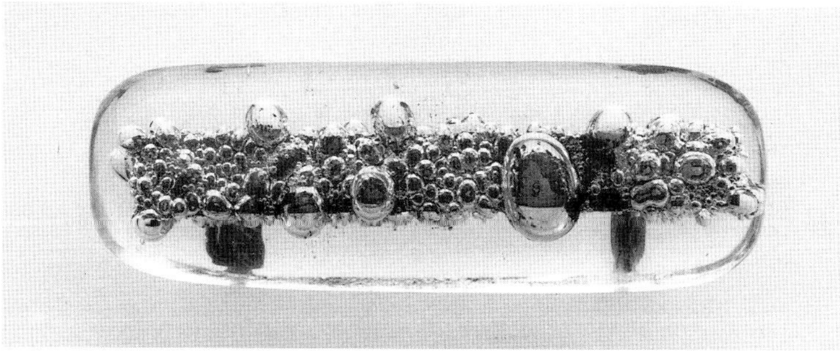

Ladena Viznerová
Prag, CSSR
geboren 1943 in Kolin, CSSR

Brosche, 1968
Glas, Stahl, Silber

Anton Cepka
Jur bei Bratislava, CSSR
geboren 1936 in Sulekovo, CSSR

Brosche, 1973
Silber, Eisen, PVC

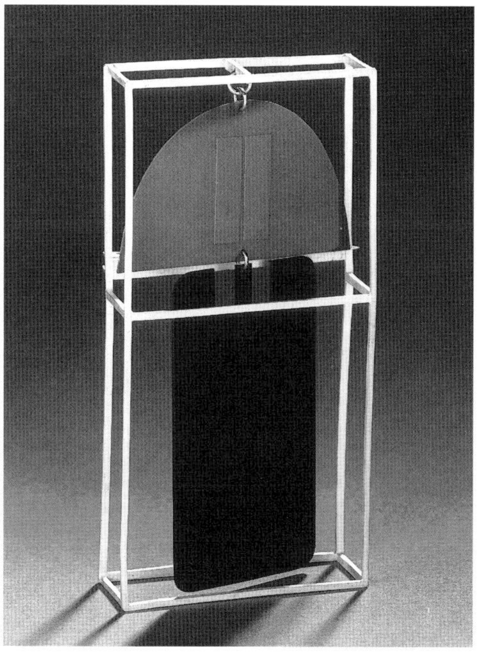

Othmar Zschaler
Bern, Schweiz
geboren 1930 in Chur

Brosche, 1972
Gold, Kunststoff

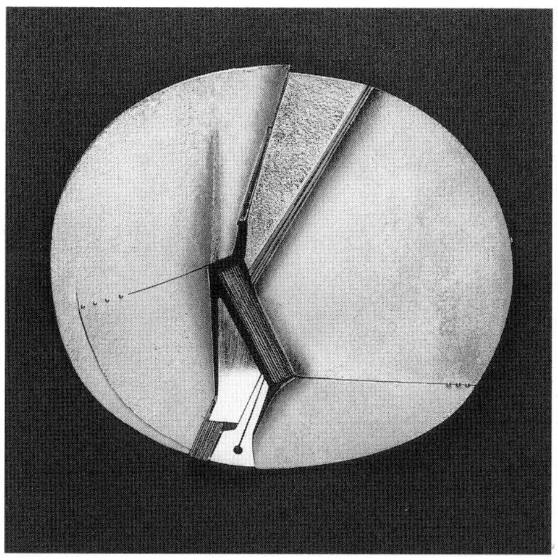

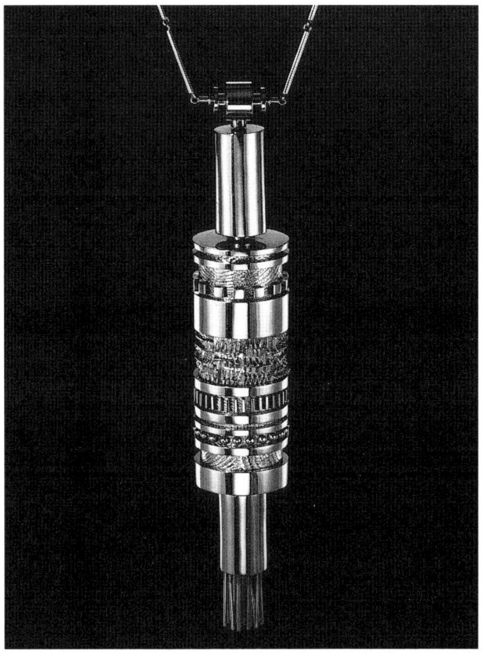

Arnaldo Pomodoro
Mailand, Italien
geboren 1926 in Morciano di Romagna, Italien
Anhänger, 1966
Weißgold, Gelbgold

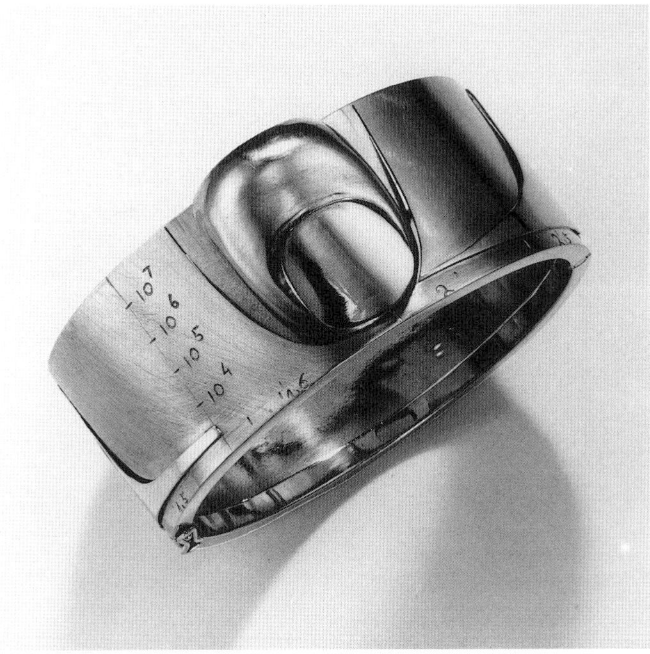

Bruno Martinazzi
Turin, Italien
geboren 1923 in Turin
Armreif, 1970
Gelbgold, Weißgold

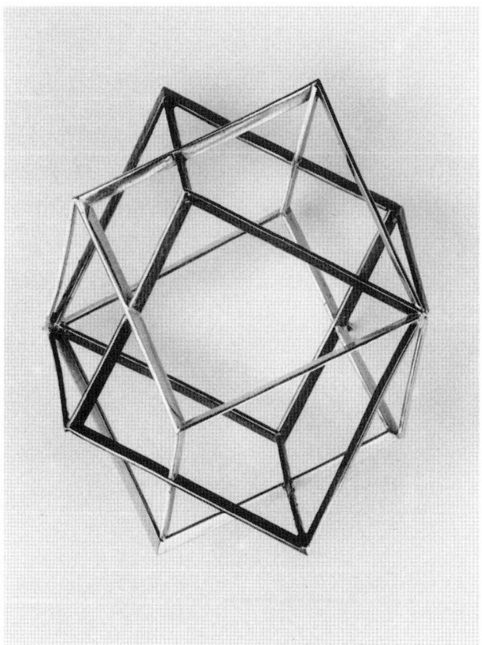

Francesco Pavan
Padua, Italien
geboren 1937 in Padua
Brosche, 1967
Gold, Niello

gliedert sind durch Risse und Aufbrüche wie in Fels und Gestein, die Dynamik bewirken in der sonstigen Ruhe der einzelnen Zonen, drückt sich – gelegentlich kraftvoll aus der Zwei- in die Dreidimensionalität durchstoßend – die Kreativität Zschalers aus.

Mit Mario Pinton wurde eine der wesentlichen Persönlichkeiten moderner Schmuckkunst in Italien bereits erwähnt. *Arnaldo Pomodoro,* als Bildhauer und Schmuckkünstler gleichermaßen von Rang, steht für die Identität von Skulptur und Schmuck: Die Säulen, aufgerissenen Kugeln und gespaltenen Bronzescheiben des Bildhauers Pomodoro entsprechen den Anhängern und Broschen, die den Goldschmied Pomodoro auszeichnen. *Bruno Martinazzi,* auch er Bildhauer, ist bekannt für seine Schmuckstücke, die Teile des menschlichen Körpers darstellen oder solche in sich tragen. Vor allem sind Daumen und Finger, zusammen mit Sinnesorganen wie Mund und Auge, für Martinazzi Mittel zur Kommunikation – als Male und Zeichen für den Menschen und seine praktischen wie intellektuellen Fähigkeiten.

Als Studenten zuerst und später als Dozenten sind *Francesco Pavan* und *Giampaolo Babetto* mit dem Istituto d'arte Pietro Selvatico in Padua verbunden. Beide sind international in den späten sechziger Jahren bekannt geworden, beide haben damals raffinierte Ketten entwickelt, die man bald mit Padua identifizierte. In der Nachfolge von Pinton ist die ›Paduaner Schule‹ weitgehend von Babetto und Pavan geprägt, die als Schmuckkünstler ganz eigene Wege und Möglichkeiten individueller Aussage gefunden haben.

Die Escola Massana in Barcelona ist für Spanien ein führendes Gestaltungszentrum für Schmuck; von dort gehen heute die wichtigen Impulse aus. Schon in den sechziger Jahren jedoch schuf *Joaquim Capdevila* seine ersten ungewöhnlichen, die Tradition durchbrechenden Schmuckstücke, in denen er zum Beispiel einfaches Kuhfell mit Gold und so das Banale raffiniert mit dem Kostbaren verband.

In den Niederlanden hat die moderne Schmuckgestaltung einen von den anderen europäischen Ländern abweichenden Weg beschritten. Der Einzigartigkeit eines Schmuckstückes wird dort weniger Bedeutung zugemessen. Serielle Fertigung ist für viele Schmuckmacher in Holland zur Voraussetzung geworden. Am Anfang des ›neuen Schmucks‹ stehen vor allem *Emmy van Leersum* und *Gijs Bakker,* die schon 1966 mit ihren großen Trage-Objekten (riesige Halskragen und Armreife, meist aus Aluminium) in Museums- und Galerie-Ausstellungen große Aufmerksamkeit erzielten. Reduzierte Formen, die mit der Minimal art korrespondierten, und Schmuck-Versuche, die als Abdrucke von Drähten und Stegen einen ›unsichtbaren Schmuck‹ auf der Haut des ›Trägers‹ hinterließen und den Kontext zur konzeptuellen Kunst aufzeigen, machten Emmy van Leersum und Gijs Bakker international bekannt.

Stellvertretend für die Entwicklung in England, auch wenn so manche Strömung und Richtung des modernen Schmuckes in diesem Lande hier nicht zur Sprache kommt, stehen im ›Rückblick‹ drei Namen: Gerda Flöckinger, Wendy Ramshaw und David Watkins. *Gerda Flöckinger* fand bereits in den fünfziger Jahren ihren eigenen Stil und entwickelte diesen in detailreichen Variationen und Nuancierungen fort, mit Schweißungen und Belötungen, unter Verwendung von Gold und Silber, Edelsteinen und Perlen. *Wendy Ramshaw* dagegen experimentiert von Anbeginn und ohne Unterlaß; sie kreierte die für sie typischen Ringe-Gruppen auf Ständern aus Plexiglas oder aus Metallen, sie arbeitete mit Textil, Wedgwood-Keramik und Colorcore und entwickelte eigene Techniken zur Metallfärbung und Oberflächengestaltung. *David Watkins,* der Bildhauerei studiert hat und heute als Professor am Royal College of Art in London lehrt, hat als Schmuckgestalter mehrere Entwicklungsstufen hinter sich: Auch er ist immer auf der – erfolgreichen – Suche nach neuen Möglichkeiten des Schmückens, die sich bei ihm nicht ausschließlich, doch vorrangig auf große ›neckpieces‹ konzentrieren, von den frühen aus Acryl mit Silber über die Kragen aus gefärbtem Holz und Draht, über Colorcore hin zu den zeichenhaften Halsschmuckstücken aus Messing.

Der Blick in die Vereinigten Staaten von Amerika konzentriert sich auf zwei Persönlichkeiten. Ein Synonym für Electroforming als Schmuckkunst ist der Name *Stanley Lechtzin.* Obwohl auch andere (in Deutschland nicht zuletzt Rein-

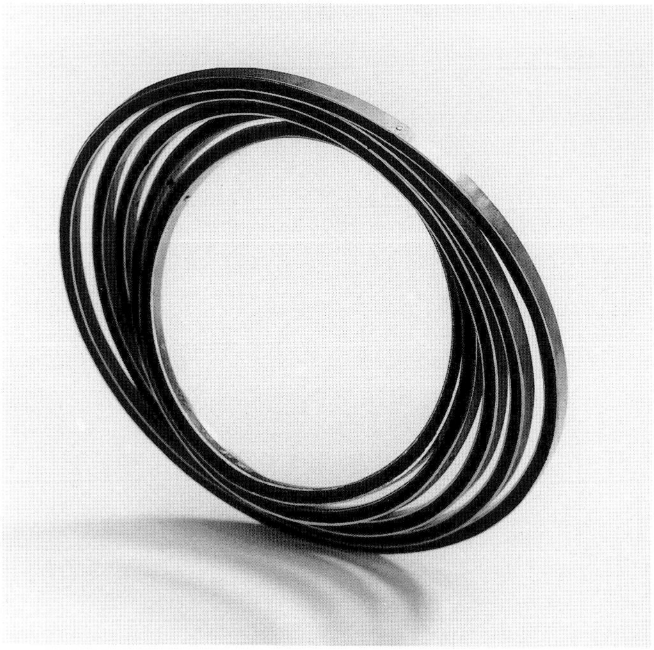

Giampaolo Babetto
Arqua'Petrarca, Italien
geboren 1947 in Padua

Armreif, 1976
Gold, Silber, Ebenholz

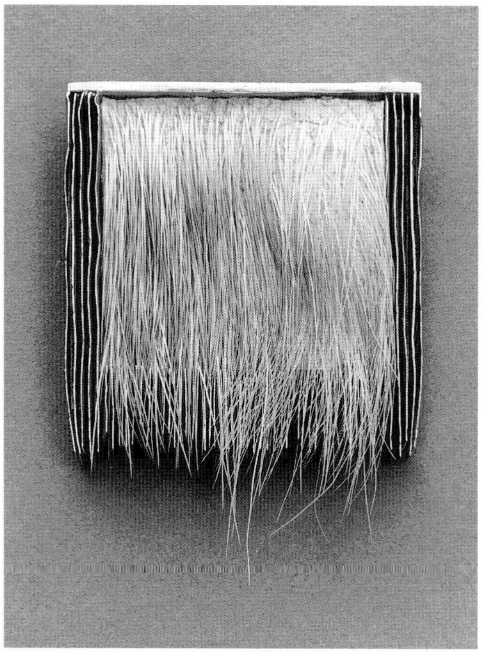

Joaquim Capdevila
Barcelona, Spanien
geboren 1944 in Barcelona

Brosche, 1970
Gold, Fell

Emmy van Leersum, 1930–1984
(Amerstoort, Niederlande)

Armreif, 1967
Aluminium ▽

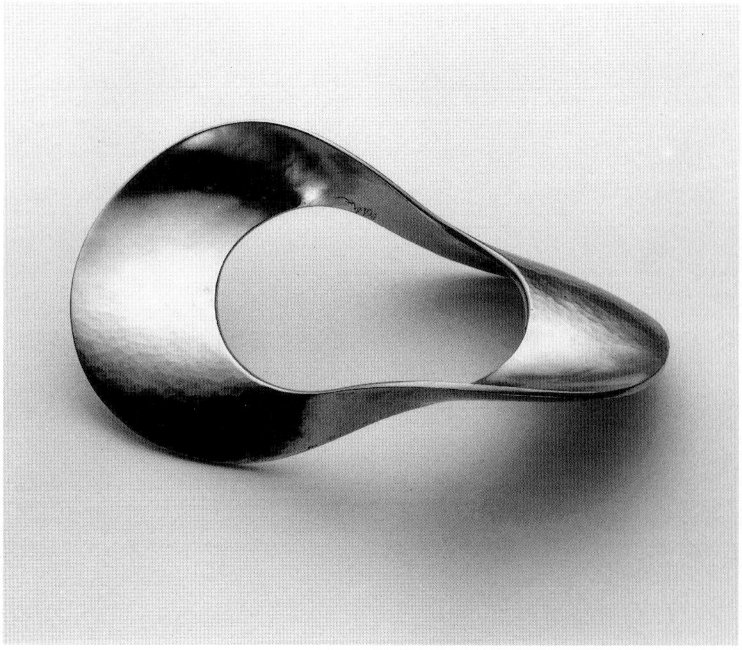

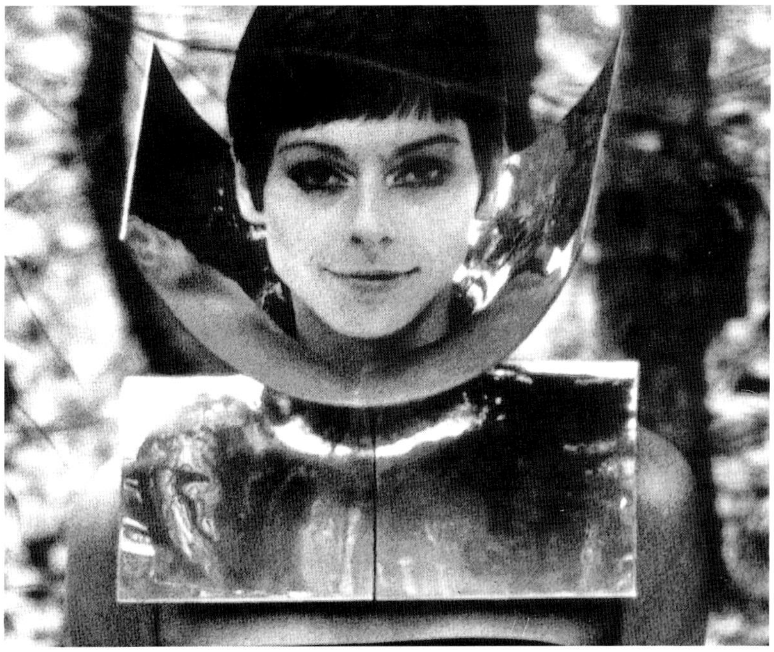

Gijs Bakker
Amersfoort, Niederlande
geboren 1942 in Amersfoort

Kragen, 1967
Aluminium

Gerda Flöckinger
London, Großbritannien
geboren 1927 in Innsbruck, Österreich

Ring, 1967
Silber, Gold, Opal, Perlen ▽

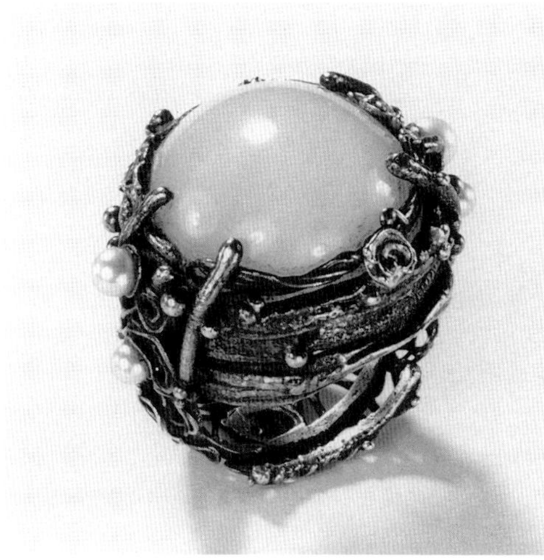

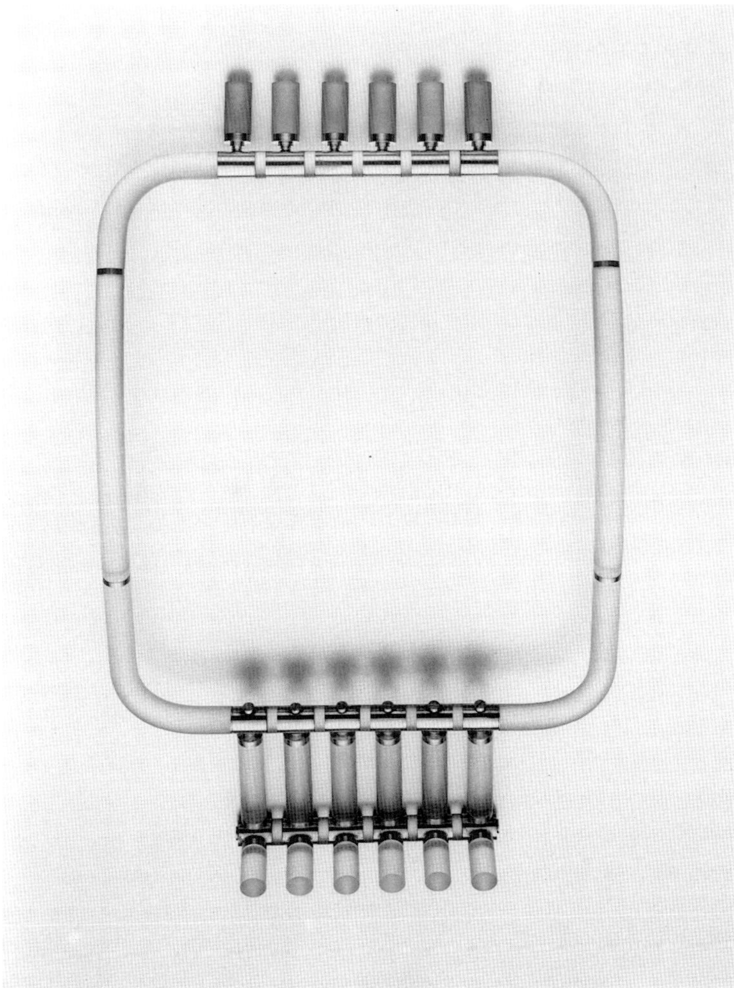

David Watkins
London, Großbritannien
geboren 1940 in Wolverhampton, Großbritannien

Halsschmuck, 1974
Acryl, Silber

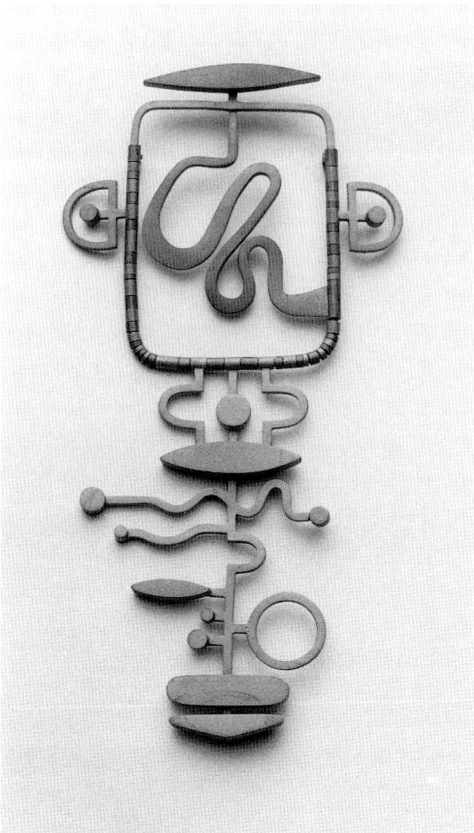

Wendy Ramshaw
London, Großbritannien
geboren 1939 in Sunderland, Großbritannien

Brosche, 1973
Gelbgold, Weißgold

hold Krause und Jörn Haut) mit der ›Galvanoplastik‹ als schmuckgestaltendem Mittel erfolgreich umgehen, gilt Lechtzin sicher zurecht als der überragende Künstler auf diesem Gebiet. *Arline Fisch* wurde international bekannt durch die von ihr zu künstlerischer Perfektion geführte Technik des Metallfaden-Strickens. Sie nutzt alle Möglichkeiten dieser Handwerkskunst, um sie alleine oder in der Kombination mit anderen Techniken und Materialien voll einzusetzen.

In Australien fällt der ›Rückblick‹ kurz auf den Deutschen Wolf Wennrich, vor allem aber auf die Australierin *Darani Lewers* und ihren Mann, den Dänen *Helge Larsen.* Beide haben in den sechziger Jahren in der Werkstattgemeinschaft in Sydney viele Grundlagen für den Aufbruch der modernen Schmuckkunst in Australien geschaffen, sowohl durch ihr eigenes gestalterisches Vorbild als auch durch pädagogische und organisatorische Fähigkeiten, die sie engagiert auf ganz Australien wirkend eingesetzt haben.

Erst seit dem späten 19. Jahrhundert gibt es in Japan Schmuck in unserem Sinne. Individuell-künstlerischer Schmuck ist dort deshalb in doppeltem Maße außergewöhnlich, durch die erfolgreichen Initiativen nicht zuletzt der Japan Jewellery Designers Association jedoch nicht unbekannt. Zusammen mit dem früh verstorbenen Yasuhiko Hishida steht *Yasuki Hiramatsu* als Professor an der Tokyo University in Japan an vorderster Front. Japanische Traditionselemente mit Einflüssen aus anderen Kulturen verbindend, zeigt Hiramatsu künstlerisch überzeugend – als Schmuckmacher und als Lehrer –, daß eine japanische Komponente der Schmuckkunst mit eigener ›Sprache‹ bei ihm und bei einer nächsten Generation von japanischen Gestaltern durchaus möglich ist.

Maler und Bildhauer haben sich gelegentlich und eher unverbindlich, doch immer als Teil ihres künstlerischen Gesamtwerkes und in dieses eingebunden, mit dem Entwerfen von Schmuck befaßt. Ergänzend und um den ›Rückblick in die Moderne‹ durch ›Schmuck von bildenden Künstlern‹ abzurunden, sind hier als Auswahl einige von Malern und Bildhauern – die bekanntesten sind wohl Georges Braque und Salvador Dalí – in den sechziger und siebziger Jahren ent-

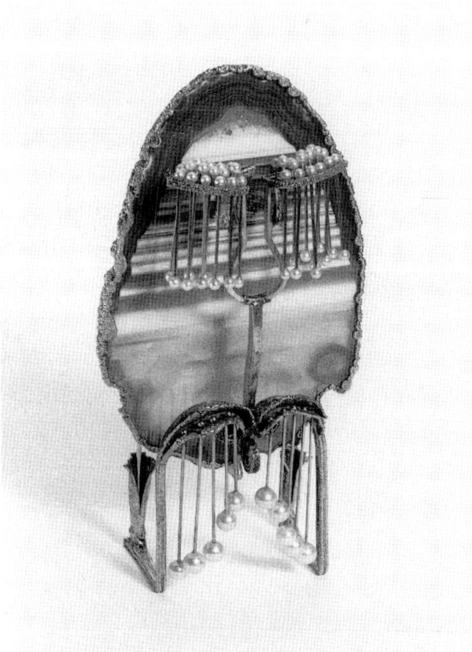

Stanley Lechtzin
Philadelphia, USA
geboren 1936 in Detroit
Ansteckschmuck, 1970
Silber vergoldet, Achatscheibe, Perlen

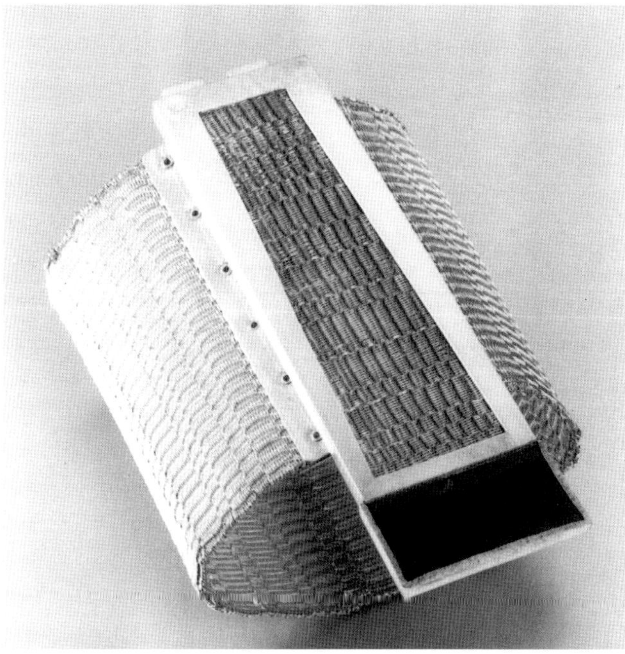

Arline Fisch
San Diego, USA
geboren 1931 in Brooklyn/N.Y.
Armreif, 1977/78
Silber, Jaspis

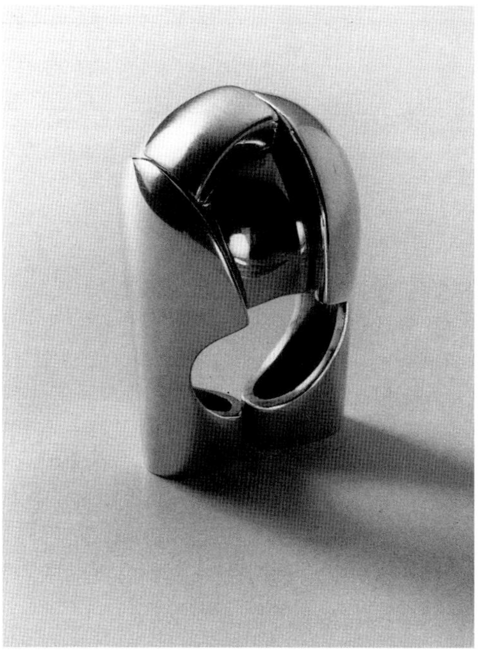

Darani Lewers/Helge Larsen
Sydney, Australien
Lewers geboren 1935 in Sydney
Larsen geboren 1929 in Kopenhagen
Ring, 1977
Silber, Gold

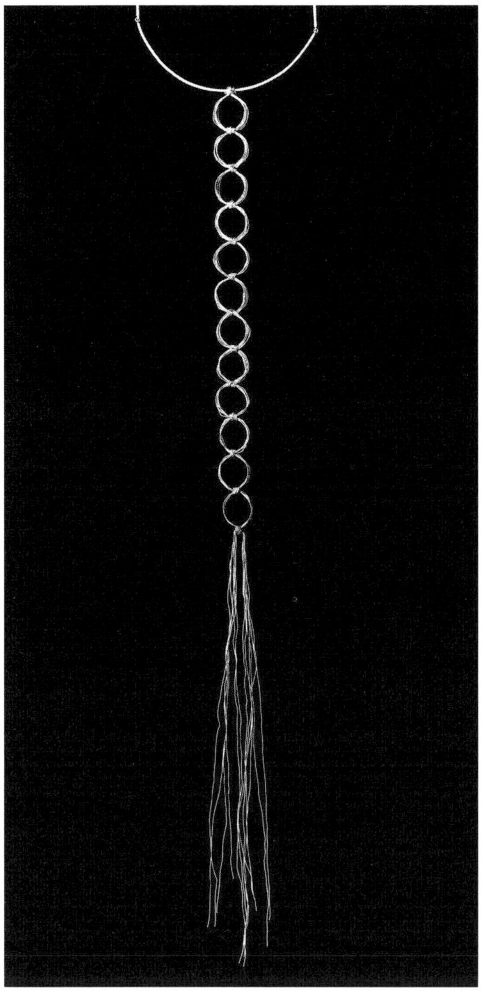

Yasuki Hiramatsu
Tokio, Japan
geboren 1925 in Osaka

Halsschmuck, 1967
Gold

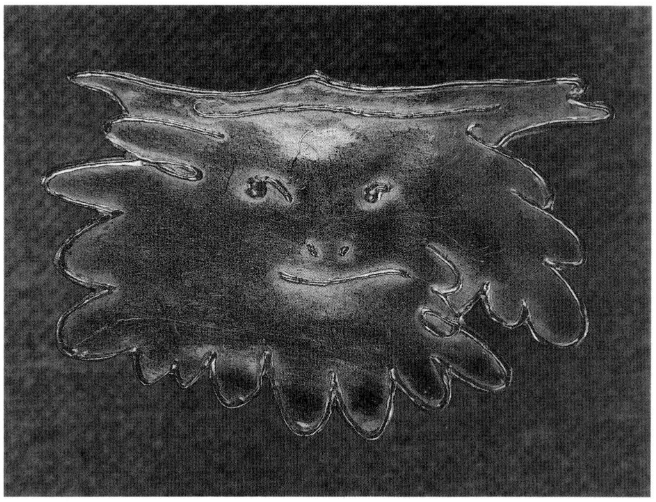

Pablo Picasso, 1881–1973
(Mougins, Frankreich)

Anhänger ›Kleiner Faun‹, 1960
Gold 23karätig, signiert, 20 Ex.

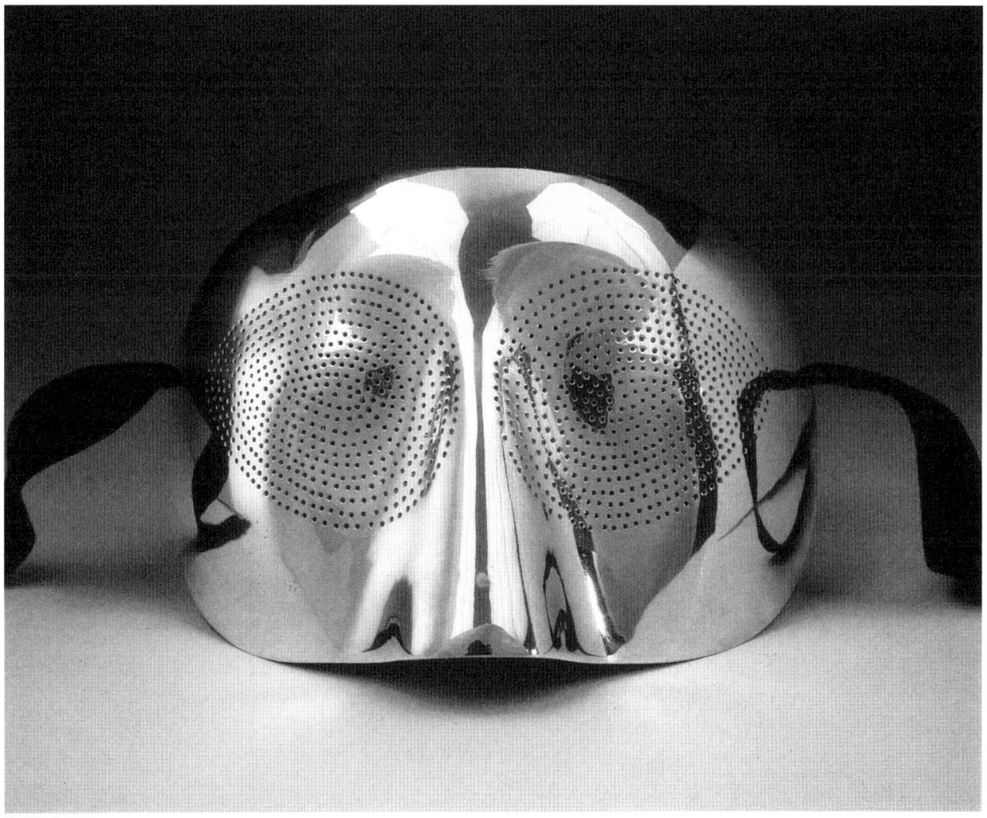

Man Ray, 1890–1976
(Paris, Frankreich)

Maske ›Optic-Topic‹, 1974
Metall vergoldet, signiert, 100 Ex.

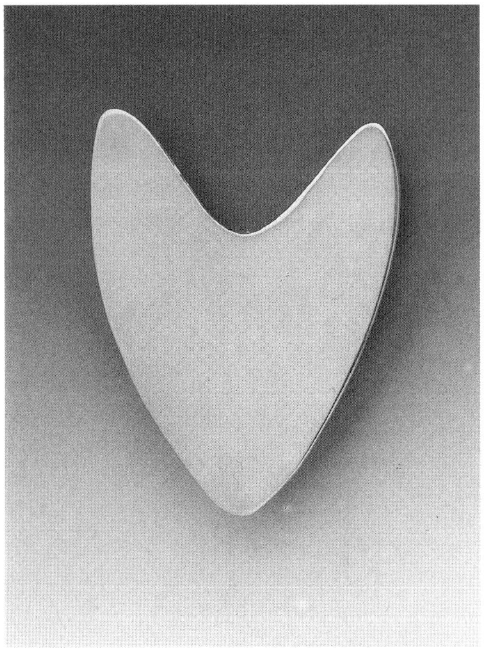

Hans Arp, 1887–1966
(Basel, Schweiz)

Brosche ›Cœur‹, 1965/67
Gold 23karätig, signiert, 6 Ex.

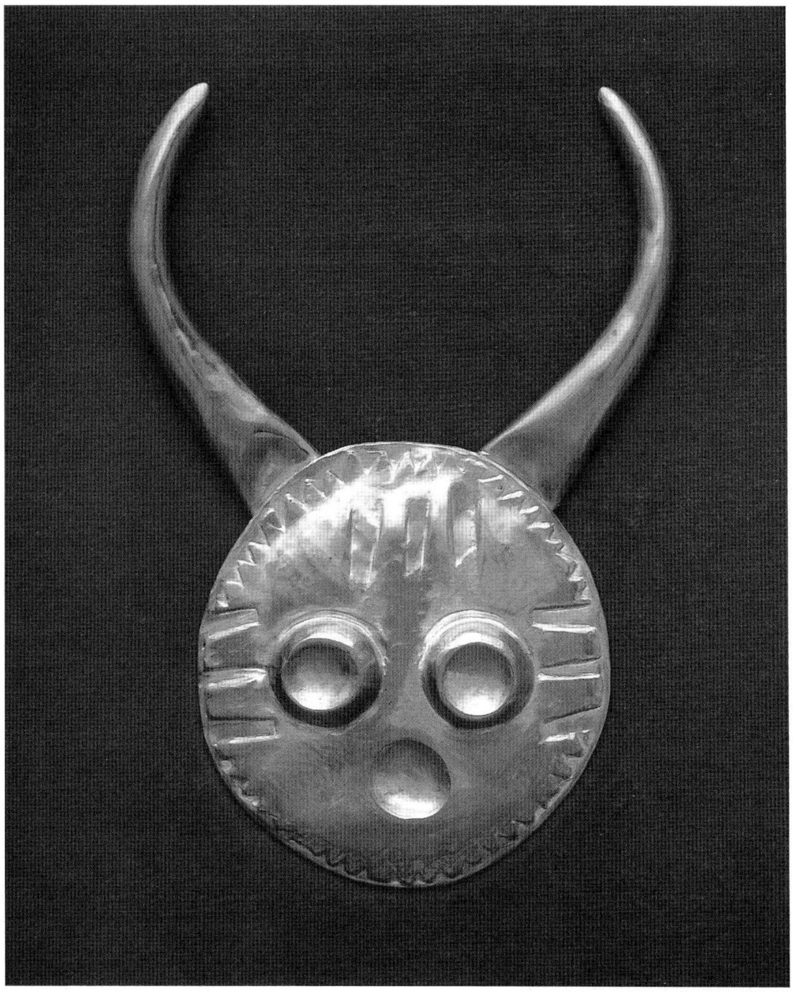

Max Ernst, 1891–1976
(Paris, Frankreich)

Halsschmuck ›Tête à Cornes‹, 1959/60
Gold 23karätig, signiert, 8 Ex.

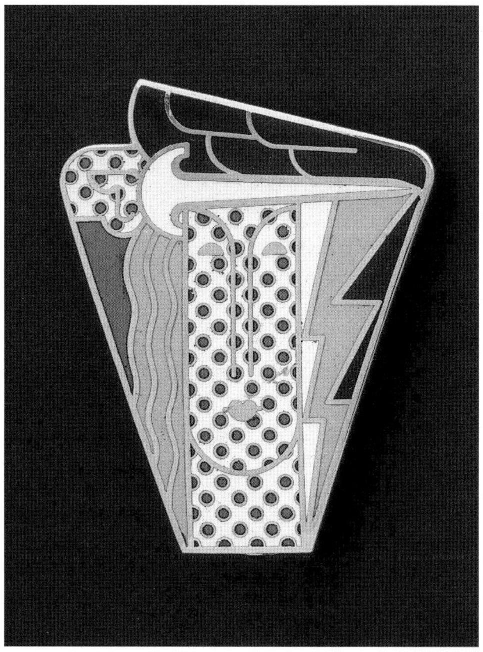

Roy Lichtenstein
geboren 1923 in New York, USA

Brosche ›Classic Head‹, 1968
Silber, Email

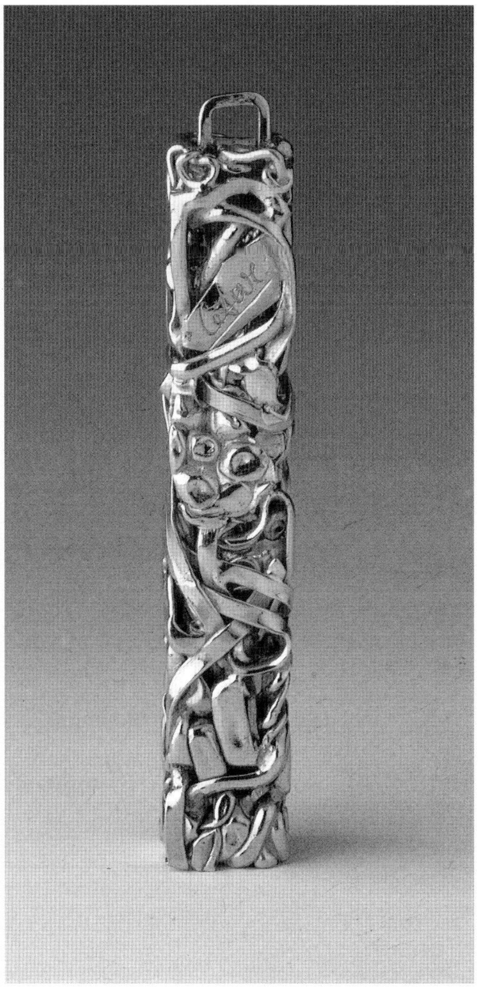

César
geboren 1921 in Marseille, Frankreich

Anhänger ›Kompression‹, undatiert
Gold mit Steinen, signiert

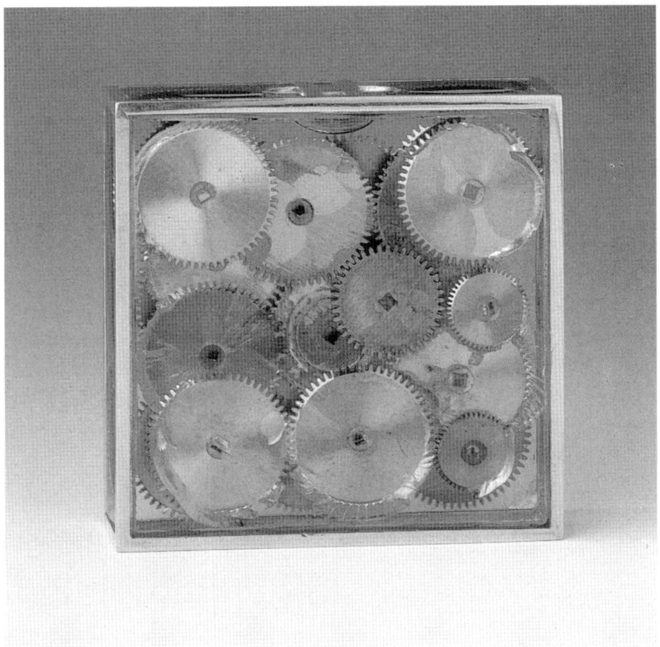

Arman
geboren 1928 in Nizza, Frankreich
Anhänger ›Akkumulation‹, um 1976
Gold, Plexiglas, Uhrteile, signiert

Niki de Saint Phalle
geboren 1930 in Paris, Frankreich
Brosche ›Serpent jaune‹, 1976
Gold, Email, Türkise, Diamanten

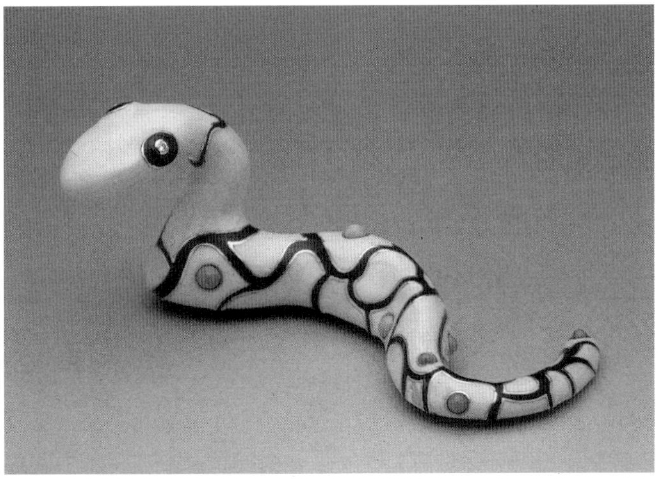

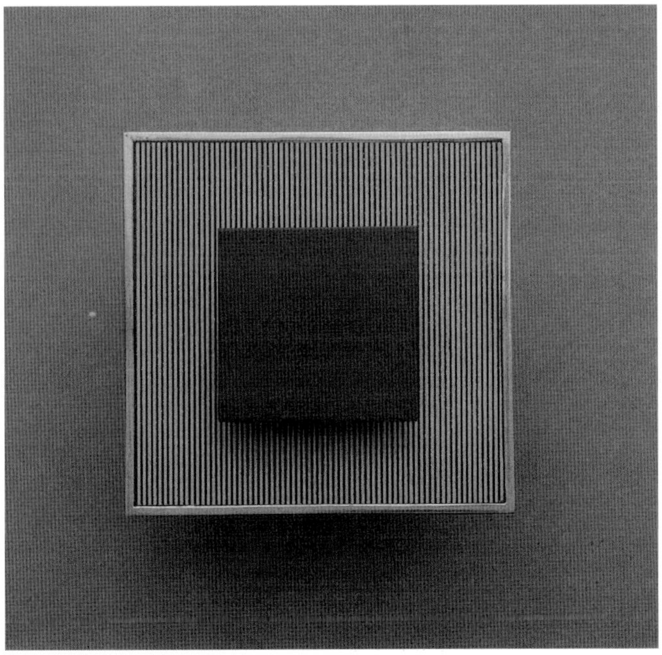

Jesús Rafael Soto
geboren 1923 in Venezuela
Brosche, 1968
Gold, Silber, Kunststoff

worfene Schmuckstücke aufgeführt. Aus dem Besitz und durch die Vermittlung von Frau Diana Küppers, Mülheim/Ruhr, wurden diese Stücke als Leihgaben aus Privatbesitz zur Verfügung gestellt.

Pablo Picasso hat Schmuckstücke entworfen, die wie viele andere seiner Werke, nicht zuletzt seine keramischen Arbeiten, bukolische Themen aufgreifen. *Man Rays* Masken und Ringe entsprechen manchen von ihm erfundenen surreal verfremdeten Gegenständen, wie auch die Broschen und Anhänger von *Hans Arp* die Verwandtschaft mit seinen biomorphen Skulpturen nicht verleugnen. *Max Ernst* entwarf seinen Schmuck in Anlehnung an die Kunst der Naturvölker, die ihn in seinem Werk häufig beschäftigt hat. Der wohl konsequenteste Pop-art-Künstler *Roy Lichtenstein* bleibt seinen Prinzipien beim Entwerfen von Schmuckstücken treu: Klare Kontraste, die Beschränkung auf wenige Grundfarben und die Rastertechnik bestimmen auch seinen Schmuck. Der Franzose *César* wurde berühmt durch die Verfremdung und Zerstörung realer Gegenstände; bei der Gestaltung seines Schmuckes verfährt er ebenso, indem er ›alten‹ Schmuck in Formen preßt, ihn dadurch zerstört und als Ausgangsmaterial für das Neue nutzt. Auch *Arman* bewegt sich bei seinen Schmuckstücken in seinem künstlerischen Kanon: seine ›Akkumulationen‹ finden sich in dem von ihm entworfenen Schmuck wieder. Die Bildhauerin *Niki de Saint Phalle* schafft ihre Broschen und Anhänger in engem Bezug zu den ›Nanas‹, die sie berühmt gemacht haben. *Jesús Rafael Sotos* Schmuck verbindet wie sein sonstiges Œuvre Elemente der Op-art mit solchen der kinetischen Kunst.

Schmuck von bildenden Künstlern, die meist den Kunsthandwerker zur Ausführung ihrer Ideen benötigen und Schmuck von gelernten Goldschmieden und Gestaltern: immer begegnet er uns als ein Phänomen, das als eine der vielfältigen Äußerungen menschlicher Kreativität dem Menschen dient, eng auf ihn bezogen ist und ihn auf besondere Weise auszeichnet. Das Schmuckbedürfnis ist ein Grundbedürfnis, das jede Epoche auf ihre Art, unsere Zeit vielfältig wie nie zuvor und auf hohem Niveau erfüllt.

Sarah Bodine

Zeitgeist und Schmuck

Goethe sprach zuerst vom ›Zeitgeist‹, heute ist der Begriff in aller Munde. Zeitgeist – der Geist einer Zeit – ist eine dieser kosmischen Umschreibungen für kulturelle Euphorie. Für jeden, vom Volkswirt bis zum neo-impressionistischen Künstler, bedeutet das Zusammengehen mit dem Zeitgeist die Befreiung von alltäglicher Banalität. Den Geist einer Zeit herauszukristallisieren – Zeitalter der Aufklärung, Raumzeitalter, Zeitalter des Wassermanns – heißt, als Hellseher das gesellschaftliche Klima mittels der Kristallkugel zu entdecken, heißt berauscht zu sein von dem erhabenen Gedanken an etwas Großes am Horizont. In der Kunstwelt gilt es als trivial, modisch zu sein, aber Teil des Zeitgeistes zu sein, oder, noch besser, mit dem eigenen Werk im Augenblick den Zeitgeist zu erläutern – das trägt das Gewicht großer Erwartungen.

Wer braucht überhaupt den Zeitgeist? Das Kunstpublikum, das von der Führung durch Museen, Markt und Presse abhängig ist, verlangt in jedem Fall nach bequem identifizierbaren Trends als Versicherung, daß sich die Zukunft unmittelbar unter seinen Augen vollzieht. Es will überzeugt werden von einer Gegenwart oder gerade vergangenen Zeit, die bleibende Bedeutung verheißt. Es möchte, wenn es in einem überhitzten und erratischen Pluralismus erstickt, den Atem der Ewigkeit in der Gegenwart spüren. In so einer Zeit umarmt es mit Freuden irgendeine Verallgemeinerung, die später als definierender Stil oder klare Bewegung erkannt wird. Als Ergebnis dieser Situation wird dem Publikum eine Mammut-Show aufgezwungen – 1851 die Weltausstellung im Londoner Kristall-Palast, 1912 die Armory Show in Chikago, 1925 die Exposition Internationale des Arts Décoratifs et Industriels in Paris –, die eine neue Epoche der Kulturgeschichte verkündet, eine neue Sensibilität in einer neuen Ästhetik. Während Einzelleistungen besonnener Künstler Anathema sind, wird sich das Publikum stets zu allem drängen, was als ›Geschichte im Werden‹ für sich wirbt. Es lebt von eingängigen fachmännischen Urteilen und preist jede Identifizierung eines neuen Trends oder ›Ismus‹.

Die Zuflucht zu einer Definition der Kunst ist in Deutschland immer von besonderem Interesse gewesen. Ich denke ebenso an die documenta wie an die Berliner ›Zeitgeist‹-Ausstellung von 1982, deren Titel die Polemik offen entfachte. Diese ehrgeizigen Überblicke ziehen das Museumspublikum mit dem Versprechen an, eine neue Welle nähere sich europäischen Ufern. Gerade als es sicher schien, daß die Neue Welt den Kunstmarkt beherrschte, daß im besonderen New York als Vorhut des zeitgenössischen Geschmacks sämtliche übrigen kulturellen Hauptstädte überholt hatte, wurde in Europa eine gewaltige Maschinerie von Mode und Scharfsinn der Museen in Bewegung gesetzt. Der romantische Begriff vom Zeitgeist, vom rechtmäßigen Erbe der westlichen Überlieferung wurde wieder aufgerufen, um einem neuen deutschen Expressionismus zu neuer Kraft und neuem Leben zu verhelfen.

Die kühnen Träume der Kuratoren sind nun in Form dieser ehrgeizigen Ausstellung, ORNAMENTA genannt, an der Schwelle der Schmuckkunst angelangt. ORNAMENTA, auf den Spuren der Kunstwelt, begibt sich daran, an Hand einer ›Weltausstellung‹ internationaler Beispiele von etwa 190 Künstlern aus 21 Ländern die Schmuckkunst mit einem passenden Zeitgeist auszustatten – in der Hoffnung, daß sich dieser schwer zu fassende Geist in der versammelten Runde unterschiedlichster Talente offenbaren werde.

Innerhalb der Künste rührt der besondere Rang der Schmuckkunst von ihrer unmittelbaren Verbundenheit mit Körper und Persönlichkeit her. Der Träger muß den Schmuck Tag für Tag bewußt auswählen, am Körper anbringen, muß das geeignete Stück für seine Betätigung am Tage aussuchen und die Reaktionen von Freunden und Umgebung einbeziehen. Schmuck ist somit kommunikativ und letztlich auch rhetorisch, da er zu einer Auseinandersetzung über zeitgenössischen Geschmack nicht nur hinsichtlich der Kunst, sondern auch in bezug auf gesellschaftliche Werte herausfordert. Vielleicht weil in den westlichen Kulturen der Schmuck in den Nebenbereich der Mode verwiesen ist, bemühen sich heutige Goldschmiede, über die angebliche Vergänglichkeit ihrer Werke hinauszugelangen, indem sie auf etwas hinweisen, das größer ist als der Schmuck selbst: auf das gesellschaftliche Milieu und kulturelle Klima, in dem der Schmuck seine Funktion erfüllt.

Die Goldschmiede von heute möchten ein Publikum, das durch eine naturgemäße ›Distanz‹ von der Kunst losgelöst ist, davon überzeugen, daß mit der Metamorphose persönlichen Schmückens eine tiefe Befriedigung, eine intime Erfahrung gewonnen werden kann. Der zeitgenössische Schmuck verkündet, daß sich jedermann mittels seines eigenen Körpers zu Kunst und Gesellschaft äußern kann. Denn bedeutet es nicht eine deutliche Aussage, ein äußerstes Treuebekenntnis, wenn man den Zeitgeist auf dem eigenen Ärmel trägt? Schmuck ist reales Leben. Er ist gesellschaftlich interaktiv und ästhetisch sublim. Und diese Faktoren zusammen machen den Schmuck zum stärksten kulturellen Indikator einer egalitären Gesellschaft.

Zugegebenermaßen ist Schmuck bisher trotz bedeutender Entwicklungen in ein Klima der Verwirrung über seine gesellschaftliche Funktion geraten. Wo allgemeinhin der materielle Wert des Schmucks mit dem ungreifbaren sozialen Status gleichgesetzt wird, verwerfen Schmuckmacher Edelmetalle und Edelsteine. Wo nach konventioneller Ansicht der Schmuck der Kleidung unterworfen ist, bringen Schmuckmacher beunruhigende und wahnwitzige Werke der Leidenschaft hervor, welche die psychische Vielfalt zeitgenössischen urbanen Lebens widerspiegeln. Während Schmuckkunst nach mehr Ausdruckskraft strebt, verliert sie in den herkömmlichen Kategorien von Schicklichkeit und Handhabung an Ansehen. Die Frage ist, ob diese Kunst ohne Billigung des Publikums eine radikale Erneuerung im Sinne einer Neuinterpretation von Individuum und Gesellschaft mittels materieller Bedeutungsträger aushalten kann. Kann es einen einigenden Zeitgeist ohne einen Konsens über den gesellschaftlichen Zweck des Schmucks geben?

Der menschliche Körper hat Maler und Bildhauer durch alle Zeiten hindurch interessiert, und auf den Körper wurde stets der Schmuck bezogen. Während jedoch ein Porträt oder eine Büste statisch, gefroren ist, sind ›Körper-Skulptur‹ oder Körperschmuck, die das Bildnis des Trägers verändern, dynamisch. Menschen sind immer von körperlicher Bewegung fasziniert, vom narrativen Bewegungsfluß des Tänzers wie vom ergreifenden Mienenspiel des Schauspielers. Die Struktur des Körpers, sein Skelett, seine Haut und verschiedenen Glieder sowie seine Symmetrie und Haltung – alles bietet Material für ›Körperskulptur‹: Schmuck. Dazu kommt, daß dieser Schmuck seine Anregungen von den Funktionen des Körpers erhält – daß er geöffnet und geschlossen, daß er verändert und erneuert werden kann, daß er Gewicht aushält, beweglich und geschmeidig ist. Dieser Schmuck hat seine höchste Ausdrucksform in Europa erreicht, wo er viele Formen angenommen hat, vom erweiterten Zubehör zu genau umrissener Ausprägung, von einem Reifen aus Neopren um den Kopf bis zum Stahlring, der das Profil zweiteilt. All diesem Schmuck geht es darum, die Haltung des Trägers neu zu formulieren, sie mit einem neuen Geist zu erfüllen, mit einer neuen, kraftvollen und engagierten Definition äußerer Körpersprache zu versehen.

Diese Art Schmuck ist von einer Aura des Optimismus umgeben. Er scheint zu vermitteln, der Körper sei zu sehr viel mehr fähig, sehen wir mal, was er alles kann, wo er hinstreben, wieviel dramatischer, wieviel lebensvoller er sein kann. Hier geht es um die erweiterte Rolle des Körpers – nicht des agierenden Körpers, sondern des Körpers in seinem Kampf, das Alltägliche auszuschalten. In diesem entscheidenden Wettstreit fällt dem Schmuck die Funktion eines Katalysators für Verwandlung zu. Ziel ist es, den Körper mit dem Dekor zu verschmelzen, häufig auch, den Körper selbst zum Schmuck werden zu lassen und damit im Gegenzug den Schmuck mit dem Atem des Lebens auszustatten.

Gijs Bakker und Emmy van Leersum schufen unsichtbaren Schmuck, indem sie eine Zeitlang um Taille, Arm oder Fesseln einen Golddraht wanden. Wenn der Draht entfernt wurde, las sich der zurückgebliebene Eindruck wie ein körpereigenes Ornament. Peter Skubic implantierte ein Goldstück in seinen Arm, dessen Präsenz durch die bleibende Narbe in der Haut angezeigt war. Wilhelm Mattar durchlöcherte und punktierte Ohr und Nase, um dort spitze und rasiermesserscharfe Objekte aufnehmen zu können, die dekorativen Waffen ähneln, und Wolfgang Rahs hat seinen gesamten Körper von einem riesigen Broschen-Mechanismus umschlossen.

Gerd Rothmanns Schmuck imitiert den Körper: ein Ohrschmuck hat die

Form des Inneren vom Ohr und wird auch im Ohr getragen, ein Schmuck für die Nase hat die äußere Form der Nase, goldene Fingernägel werden unmittelbar unter dem Fingernagel getragen, den sie imitieren. In ähnlicher Weise akzentuiert Birgit Jürgenssen Körperteile, indem sie die Struktur des Skeletts mittels dünner Metallfragmente reproduziert.

Aufgesetzte Geometrie ist David Watkins' Technik, den Körper zu rahmen. Während eine traditionelle Kette den Hals umschließt und dem Verlauf des Schlüsselbeins folgt, springt sein linearer drahtiger Halsschmuck in drei Dimensionen hervor und setzt eine eigene Form gegen die natürlichen Kurven des Körpers. Marjorie Schick führt die Knochenstruktur des Körpers in dynamischen, glanzvoll farbigen Linien im Raum weiter, die wie bei geschnitzter Gewandgestaltung in der Skulptur auf die inhärente Kraft menschlicher Bewegungen verweisen. Ähnlich nimmt Kai Chan die Rundungen und Anmut des Körpers mit natürlichen Materialien wieder auf – Rattan, Hartriegelruten, Palmenblätter und Bambus –, um ein ›Außenskelett‹ des Körpers zu schaffen. Wo Marjorie Schicks Werke Boogie-Woogie tanzen, wiegen sich Kai Chans in einem langsamen, beherrschten und eleganten Ballett. Pierre Degen formt eine zarte Architektur, innerhalb derer der Körper seinen Auftritt hat. Degens Werke brechen Größe und Funktion des Schmucks auf, um dem Körper die Möglichkeit zu geben, in einem tragbaren Environment zu agieren, das ihm vorschreibt, wie er sich bewegen und was er wahrnehmen soll.

Gestaltern von Körperschmuck nah verwandt sind jene Schmuckkünstler, die einen kritischen Standpunkt gegenüber dem geschmückten Körper einnehmen. Derlei Arbeiten sind ebenfalls körperbezogen, jedoch entschiedener als Blickpunkt für andere begriffen; sie lösen einen Konflikt zwischen der eigenen und der öffentlichen Sicht aus. Selbstbekenntnis ist etwas, das wir anstreben und gleichzeitig meiden. Wir projizieren Tag für Tag ein äußeres Selbst, das sich häufig im Widerspruch zu unserem inneren Selbst befindet. Die Beziehung von Schmuck zum Selbst ist ähnlich mehrdeutig: werden wir beispielsweise zu dem, was uns schmückt, oder wird dieser Schmuck zu unserem Selbst? Wählen wir unseren Schmuck, oder wählt er uns, um eine Botschaft zu vermitteln? Produzieren wir ein Bild von uns in der Gesellschaft, indem wir Schmuck tragen, oder werden wir von der Gesellschaft gezeichnet durch die reine Tatsache, daß wir Schmuck tragen?

Schmuckstücke dieser Art weisen intellektuell und geistig auf die Unvereinbarkeit zwischen dem Tragen von Schmuck und der nichtplausiblen Rolle ihres Trägers. Ein großer Schuß Skepsis ist in diesen Stücken wirksam, in denen das Absurde realisiert wird – ein Mann mit einem Monopoly-Miniaturspiel auf der Schulter, eine Frau mit dem Muster ihrer Wohnzimmertapete in der Brosche, ein ausgestreckter Arm mit einer Miniaturstaffelei als Armband. Dieser Schmuck gehört dem Charakter nach der Konzeptkunst an, er geht über das Streben zu dekorieren, zu schmücken hinaus. Statt dessen wird er zum Kommentar darüber, wie sich das Selbst in der Gesellschaft verhält. Dieses Dilemma, die Frage danach, wo das Selbst in der größeren sozialen Struktur seinen Ort hat, stellt sich als Herausforderung des Schmucks dar.

Dieser Schmuck erfüllt eine selbstnegierende Prophezeiung: Während radikale Erneuerung notwendig ist, um die Rolle des Schmucks voranzutreiben, auf daß sich die Gesellschaft mehr ihrer selbst bewußt werde, wird dieser Schmuck meist von eben dieser Gesellschaft, vom Träger wie vom Publikum, als lächerlich, verrückt oder peinlich abgelehnt. Die Herausforderung für den Schmuck als gesellschaftliche Kunst liegt im Einreißen der Barrieren des Anstands, die bereits den gesellschaftlichen Umgang definieren. Paradoxerweise verliert der Schmuck, sobald er vom Hauptstrom getragen wird und einen hohen Beliebtheitsgrad erreicht, seinen Sinn.

Otto Künzlis Schmuck kehrt die Menschen von innen nach außen; sie tragen ihr Selbst auf dem Ärmel; irdische Gegenstände werden zu Projektionen innerer Realitäten. Eine wie aus Ziegelsteinen gemauerte Brosche verwandelt einen normal aussehenden jungen Mann in eine wandelnde Ziegelwand, in eine Werbung für Maurer oder Denkmalpfleger; eine Goldbarren-Brosche macht aus einem Mann im Smoking einen Mafioso, einen Goldgräber oder Yuppie. Künzlis Werke agieren aktiv mit der individuellen Persönlichkeit des Trägers.

Wolfgang Rahs veranstaltet Täuschungsmanöver mit der Zersetzung des Schmuckbegriffs. Sein Schmuck nimmt die Form von Bleistreifen in einem Schriftsatz an, des Dachfirstes eines alten Hauses oder des kaputten Mechanismus eines Mahlwerks. Die Insignien industrieller oder volkstümlicher Kultur werden von ihm in tragbaren Halsschmuck übersetzt, der die Aufmerksamkeit von dem harmonischen Verschmelzen von Schmuck mit dem Selbst bis hin zu seiner Möglichkeit ablenkt, die brüchige Integration von Selbst und Gesellschaft zu kommentieren.

Die Körperteile von Bruno Martinazzis Schmuck unterscheiden sich in der Intention von denen bei Gerd Rothmann, denn Martinazzi ahmt die Körperteile nicht nach, um sie herauszustellen, sondern um anzudeuten, daß sie aus Gründen des Anstands im normalen Leben selten enthüllt werden. Diese goldenen Bäuche, Augen und Fingerspitzen weisen auf die eigene Harmonie, Schönheit und Kraft des Körpers, die kaum zusätzlichen Schmuck nötig habe, um ihn noch begehrenswerter zu machen. Es ist eine ironische Pointe, daß diese sinnlichen Details eine goldene Identität brauchen, um überhaupt greifbar und sichtbar zu werden. Lisa Gralnick schlägt den entgegengesetzten Weg ein und nutzt das emotionale Register von Schwarz, um in das verborgene Selbst einzutauchen. Ihr Schmuck beschwört maschinelle Werkzeugteile, das innere Getriebe einer technischen Gesellschaft, das unsichtbar ist, als selbstverständlich genommen und fortgeworfen wird, wenn es nicht mehr funktioniert.

Eine weitere radikale Richtung im europäischen Schmuck zielt darauf, den Körper aus dieser Gleichung zu streichen und den Schmuck als Gegenstand eigener Unabhängigkeit zu abstrahieren. Das bezieht sich auf den Standort des Körpers, zumal in seinem Verhältnis zum architektonischen Raum. Im allgemeinen ist dieser Schmuck struktural, aus einfachem Draht oder Platten gefertigt, entweder in Primärfarben oder in reinem Metall als streng lineare oder plane geometrische Konfigurationen. Er weist Anleihen vom Internationalen Architekturstil auf, wie Eliminierung des Effektes der Masse, der durch den Effekt von Volumen oder planen Oberflächen ersetzt wird, die ein Volumen einbinden. Da er nicht durch den funktionalen Kontext der Architektur eingegrenzt ist, wird bei diesem Schmuck das moderne Formenvokabular unserer Zeit verwendet – Gerüste, technologische Hohlformen und räumliche Rahmen, Strukturen von Spannung und freitragenden Auslegern ebenso wie den Begriff der Transparenz –, um en miniature räumliche Volumen zu vermitteln.

Eine Art Utopie weht durch diesen architektonischen Schmuck, ähnlich derjenigen, welche die Architekten des Internationalen Stils bewegte. Zu allen Zeiten ist Architektur die Disziplin gewesen, die am engsten dem Wesen des Körpers verwandt ist – sie bietet Schutz und Geborgenheit, Anregung und Entspannung. Zum Körperschmuck stellt sie insofern eine Parallele dar, als sie ein Ort ist, an dem der Körper sein Selbst ausagiert. Moderne Architektur in ihrer reduktivistischen Form baute auf die feineren Einzelaspekte, um ihre Ästhetik zur Geltung zu bringen – wie Mies van der Rohe sagte: »Gott ist im Detail«. Die Ziele der Schmuckmacher sind insofern gleichwertig, als ihre höchste Leistung in der Fähigkeit besteht, das schlichteste Metallscharnier makellos zu gestalten. Diese präzisionistische Einstellung steht in engem Zusammenhang mit der Genauigkeit in der Theorie moderner Architektur. Darüber hinaus hat Schmuck in seinen einfachen, rationalen Lösungen eine beruhigende Ausstrahlung auf ein Publikum, das es bereits mit einer komplexen und chaotischen Welt zu tun hat.

Georg Doblers konstruktivistischer dreidimensionaler Linienschmuck ähnelt Raumgebilden im Kleinformat. Seine delikate Linearität läßt das darunterliegende Material oder die Haut durchscheinen, ein rationaler und klinischer Diskurs zwischen dem getragenen Objekt und dem Träger. Peter Skubic bringt Spannungsmechanismen, die an der Kleidung angebracht werden oder selbständig als kleine Skulpturen bestehen können und die sowohl im Sinne von Schmuck Mechanismen wie im technischen Sinne mechanische Bezüge herstellen, was ebenfalls für Eva Eislers Brückenstrukturen und T-Formen gilt. Anton Cepka bezieht seine Bildwelt aus technologischen Neuerungen, wenn er eine Art außermenschlicher Antenne – Radar – vorstellt, deren Türme irdischer Schmuck sind. Joe Wood erforscht in seinen von organischen Strukturen umgebenen Käfigobjekten das Auflegen geometrischer Strukturen auf die Natur, die durch eine technologische Zeit verzerrt ist. Eine Reihe von Schmuckmachern, darunter Fritz Maierhofer, Susan Ewing und Lynda LaRoche, haben Schmuck mit direktem Bezug zur Architektur entworfen, genauer handelt es sich dabei um fragmentarische Umsetzungen von Architekturelementen in miniaturhafte Schmuckformate.

Eine wieder andere strukturelle Schmuckmethode mit ähnlich utopischen Assoziationen bewegt sich in Mustern und Dekorationen. Wie der architektonische Schmuck versuchen diese Arbeiten das Chaos zu ordnen, jedoch wird die Ordnung durch Wiederholung von Mustern erreicht, die als Strukturelemente und schließlich als Thema des Schmucks selbst fungieren. Das Muster ist nicht lediglich angewandte Dekoration, sondern integraler Teil des Stücks; das Muster ist, im Gegenteil, das Stück selbst.

Wichtig für diese Arbeiten ist die Verwendung von einfachen, funktionellen Materialien des täglichen Lebens, die nicht kostbar und häufig vergänglich sind, wie Gummibänder, Wäscheklammern und Laminat. Der Künstler konzentriert sich darauf, diese Materialien zu ästhetischen Gegenständen zu erhöhen, die durch ihre Kombination in repetitiver Musterung Selbständigkeit gewinnen. Damit ist eine solche Arbeit sowohl auf dem Weg über seine dekorative Schönheit wie über die vertrauten Materialien einem großen Publikum zugänglich. Sie erreichen die konsumorientierte und materialistische Welt durch ein System, das wiederverwertet, ordnet und bewahrt. Und es gestaltet Schönheit aus Vulgarität und Ordnung aus Verworrenheit.

Innerhalb dieser Gruppierung gibt es den verknoteten und gewebten Gummibandschmuck von Beppe Kessler, die üppigen Stoff- und Stabkonstruktionen von Lam de Wolf, die Assemblagen aus Schnüren und Restematerial von Verena Sieber-Fuchs, die gehämmerten Nagelketten von Tone Vigeland, die dichtgewebten Textilbroschen von Marion Herbst, die Ketten aus zieharmonikagefaltetem Karton von Annelies Planteydt, die Colorcore-Plastikketten von Robert Ebendorf und Ivy Ross wie die gefalteten Plastik- und Korkenketten von Paul Derrez. Selbst Manfred Bischoffs ›Neon‹-Wegweiserbroschen und die phantasievollen Assemblagen von Ramon Puig Cuyas zeigen die Art, in der Schmuck das visuelle Sperrfeuer von Verkehrszeichen und Plakatwänden in ästhetische Gebilde verwandeln kann.

Während ein Teil des europäischen Schmucks noch immer am utopischen Modernismus hängt und ein anderer nach einer kritischen Funktion sucht, um das Selbst zu enthüllen und zu verändern, haben sich in dem undurchschaubaren Pluralismus des amerikanischen Schmucks, der seit Anfang der siebziger Jahre blitzartig aus dem Boden geschossen ist, für unsere achtziger Jahre zwei klare Tendenzen als wichtig erwiesen.

Die erste ist eine Konstante des amerikanischen Schmucks geworden, seit Alexander Calder in den späten dreißiger Jahren begann, Draht zu kleinen, tragbaren Kunstwerken zu biegen. Sie ist in den sechziger Jahren wieder aufgetaucht, als Wissenschaftler nach den technischen Wurzeln des Schmucks zu forschen begannen und zeitgenössische Interpretationen von Granulation, von Fibeln und Perlschmuck aufstellten. Und sie setzt sich heute weiter fort in der Gestaltung von ›rituellen‹ Objekten, von Fetischen eines profanen Zeitalters.

Man kann diesen Trend als neoprimitiv, protoprimitiv oder auch als pseudoprimitiv bezeichnen. Der ›neoprimitive‹ Goldschmied glaubt, die Errungenschaften der Zivilisation seien böse oder die früheste Zeit der menschlichen Geschichte – das heißt auch, der Geschichte des Schmucks – sei die beste gewesen. Er verweist theoretisch auf völkerkundlichen, einheimischen alten Schmuck, auf jene gesellschaftlichen Merkmale, die von anderen Mitgliedern einer Gesellschaft verstanden werden, um die Einstellung und den Status des Trägers festzustellen.

Derartige kommunikative Hinweise beinhalteten früher objektive Bedeutungen. Heute müssen Hinweise schon deutlicher sein, weil die Kultur vielfältiger und die Einstufung ihrer Mitglieder komplexer ist. Deshalb ist vieles des ›neoprimitiven‹ Schmucks figurativ, erzählend oder eindeutig atavistisch, um die Botschaft auf einfachstem Wege zu übermitteln.

Bruce Metcalf ist mit seinem figurativen Schmuck ein führender Verfechter gesellschaftlicher Botschaften gewesen. Die Quelle seiner beunruhigenden Bilder ist, wie er selbst zugab, eine primitive: eine polynesische Figur aus Baumrinde. Jedoch sprechen all seine Figuren in ihren Verzerrungen, ihren neurotischen Paarungen, ihrem angstvollen oder überraschten Verhalten eine geläufige Situation an, eine psychische Unordnung, mit der jedes Mitglied der Gesellschaft täglich konfrontiert wird. Eine andere Art primitiver Arbeiten kommt von Catherine Butler, deren Charaktere die amerikanische Neigung für Cartoons zeigen. Ihre Figuren sind in einem kindlichen Sinne primitiv, eine Animation von verkleideten Charakteren; eine naive Hand scheint diese Figuren spielerisch, listig und bezaubernd zu gestalten. Im Gegensatz zu Metcalfs Arbeiten sind Catherine Butlers primitive Figuren humorvoll, eine Ablenkung von sozialer Unbill, sie sind verspielt und lustig. Brenda Bear Epp, Esther Knobel und Enid Kaplan haben alle eine stilisierte Erzählweise gewählt, um den Betrachter in die Botschaft des Schmucks einzubeziehen.

Hermann Jünger hat ein ganzes Universum von Grundformen mit Email geschaffen, die sich zu Hieroglyphen persönlicher Mythologien zusammenfinden, und William Harper macht sich weiterhin eine Reihe von komplexen mythologischen Symbolismen zunutze, die er absichtlich mißversteht und deren Bedeutung er neu ordnet durch die Kombination von ›objets trouvés‹ mit sorgfältig genau ausgeführter, köstlicher Emailarbeit. James Bennett erweitert die begriffsbestimmte Methode des Primitivismus. Seine vielfarbigen opaken Emailarbeiten auf elektrogalvanisierten Kupferträgern wirken wie zeitgenössische Fetische, Amulette, rituale Gegenstände irgendeines Mysteriums. Bennetts neueste Stücke haben eine fast vormenschliche Qualität mit Greifflossen, Schwänzen und Rüsseln. Diese Broschen sind als Reaktion auf die heftigen Waldbrände entstanden, die im dürregeplagten Sommer 1988 im Westen der Vereinigten Staaten tobten und sich ironischerweise als wohltätig für die Natur herausstellten. Die Broschen spiegeln diese Mehrdeutigkeit in ihrem Farbenreichtum, der indessen durchsetzt ist mit verkohlten, matten Tönen.

Die zweite Richtung im heutigen amerikanischen Schmuck kann man als dialektische Gegenseite sehen. Sie leitet sich von einer narzißtischen Überlieferung her, für die Harmonie, Gefallen an eleganten, geschmackvollen Oberflächen, an Brillanz, Geschick und gutem Design das Wesen des Schmucks darstellen. Dieser Schmuck lehnt alles Psychoanalytische, Polemische und Skeptische ab. Seine dekorative Prämisse scheint retrogressiv, aber seine Verfechter empfinden das als heilsam für eine verstörte Welt, die Schmuck nötig hat als Hilfe auf ihrem Weg zurück zu der Illusion einer Normalität. Hierbei handelt es sich eindeutig um Schmuck um des Schmuckes willen. Sein Ziel ist es, Wohlstand, Zufriedenheit und Stabilität ästhetisch zu veredeln.

Im Namen von Schönheit und Eleganz können solche Arbeiten auch eine Ersatzpatina haben wie der Schmuck von Robert Lee Morris, oder eine komplex gestaltete Außenfläche, beispielsweise durch Granulation oder durch Mischtechniken in Metall. Er kann aus verführerischem Drahtgeflecht bestehen wie die flexiblen Ketten von Arline Fisch und Mary Lee Hu. Er kann eine introspektive Qualität aufweisen wie die repetitiven, aber glanzvollen Oberflächen von Hiroko Sato Pijanowskis Kragen aus Papier oder die farbenprächtigen, mattierten Emailstücke von John Iversen. Er kann sich auch in bezug auf Formales an die Vergangenheit wenden wie bei den ›Spicula‹ von Michael Good.

Mit den Betrachtungen zur Normalität im amerikanischen Schmuck kommen wir wieder auf den Begriff des Zeitgeistes zurück. Traditionsgemäß wird dem Schmuck abgesprochen, Indikator oder wenigstens beispielhaft für einen solchen Zeitgeist zu sein, aber aufgrund eben dieser ungerechten Auffassung hat Schmuck die Freiheit erhalten zu experimentieren. Wenn jetzt der Schmuck ›erwachsen‹ ist, ausgestellt und von der Werbung in traditioneller Kunstweltmanier vorgestellt wird, dann muß sich der Schmuckmacher überlegen, ob ein so ambivalenter Versuch, zu den alten Werten zurückzukehren, nicht darauf hinausläuft, daß Gestaltung als konform mit dem Zeitgeist empfunden wird.

MASSIV ZENTRAL

Nicola Ackermann

Stuttgart, Bundesrepublik Deutschland
geboren 1961 in Aalen

Ausbildung an der Goldschmiedeschule
Pforzheim
Studium an der Fachhochschule für
Gestaltung Pforzheim

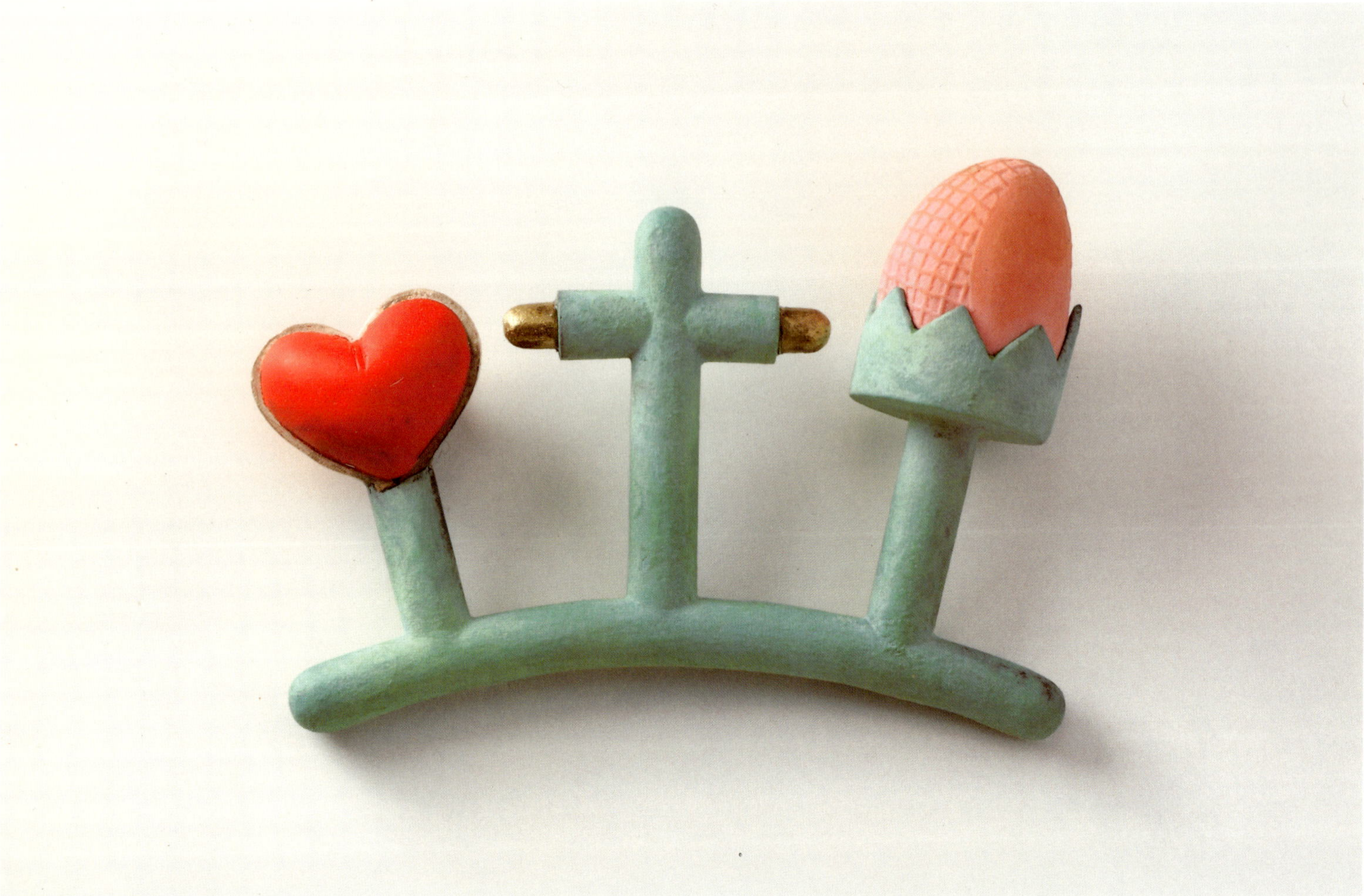

Handschmuck, 1987
4,8×7 cm
Bronze, Silber, Holz, Kunststoff, Gummi

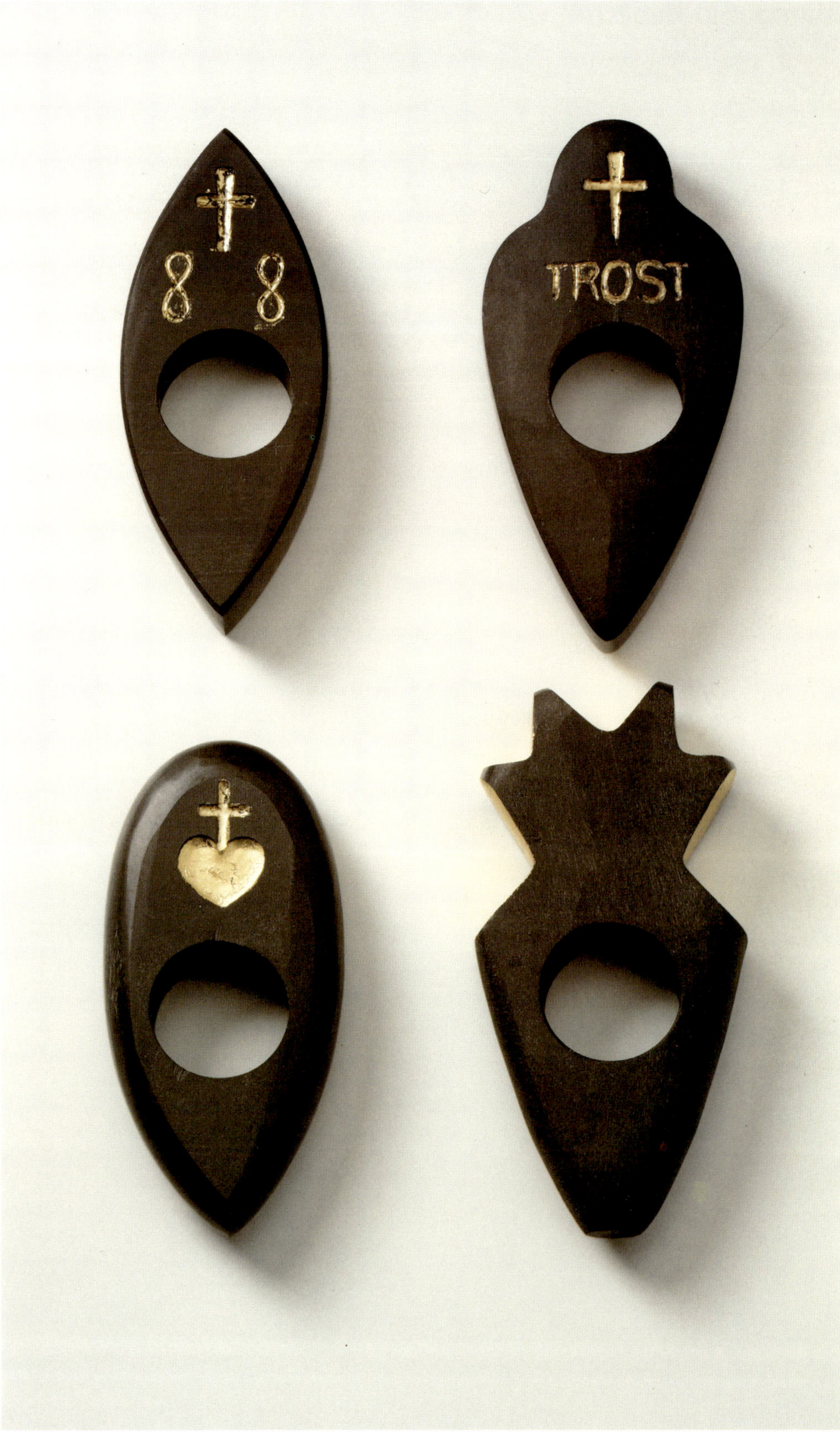

vier Ringe, 1988
Höhe des größten Ringes 7 cm
Stein, Blattgold

Giampaolo Babetto

Arquà Petrarca/Padua, Italien
geboren 1947 in Padua

Dozent am Istituto Europeo di Design Mailand

Studium am Istituto d'arte ›Pietro Selvatico‹ Padua und an der Accademia di belle arti Venedig

Seit 1972 Einzelausstellungen in Den Haag, Rom, London, Amsterdam, Apeldoorn, New York, Boston, Düsseldorf, München, Wien, Washington, Padua, Salzburg, Zürich und Oostende

Seit 1967 Beteiligung an Ausstellungen in der Bundesrepublik Deutschland, Italien, in den Niederlanden, Österreich, Schweiz, Großbritannien, Japan, Belgien, in den USA und Spanien

Ausgezeichnet mit dem Herbert Hofmann-Gedächtnispreis München 1975 und 1985 und dem Grand Prix der 5. Triennale der Japan Jewellery Designers Association Tokio 1983

Arbeiten im Schmuckmuseum Pforzheim, bei der Danner-Stiftung München und in Privatsammlungen

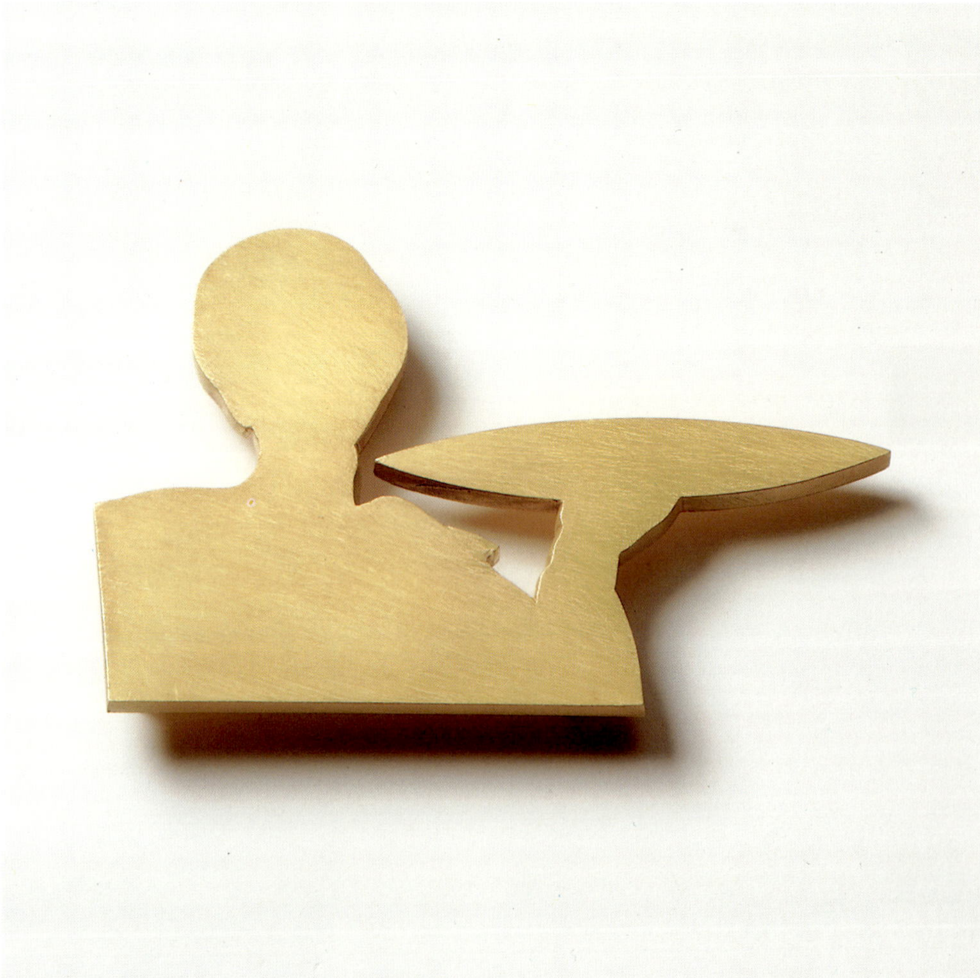

Brosche ›Pontormo‹, 1989
5×8 cm
Gold

rechte Seite

oben:
Ring, 1989
Höhe 3,5 cm
Gold

Mitte:
Ohrring, 1989
2,5×6 cm
Gold

unten:
Brosche, 1989
4×8,6 cm
Gold, Kupfer

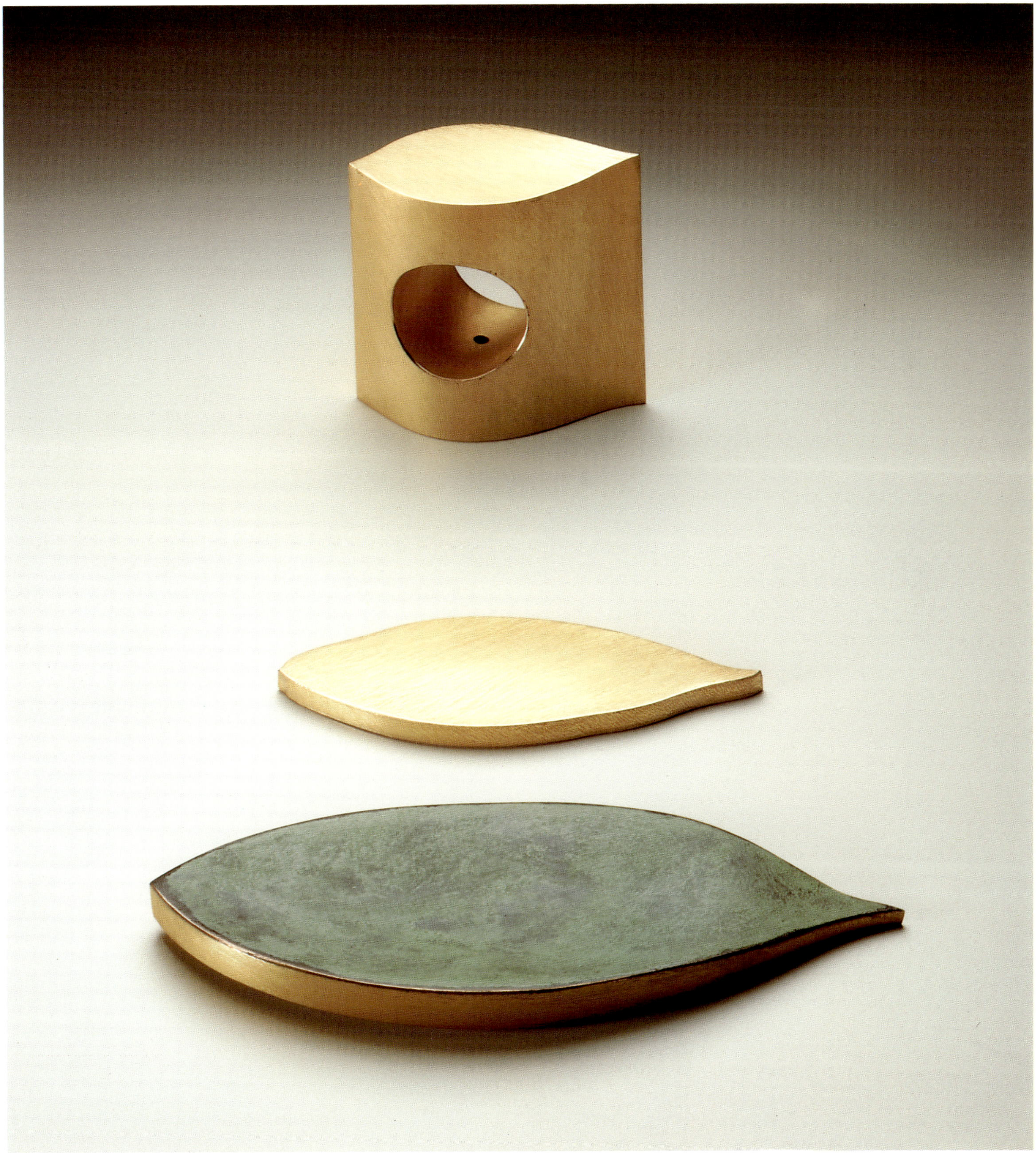

Alexandra Bahlmann

München, Bundesrepublik Deutschland
geboren 1961 in Düsseldorf

Studium an der Gerrit Rietveld Akademie Amsterdam und an der Akademie der Bildenden Künste München

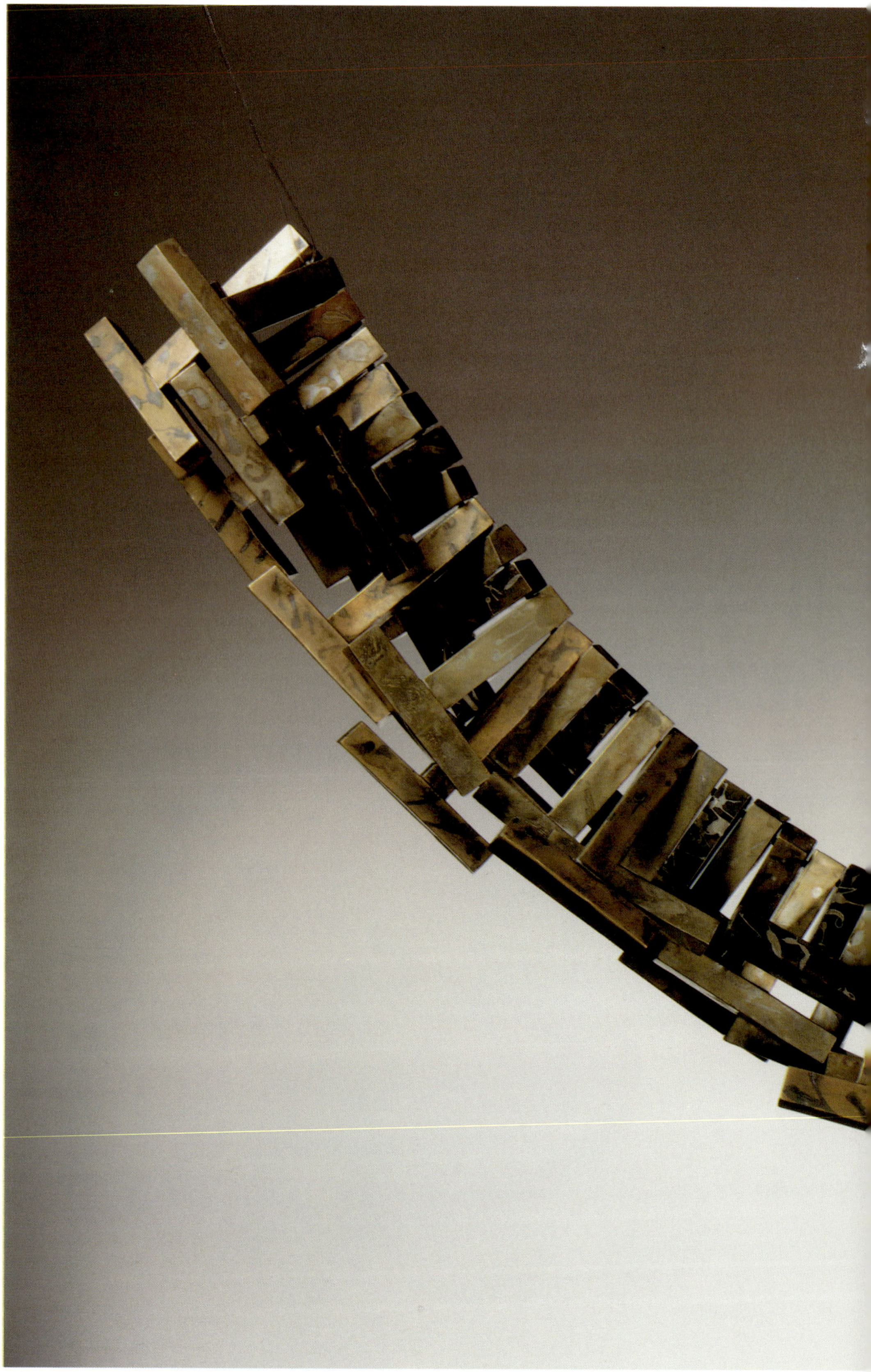

Halsschmuck, 1987
Länge 46 cm
Tombak, Alpacca

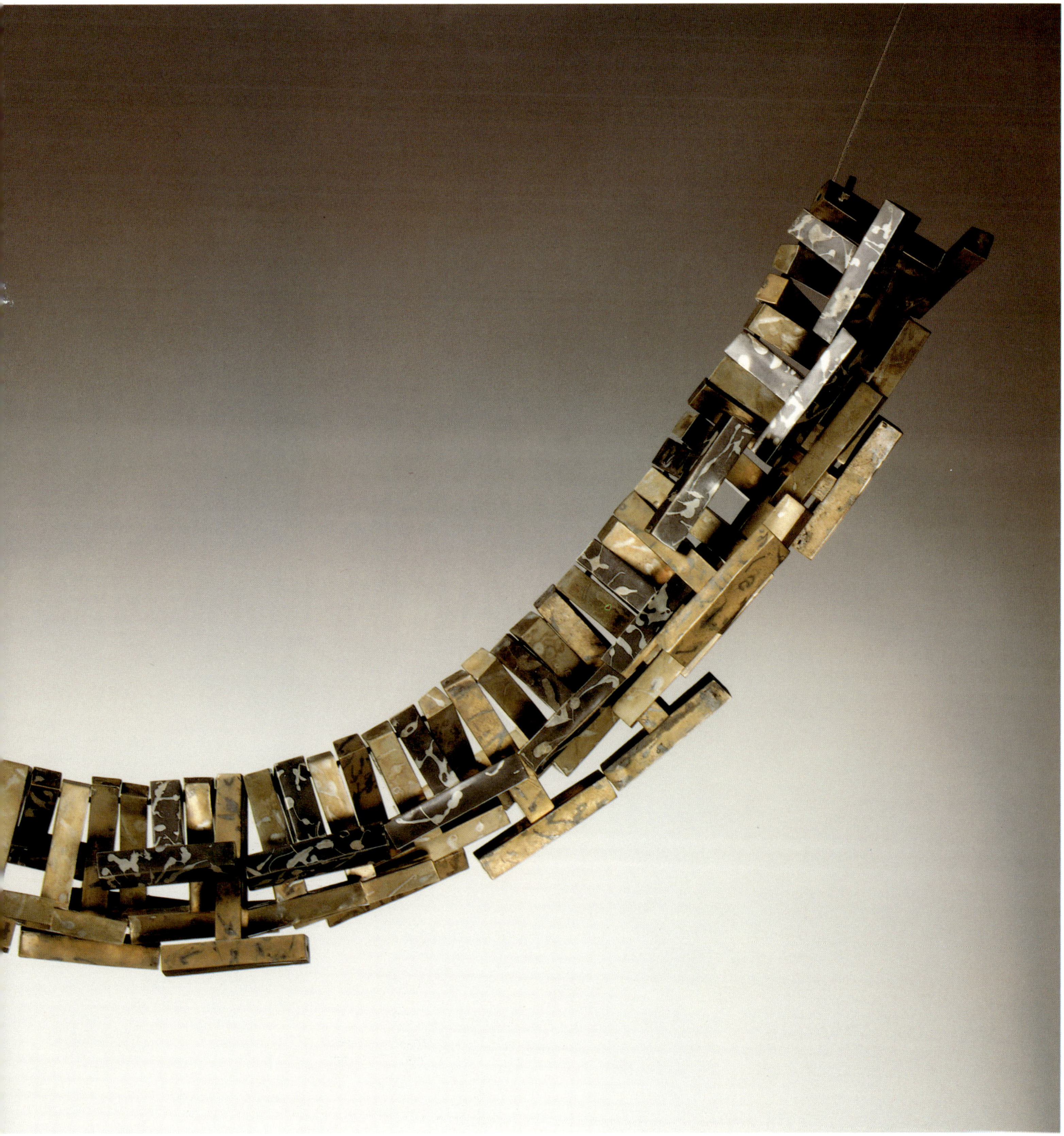

Laura Bakker

Delft, Niederlande
geboren 1954 in Den Haag

Studium an der Goldschmiedefachschule Schoonhoven und an der Gerrit Rietveld Akademie Amsterdam

Seit 1984 Einzelausstellungen in Vlaardingen/NL, Delft, Enschede, Groningen, Wien und Rotterdam

Seit 1983 Beteiligung an Ausstellungen in den Niederlanden, Japan, Kanada, Spanien, Belgien, in der Bundesrepublik Deutschland, den USA und Großbritannien

Arbeiten in Museen in Jerusalem und Edinburgh; Ankäufe durch den Rijksdienst beeldende Kunst

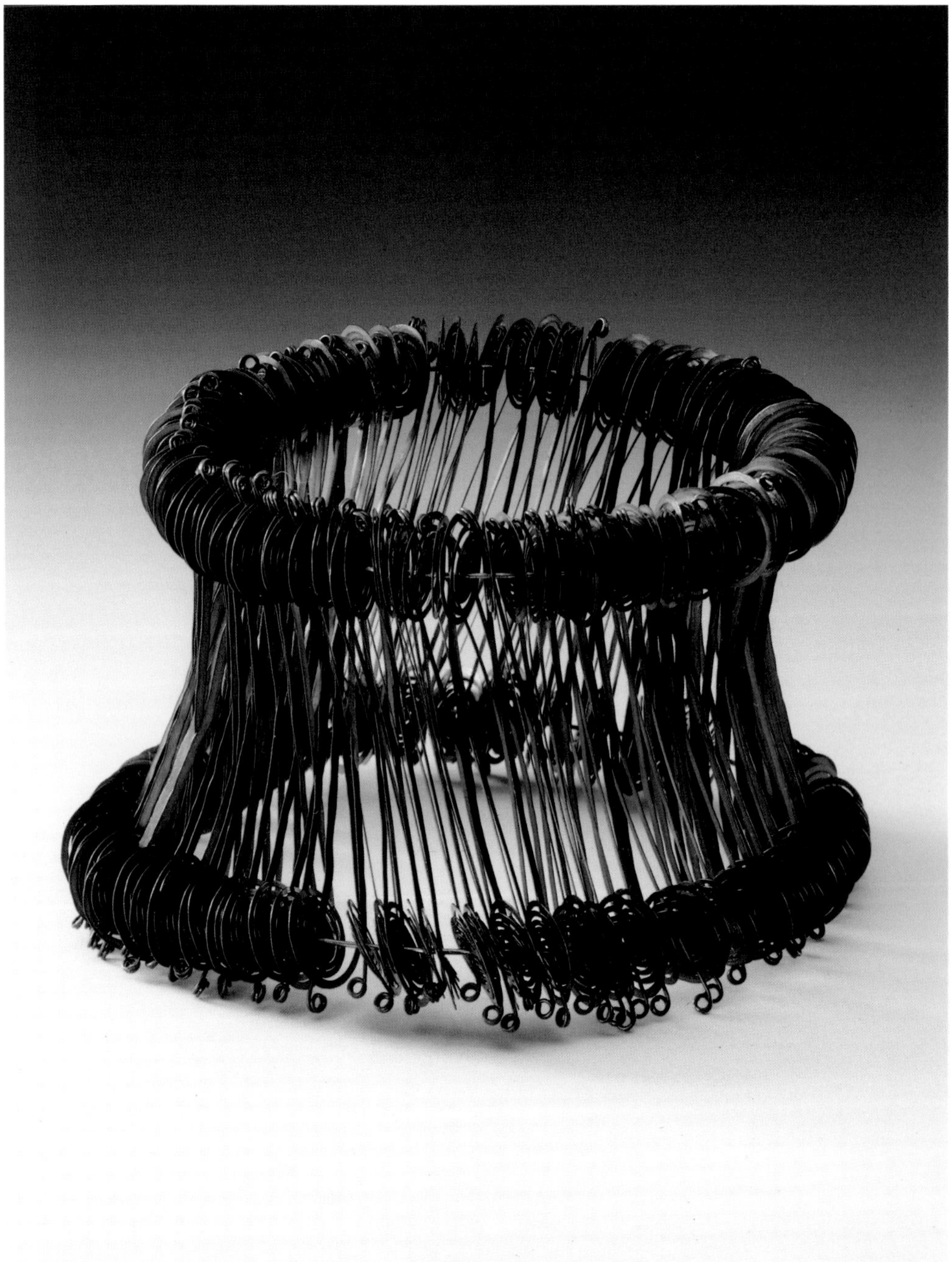

Armreif, 1987
∅ ca. 10 cm
Eisen, Gold

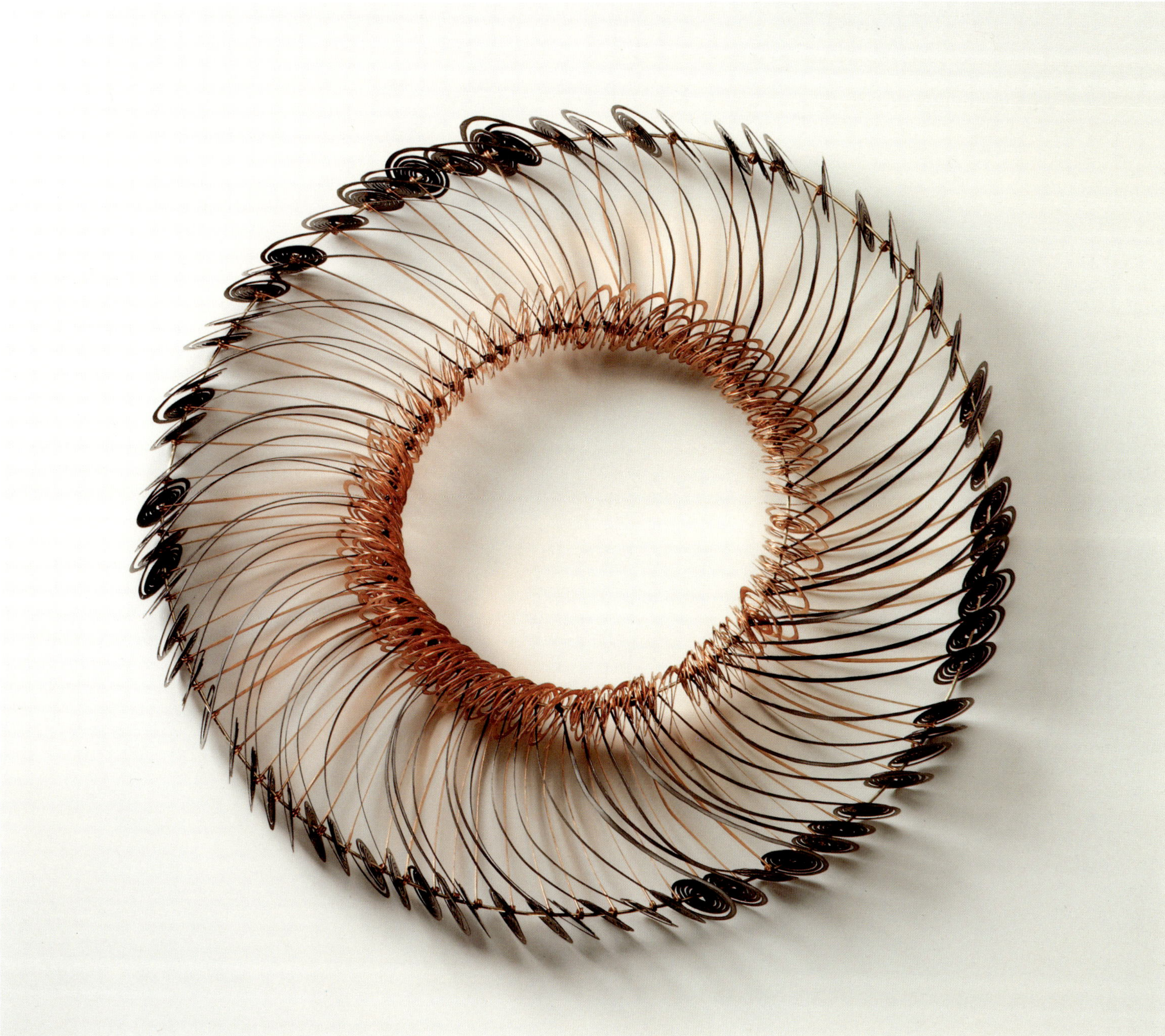

Armreif, 1987
∅ ca. 18 cm
Eisen, Kupfer, Gold

Claudia Baugut

Halle, Deutsche Demokratische Republik
geboren 1955 in Jena

Studium an der Hochschule für Industrielle Formgestaltung Halle-Burg Giebichenstein

Einzelausstellungen in Magdeburg 1984 und Halle 1989

Seit 1981 Beteiligung an Ausstellungen in der Deutschen Demokratischen Republik und in der Bundesrepublik Deutschland

Ausgezeichnet mit dem Förderpreis der Kultur der DDR 1984, dem Diplom der IV. Quadriennale des Kunsthandwerks sozialistischer Länder Erfurt 1986, dem Bayerischen Staatspreis der Internationalen Schmuckschau der Handwerksmesse München 1988 und einem Preis im Friedrich-Wilhelm-Müller-Wettbewerb ›Amulett und Talisman‹ Schwäbisch Gmünd 1988

Arbeiten in den Staatlichen Museen zu Berlin-Schloß Köpenick, im Grassi-Museum Leipzig, im Museum für Kunst und Gewerbe Hamburg und in der Sammlung der Danner-Stiftung München

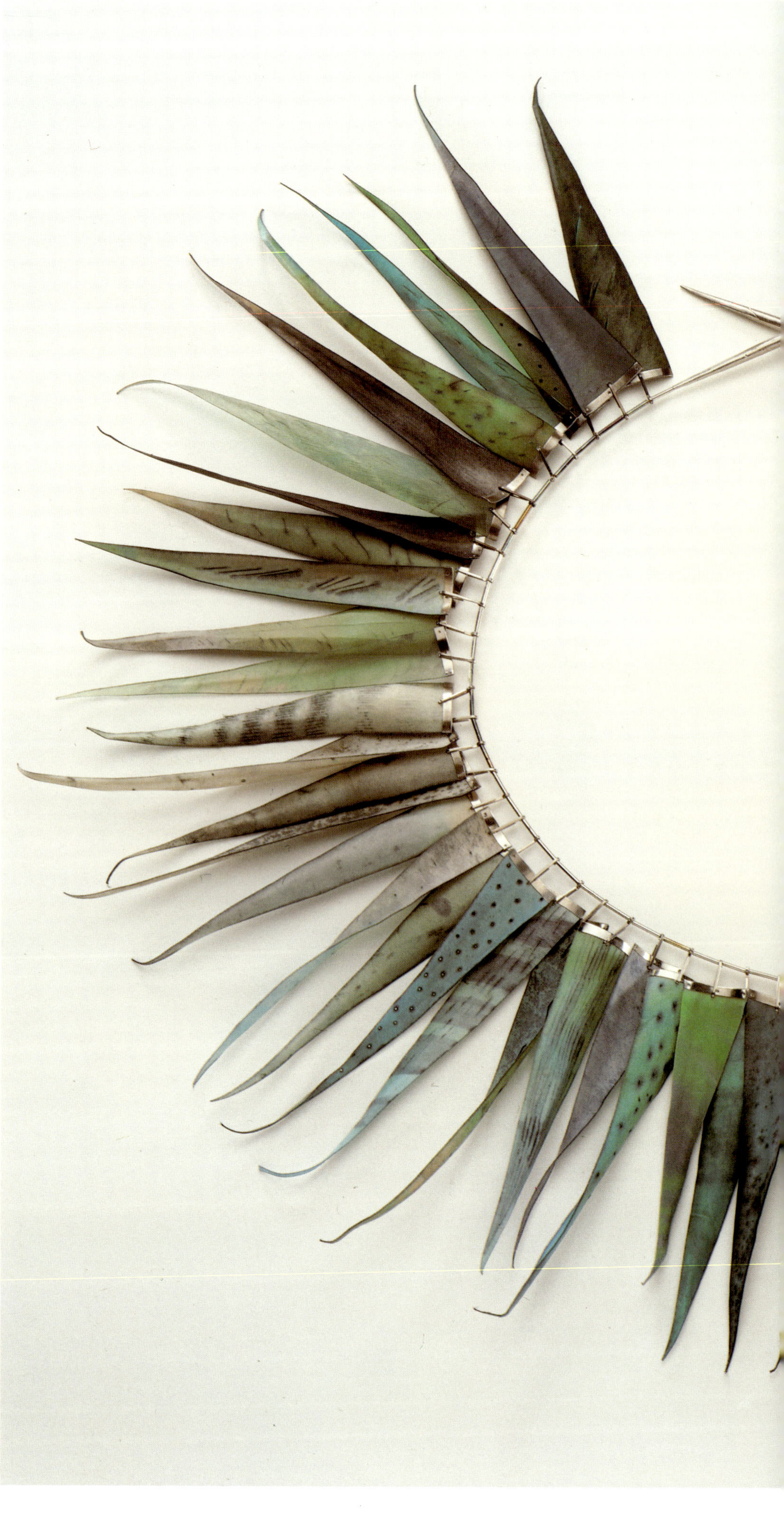

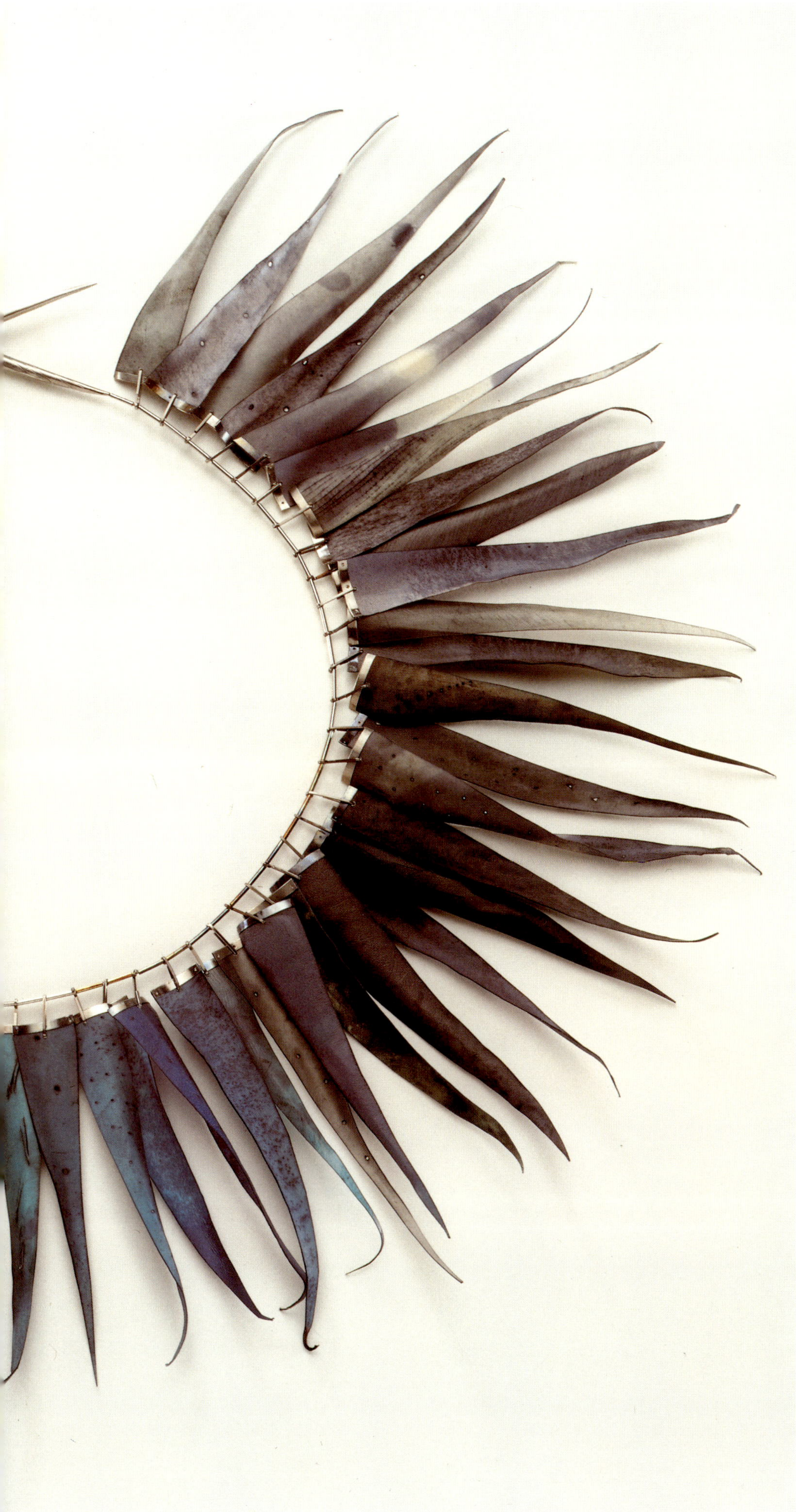

Halsschmuck, 1987
Blattlänge ca. 12 cm
gefärbtes Pergament, Edelstahl

Axel Baumgärtel

Dorsten, Bundesrepublik Deutschland
geboren 1956 in Hanau

Studium an der Staatlichen Zeichenakademie Hanau, Akademie der Bildenden Künste Nürnberg, Fachhochschule für Gestaltung Köln und an der Hochschule für Bildende Künste Düsseldorf

Seit 1979 Beteiligung an Ausstellungen in der Bundesrepublik Deutschland, Italien, Österreich, in den Niederlanden, Frankreich, Japan, Finnland, in den USA, Großbritannien und Kanada

1. Preis im Internationalen Wettbewerb DER RING Hanau 1978; Stipendium der Stadt Hanau 1978–79

Arbeiten in Museen in Hanau, Frankfurt, Pforzheim und beim Institut für Auslandsbeziehungen Stuttgart

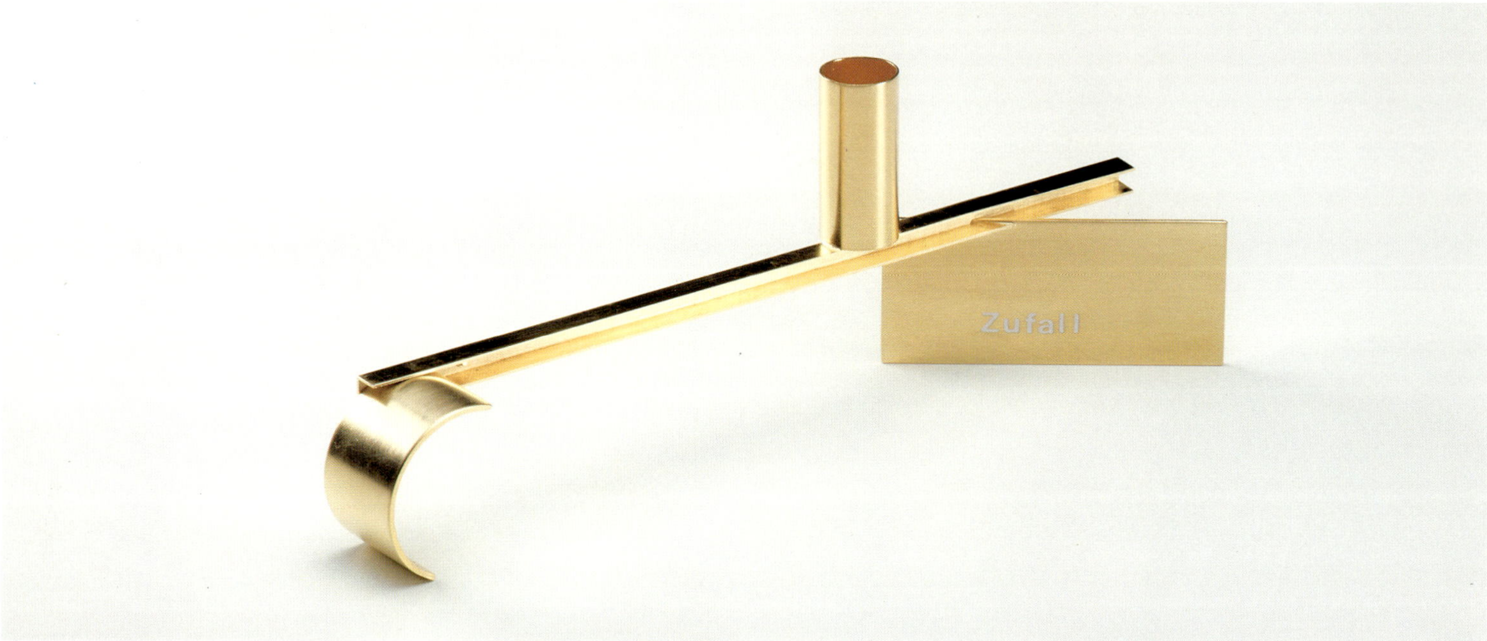

Objektnadel ›Zufall‹, 1988
Länge 13,7 cm
Messing vergoldet

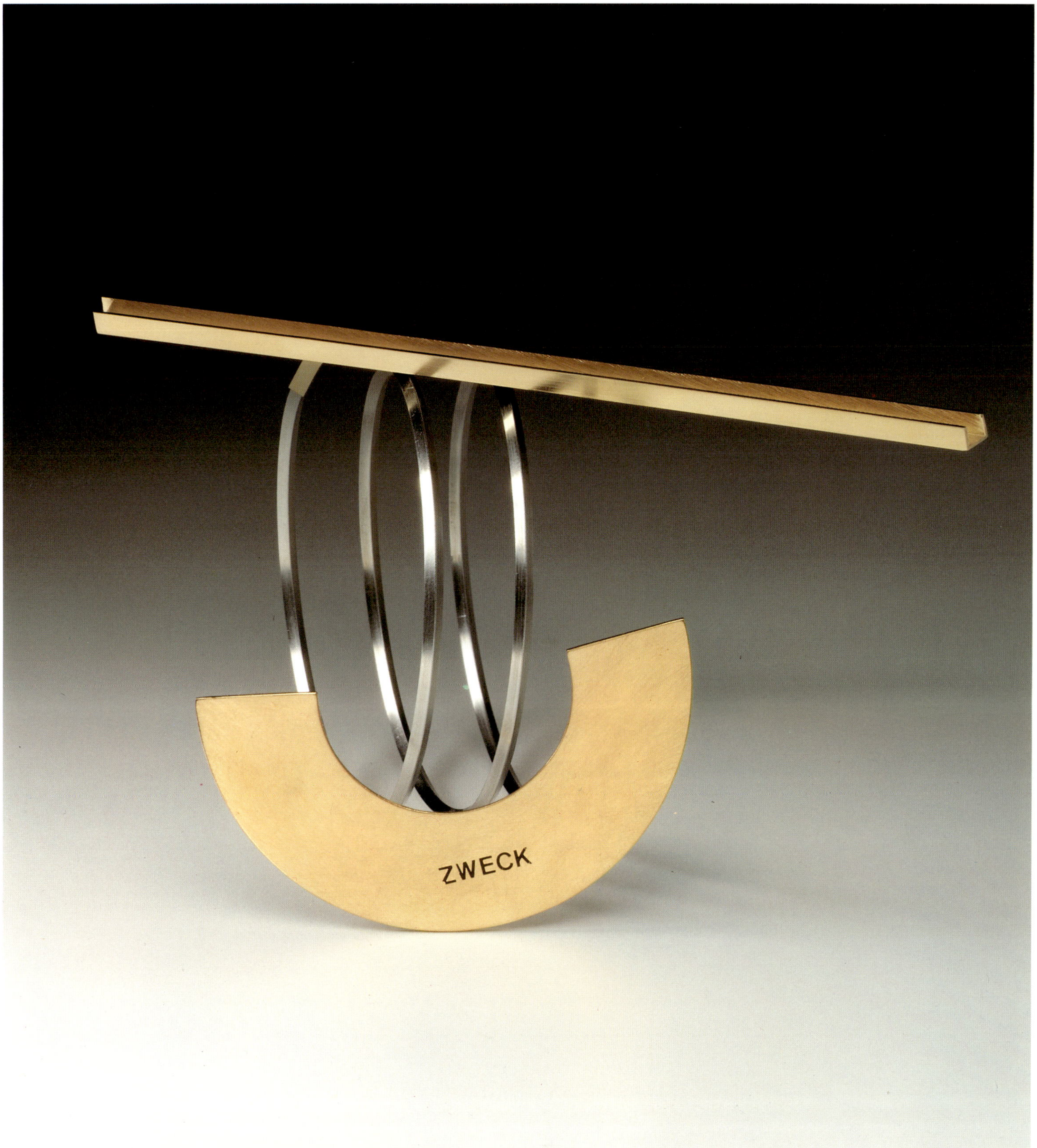

Armreif ›Zweck‹, 1988
Länge 13,2 cm, ∅ ca. 7,5 cm
Stahl, Messing vergoldet

Brenda Bear Epp

Cargill/Ontario, Kanada
geboren 1963 in St. Catherines, Kanada

Studium am Sheridan College of Crafts and Design, Mississauga/Ontario

Seit 1986 Beteiligung an Ausstellungen in Kanada, in der Bundesrepublik Deutschland und in Australien

Preise und Auszeichnungen in Kanada

Arbeiten im Royal Ontario Museum Toronto und in Privatsammlungen

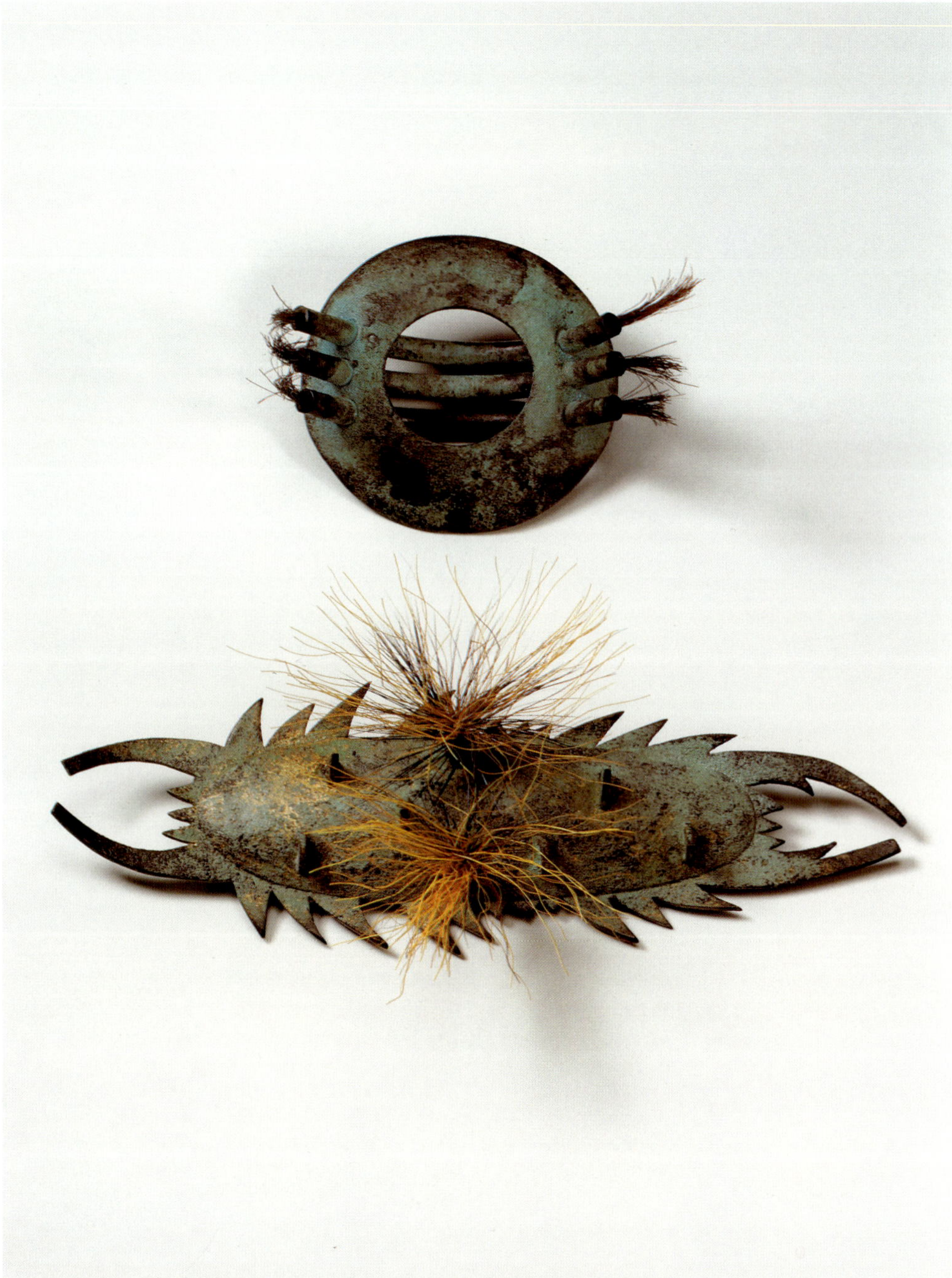

oben:
Brosche, 1985
Breite ca. 6 cm
Kupfer patiniert, Polarbärenhaar

unten:
Brosche, 1989
10×4,5 cm
Messing patiniert, Rehhaar

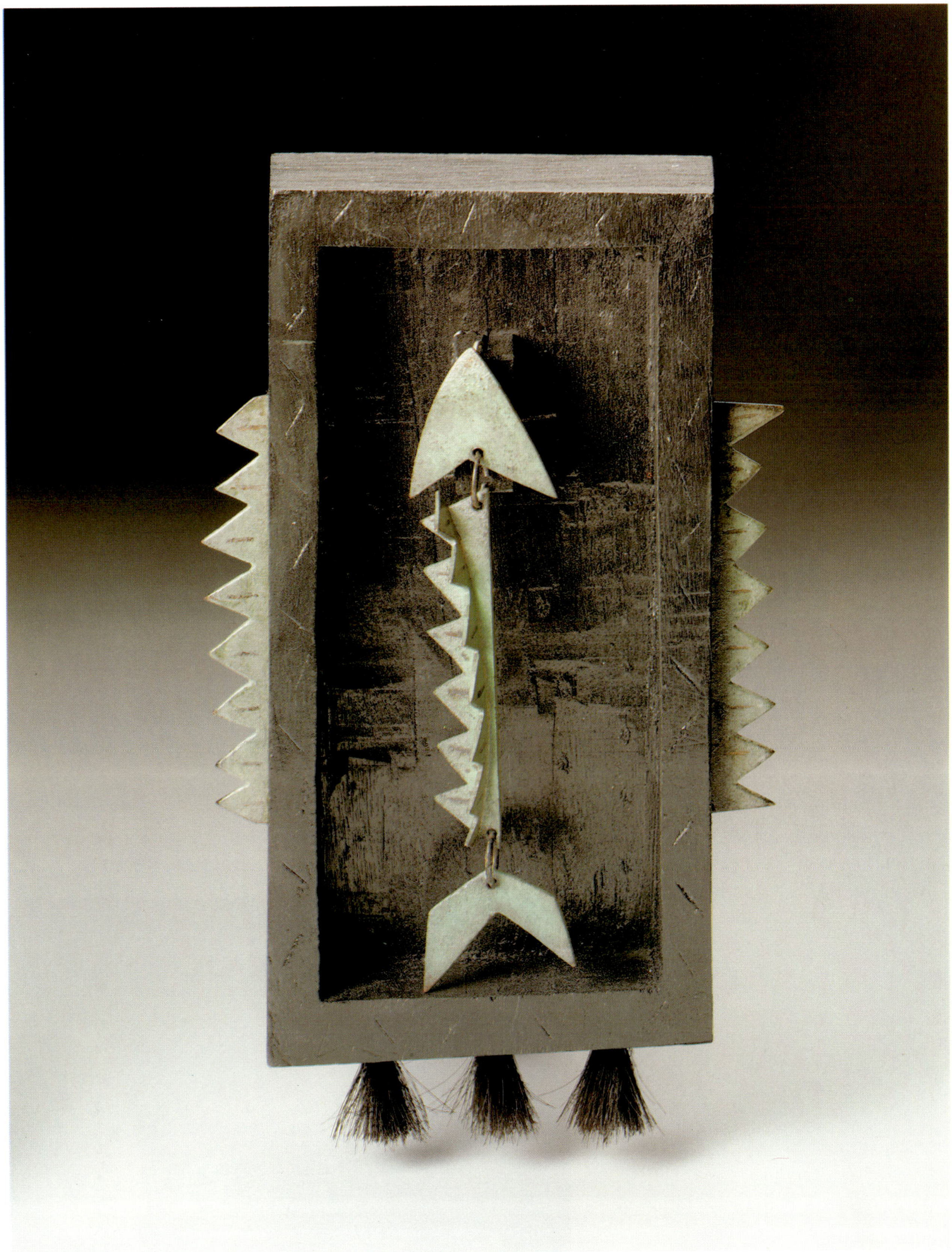

Fisch-Ohrring in Kasten, 1986
Länge des Ohrrings 10 cm
Kupfer patiniert
Kasten 16×9 cm
Holz, Kupfer patiniert, Haar

Noam Ben Jacov

Amsterdam, Niederlande
geboren 1952 im Kibbuz Hazoréa, Israel

Studium am Nova Scotia College of Art and Design Halifax und an der Gerrit Rietveld Akademie Amsterdam

Seit 1985 Beteiligung an Ausstellungen in der Bundesrepublik Deutschland und in den Niederlanden

Performances in Amsterdam 1987 und 1988

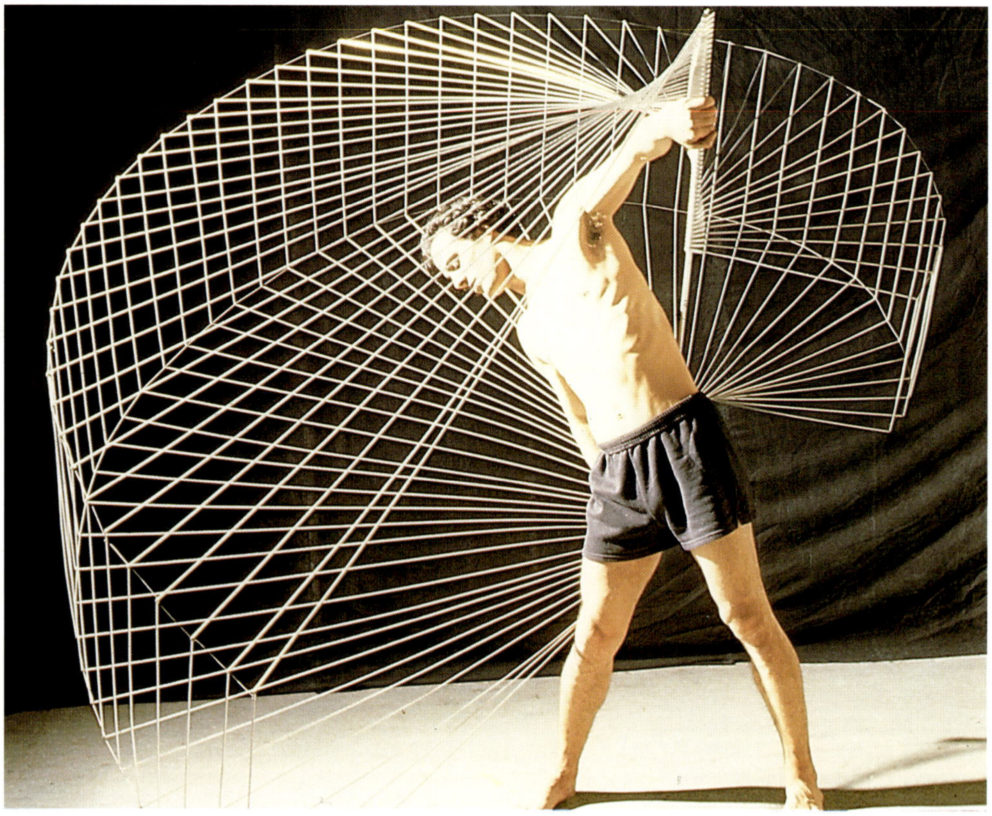

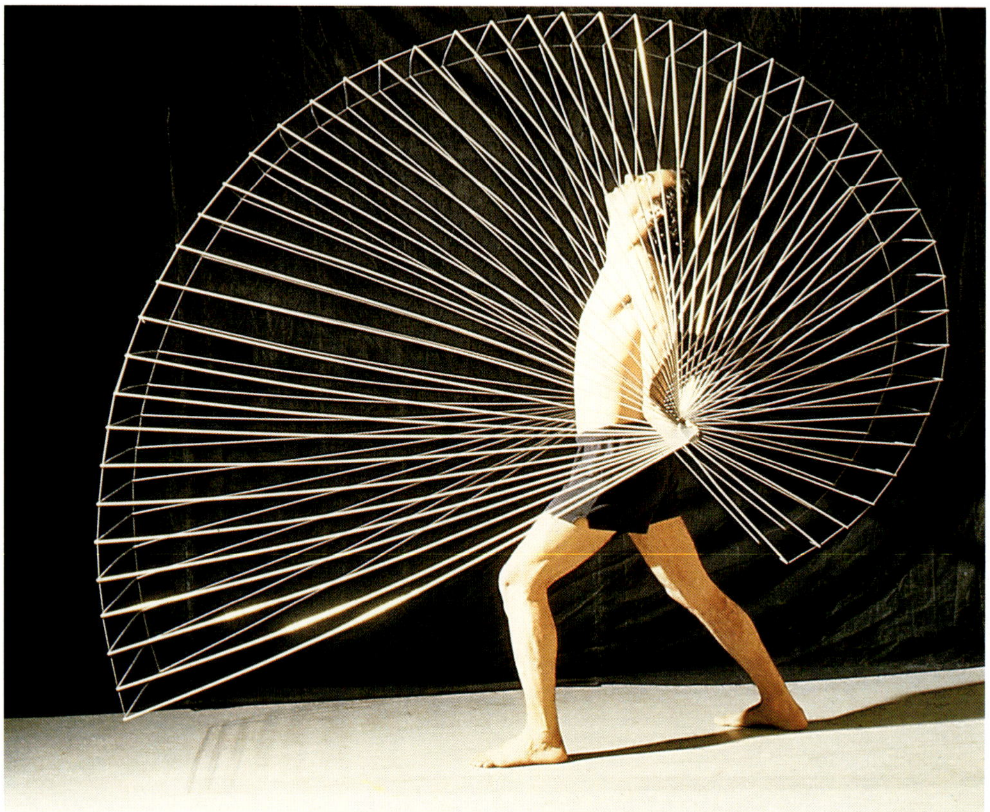

Körperschmuck-Skulptur, 1987
290 × 170 cm
Aluminium, Nylonschnur

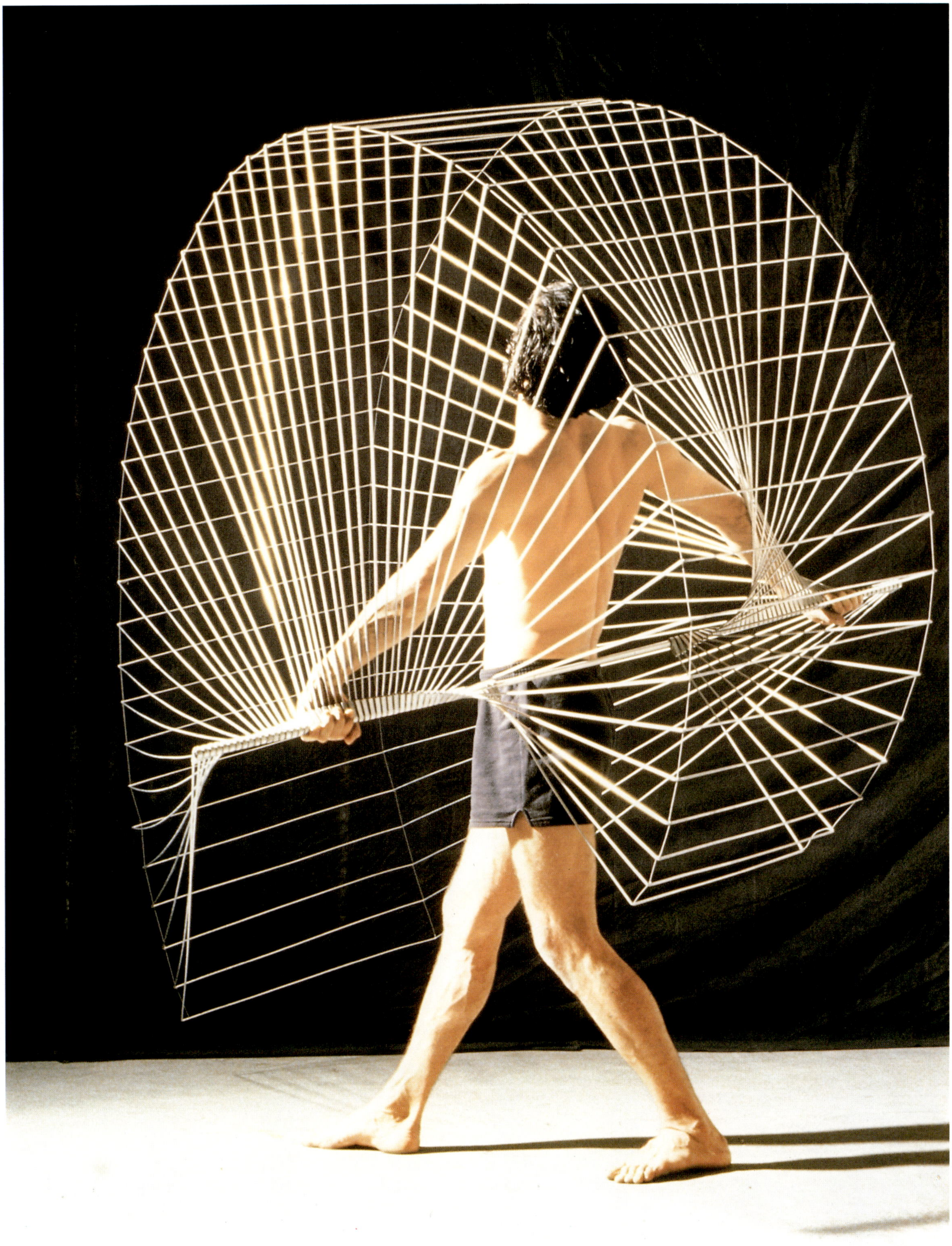

James Bennett

New Paltz/N.Y., USA
geboren 1948

Associate Professor an der State University of New York, New Paltz/N.Y.

Studium an der University of Georgia, Athens/Georgia und an der State University of New York, New Paltz/N.Y.

Ausstellungsbeteiligungen und Einzelausstellungen in den USA, Finnland, Japan und Großbritannien

Seit 1973 mehrere Auszeichnungen

Arbeiten in Museen in Little Rock/Arkansas, Brockton/Massachusetts, Washington D.C. und Trondheim

fünf Broschen, 1989
13,5×3,5 cm
Email, Kupfer

13,5×4,2 cm
Email, Kupfer

13,4×2,8 cm
Email, Kupfer, Blattgold

14×2,5 cm
Email, Kupfer

14,2×4,5 cm
Email, Kupfer, Blattgold

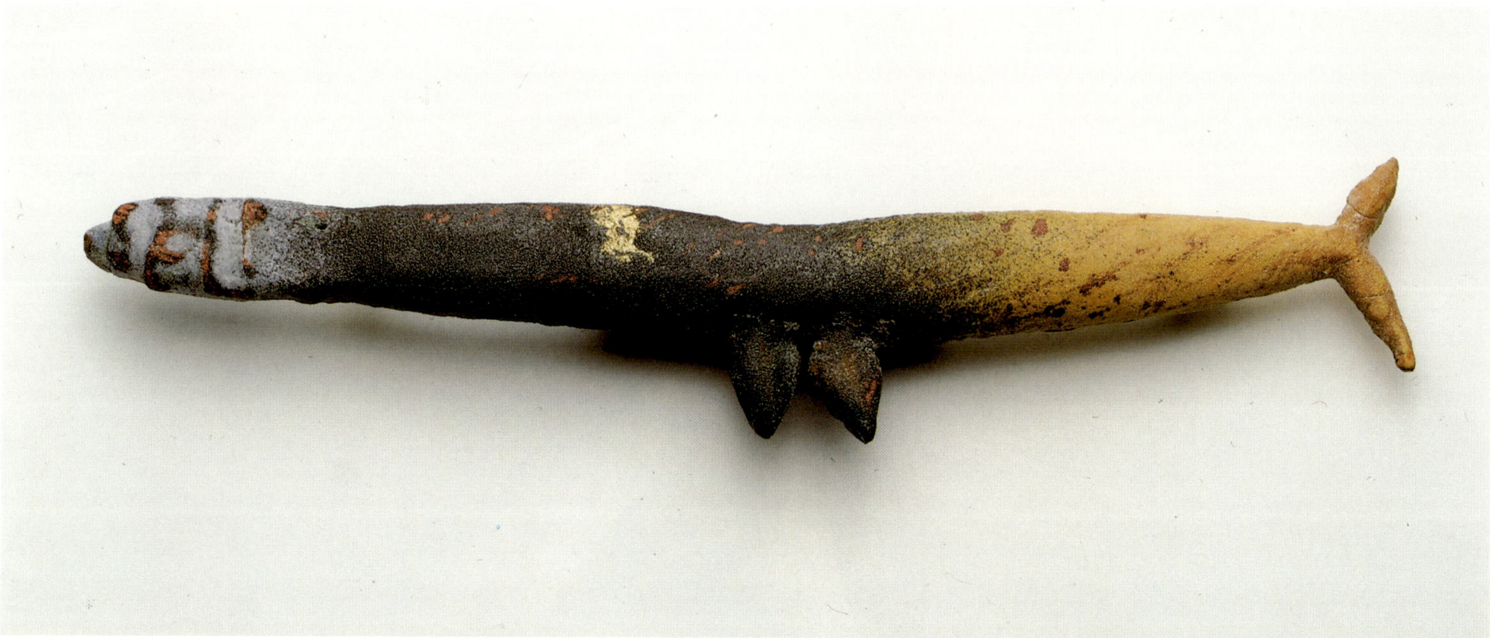

Brosche, 1989
14×2,5 cm
Email, Kupfer, Blattgold

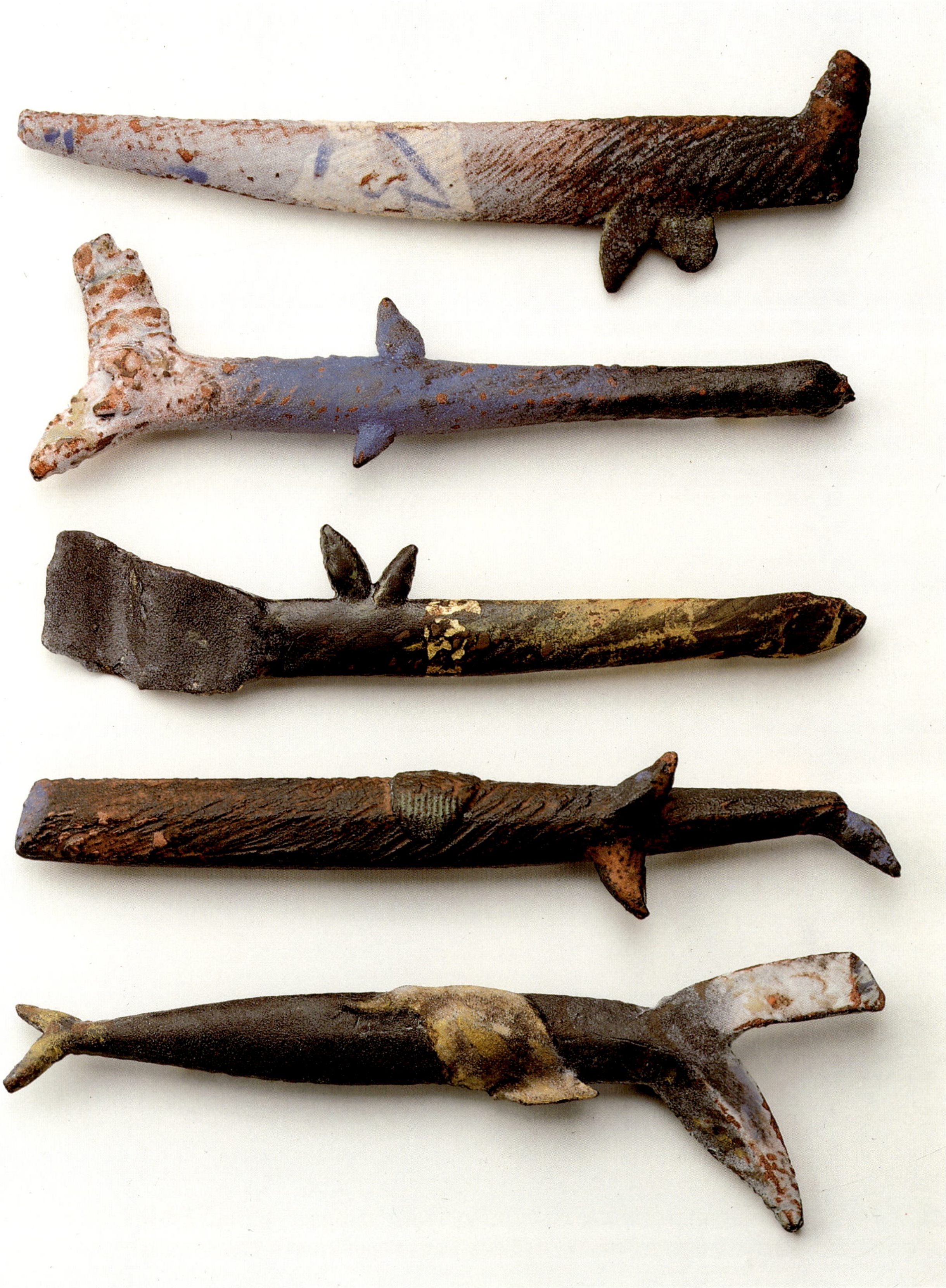

Onno Boekhoudt

De Hoeve, Niederlande
geboren 1944 in Hellendoorn

Dozent an der Gerrit Rietveld Akademie Amsterdam und an der Constantijn Huygens Kunstakademie Kampen

Studium an der Goldschmiedefachschule Schoonhoven, an der Academie Artibus Utrecht und der Kunst+Werkschule Pforzheim

Seit 1975 Einzelausstellungen in Enschede, Den Haag, Amsterdam und Leeuwarden

Seit 1968 Beteiligung an Ausstellungen in den Niederlanden, Belgien, Frankreich, Spanien, in der Bundesrepublik Deutschland, Italien, Österreich, Jugoslawien, Großbritannien, Japan, Australien und in den USA

Arbeiten in Museen in Arnheim, Leeuwarden, Utrecht, Herzogenbusch; Ankäufe durch die Provinz Friesland und durch den Rijksdienst beeldende Kunst

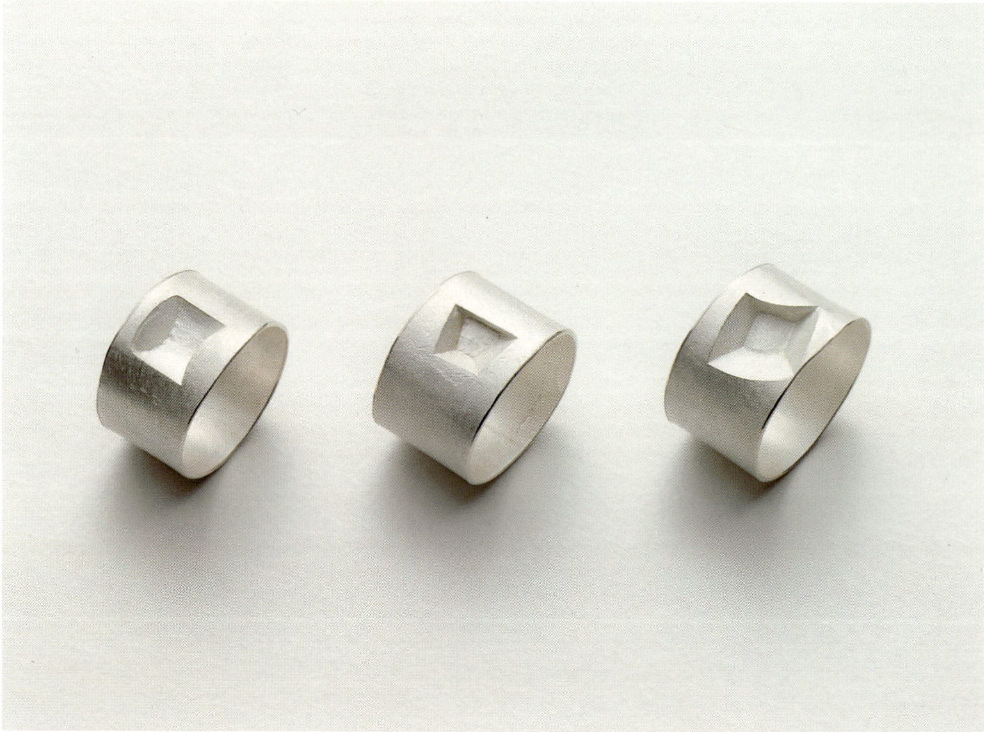

drei Ringe, 1989
∅ je ca. 2 cm
Silber

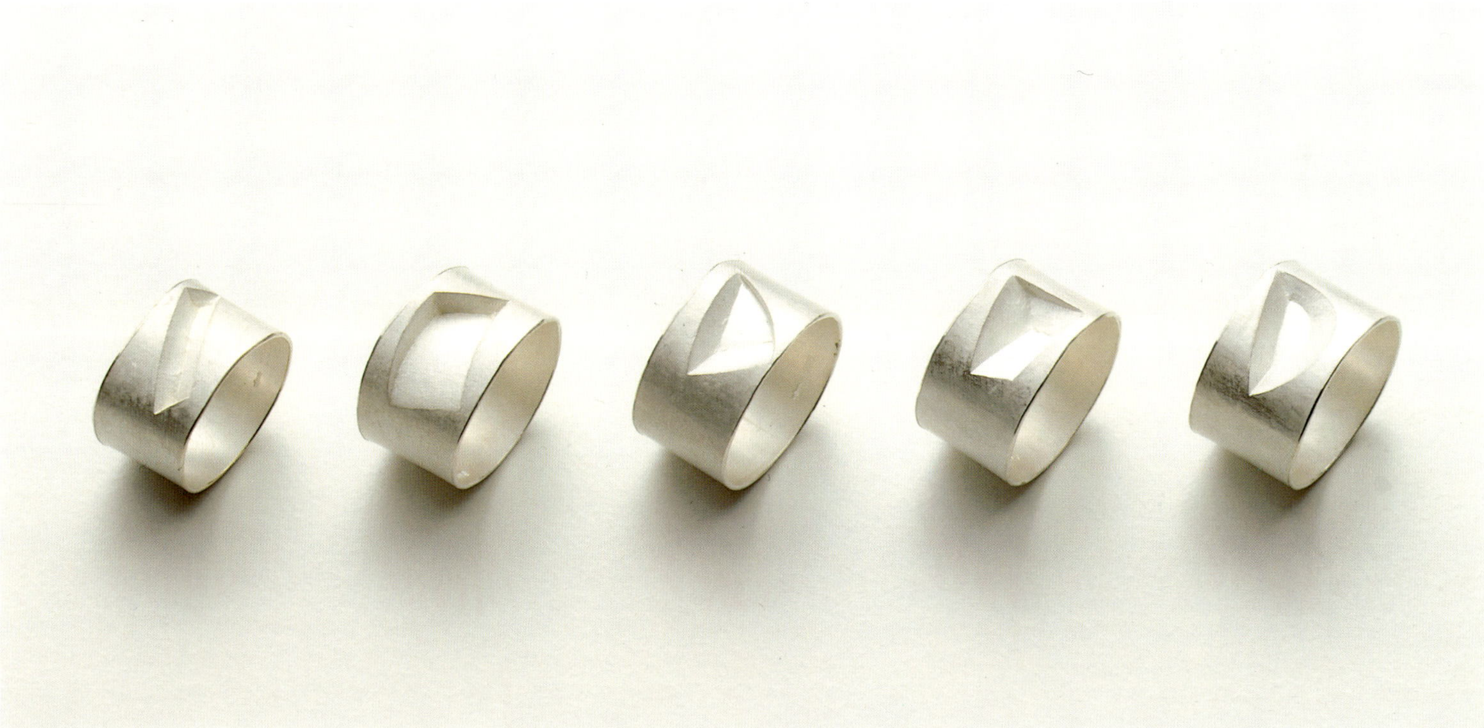

fünf Ringe, 1989
∅ je ca. 2 cm
Silber

Marta Breis

Barcelona, Spanien
geboren 1953 in Barcelona

Mitglied der Gruppe POSITVRA und Leiterin der Galerie ESPAI POSITVRA, Barcelona

Studium der Kunstgeschichte an der Universität Barcelona, der Schmuckgestaltung an der Escola Massana Barcelona

Seit 1982 Beteiligung an Ausstellungen in Spanien, der Bundesrepublik Deutschland, Großbritannien, Griechenland, in den USA, Japan, den Niederlanden, Österreich und in der Tschechoslowakei

Ausgezeichnet mit einer Goldmedaille der Internationalen Schmuckausstellung Jablonec 1987

Arbeiten im Schmuckmuseum Pforzheim und der Sammlung Helen Drutt, Philadelphia

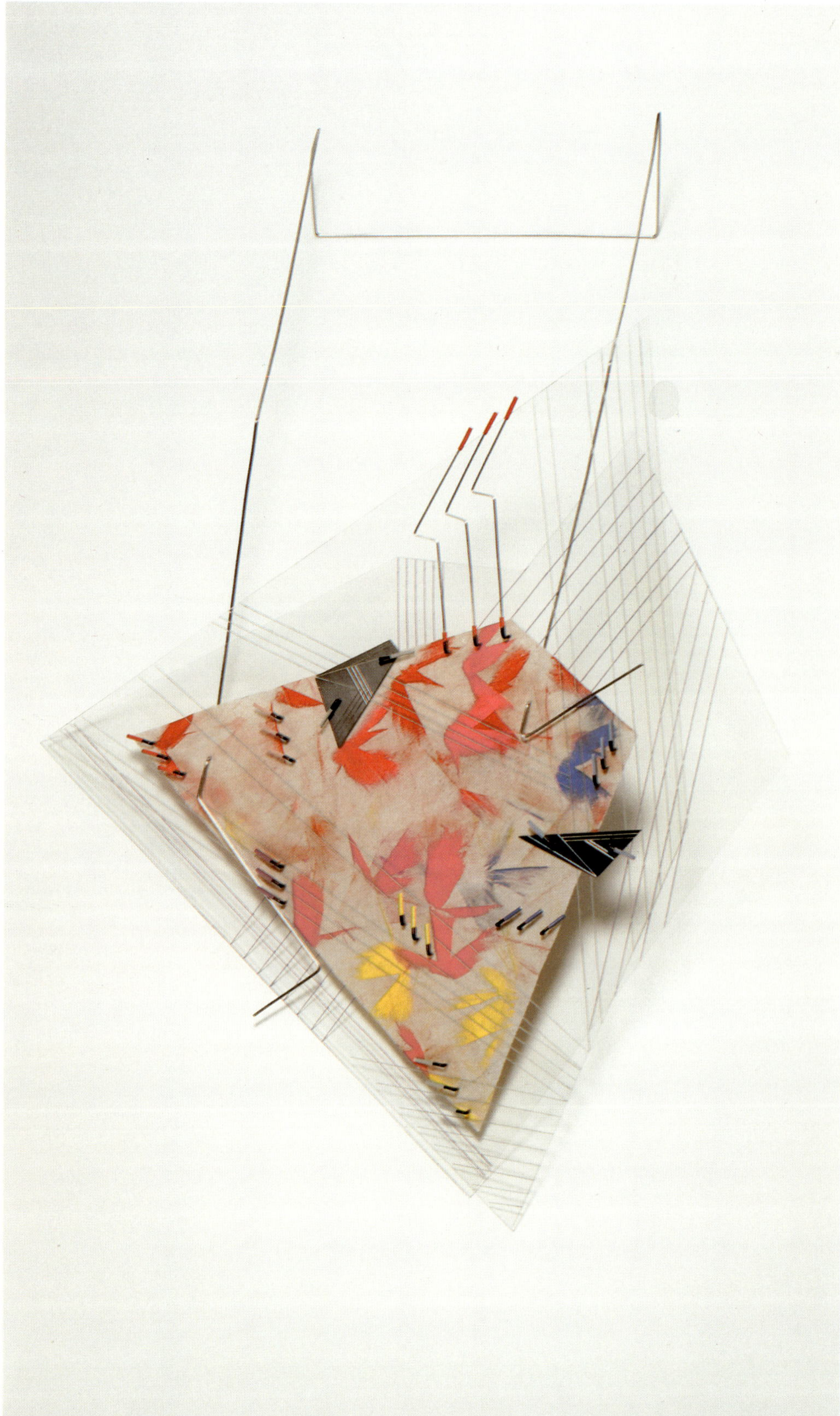

Halsschmuck, 1988
Breite 27 cm
Silber, Stahl, Kunststoff, Textil

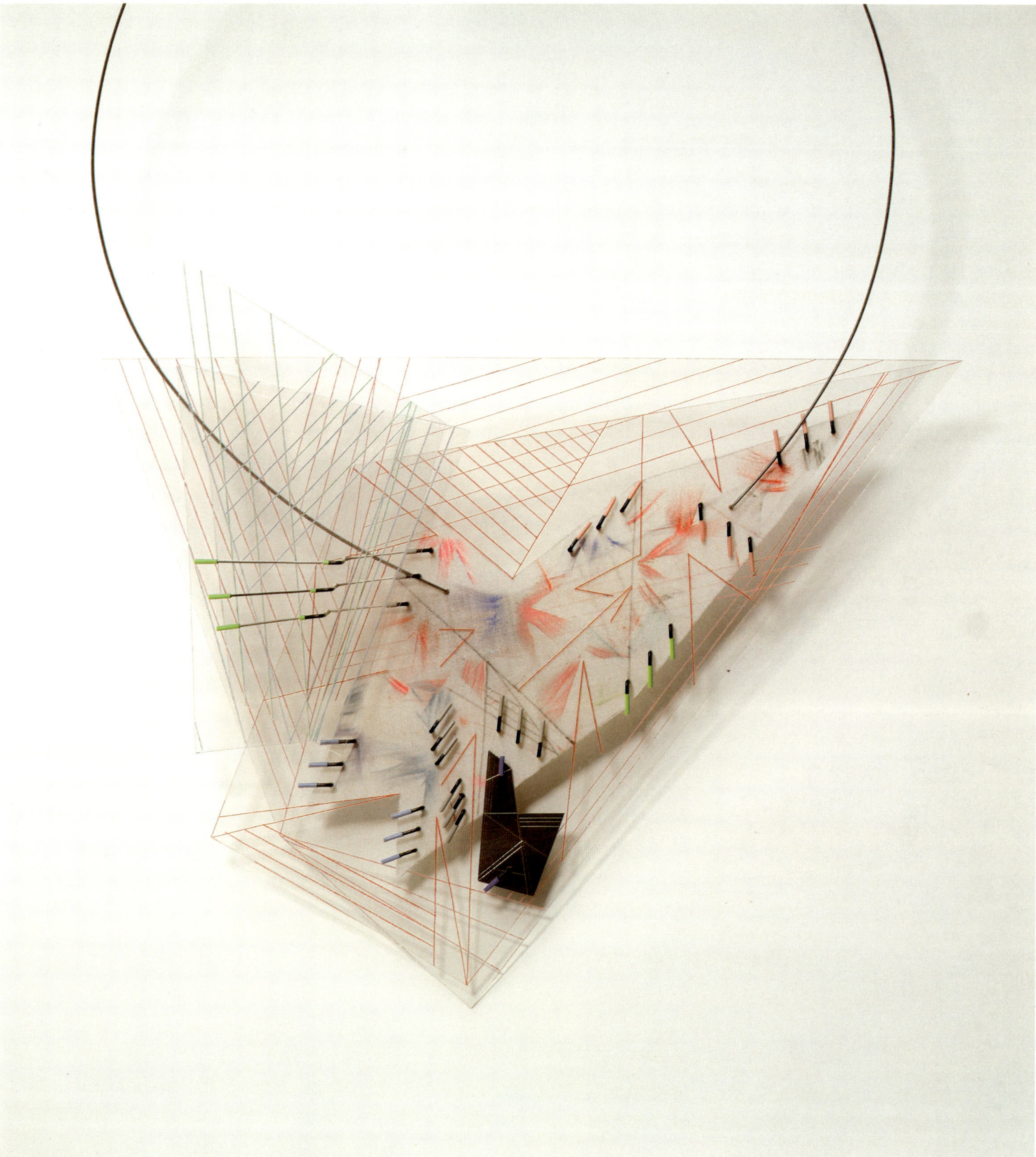

Halsschmuck, 1988
Breite 22,6 cm
Silber, Stahl, Kunststoff, Textil

Wolfgang Buchner

Pforzheim, Bundesrepublik Deutschland
geboren 1953 in Bayreuth

Studium an der Staatlichen Zeichenakademie Hanau und an der Fachhochschule für Gestaltung Pforzheim

Beteiligung an Ausstellungen

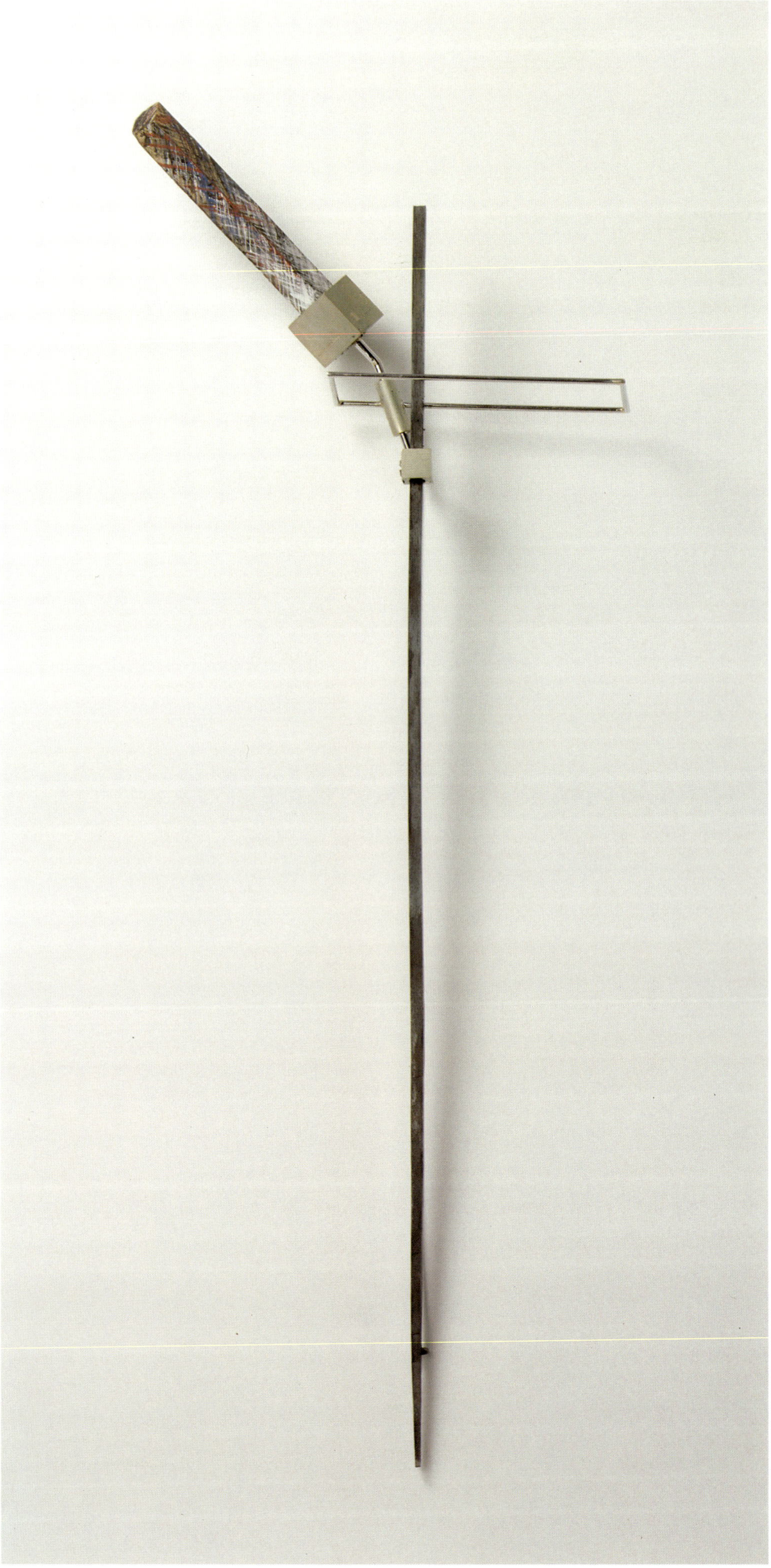

Brosche, 1988
Länge 21,4 cm
Eisen, Stahl, Neusilber, Holz

rechte Seite

links:
Ring, 1989
Länge 6,6 cm
Silber, Stahl, Eisen, Gold

Mitte:
Ring, 1989
Länge 7,2 cm
Silber, Stahl, Eisen, Gold

rechts:
Brosche, 1988
Länge 23 cm
Silber, Stahl, Neusilber, Gold, Holz

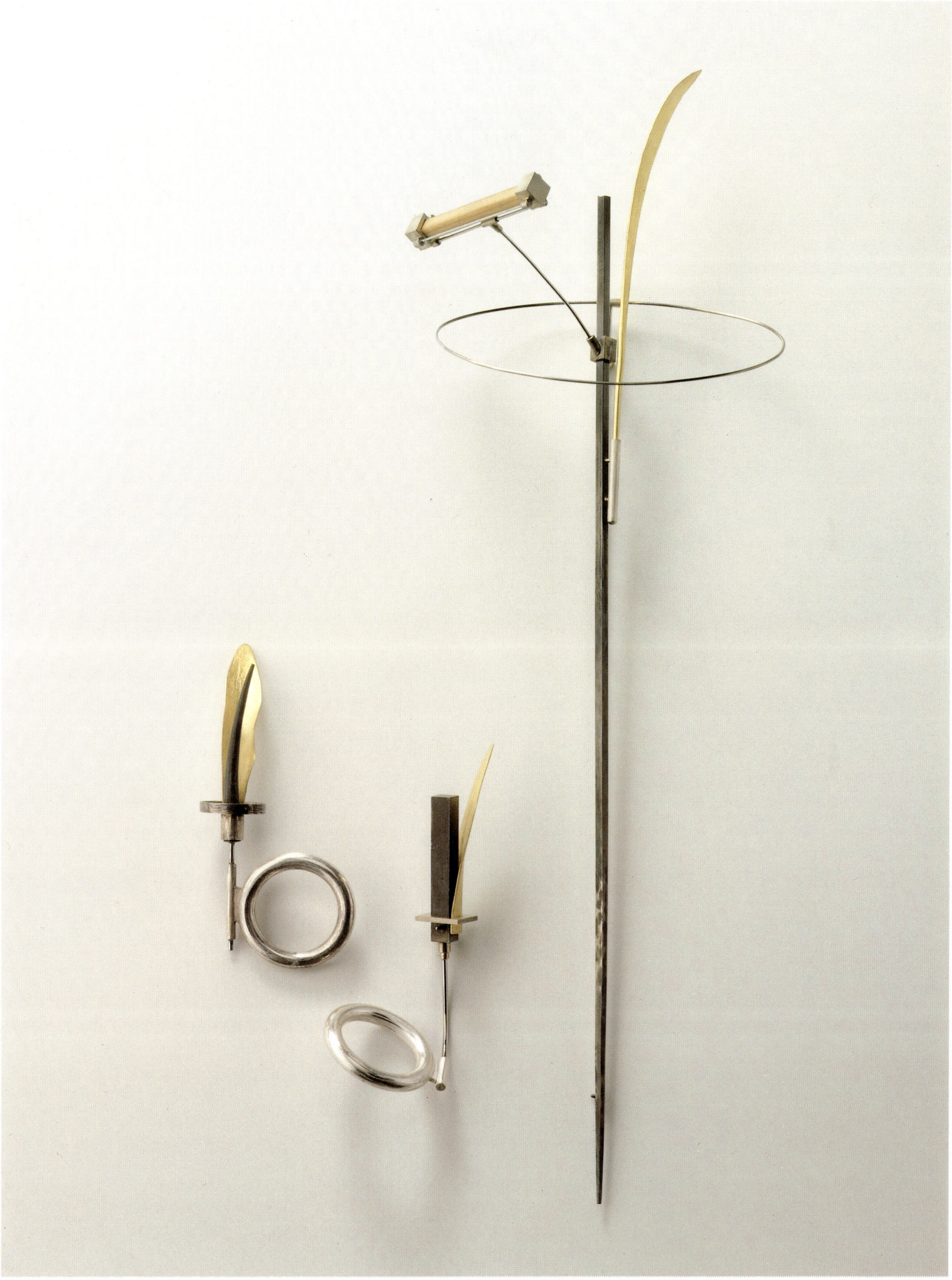

Catherine Butler

Cleveland Heights/Ohio, USA
geboren 1958

Studium am Cleveland Institute of Art

Seit 1987 Einzelausstellungen in Philadelphia, Morristown/New Jersey, Scottsdale/Arizona und Cambridge/Massachusetts

Seit 1981 Beteiligung an Ausstellungen in den USA und Österreich

Ausgezeichnet mit Stipendien der Cleveland Foundation und des Ohio Arts Council

Arbeiten in Privatsammlungen in Philadelphia und Amsterdam

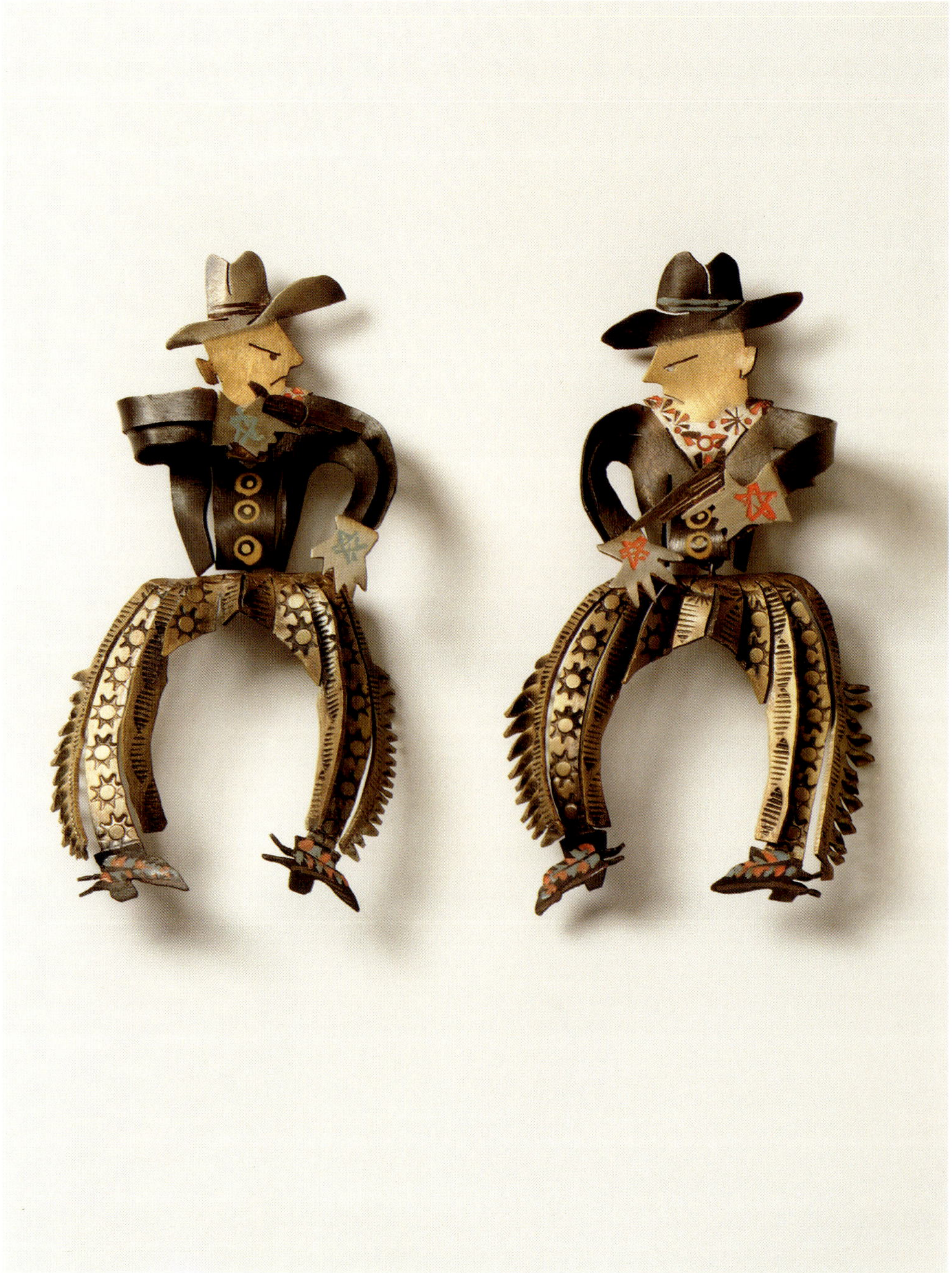

Ohrgehänge ›The shoot-out: an American way of life‹, 1988
Höhe ca. 8 cm
Messing, Kupfer, Silber, Nickel, gefärbtes Kunstharz

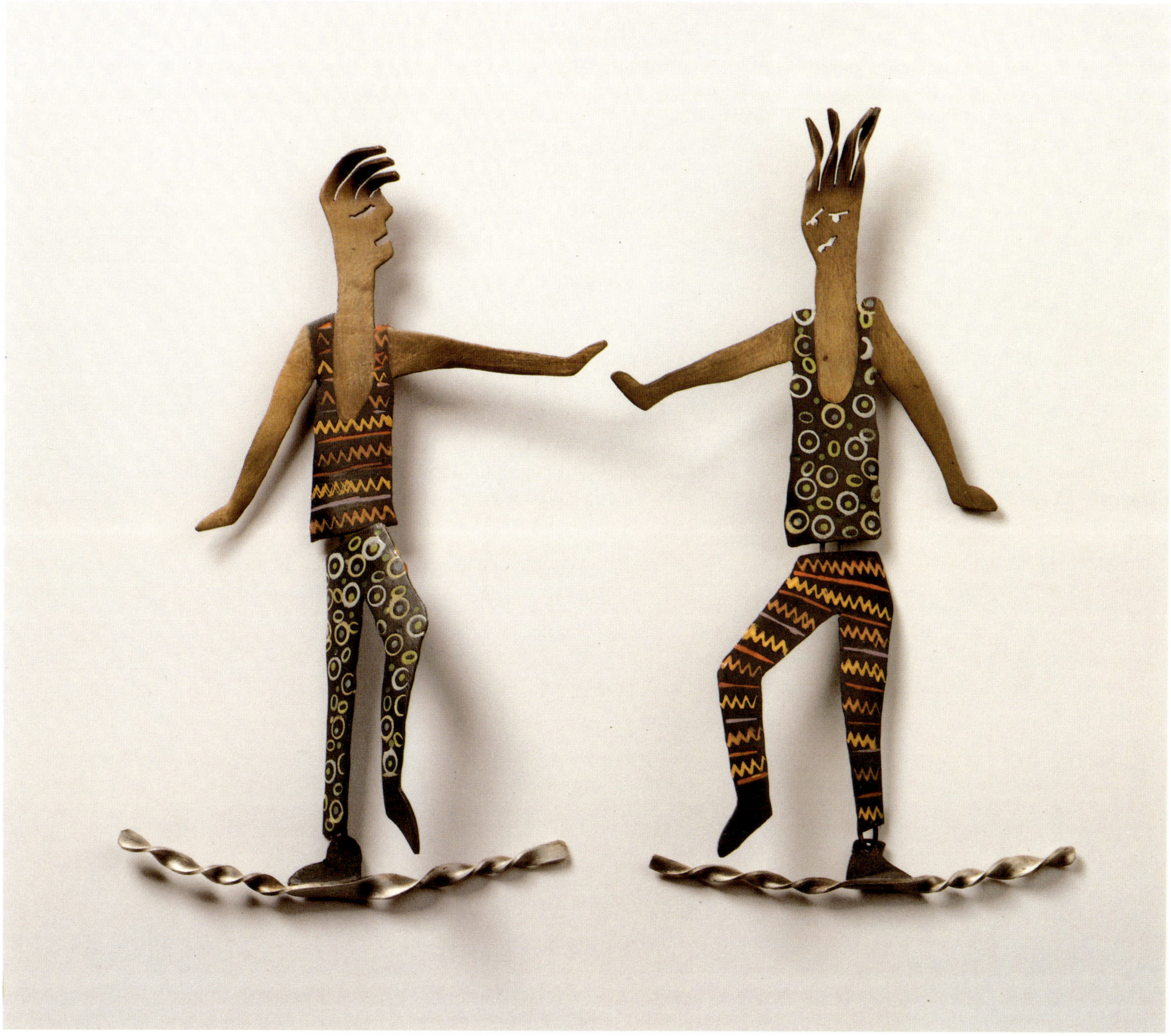

Ohrgehänge ›Daring deeps:
The tightrope walkers‹, 1987
Höhe ca. 8,5 cm
Messing, Kupfer, Silber, gefärbtes Kunstharz

Kai Chan

Toronto, Kanada
geboren 1940 in China

Studium der Biologie in Hongkong, Interior Design am Ontario College of Art Toronto und an der Banff Centre School of Fine Arts

Seit 1975 Einzelausstellungen in Brampton, Toronto, Amsterdam, North Bay und Montreal

Seit 1972 Beteiligung an Ausstellungen in Kanada, den USA, Großbritannien, Spanien, in der Bundesrepublik Deutschland, Japan, in der Schweiz, Schweden, in den Niederlanden, Australien und Österreich

Seit 1983 mehrere Stipendien des Ontario Arts Council und des Canada Council

Arbeiten in Museen in Cambridge/ Ontario, Trondheim, bei der Canada Council Art Bank und im Ontario Craft Council

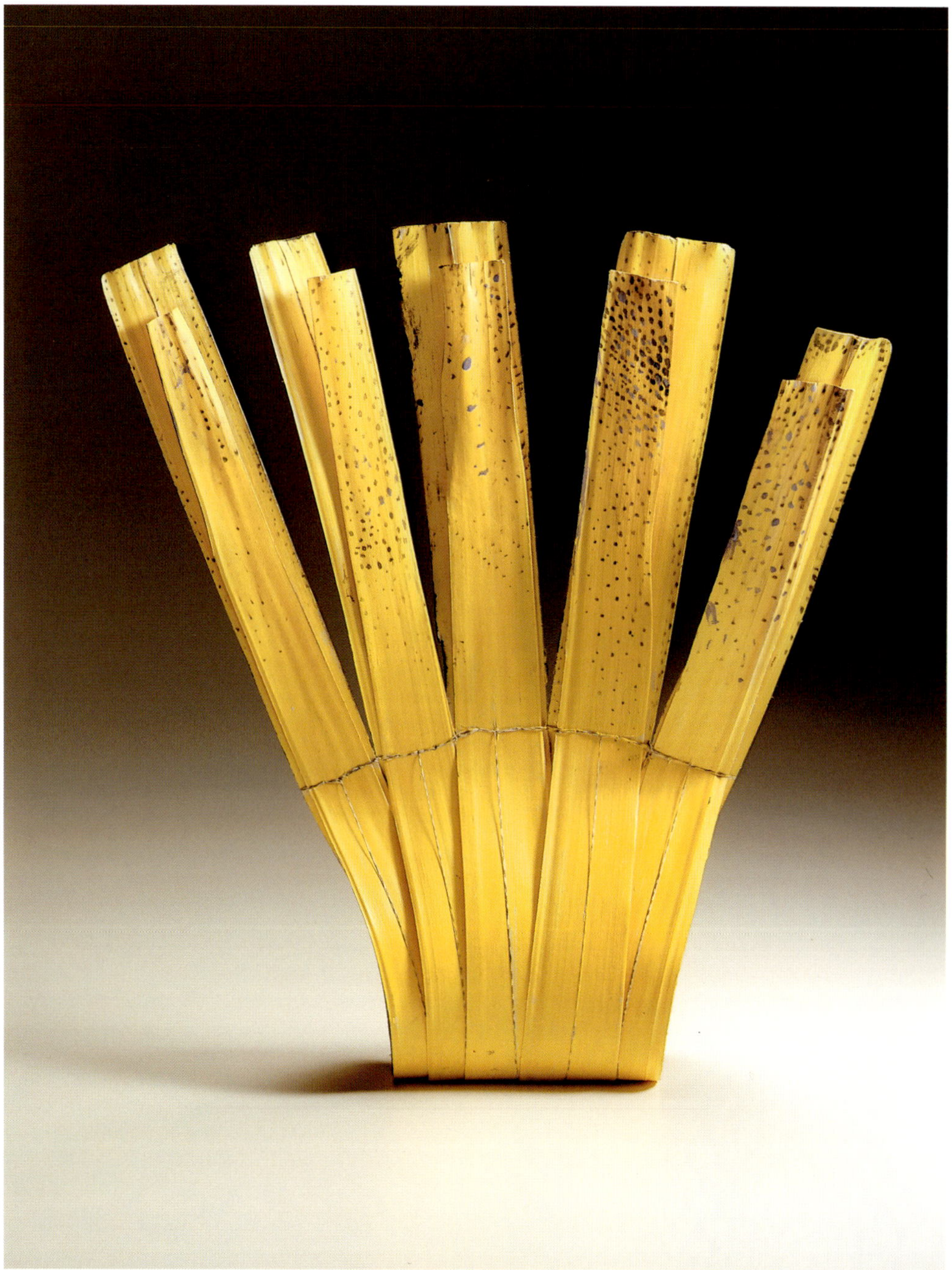

Armschmuck ›Sunshine, white sand, blue‹, 1984
32 × 18 cm
Palmblätter, Farbe

Armschmuck ›Sunshine, white sand, blue‹, 1984
32 × 18 cm
Palmblätter, Farbe

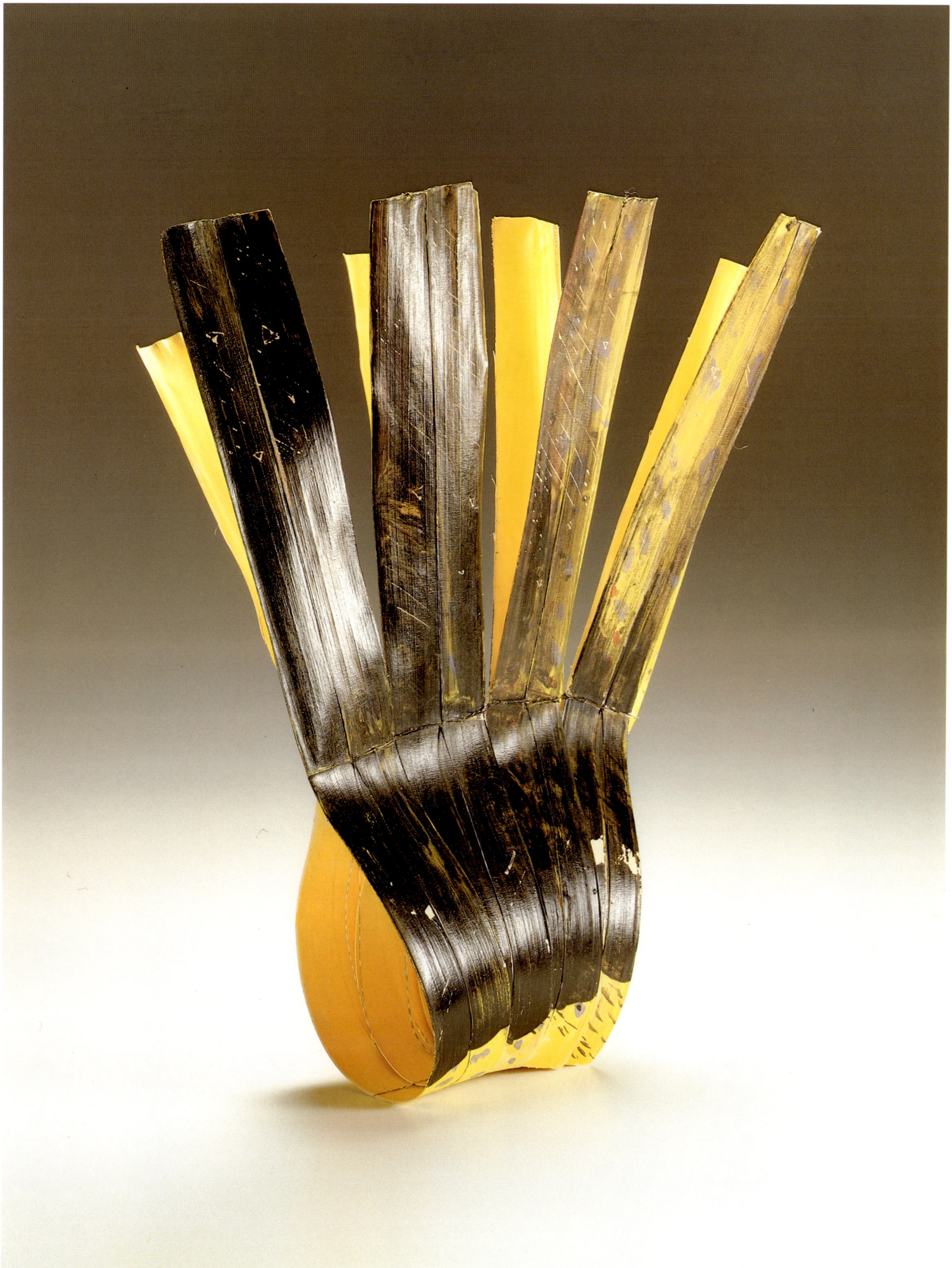

Peter Chang

Glasgow, Schottland
geboren 1944 in London

Studium am Liverpool College of Art und an der Slade School of Art, University College London

Seit 1963 Beteiligung an Ausstellungen in Großbritannien, in den Niederlanden, Frankreich, den USA, Belgien und in der Bundesrepublik Deutschland

Ausgezeichnet mit Stipendien zum Studium in Paris 1966/67 und London 1970/71

Arbeiten in den Sammlungen der Liverpool University, des University College London, des Crafts Council London, in der Scottish Collection Edinburgh und in der Society for Contemporary Art sowie in Privatsammlungen

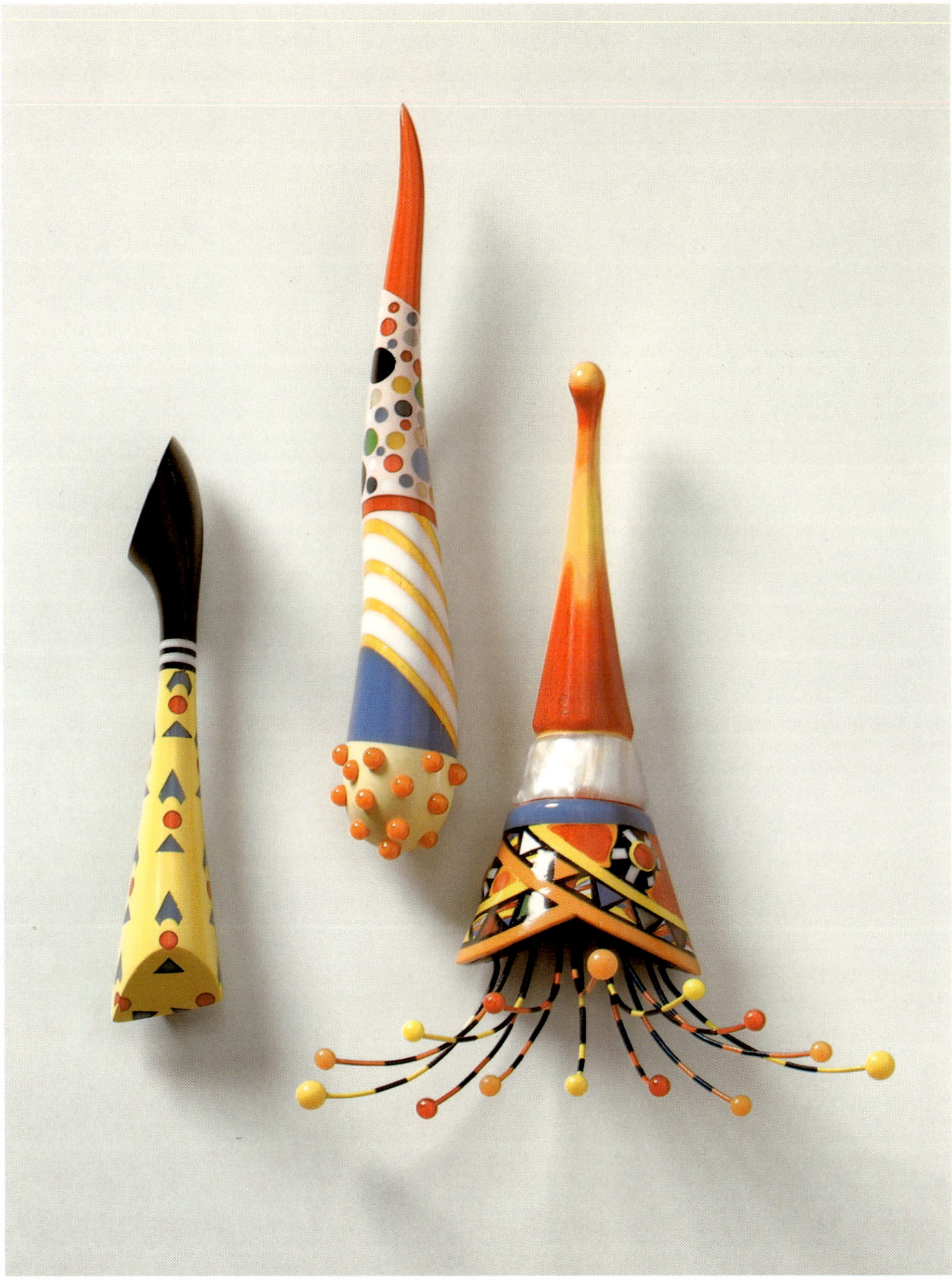

links:
Brosche, 1987
Länge 10 cm
verschiedene Kunststoffe

Mitte:
Brosche, 1989
Länge 13 cm
verschiedene Kunststoffe

rechts:
Brosche, 1989
13,5×9,5 cm
verschiedene Kunststoffe, Stahl

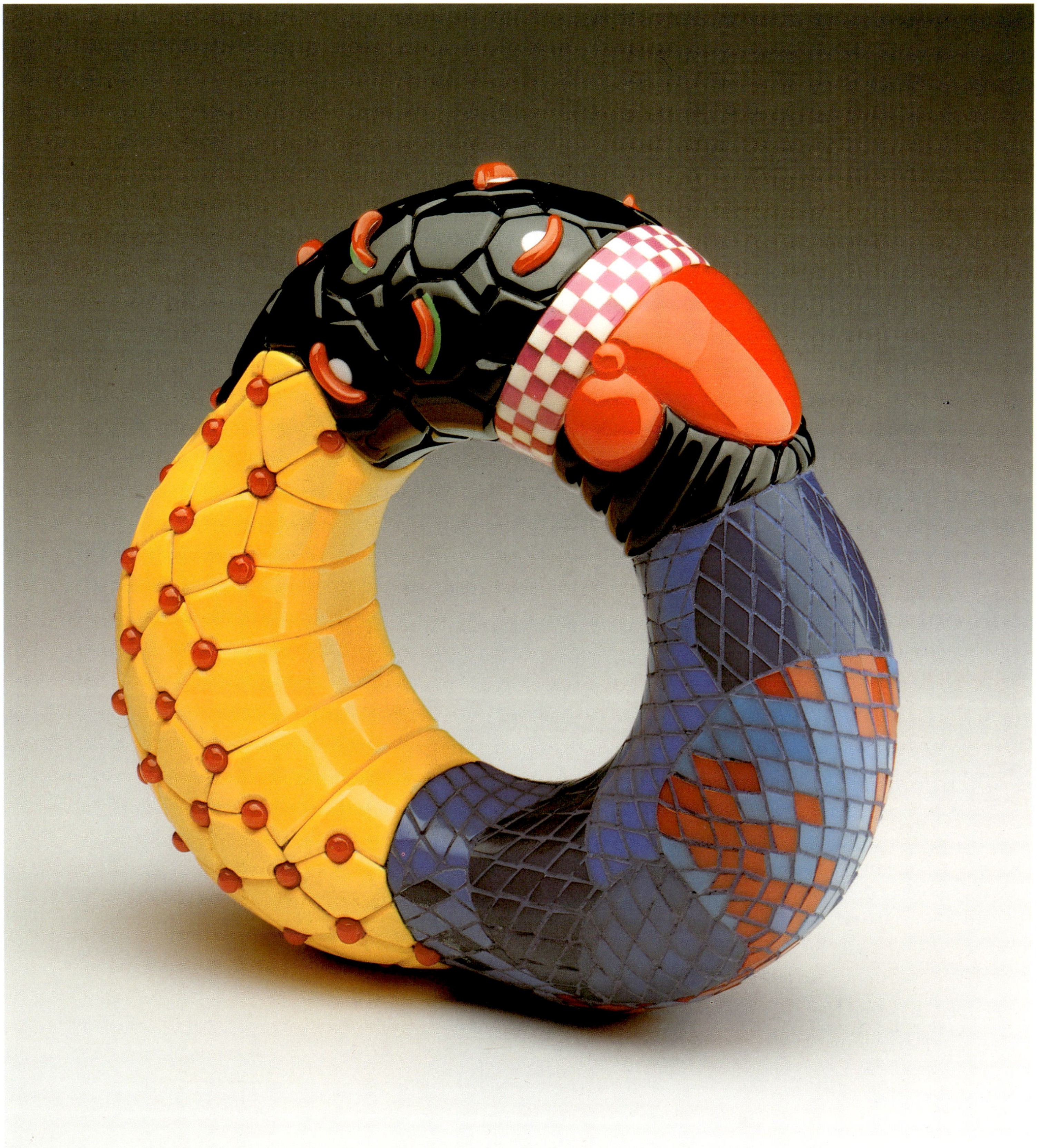

Armreif, 1987
größter ∅ 15,5 cm
verschiedene Kunststoffe

Georg Dobler

Berlin
geboren 1952 in Bayreuth, Bundesrepublik Deutschland

Ausbildung an der Goldschmiedeschule Pforzheim

Seit 1982 Einzelausstellungen in Amsterdam, Wien, Herzogenbusch, Philadelphia, Krefeld, Köln, Lugano, Berlin, Riihimäki/Finnland, München, Barcelona und Madrid

Seit 1982 Beteiligung an Ausstellungen in der Bundesrepublik Deutschland, Großbritannien, den Niederlanden, Japan, Finnland, den USA, Neuseeland, Schweden, Belgien, Kanada, Dänemark, Spanien, Österreich, in der Schweiz und Australien

Ausgezeichnet mit Preisen der Wettbewerbe ›Das schönste Perljuwel‹ und ›Diamanten Heute‹ 1974, zwei Goldmedaillen im ›Benvenuto Cellini‹-Wettbewerb 1975 und 1980, Preis des Landes Berlin 1984

Arbeiten in Museen in Amsterdam, Berlin, Jerusalem, Kyoto, Pforzheim, Wien, Helsinki, München, Trondheim, Kopenhagen, in der Sammlung Knapp New York und beim Institut für Auslandsbeziehungen Stuttgart

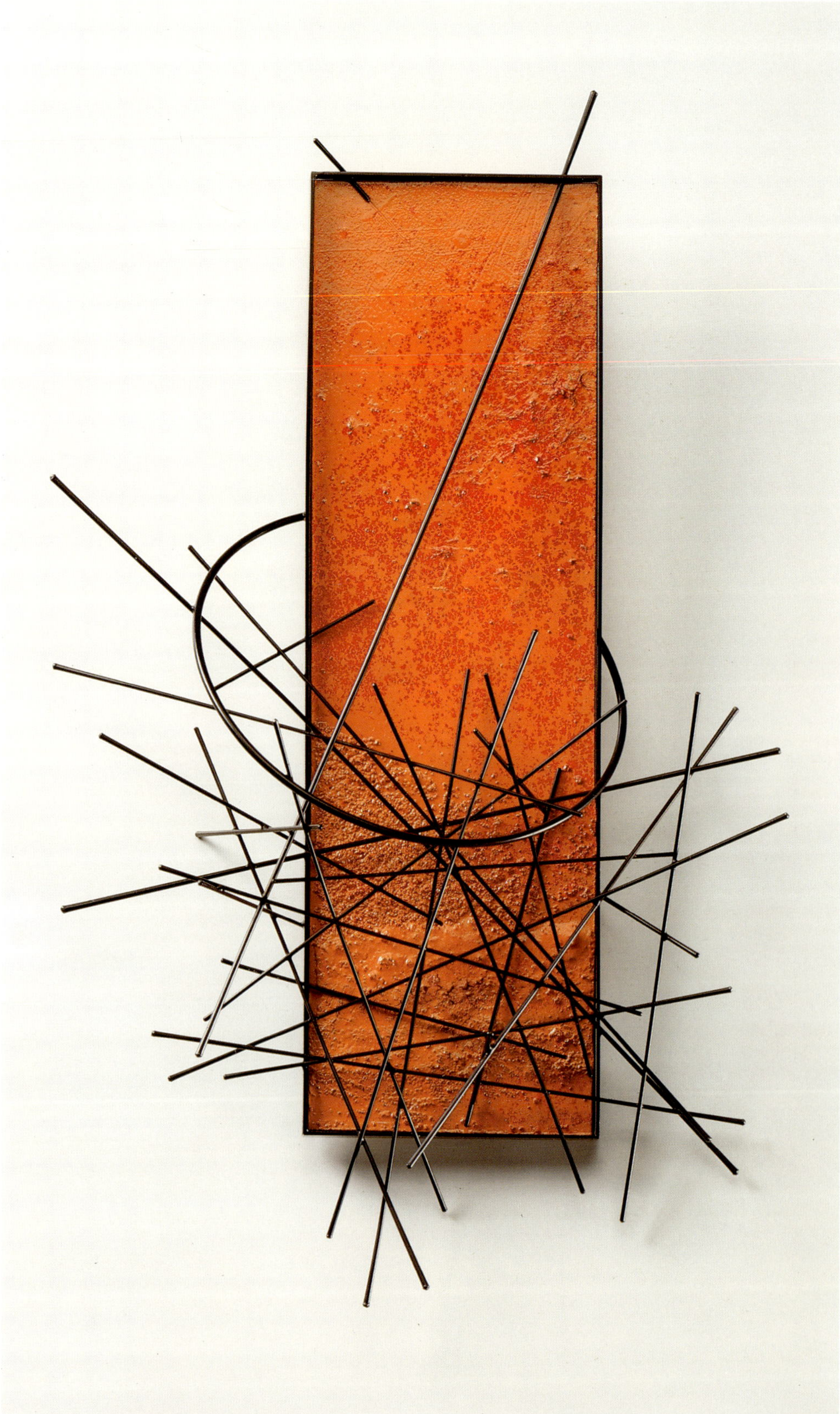

Ansteckschmuck, 1989
18 × 11 cm
Edelstahl, Neusilber, Papier, Chrom, Acryllack

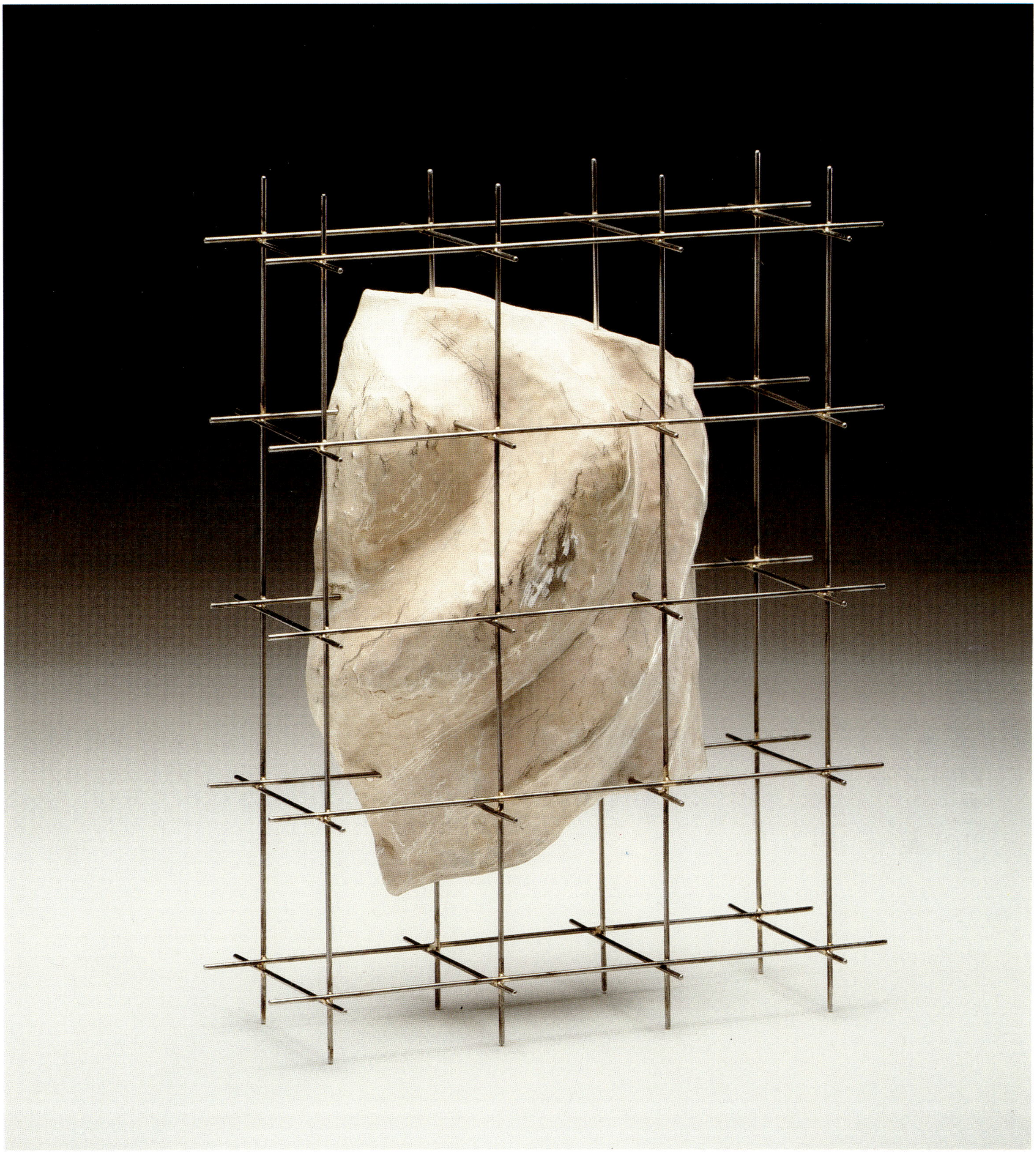

Ansteckschmuck, 1988
12×9 cm
Edelstahl, Silber

Martina Döbereiner

Pforzheim, Bundesrepublik Deutschland
geboren 1961 in Regensburg

Studium an der Fachhochschule für Gestaltung Pforzheim

Seit 1986 Beteiligung an Ausstellungen in der Tschechoslowakei, der Bundesrepublik Deutschland, Italien und in der Schweiz

Ausgezeichnet mit dem Jugendförderpreis des Friedrich-Wilhelm-Müller-Wettbewerbs ›Amulett und Talisman‹ Schwäbisch Gmünd 1988

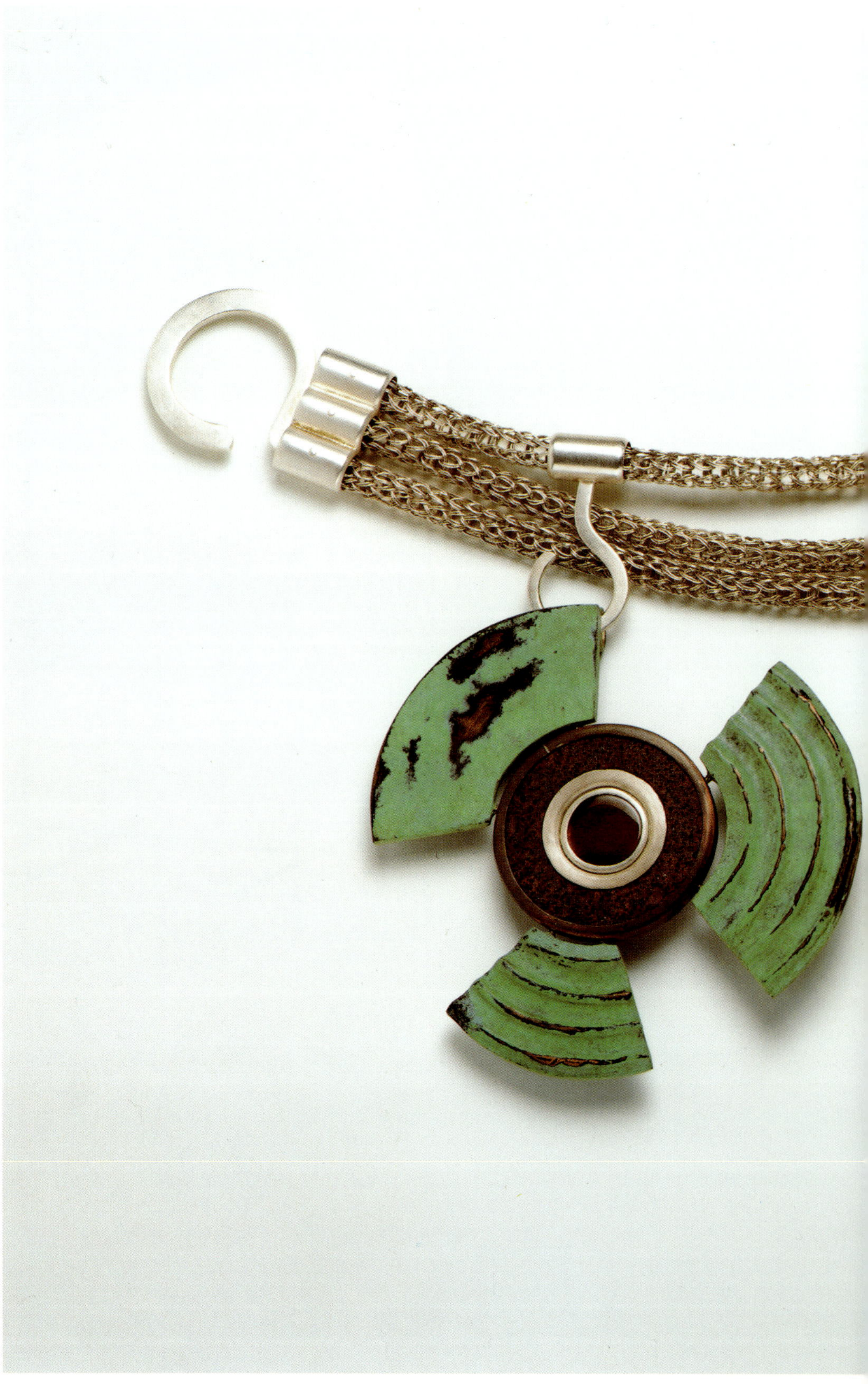

Körperschmuck/Charivari, 1988
Anhänger ca. 10 cm
Kupfer, Silber, Bergkristall, Rauchquarz, Eisen, Koralle, Achat

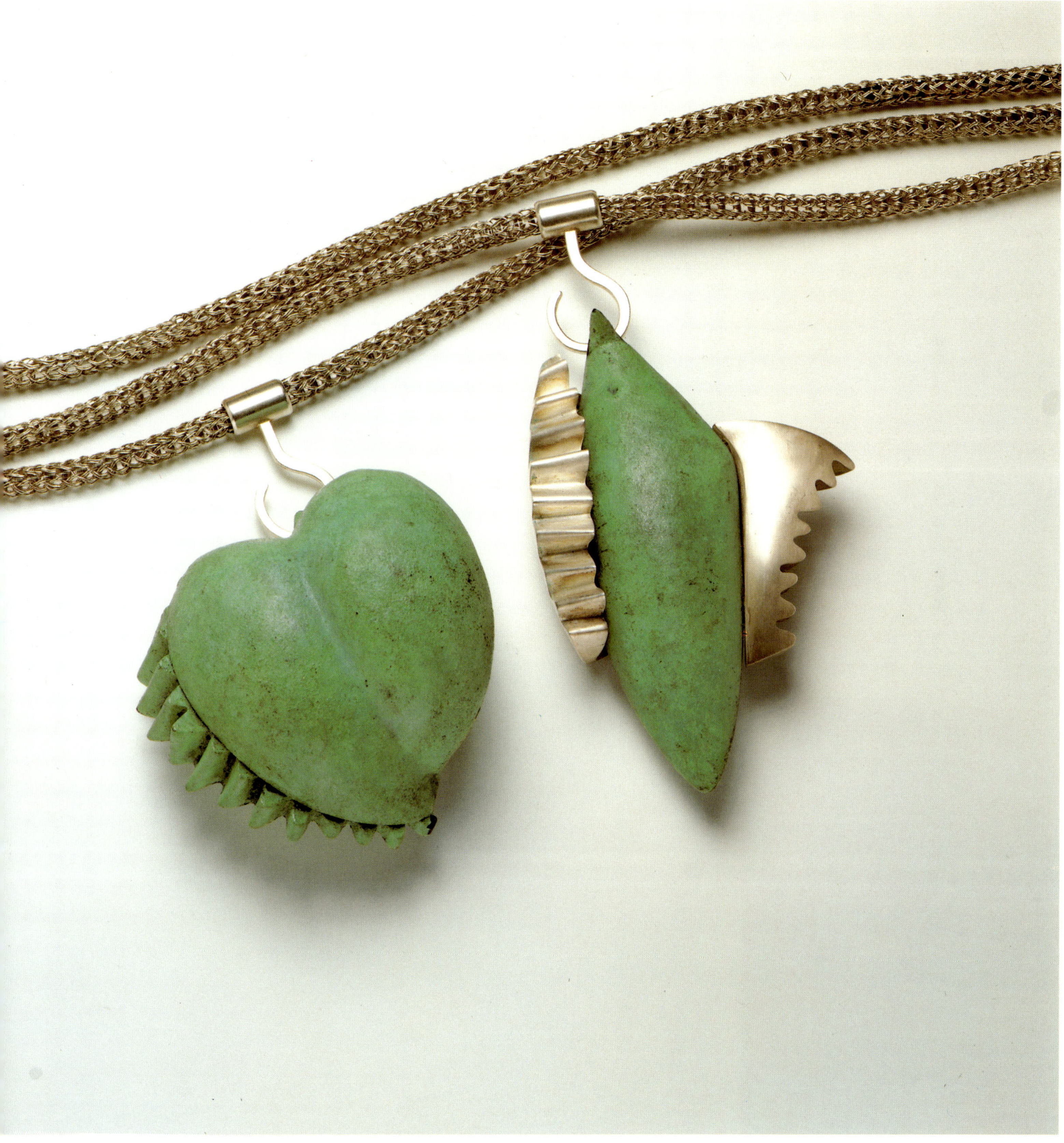

Xavier Domenech Frutos

Barcelona, Spanien
geboren 1960 in Barcelona

Studium an der Escola Massana Barcelona

Einzelausstellung in Barcelona 1987

Seit 1988 Beteiligung an Ausstellungen in der Bundesrepublik Deutschland, Spanien, der Schweiz und in den Niederlanden

Ausgezeichnet mit dem Premio Massana de Joieria Barcelona 1989

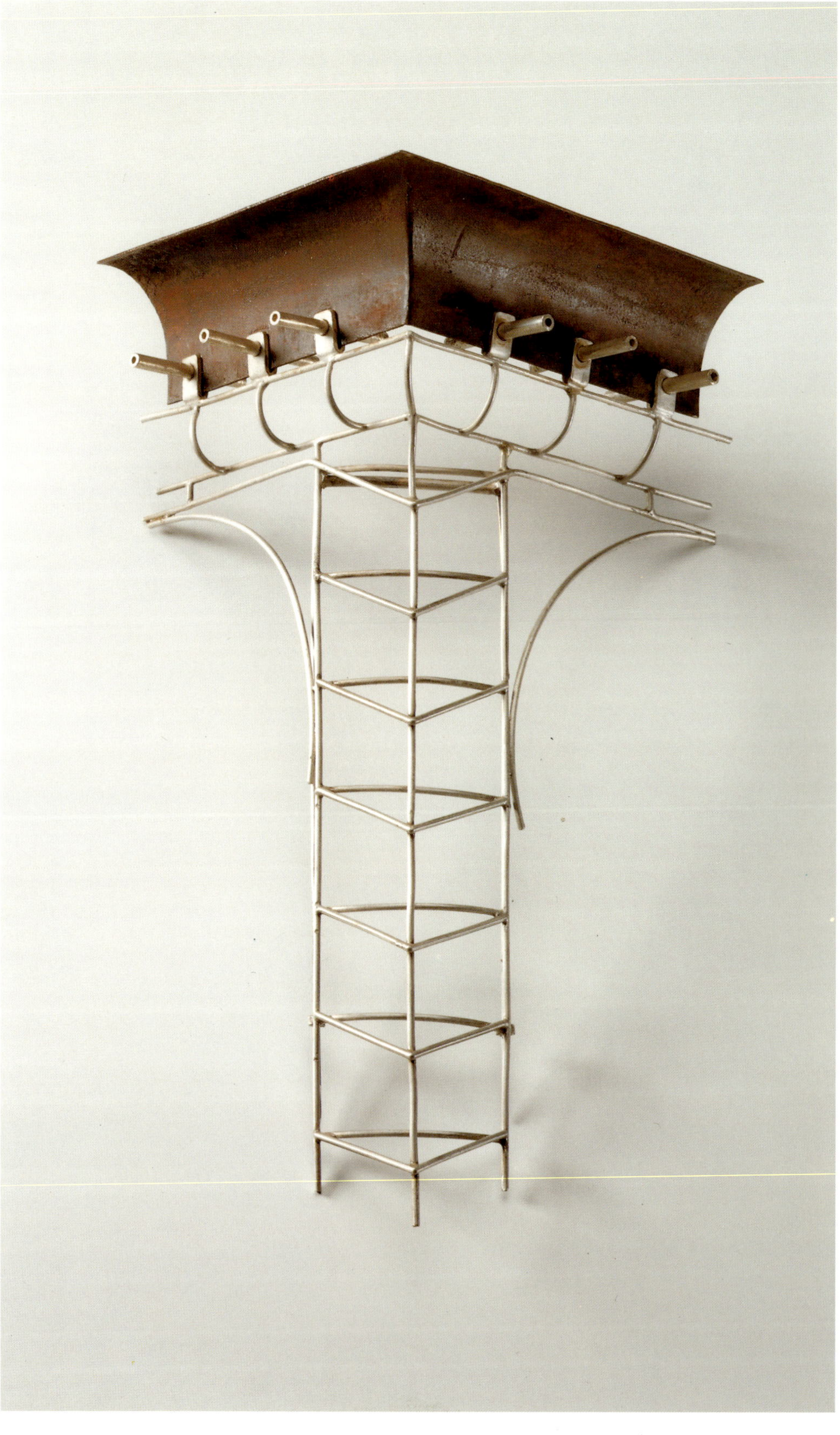

Schmuck für den Arm ›Corner‹, 1988
16×9 cm
Eisen, Silber

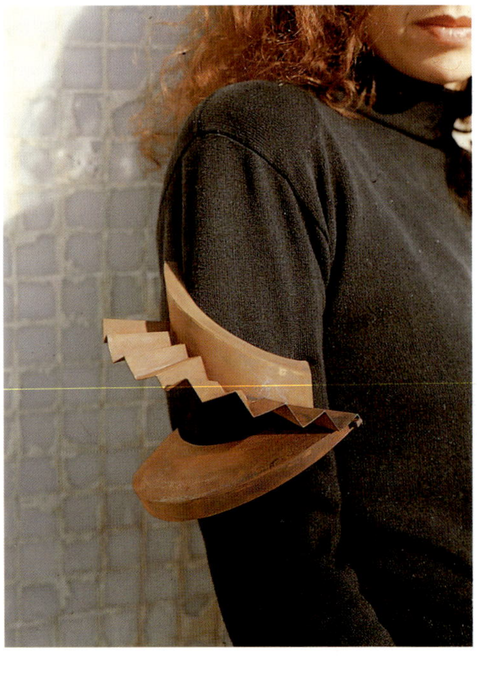

Schmuck für den Arm ›Winding Stair‹, 1989
16 × 12,5 cm
Eisen

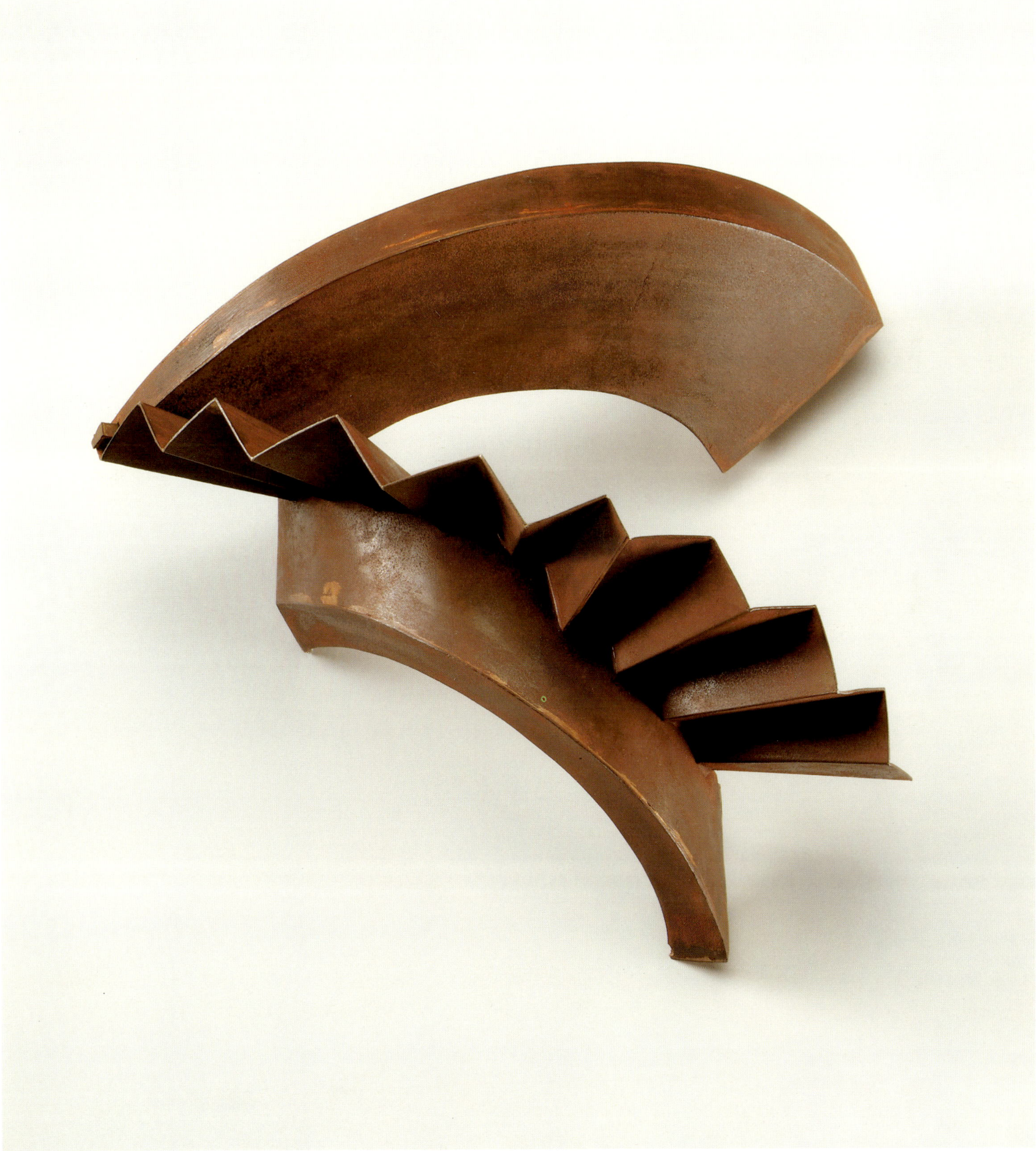

Beatrix Donaubauer

Lucolena, Italien
geboren 1953 in München, Bundesrepublik Deutschland

Studium an der Staatlichen Zeichenakademie Hanau

Seit 1986 Beteiligung an Ausstellungen in der Bundesrepublik Deutschland und in Belgien

Ausgezeichnet mit drei Stipendien der Danner-Stiftung München und mit dem Bayerischen Staatspreis 1989

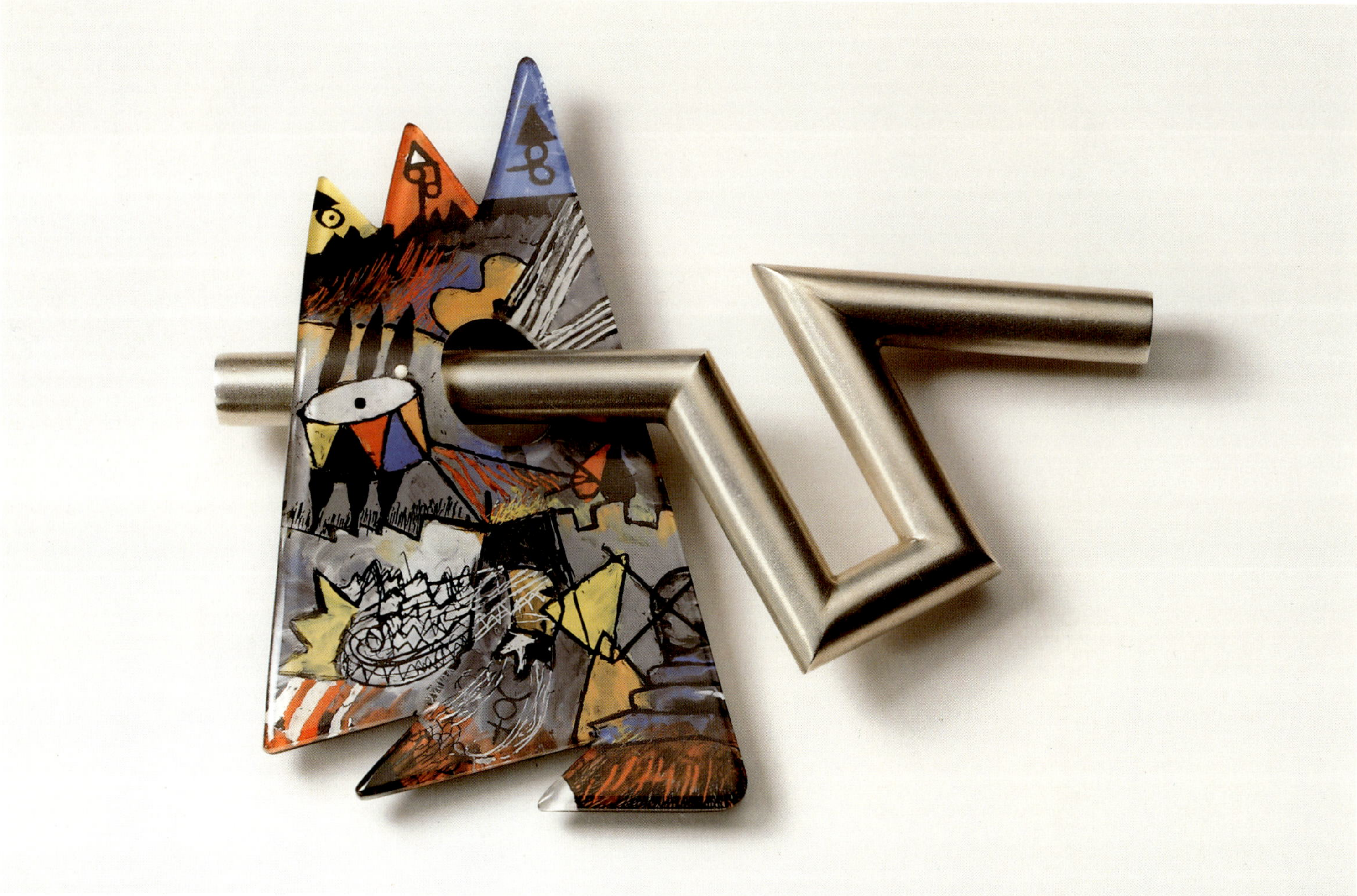

Brosche ›La Musica‹, 1988
10 × 12 cm
Plexiglas bemalt, Silber

Brosche ›La Tempesta‹, 1989
14 × 11 cm
Plexiglas bemalt, Silber

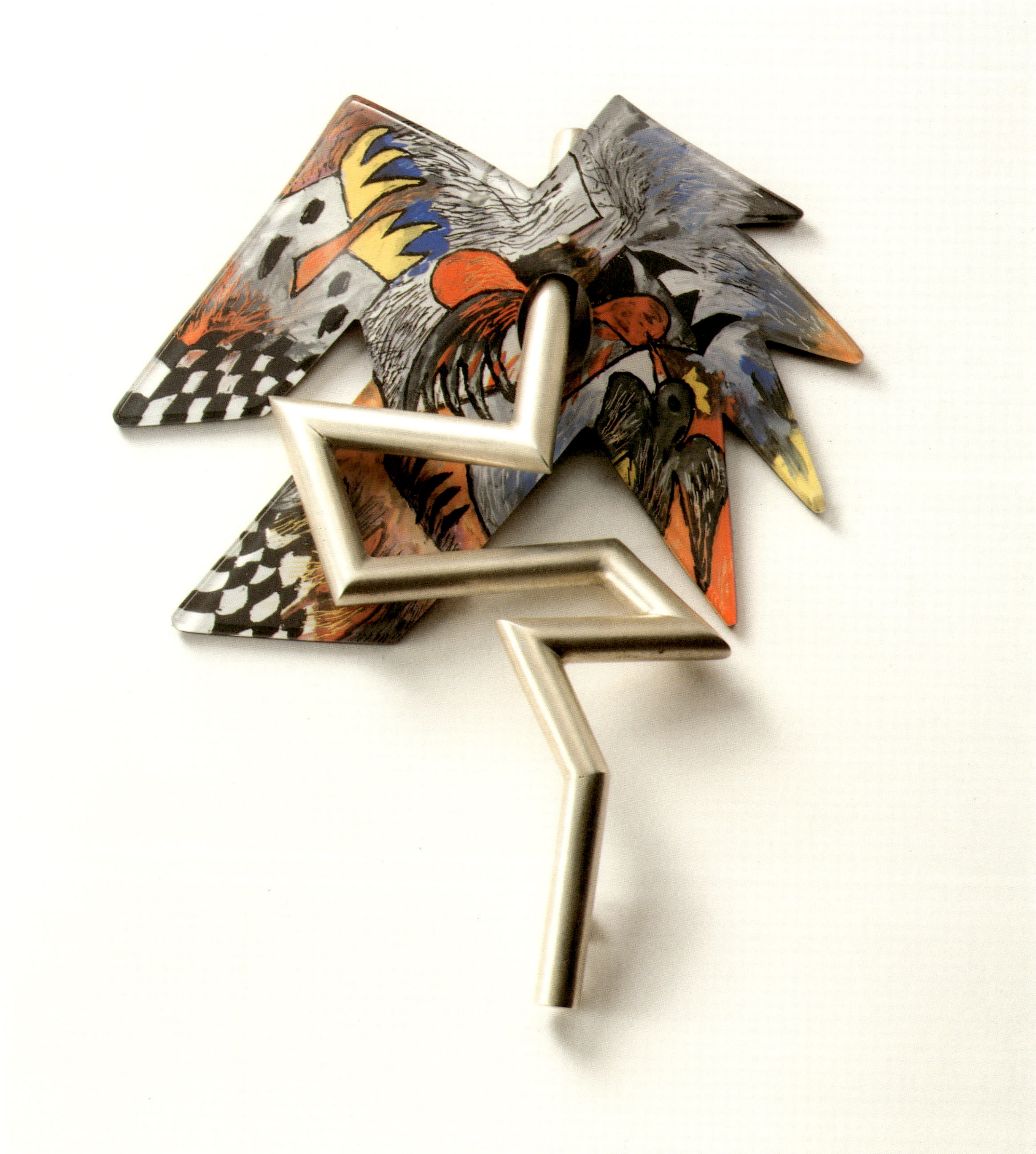

Robert William Ebendorf

New Paltz/N.Y., USA
geboren 1938 in Topeka/Kansas

Professor of Art an der State University of New York in New Paltz/N.Y.

Studium an der Stetson University, De Land/Florida und an der University of Georgia, Athens/Georgia

Seit 1965 Einzelausstellungen in New York, Birmingham/Michigan, Grand Forks/North Dakota und New Paltz/N.Y.

Seit 1965 Beteiligung an Ausstellungen in den USA, Kanada, in der Bundesrepublik Deutschland, Österreich, Japan, Großbritannien, Norwegen und Italien

Ausgezeichnet mit Preisen und Stipendien in Norwegen und den USA

Arbeiten in Museen in New York, Washington, Chikago, Charlotte/North Carolina, Cleveland/Ohio, St. Paul, Melbourne, Seoul, London, Oslo, Pforzheim und Trondheim sowie in Universitäts- und Privatsammlungen

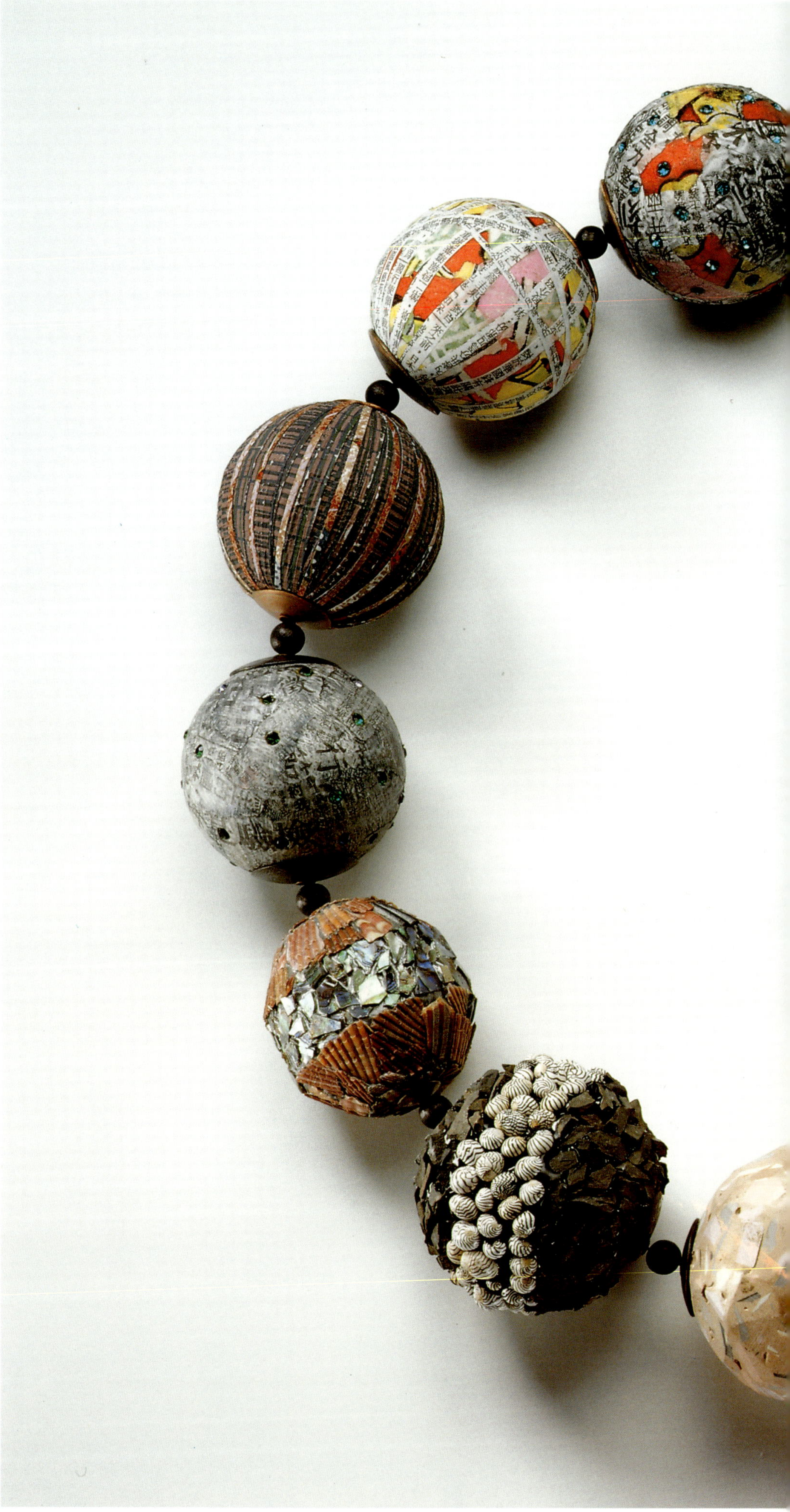

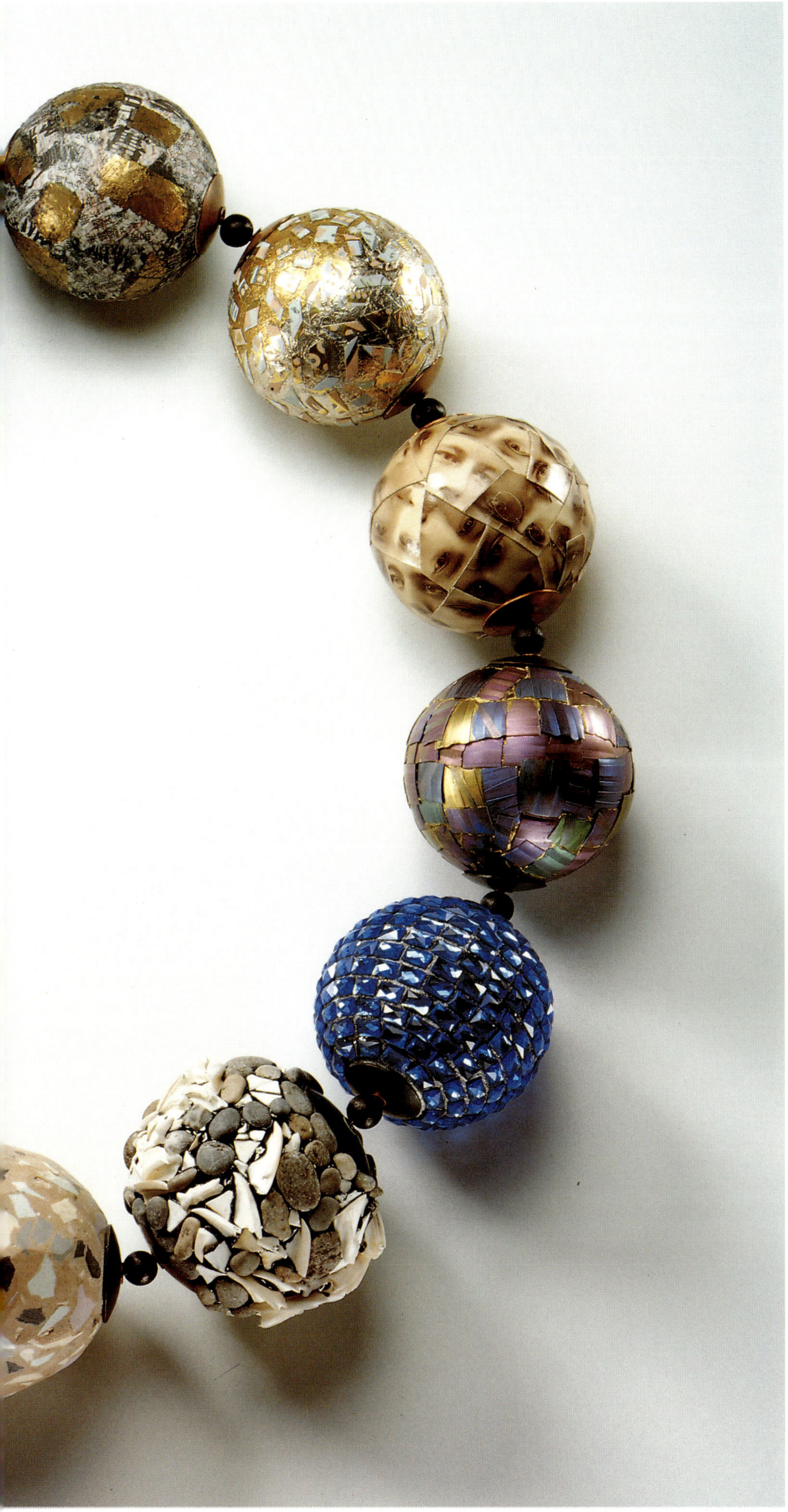

Kette, 1988
∅ der Kugeln 5 bis 7 cm
Kupfer, Papier, Glas, Steine, Muscheln u. a.

Gry Eide

Oslo, Norwegen
geboren 1956 in Bergen

Studium am National College of Art, Craft and Design Oslo

Einzelausstellung in Amsterdam 1989

Seit 1985 Beteiligung an Ausstellungen in Norwegen, den USA, Frankreich, Schweden, in den Niederlanden, Japan und Großbritannien

Ausgezeichnet mit einem norwegischen Künstler-Reisestipendium 1987 und dem 1. Preis im Tique Design Wettbewerb Norwegen 1984

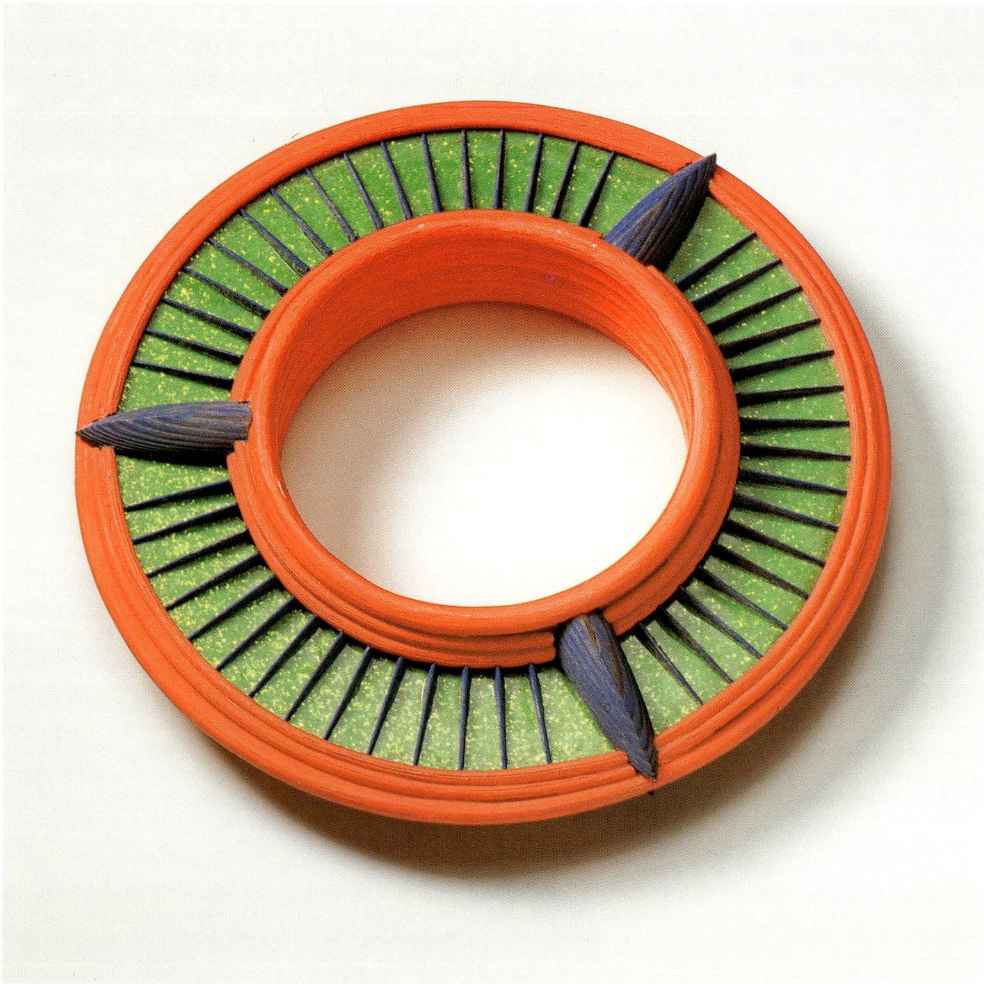

Armreif ›Merz‹, 1987
∅ 13,5 cm
Zuckerrohr, Holz, Kunststoff, Farbe

Armreif ›Decorated flower‹, 1989
∅ 16 cm
Zuckerrohr, Holz, Kunststoff, Farbe

Armreif ›Urban fruit‹, 1988
∅ 15 cm
Zuckerrohr, Holz, Kunststoff, Farbe

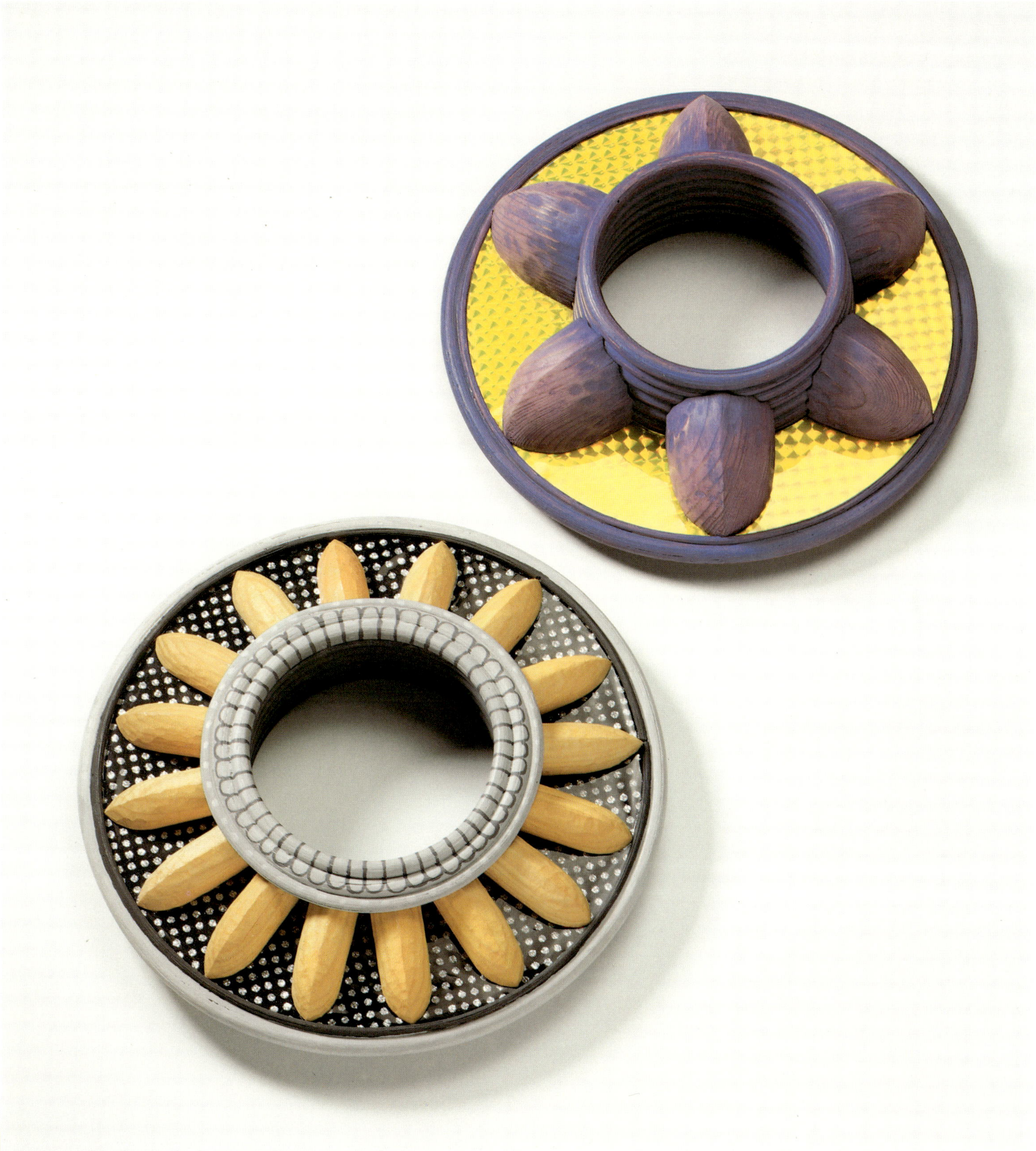

Eva Eisler

Jamaica Estates/N.Y., USA
geboren 1952

Design- und Architekturstudium in Prag und an der Parsons School of Design New York

Seit 1987 Einzelausstellungen in Los Angeles, New York und Chikago

Seit 1985 Beteiligung an Ausstellungen in den USA und in der Bundesrepublik Deutschland

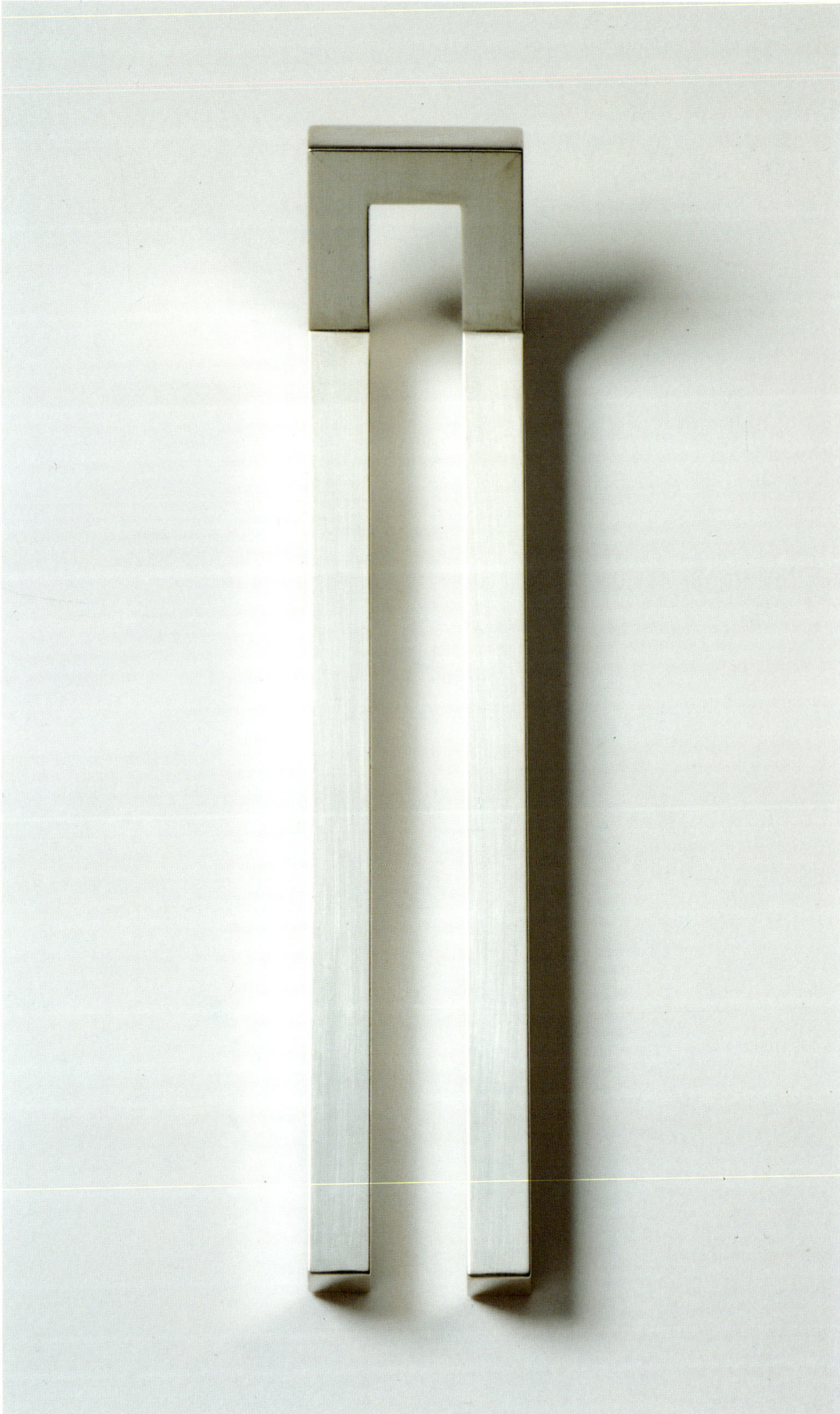

Brosche, 1989
11,5×2 cm
Silber

Brosche, 1989
17×2 cm
Silber

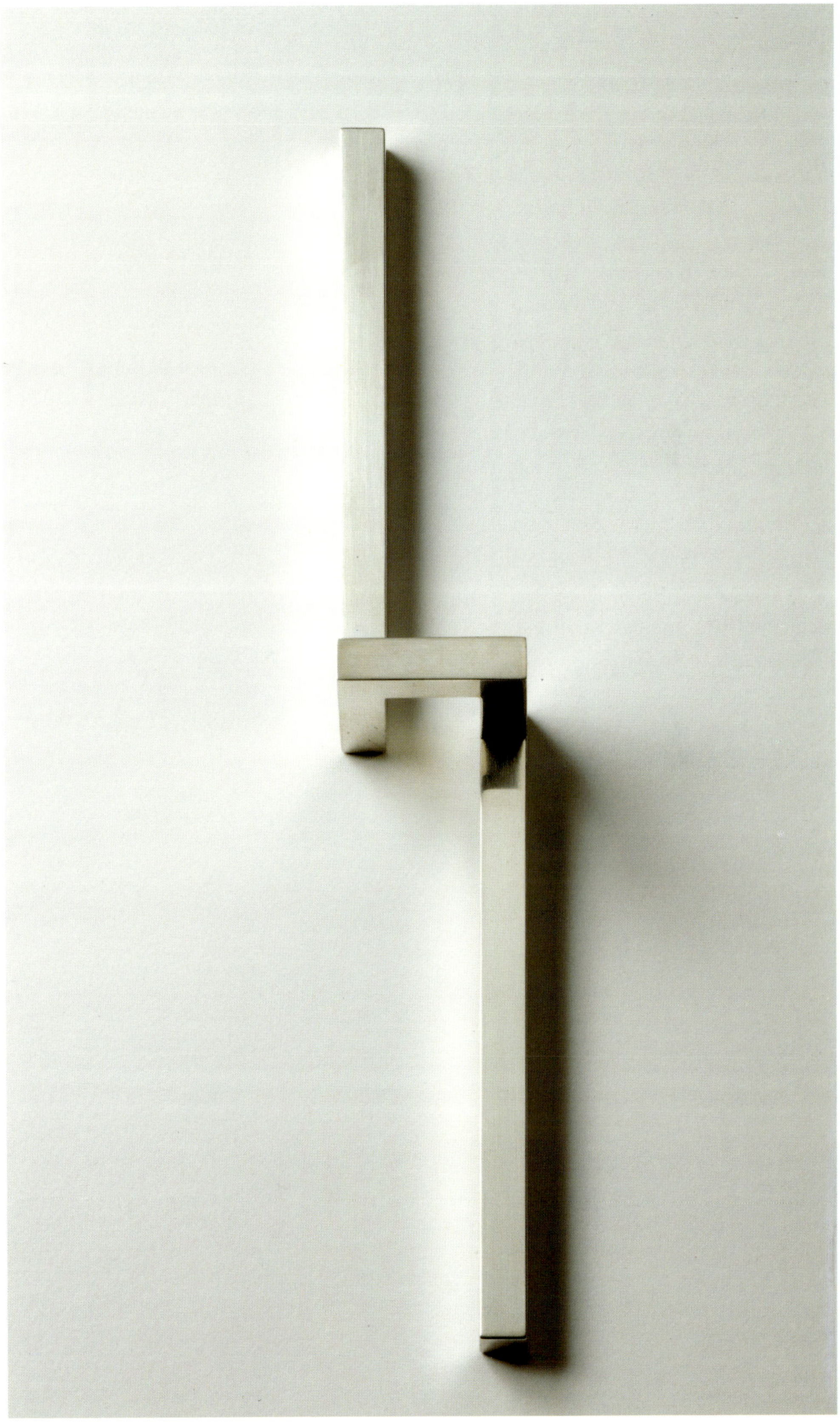

Susan R. Ewing

Oxford/Ohio, USA
geboren 1955 in Lawrenceville/Illinois

Professorin an der Miami University, Oxford/Ohio

Studium am Stephens College, Columbia/Missouri und an der Indiana University, Bloomington/Indiana

Seit 1985 Einzelausstellungen in Murfreesboro/Tennessee, Dayton/Ohio, Clarion/Pennsylvania und Kopenhagen

Seit 1980 Beteiligung an Ausstellungen in den USA, in der Bundesrepublik Deutschland und in Großbritannien

Mehrere Auszeichnungen, Stipendien und Preise in den USA

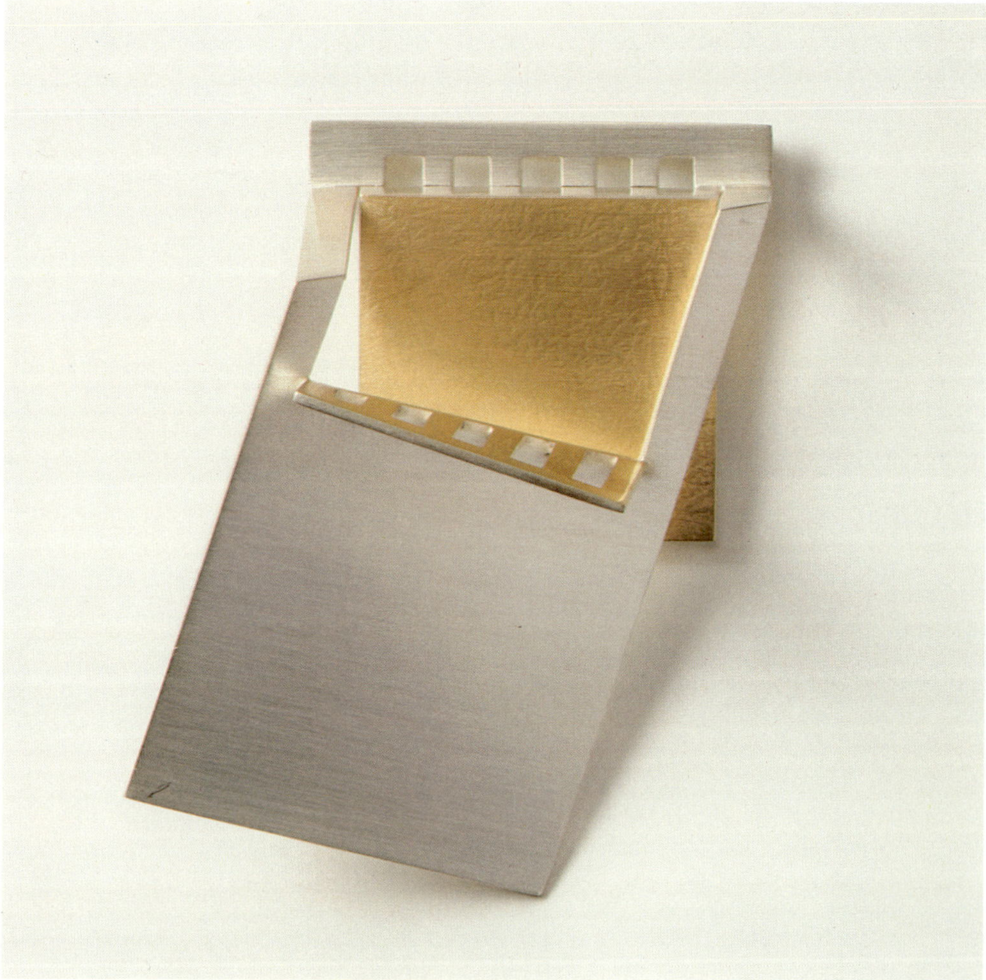

Brosche ›Broken Wall‹, 1988
6×4 cm
Silber, zum Teil vergoldet

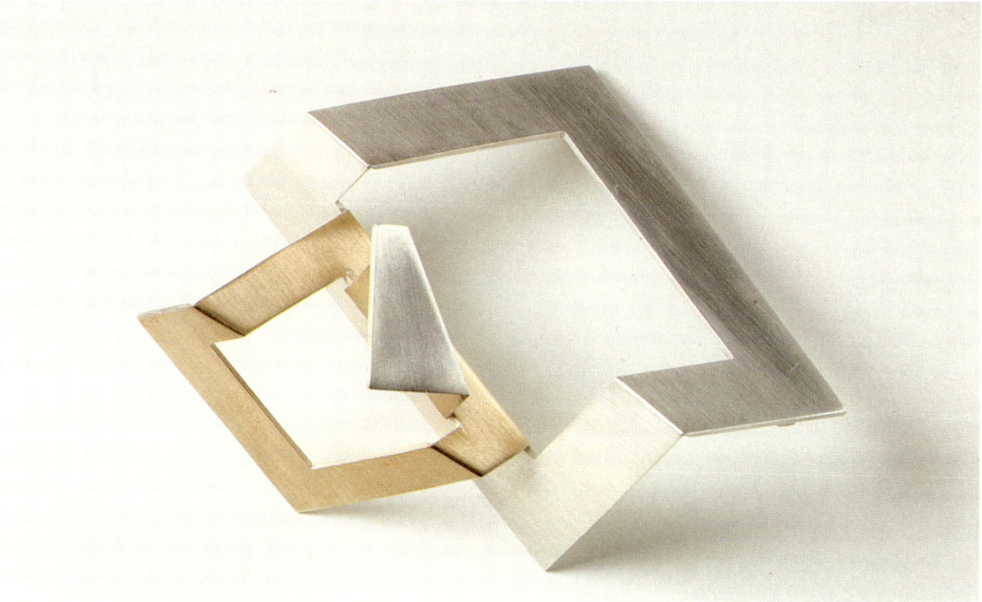

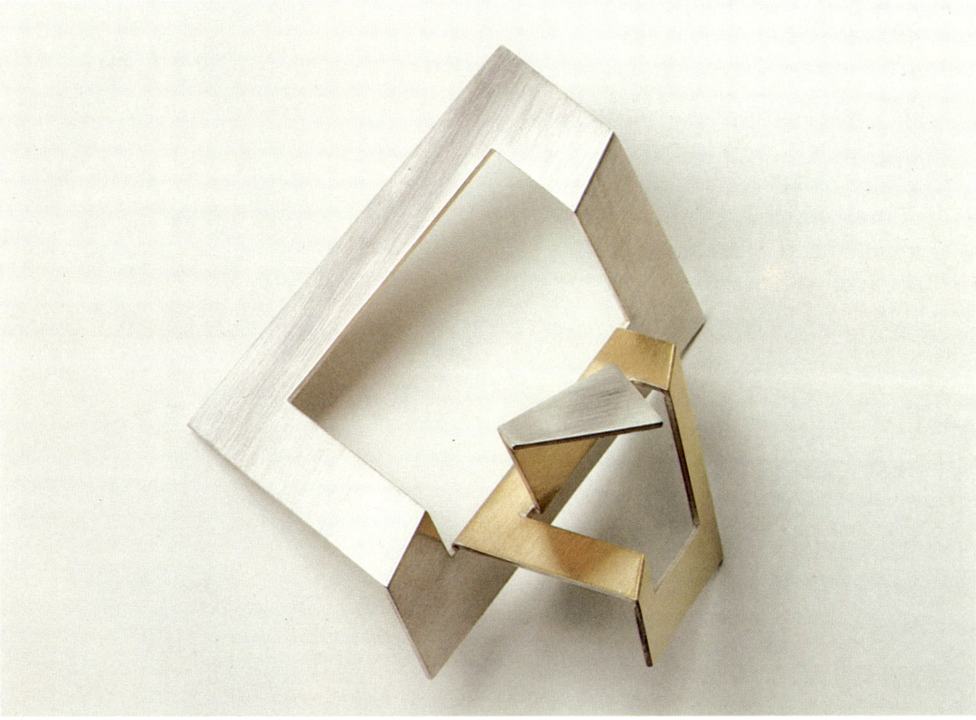

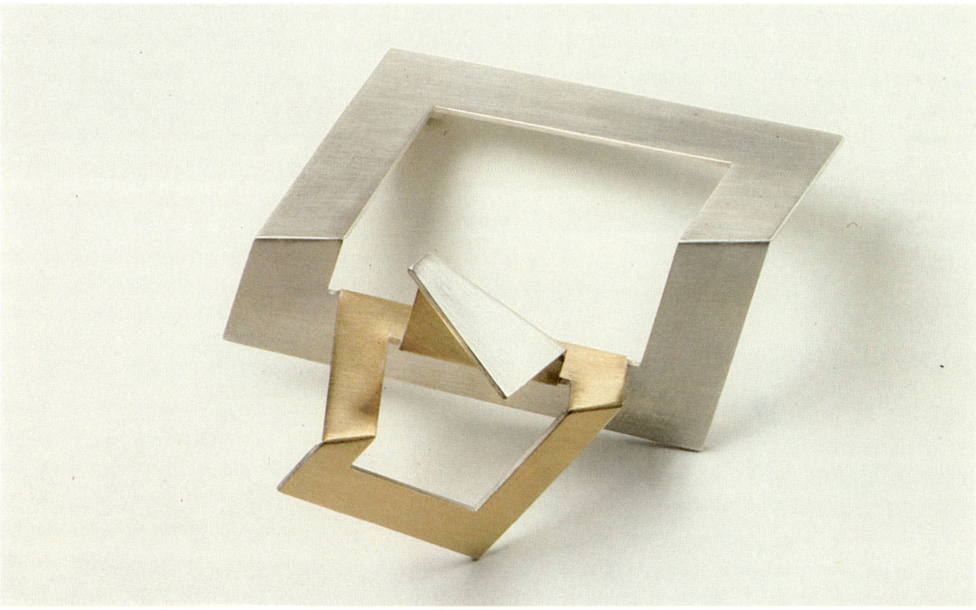

drei Ansichten der Brosche ›Broken Window – Opening‹, 1987
5,5×5 cm
Silber, zum Teil vergoldet

Uta Feiler

Erfurt, Deutsche Demokratische Republik
geboren 1941 in Erfurt

Studium an der Fachschule für angewandte Kunst Heiligendamm und an der Hochschule für Industrielle Formgestaltung Halle-Burg Giebichenstein

Seit 1978 Einzelausstellungen in Berlin, Rostock, Suhl, Halle, Greifswald, Cottbus, Dresden, Weimar und Erfurt

Seit 1971 Beteiligung an Ausstellungen in der Tschechoslowakei, in der Deutschen Demokratischen Republik, in der Bundesrepublik Deutschland, in Großbritannien, Frankreich, Österreich und Spanien

Ausgezeichnet mit einer Silbermedaille (1977) und einer Goldmedaille (1987) der internationalen Bijouterieausstellung Jablonec, auf der Leipziger Herbstmesse für ›Gutes Design‹ 1985 und mit einem Preis der Emailbiennale Limoges 1986

Arbeiten in verschiedenen Museen in der Deutschen Demokratischen Republik

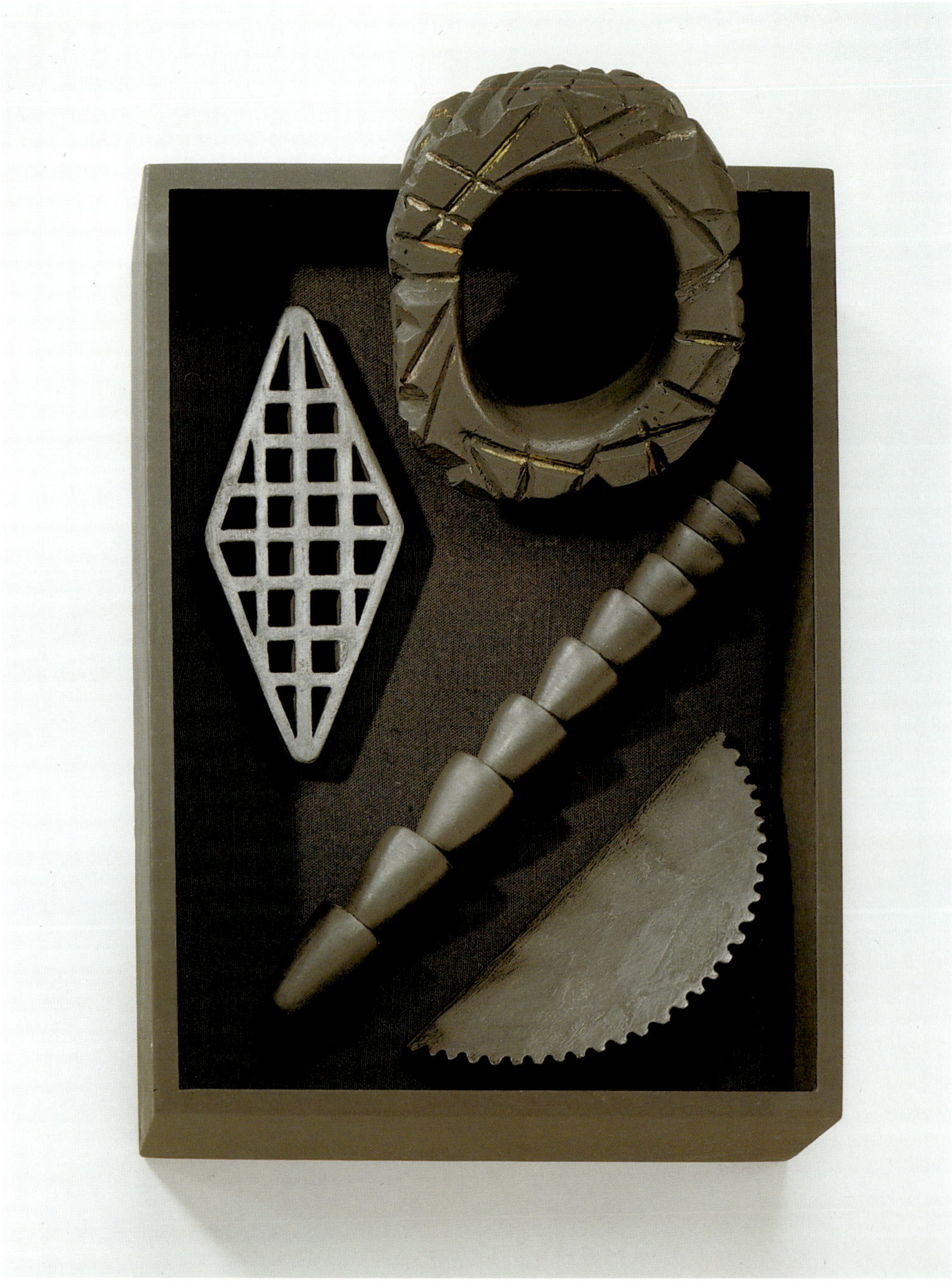

Holzkasten mit vier Schmuckstücken, 1986
Maße des Kastens 28×20 cm
Schmuckstücke aus Ekazell-Kunststoff, schwarz und z. T. farbig bemalt

Holzkasten mit drei Schmuckstücken, 1986/87
Maße des Kastens 28×20 cm
Schmuckstücke aus Ekazell-Kunststoff, schwarz und rot bemalt

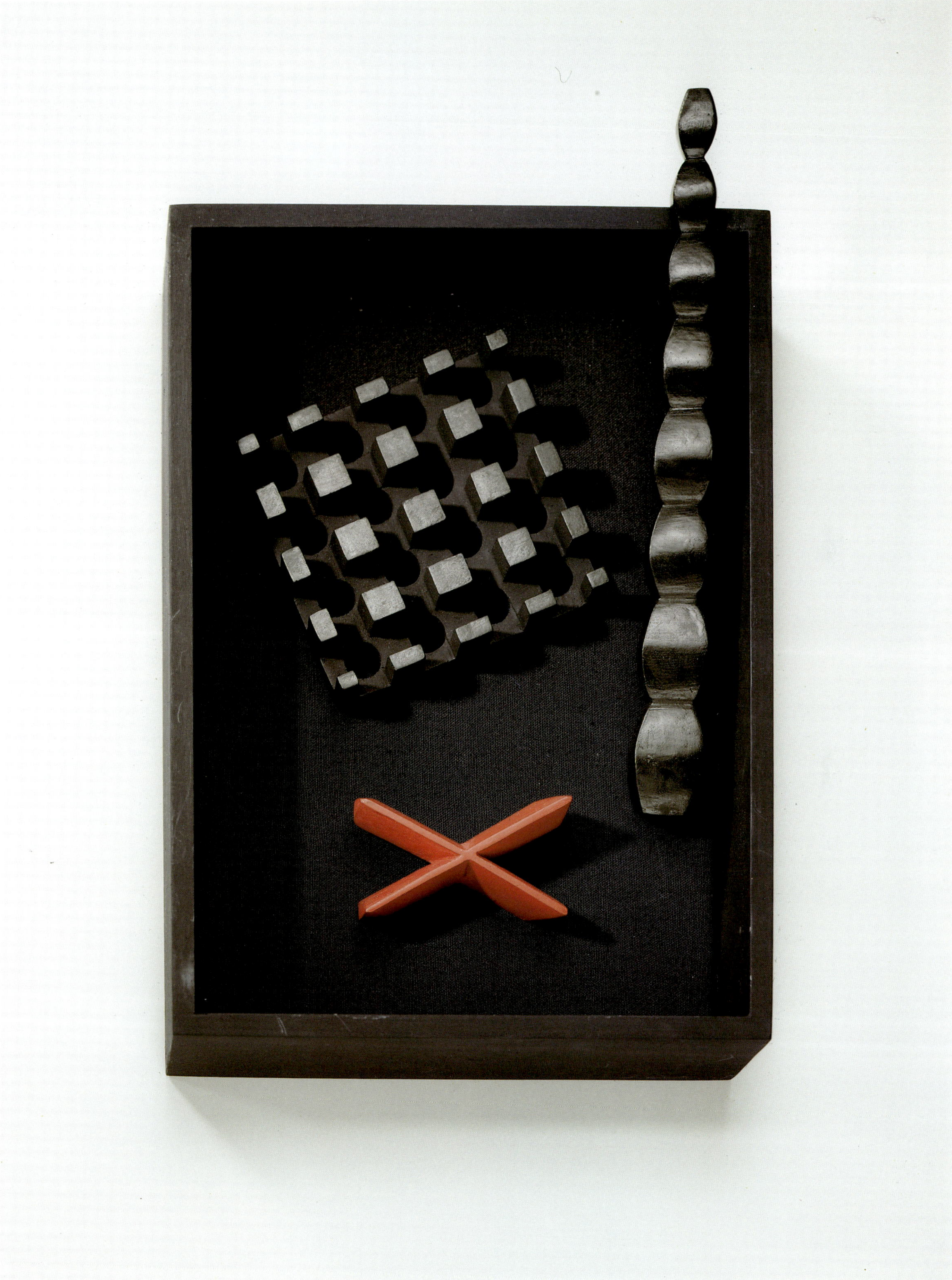

Tone Fink

Wien, Österreich
geboren 1944 in Schwarzenberg/
Vorarlberg

Malerei- und Grafikstudium an der
Akademie der bildenden Künste Wien

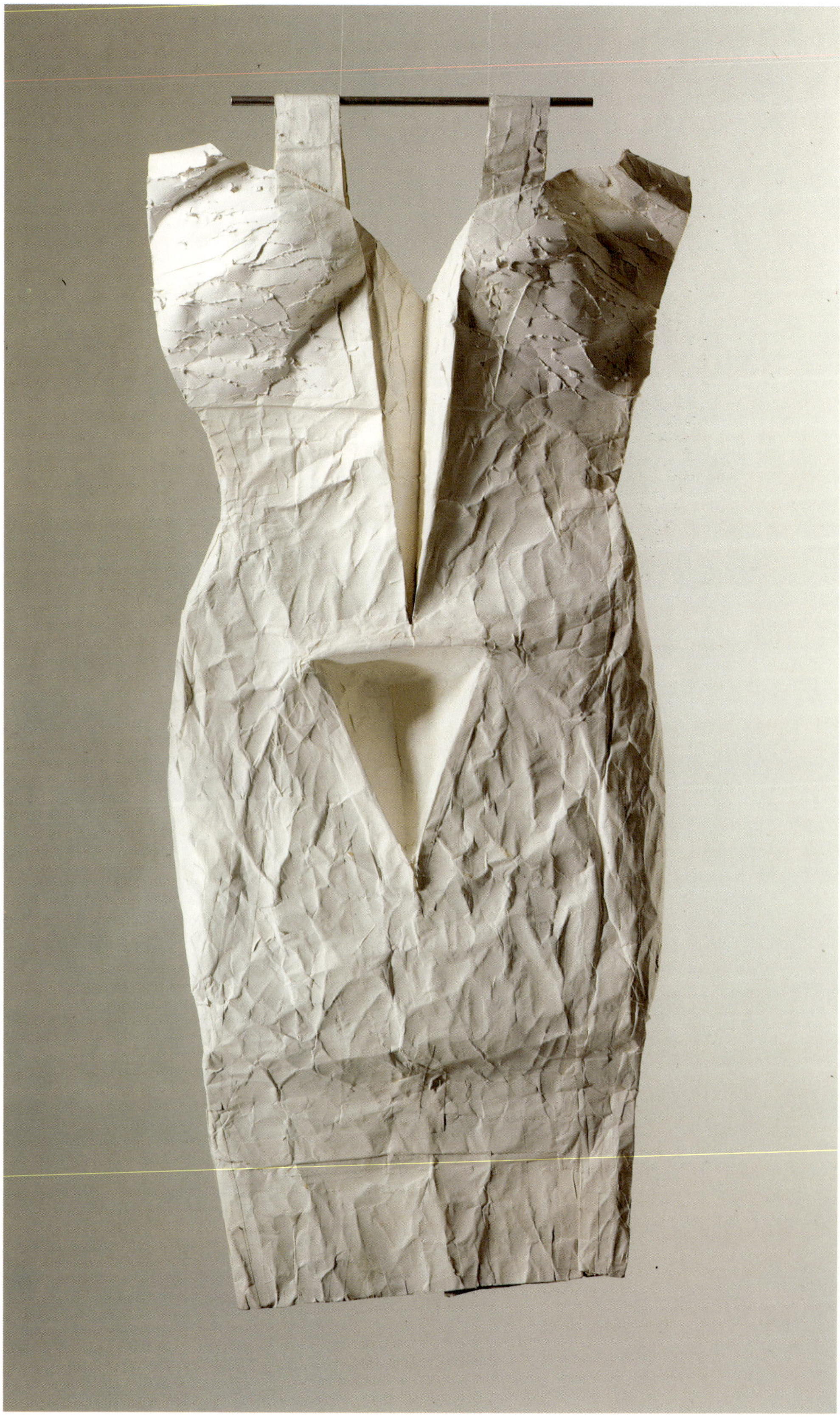

›Schampfeilgewand‹, 1987
153×71 cm
Papier, Klebestreifen

rechte Seite

›Achselzuckgewand‹, 1987
160×95 cm
Papier, Klebestreifen

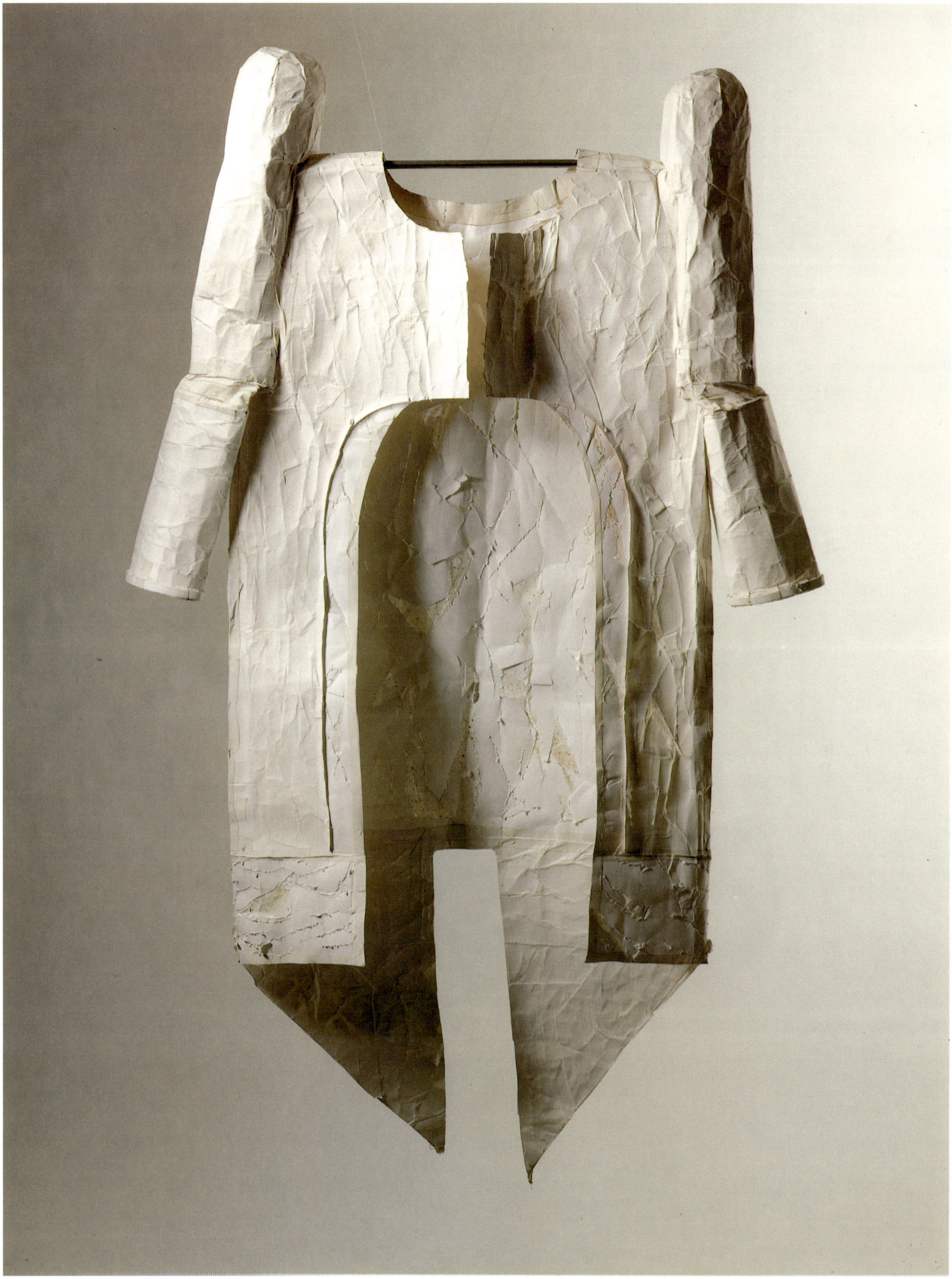

Steven Fong

Burnaby/B.C., Kanada
geboren 1959

Studium am Langara College, am British Columbia Institute of Technology, an der University of British Columbia, an der Fachhochschule für Gestaltung Pforzheim und am Nova Scotia College of Art and Design Halifax

Seit 1986 Beteiligung an Ausstellungen in Kanada und in der Tschechoslowakei

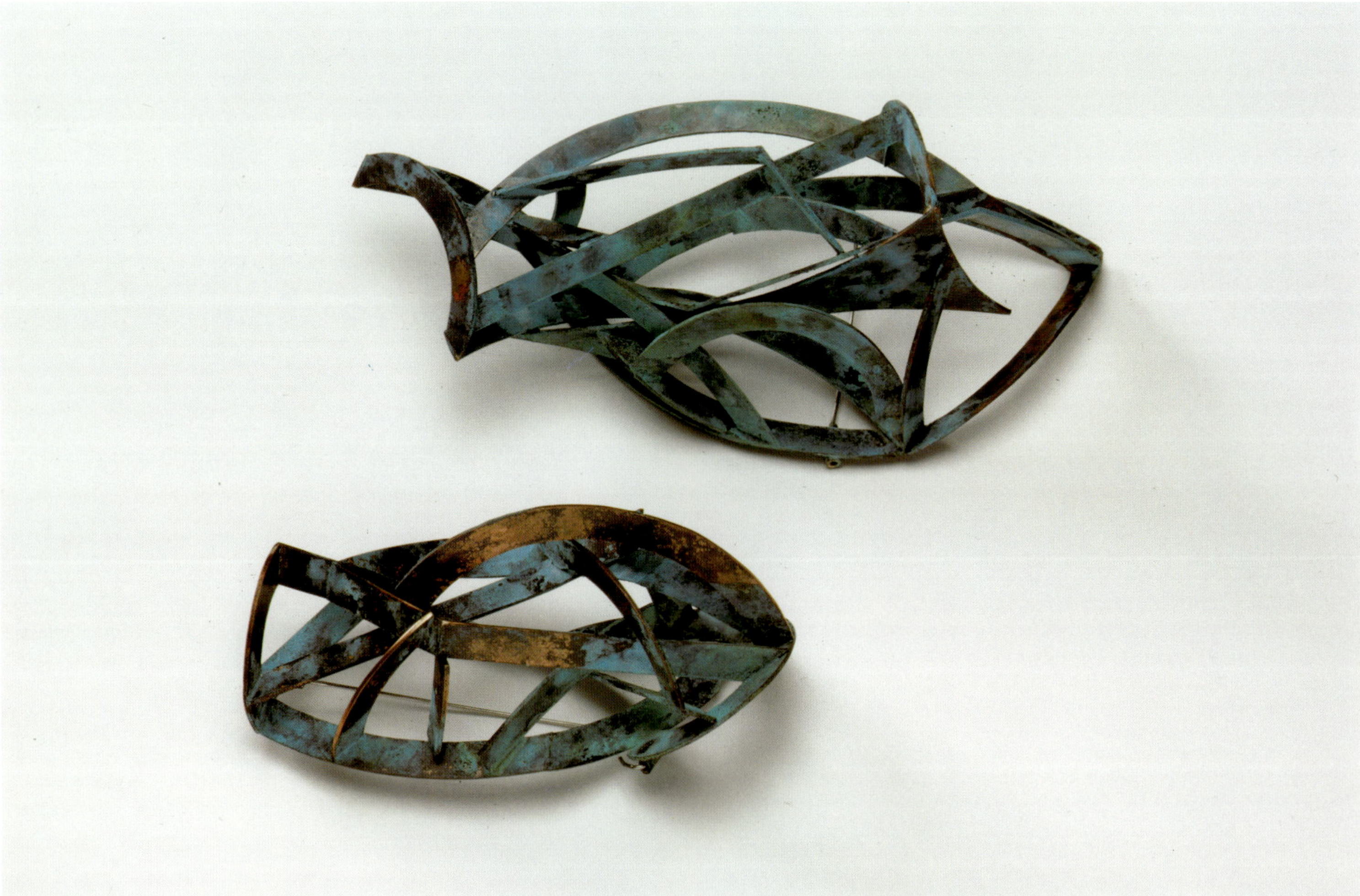

oben:
Brosche ›Suspended Partial Devider‹, 1989
11×5,5 cm
Kupfer patiniert

unten:
Brosche ›Leaning one Side‹, 1988
8×4 cm
Kupfer patiniert

Schulterschmuck ›Inside/Outside‹, 1989
16×6 cm
Kupfer patiniert

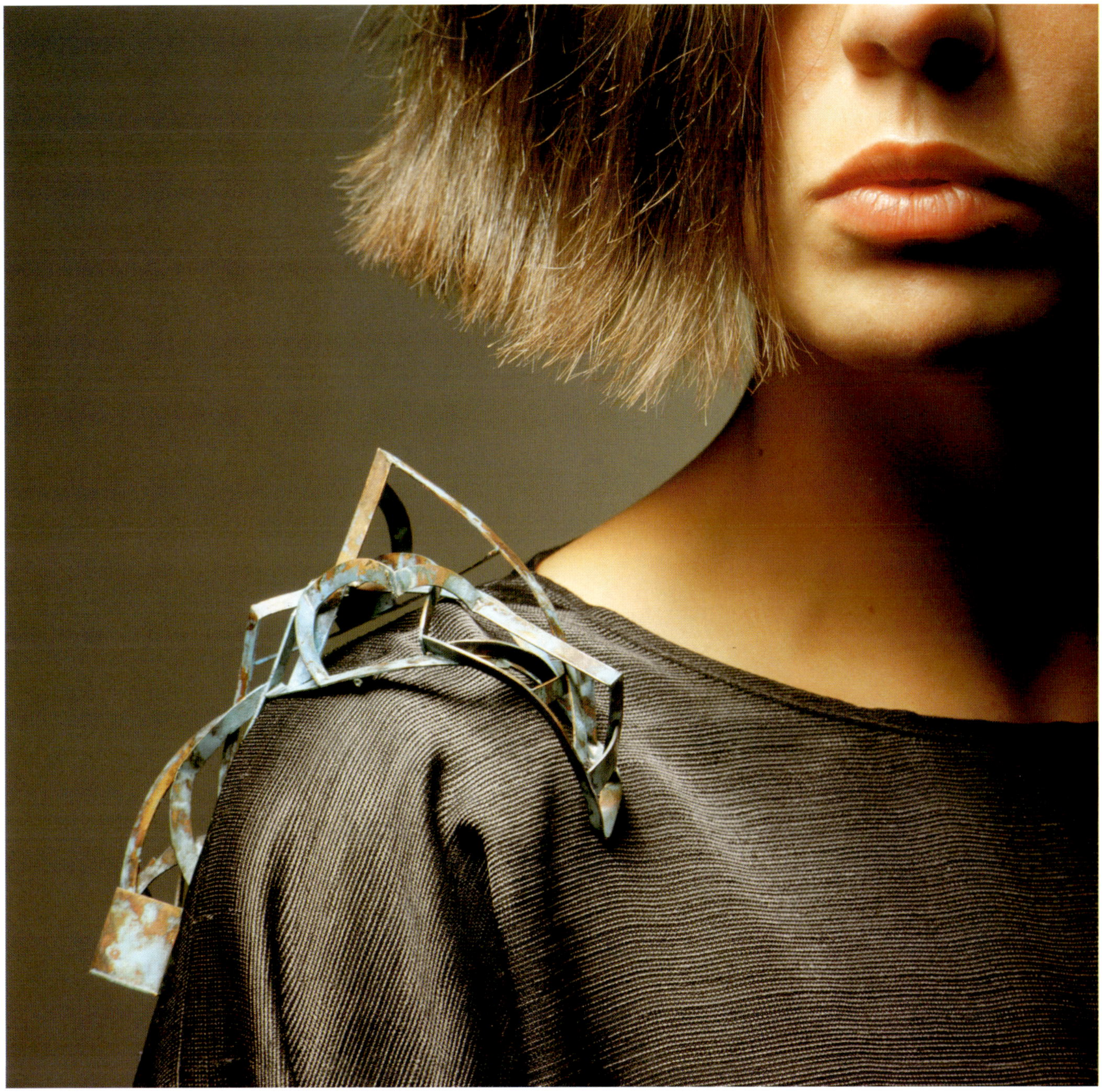

Maiane Fradera Ametller

Mataró/Barcelona, Spanien
geboren 1961 in Mataró

Studium an der Escola Massana Barcelona

Seit 1985 Beteiligung an Ausstellungen in Spanien, in der Bundesrepublik Deutschland, in den Niederlanden und in der Schweiz

Ausgezeichnet mit Preisen der Escola Massana Barcelona

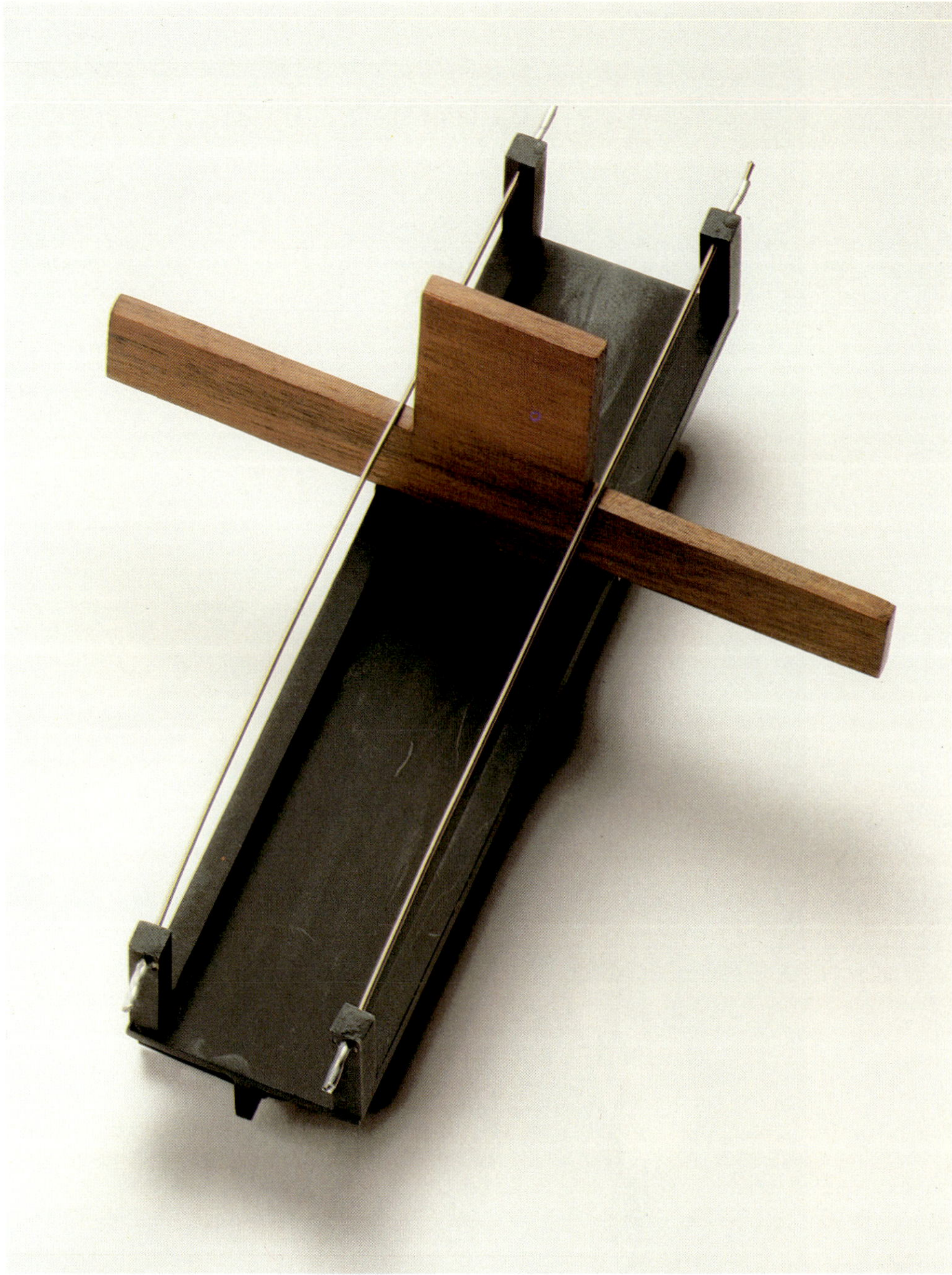

Brosche, 1988
13 × 10 cm
Aluminium, Holz, Stahl, schwarze Farbe, Gitarrensaiten

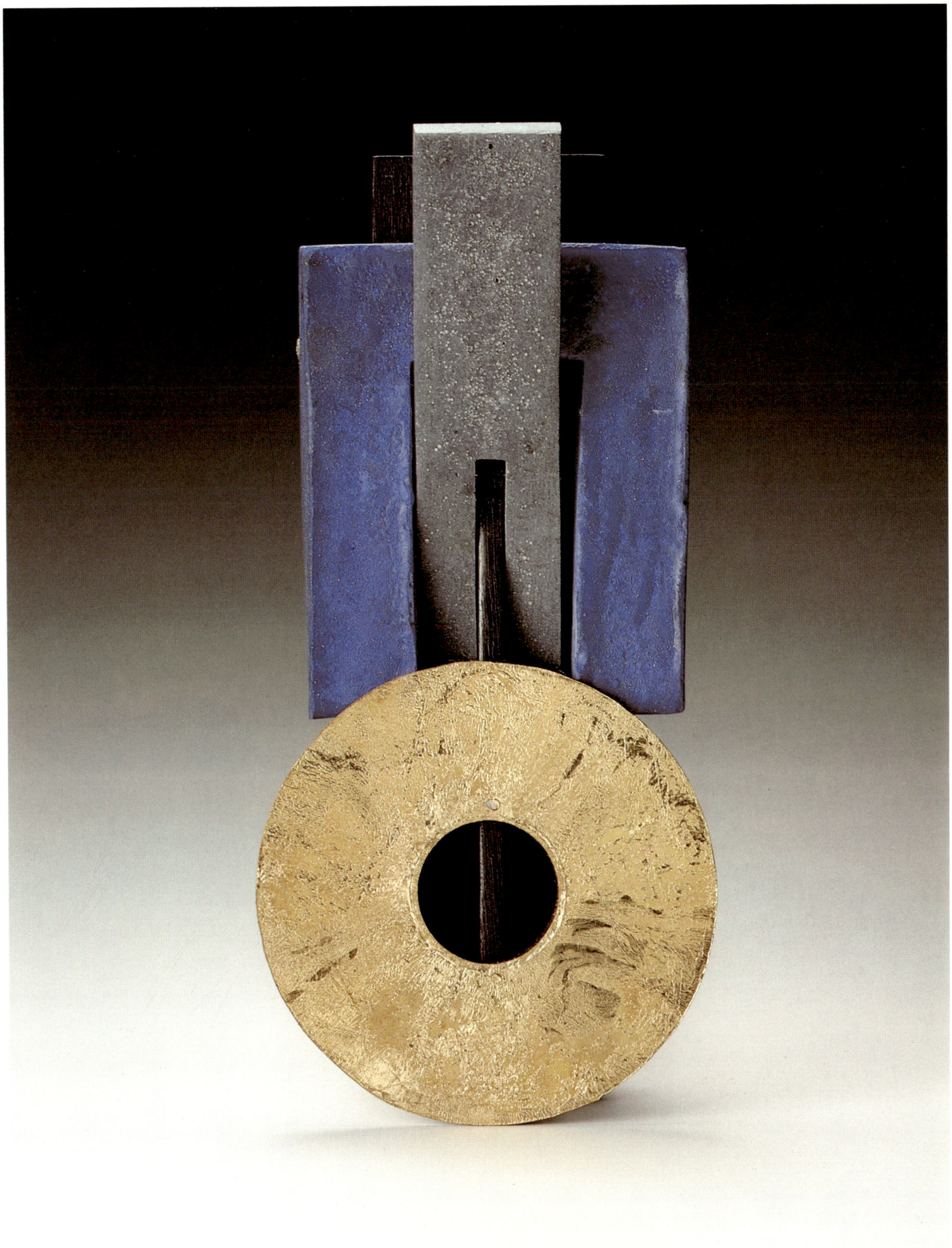

Brosche, 1989
16×7,5 cm
gefärbtes Holz, Kunstharz, Messing, Blattgold,
Silber, Stahl

Anna Fraling

Frankfurt, Bundesrepublik Deutschland
geboren 1955 in Bocholt

Galeristin in Frankfurt

Studium an der Universität Marburg, Deutsch und Politik
Studium der Edelmetallgestaltung an der Fachhochschule für Gestaltung Köln

Einzelausstellungen (mit Brigitte Tendahl) in München und Wien 1987

Seit 1983 Beteiligung an Ausstellungen in der Bundesrepublik Deutschland, Frankreich, Japan, Spanien, in den Niederlanden, Großbritannien, Kanada und Australien

Ankäufe durch das Institut für Auslandsbeziehungen Stuttgart

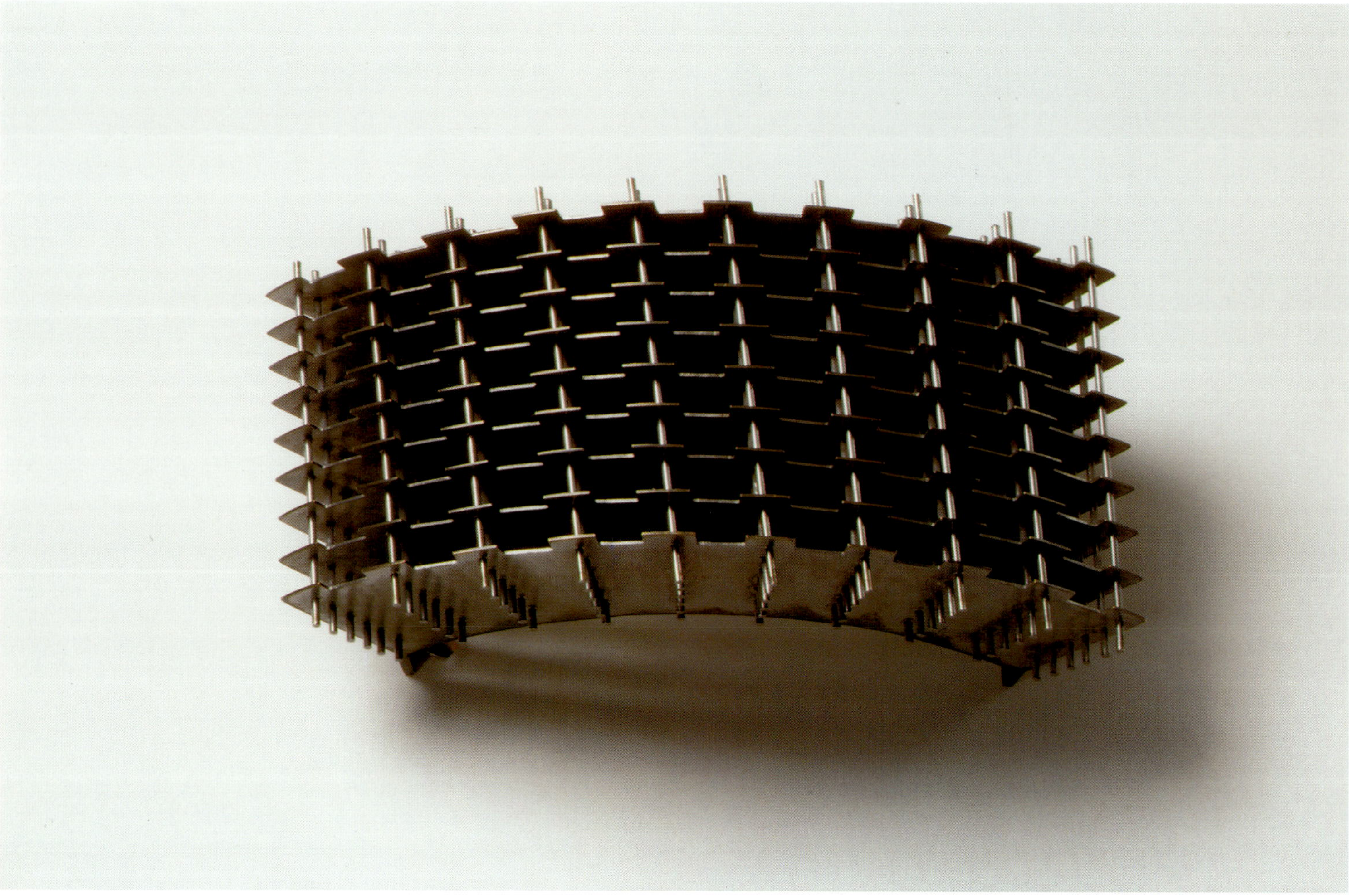

links:
Brosche, 1987
3,5×7 cm
Messing, Edelstahl

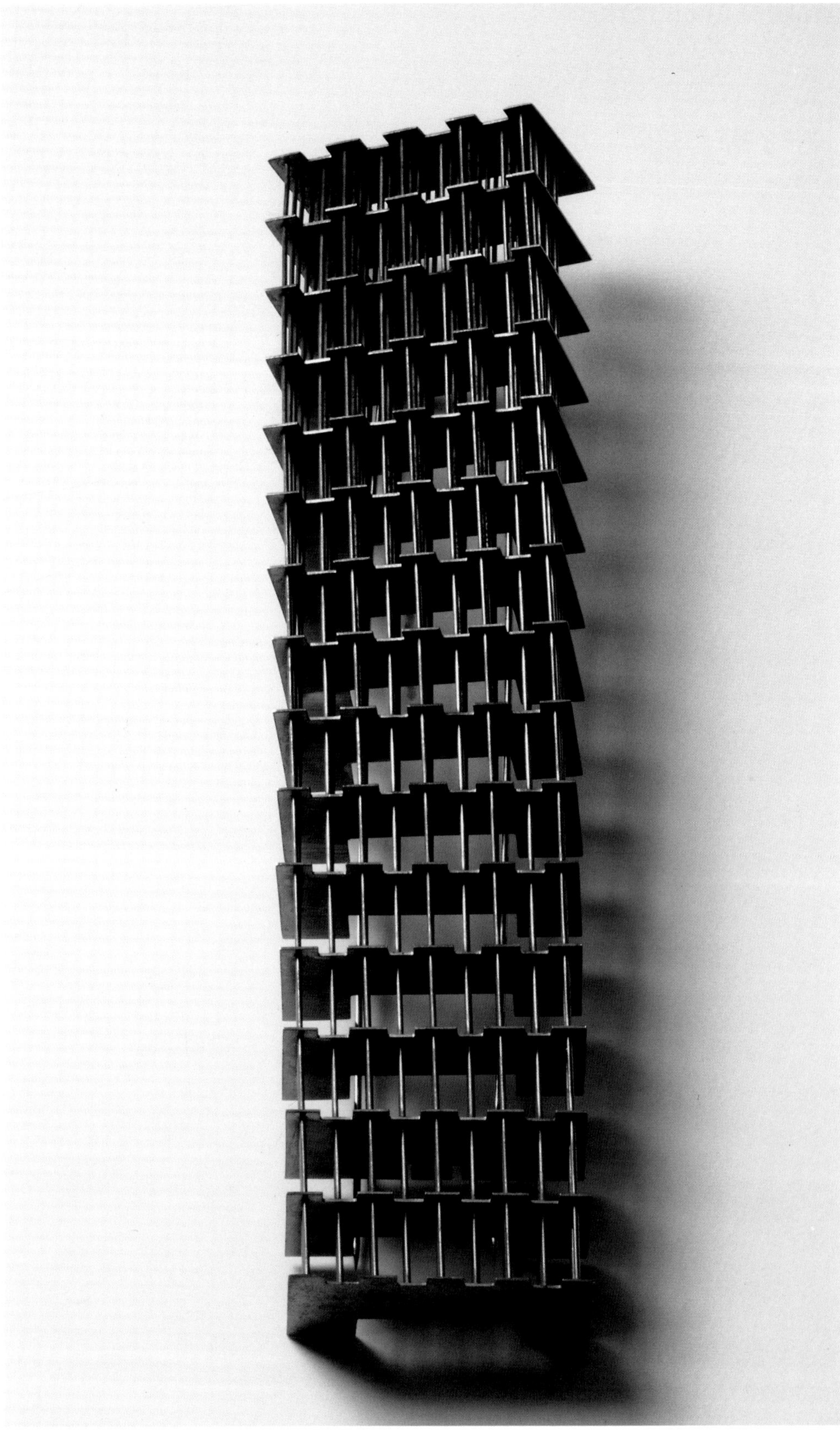

rechts:
Brosche, 1988
11,7×2,7 cm
Edelstahl, Alpacca

Morio Funakushi

Yokohama, Japan
geboren 1950

Studium an der Rikkyo Universität Tokio und an der Staatlichen Zeichenakademie Hanau

Seit 1983 Beteiligung an Ausstellungen in der Bundesrepublik Deutschland, Japan, den Niederlanden und Finnland

Ausgezeichnet mit dem Großen Preis der Japan Jewellery Exhibition 1979 und dem Großen Preis des Modern Jewellery Design Contest 1982

Arbeiten im Nationalmuseum für moderne Kunst Kyoto und in einer niederländischen Privatsammlung

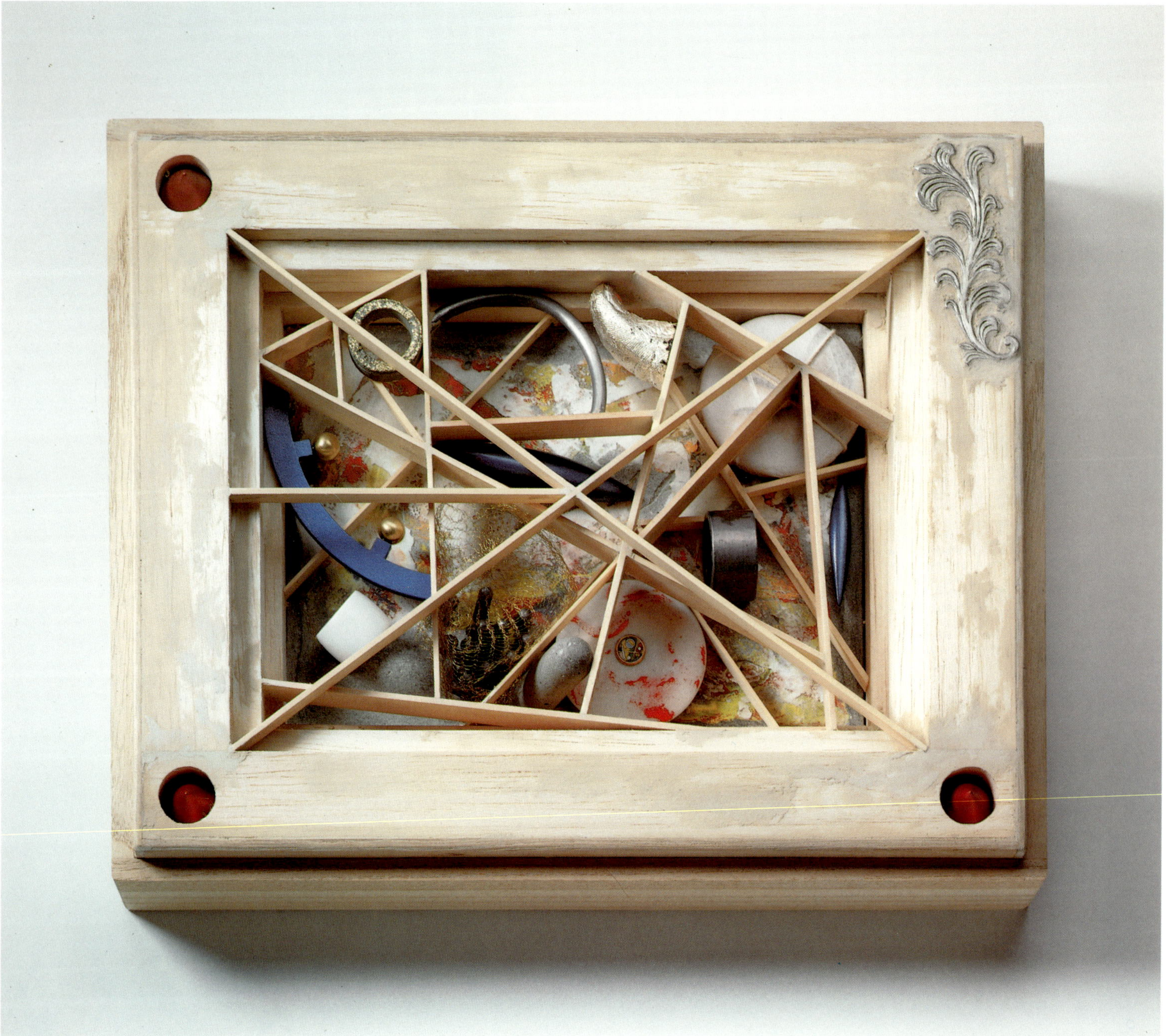

›Jewel Box 7‹ und ›Jewel Box 8‹, 1989
je 26,5 × 32 × 8 cm
Mixed media

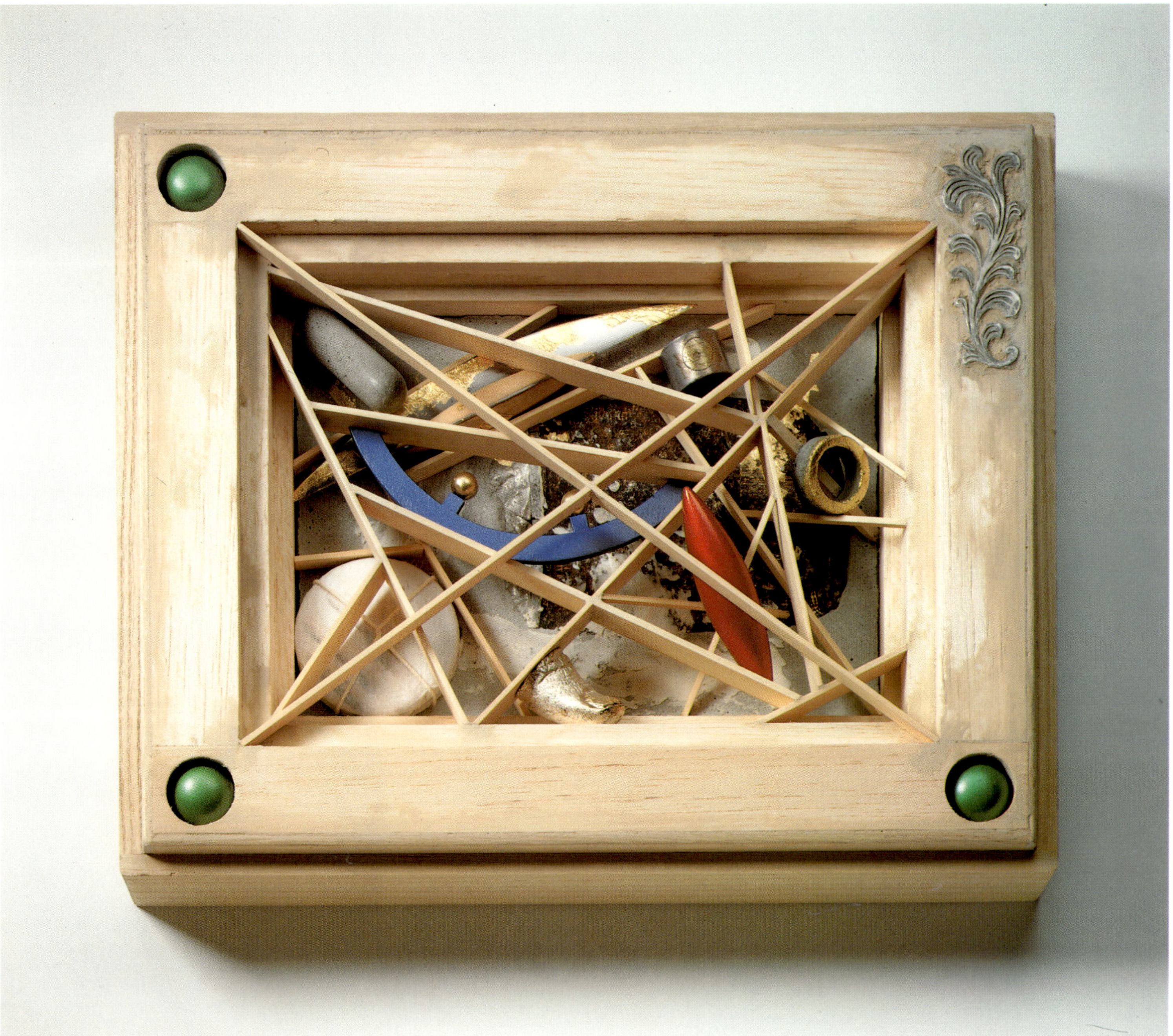

Beate Gänssle

Karlsruhe, Bundesrepublik Deutschland
geboren 1962 in Stuttgart

Studium an der Freien Kunstschule Nürtingen und an der Staatlichen Akademie der Bildenden Künste Karlsruhe

Einzelausstellung in Karlsruhe 1986
Beteiligung an Ausstellungen in Stuttgart und Karlsruhe

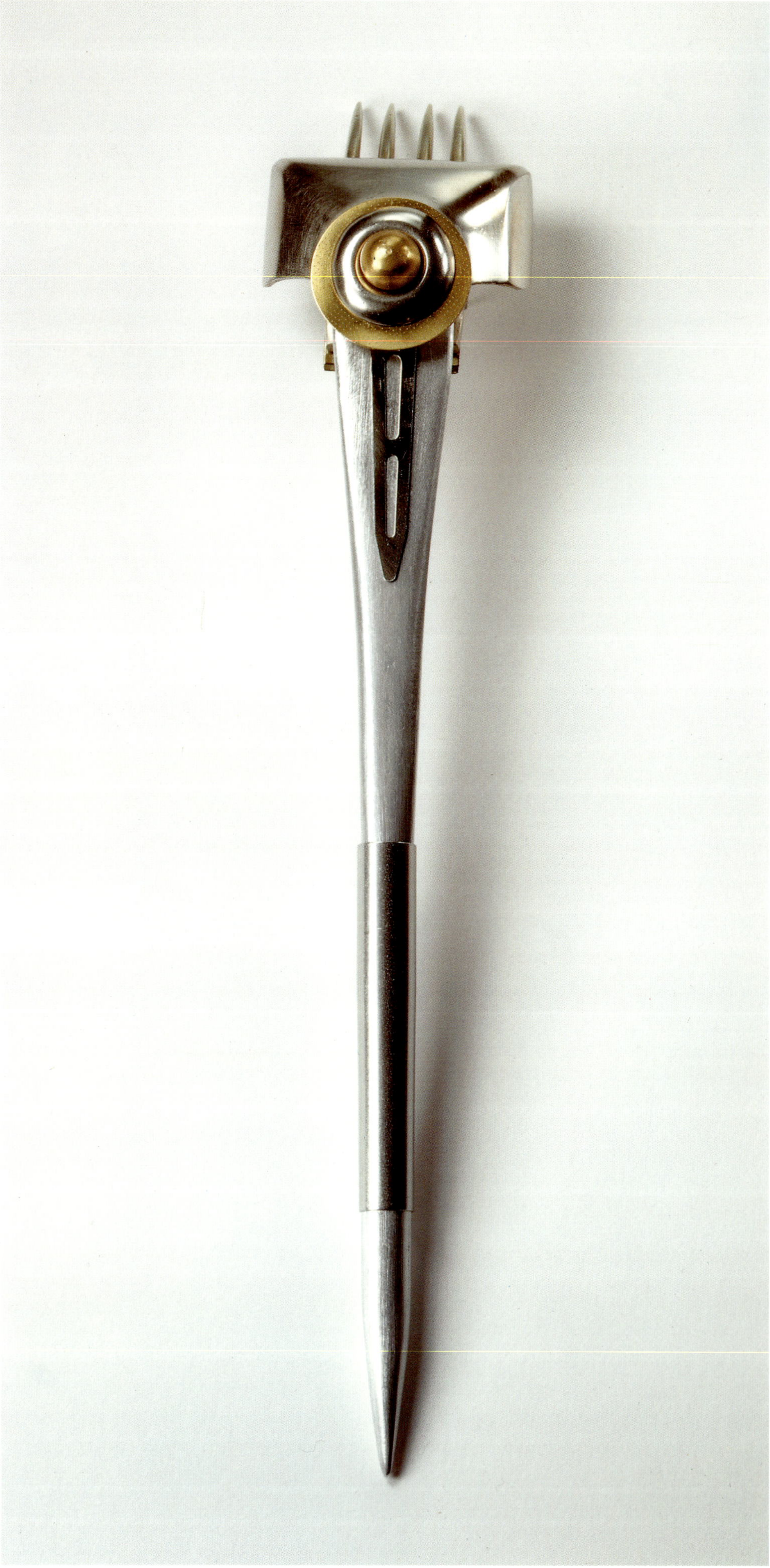

Brosche, 1988
23×4,5 cm
Buntmetalle

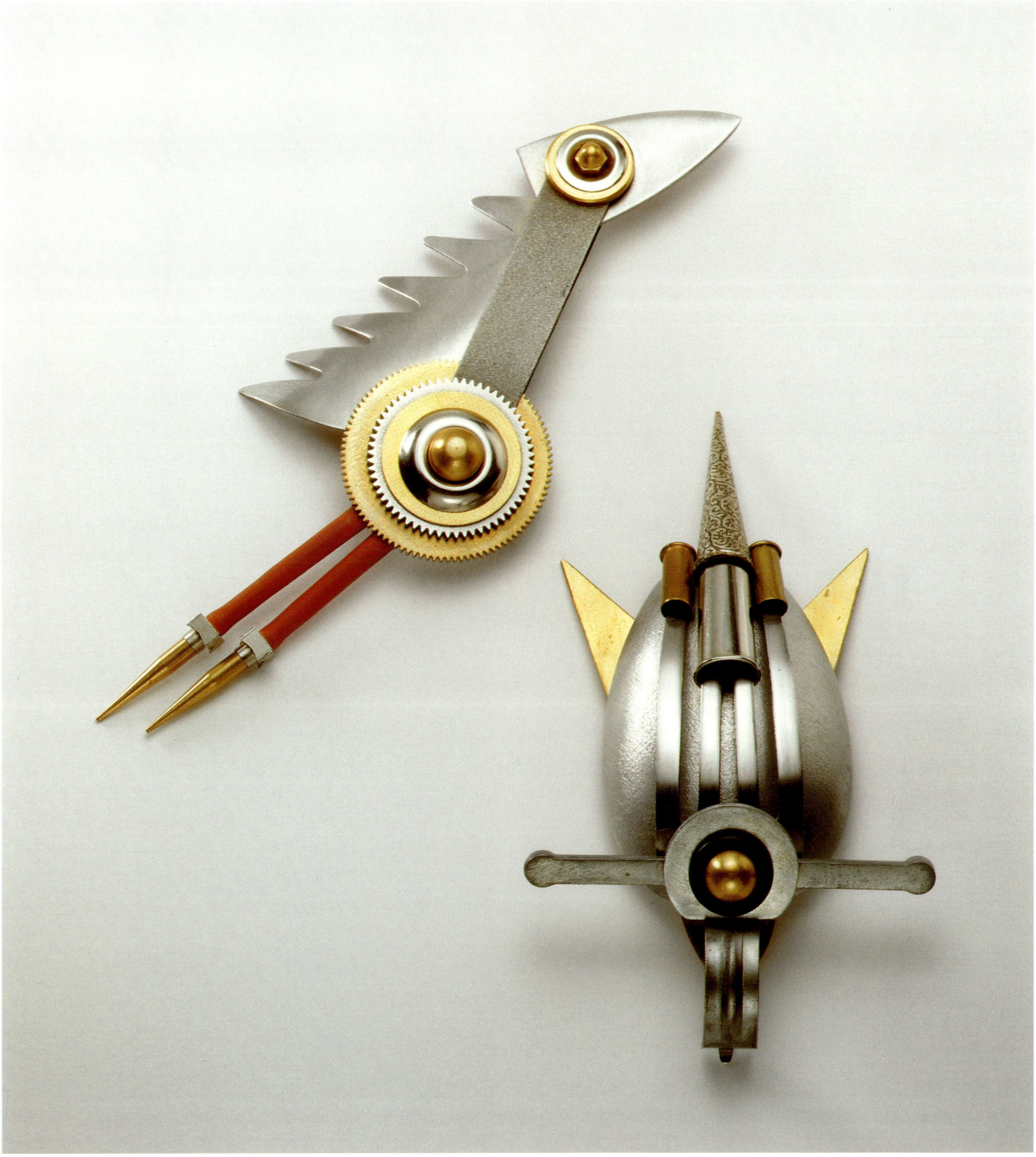

Brosche, 1988
17×6 cm
Buntmetalle, Gummi

Brosche, 1988
13×6 cm
Buntmetalle

Henri Gargat

Paris, Frankreich
geboren 1928

Goldschmiedeausbildung in Lyon

Einzelausstellung im Musée des Arts Décoratifs Paris 1988/89

Seit 1965 Beteiligung an Ausstellungen in Frankreich, Schweden, in der Bundesrepublik Deutschland und in Großbritannien

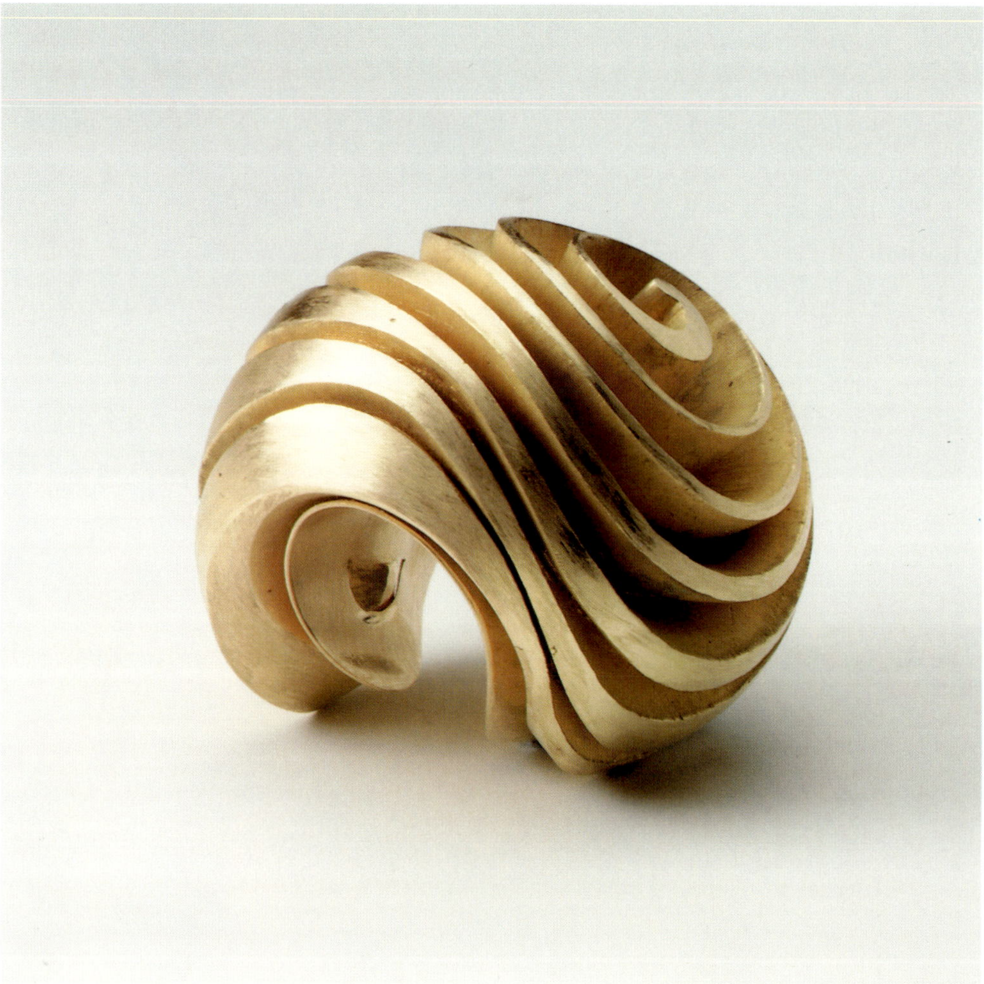

Ring für den linken Zeigefinger, 1983
∅ ca. 4,2 cm
Gold

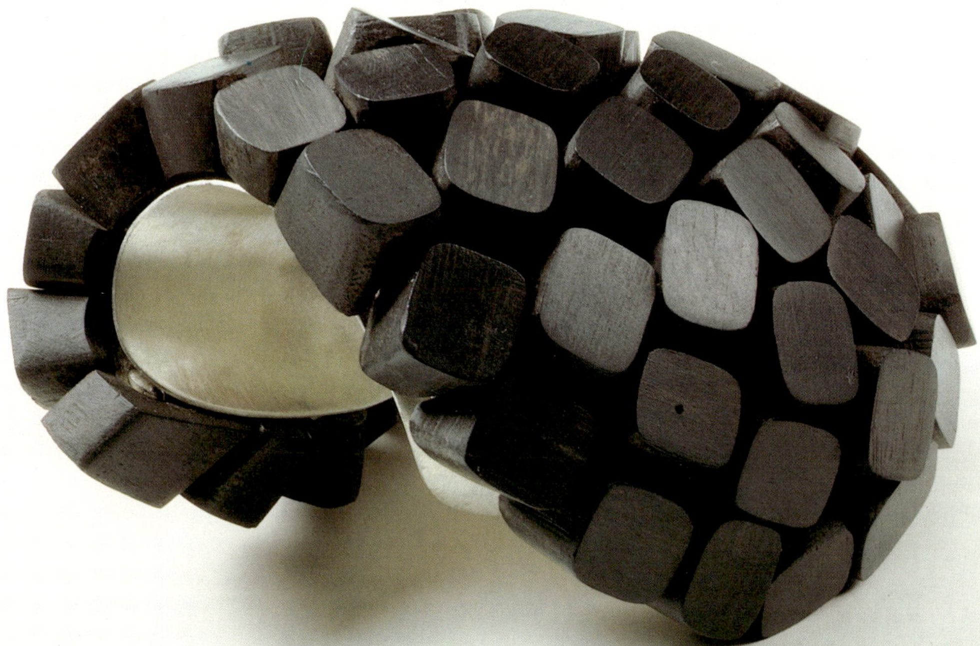

Schmuck für die Hand ›Tatou‹, 1983
8×6 cm
Ebenholz, Silber

Thomas Gentille

New York/N.Y., USA
geboren 1936 in Mansfield/Ohio

Studium am Cleveland Institute of Art

Einzelausstellungen u. a. in New York, Asheville/North Carolina und Lissabon, Zweipersonenausstellung in London

Beteiligung an über hundert Ausstellungen in den USA, Kolumbien, Peru, Bolivien, Paraguay, Chile, Großbritannien und in der Bundesrepublik Deutschland

Ausgezeichnet mit dem 1. Preis der International Jewelry Exhibition des Ornament Magazine 1984 und mit dem Unlimited Materials Grant der Formica Corporation U.S.A. 1985 und 1986 sowie ›Colortiers‹ 1987 und ›2000x‹ 1988

Arbeiten im Victoria and Albert Museum London

Armreif, 1987
ca. 15 × 14 cm
Holz, Eierschalenauflage

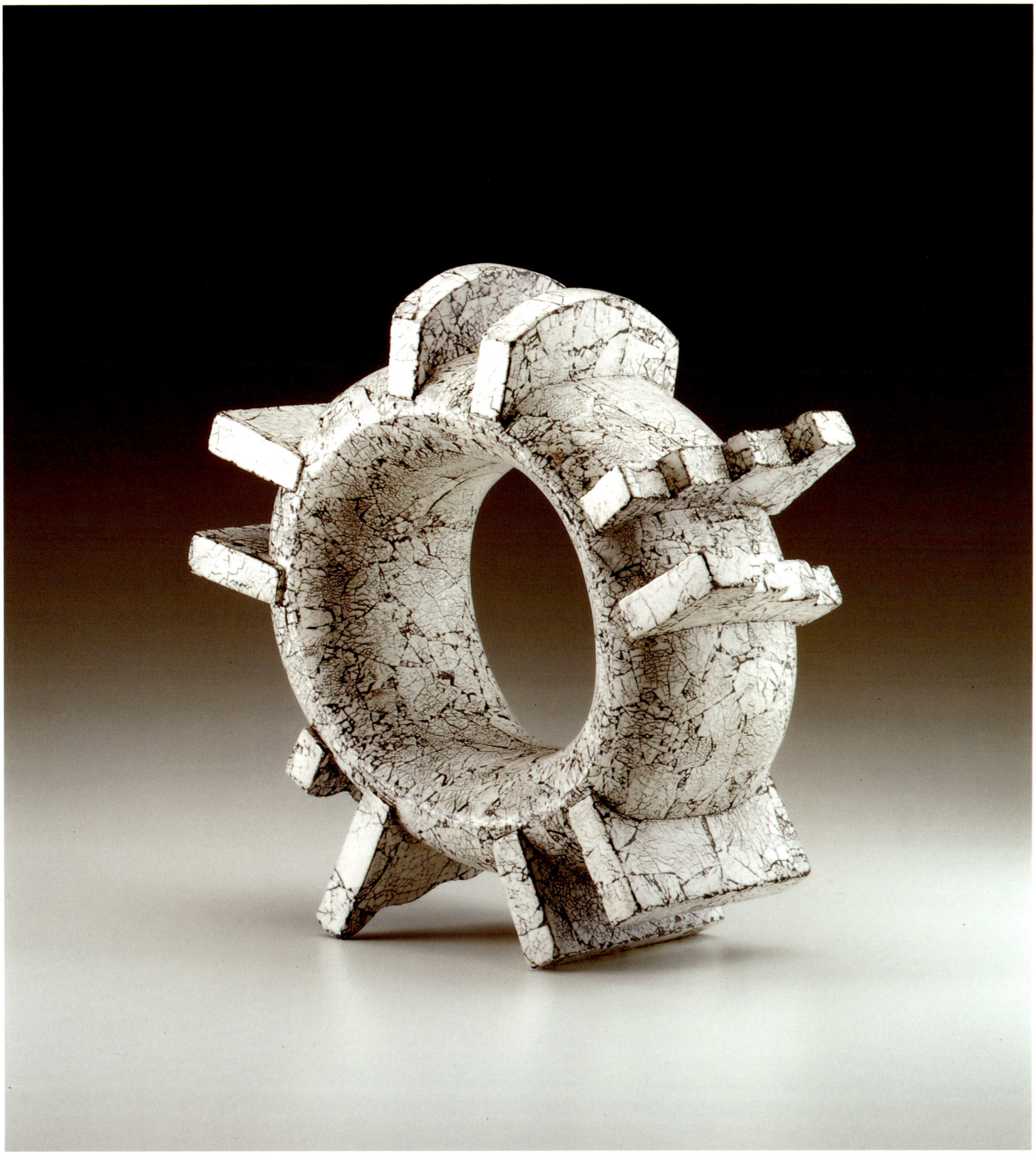

Tali Gheron

Natanya, Israel
geboren 1963

Studium am Textile Department Shenkar und am Department of Gold and Silversmithing der Bezalel Academy Jerusalem

Ausgezeichnet mit dem Haward and Amyha Refael Design Award for Jewish Ritual Object Mazuza 1986

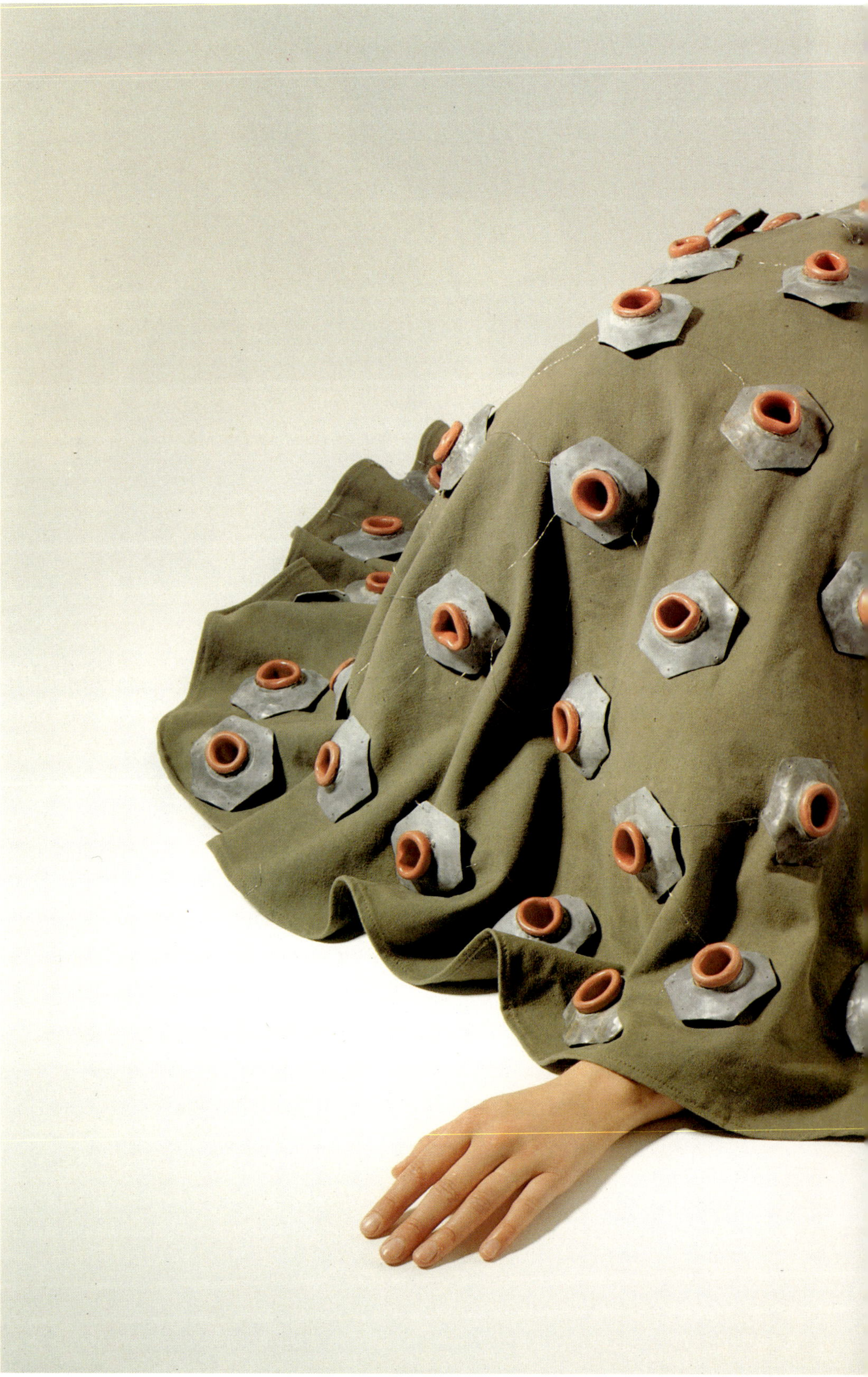

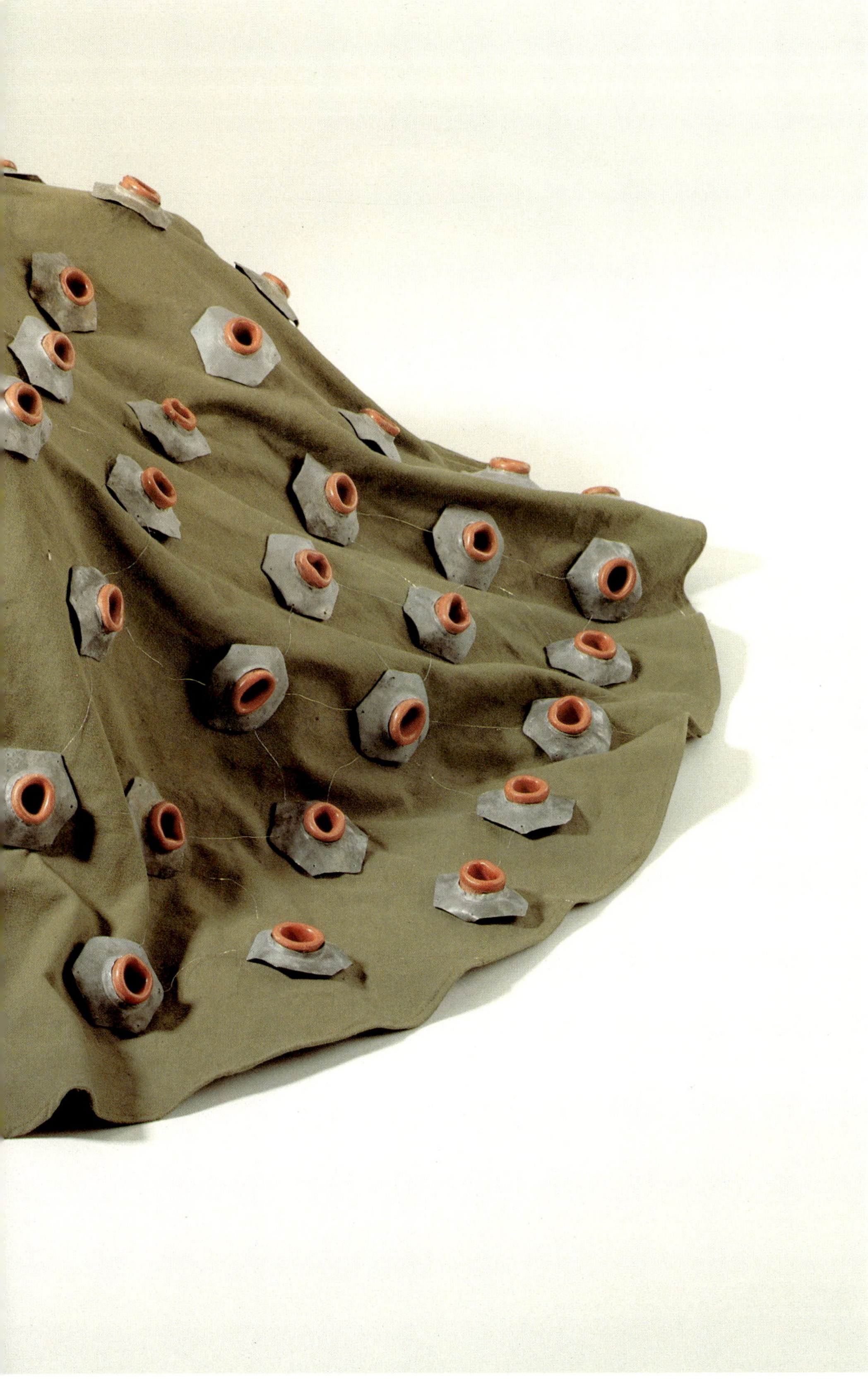

Körperobjekt, 1988
∅ ca. 150 cm
Segeltuch, Gummi, Blei, Draht

Rowena Gough

Heidelberg/Victoria, Australien
geboren 1958 in Maryborough/Victoria

Studium am Royal Melbourne Institute of Technology, am Melbourne State College und am Sydney College of the Arts

Einzelausstellung in Sydney 1988

Seit 1978 Beteiligung an Ausstellungen in Australien, Japan, in der Bundesrepublik Deutschland, Neuseeland, Österreich, Norwegen, Großbritannien, in den Niederlanden, Kanada und in den USA

Mehrere Auszeichnungen in Australien

Arbeiten in Museen in Canberra, Perth, Melbourne, Sydney, Orange/NSW, Launceston und in einer Privatsammlung in Amsterdam

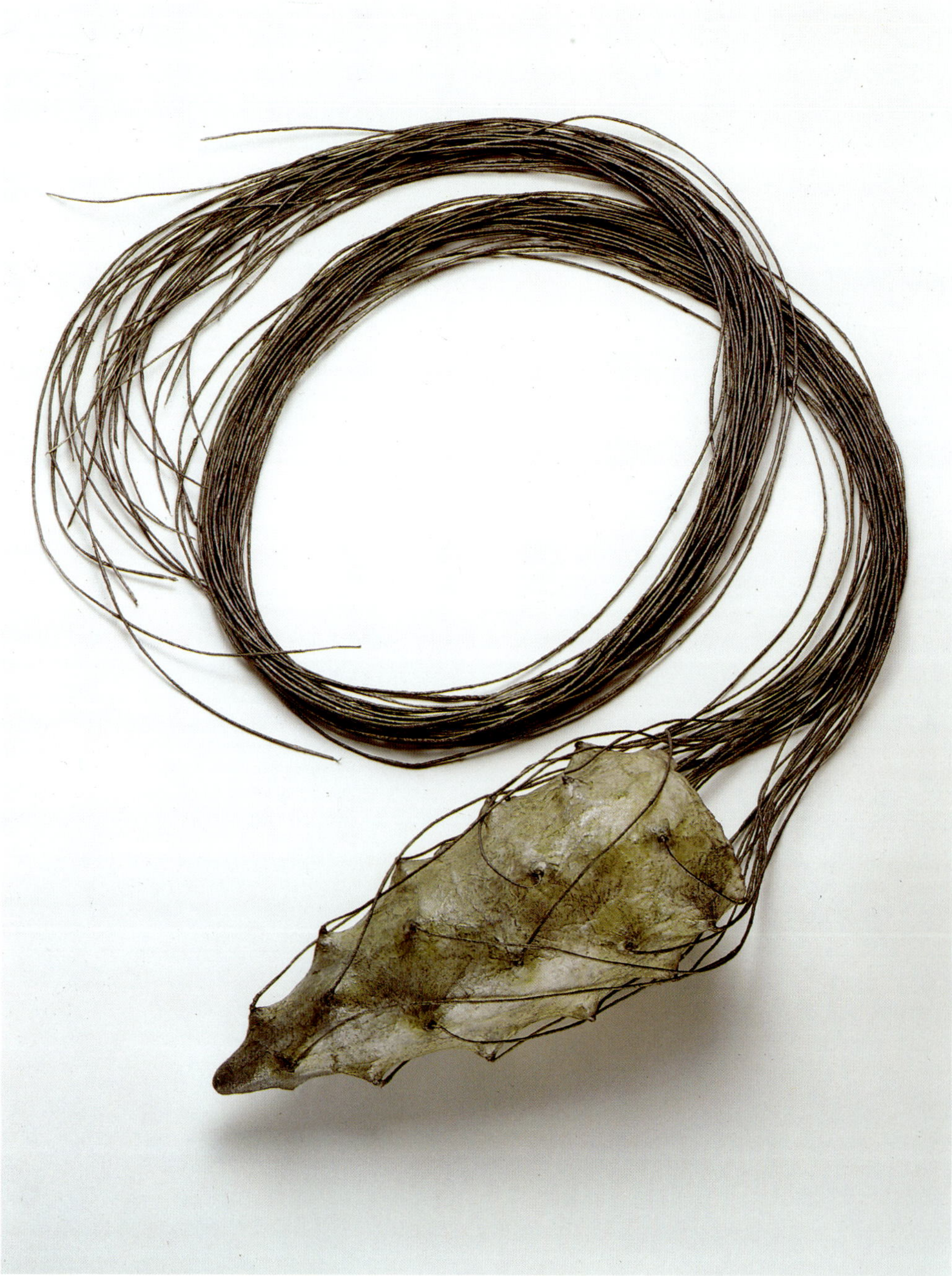

Objekt ›Container for the body‹, 1988
17×8 cm, mit Fäden 137 cm
34 Fäden, japanisches ›Unryu‹-Papiermaché, Wasserfarbe, Leinen, Graphit

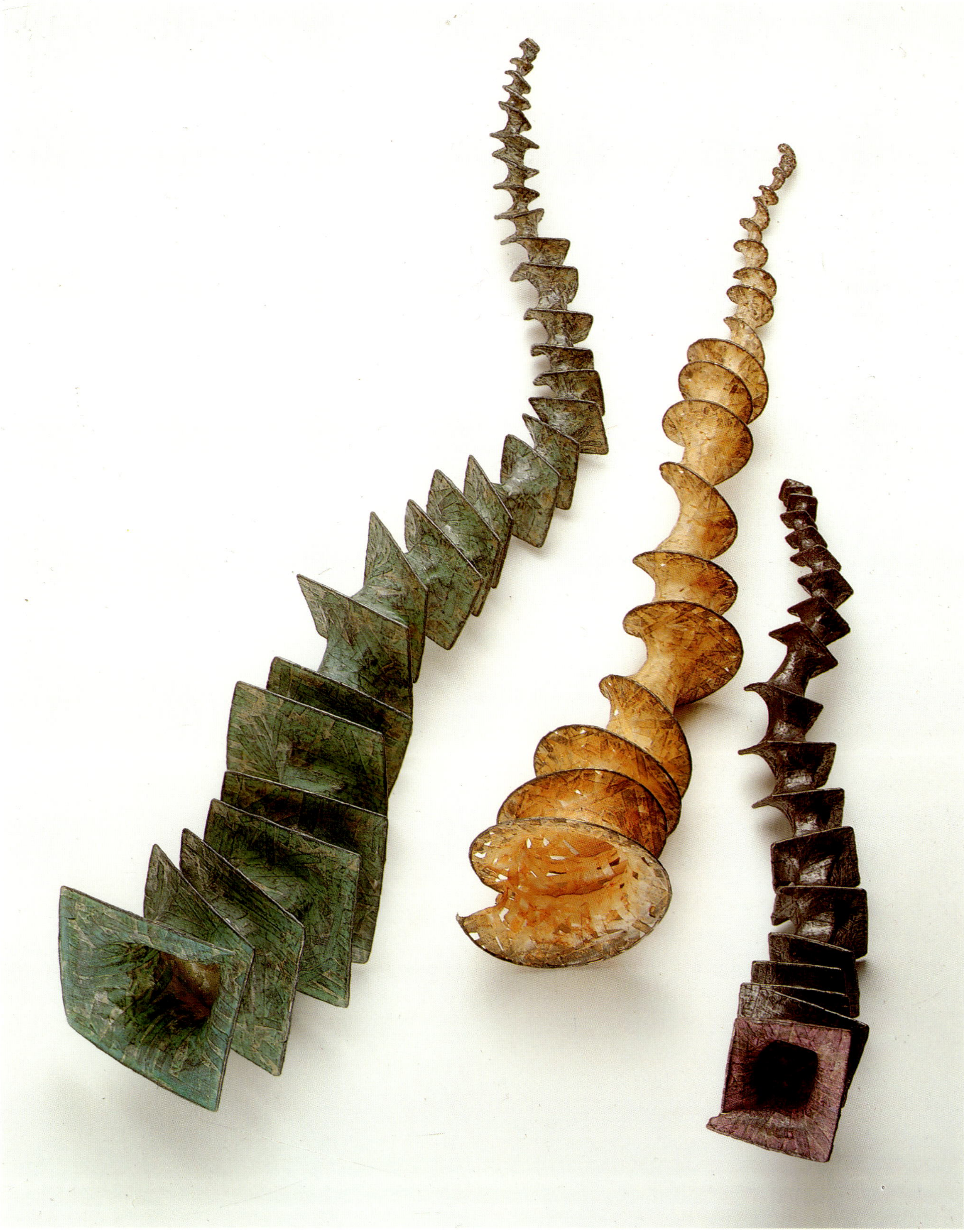

Objekt ›Hand held containers‹ (Dreiergruppe), 1988
größte Länge 42 cm
Edelstahl, japanisches ›Sagami‹-Papiermaché,
Wasserfarbe, Graphit

Lisa Gralnick

Rosendale/N.Y., USA
geboren 1956 in New York

Studium an der State University of New York in New Paltz/N.Y.

Seit 1986 Einzelausstellungen in New York, Washington, Los Angeles, Southampton/N.J. und Amsterdam

Seit 1979 Beteiligung an Ausstellungen in den USA, Großbritannien und Japan

Ausgezeichnet mit dem Christofle Prize for Excellence in Metal 1985, dem Crafts Award des Artquest Competition 1987, dem New York Foundation for the Arts Fellowship Grant 1987 und der National Endowment for Arts Visual Artist's Fellowship 1988

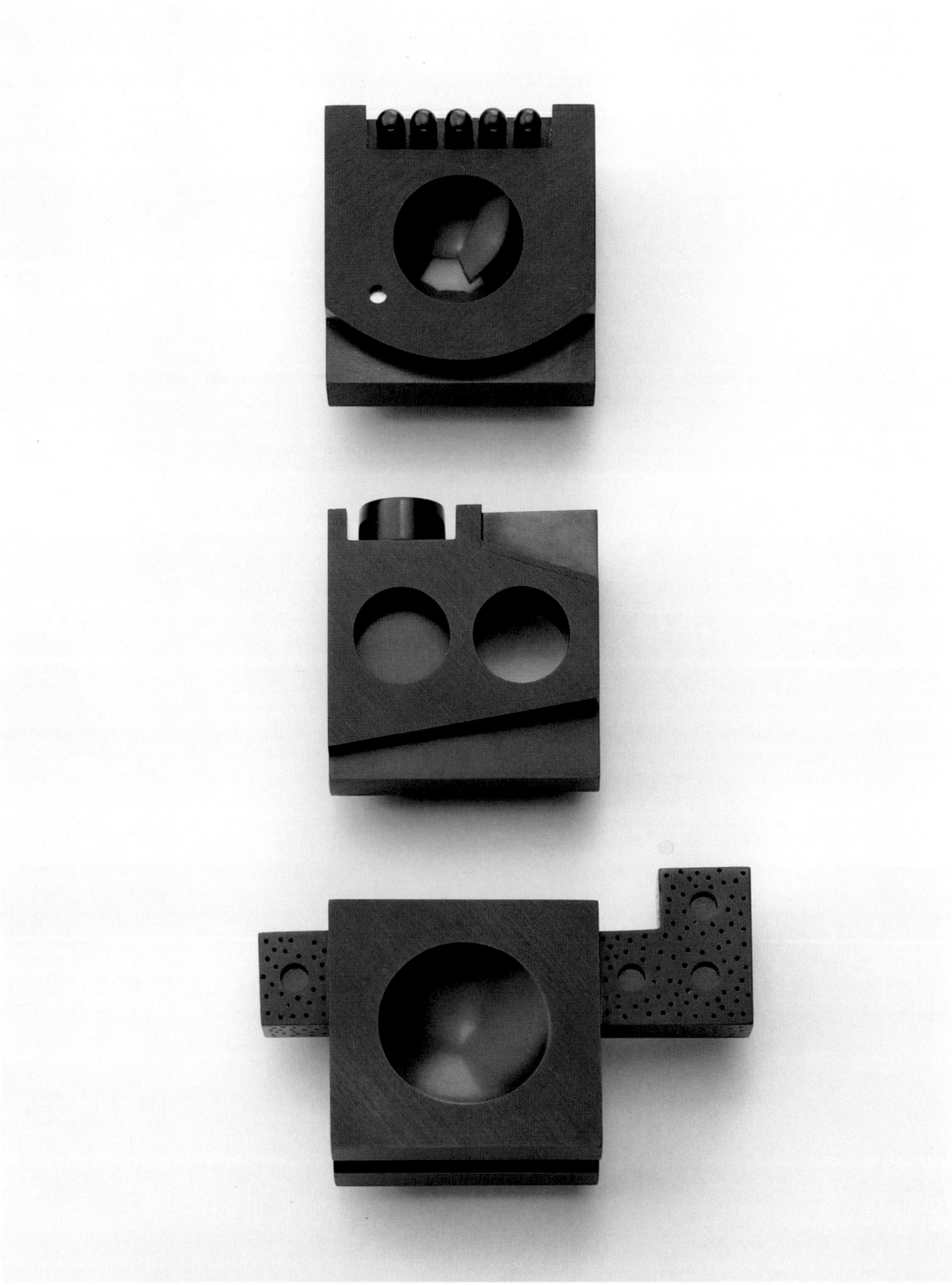

drei Broschen, 1989
4,5×4,5 cm; 4,5×4,5 cm; 4,8×8 cm
schwarzes Acryl

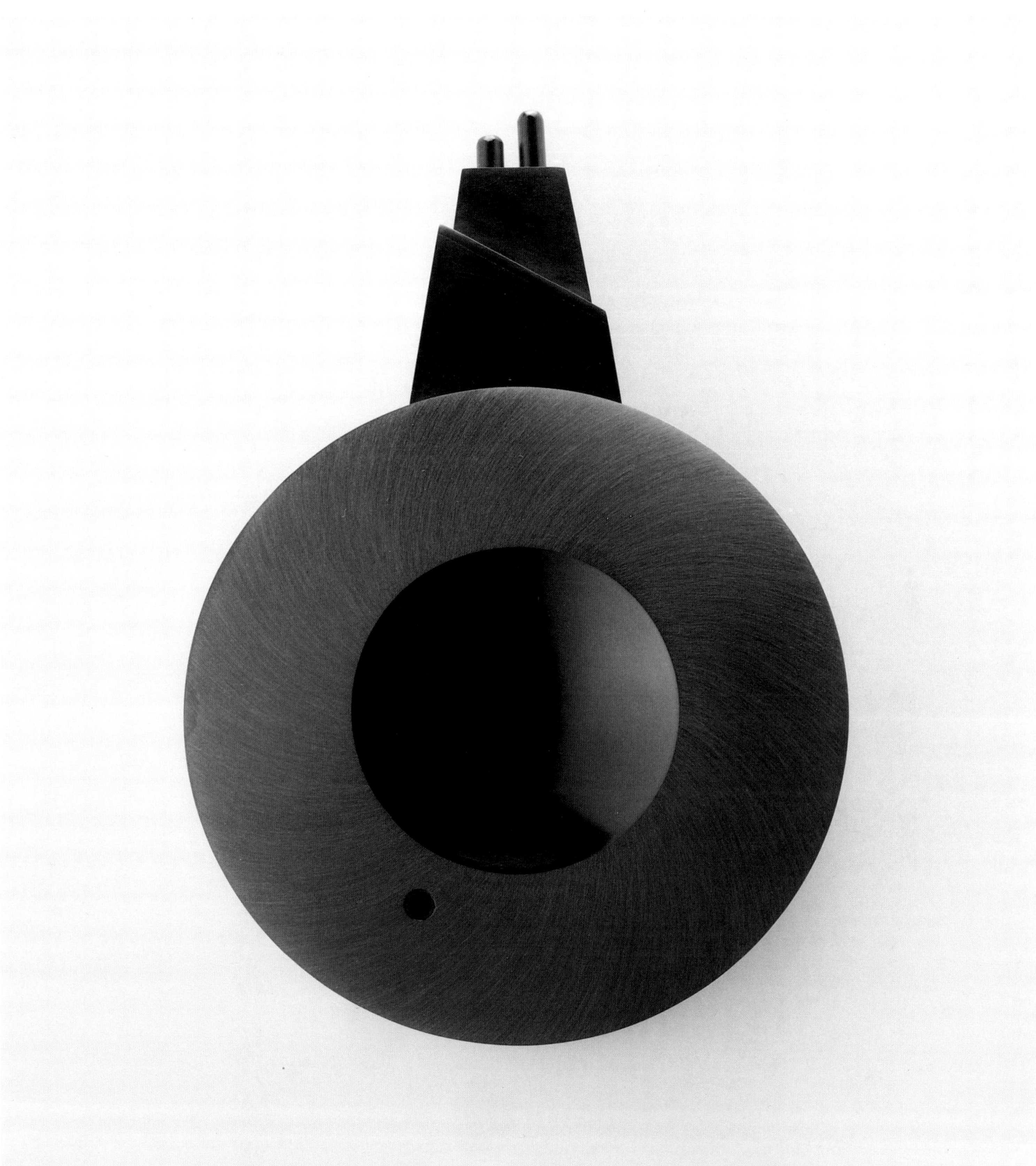

Brosche, 1989
15,5 × 10,5 cm
schwarzes Acryl

Margarethe Haberl

Wien, Österreich
geboren 1959 in Oberdorf/Salzburg

Studium an der Hochschule für angewandte Kunst Wien

Seit 1977 Einzelausstellungen in Wien, Salzburg, Zürich und Hamburg

Seit 1978 Beteiligung an Ausstellungen in Österreich, in der Bundesrepublik Deutschland, Spanien, Belgien und Frankreich

Ausgezeichnet mit mehreren Preisen bei Gestaltungswettbewerben in Österreich und Spanien

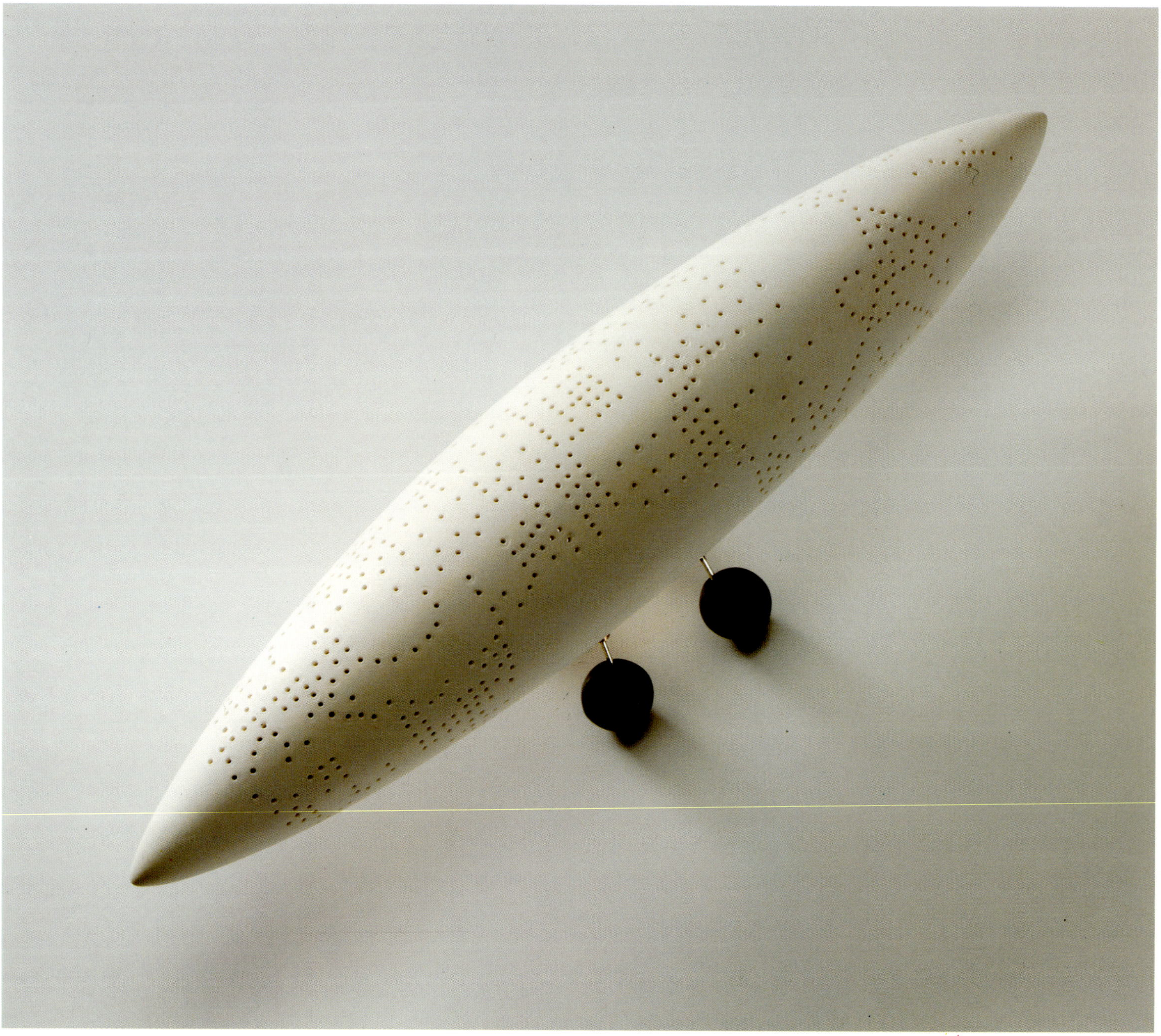

zwei Objekte aus der Serie ›Dolphin‹
Schmuck zum Anstecken, 1985
Länge je 20,6 cm
Glasur auf Porzellan, Metall, Gummi

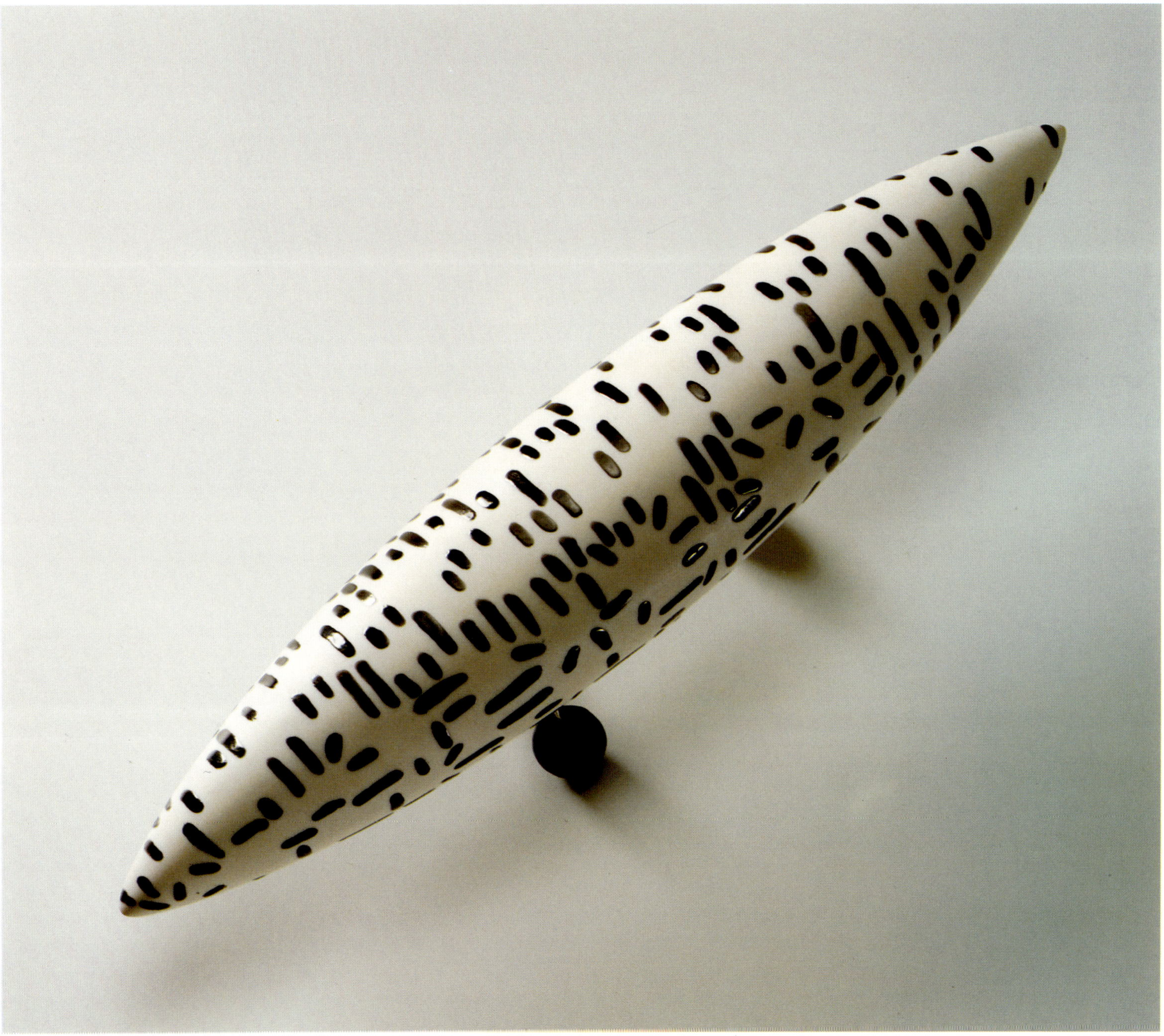

Masako Hamaguchi

Yokohama, Japan
geboren 1963

Studium am Hiko Mizuno College in Tokio, an der University of Michigan Ann Arbor und an der Gerrit Rietveld Akademie Amsterdam

Einzelausstellung in Lausanne 1988

Seit 1984 Beteiligung an Ausstellungen in den USA, in der Bundesrepublik Deutschland und in den Niederlanden

Ausgezeichnet mit mehreren Stipendien und mit dem Arden Fate Memorial Award 1984

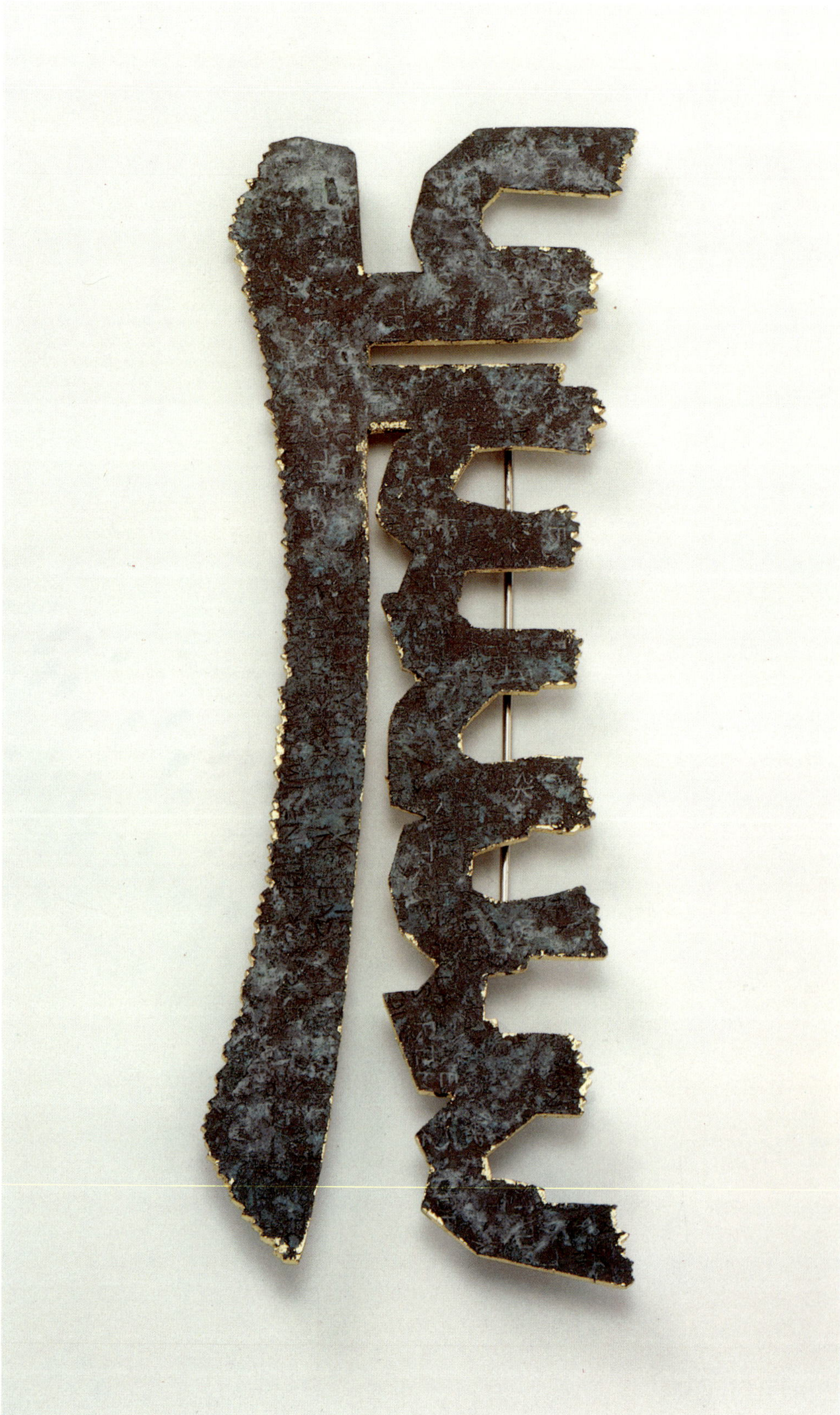

Brosche, 1989
12,5×4,5 cm
Messing gefärbt

zwei Broschen, 1989
14,5×7,5 cm und 12,5×6,5 cm
Messing gefärbt

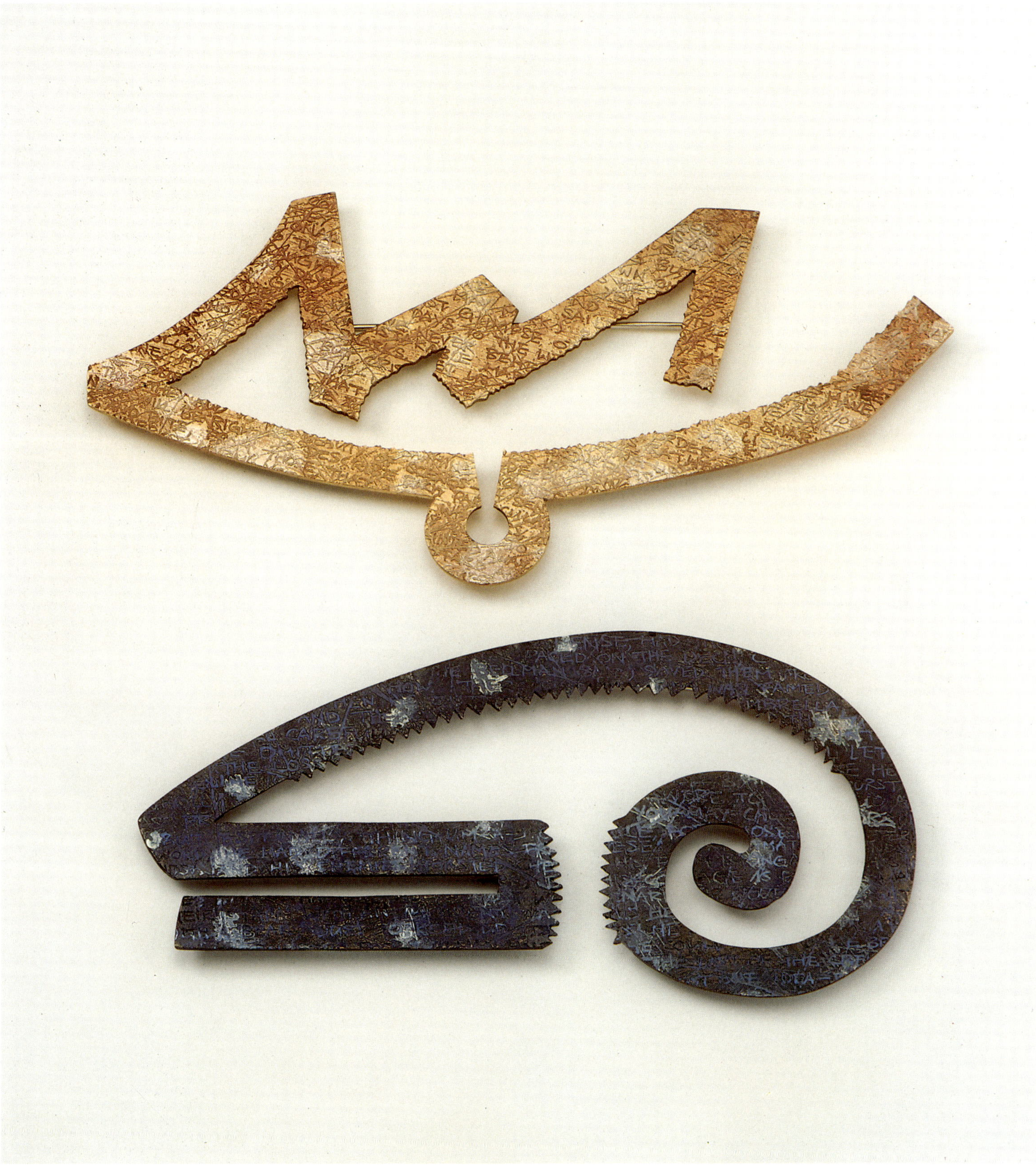

Anna Heindl

Wien, Österreich
geboren 1950 in Perg/Oberösterreich

Studium an der Hochschule für angewandte Kunst Wien und Gaststudium an der Akademie der Bildenden Künste München

Seit 1977 Einzelausstellungen in Passau, Wien, Graz, Klagenfurt, Steyr, Basel, Linz, München, Karlsruhe, Aigle, Berlin und Zürich

Seit 1972 Beteiligung an Ausstellungen in der Bundesrepublik Deutschland, Österreich, in der Schweiz, Italien, Großbritannien, Australien, Japan, Spanien, Belgien und Frankreich

Arbeiten im Österreichischen Museum für angewandte Kunst Wien und im Schmuckmuseum Pforzheim

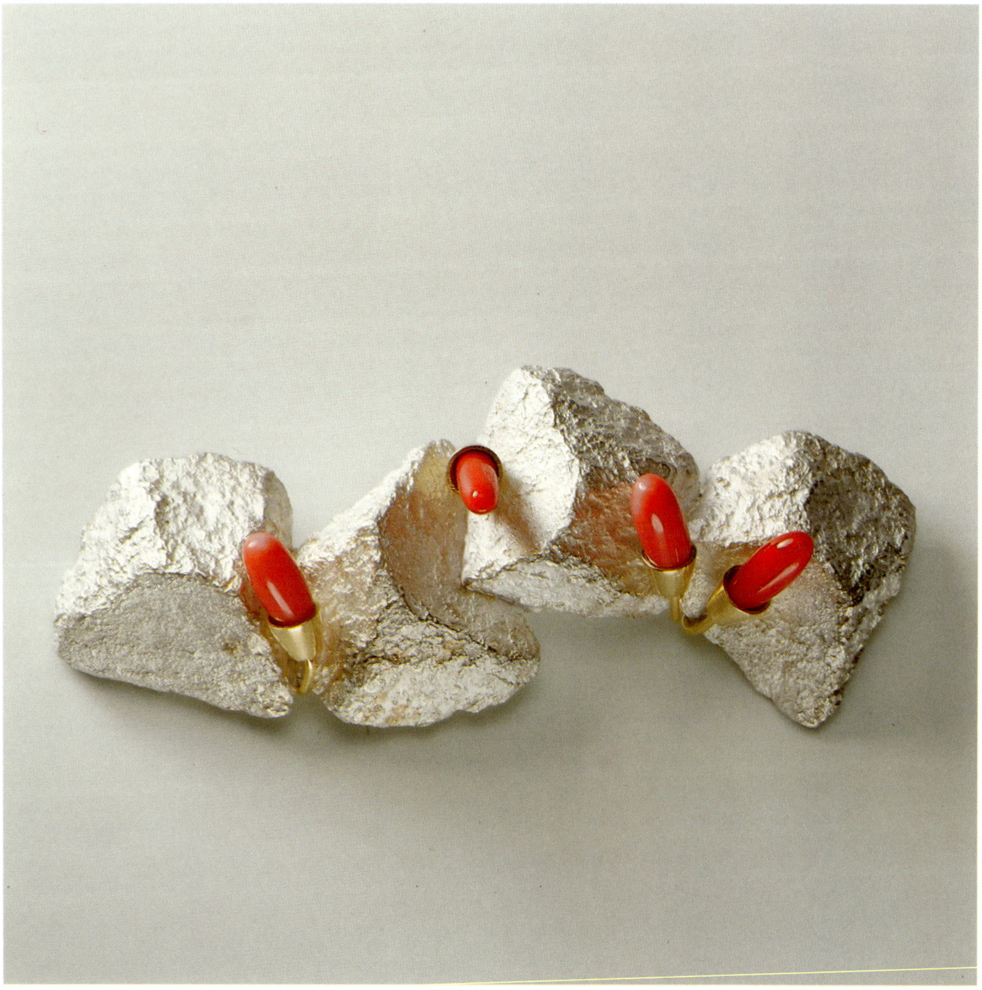

Brosche ›Gartenzaun‹, 1988
3,5 × 9 cm
Silber, Gold, Korallen

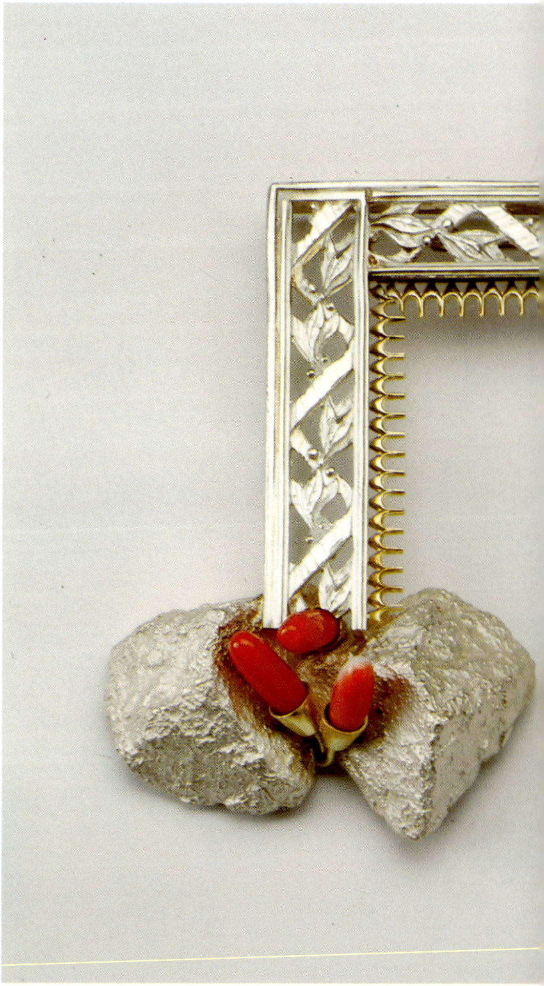

Brosche ›Busenrahmen‹, 1988
21 × 7,5 cm
Silber, Gold, Korallen

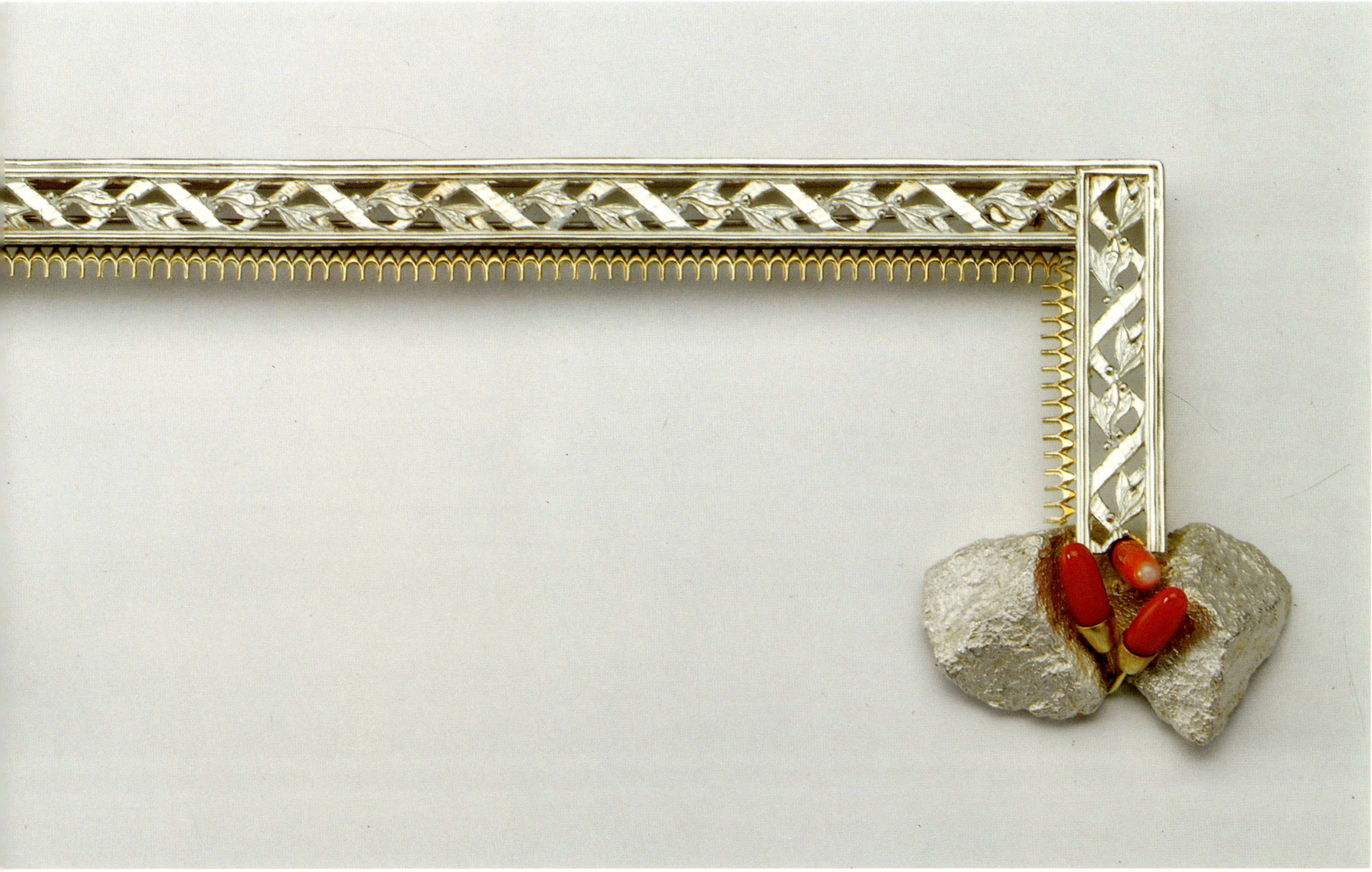

Kazuhiro Itoh

Kamakura, Japan
geboren 1948 auf Shikoku

Dozent am Hico Mizuno Jewellery College

Studium an der Tama-Kunstuniversität Tokio

Einzelausstellung in Tokio 1982

Seit 1973 Beteiligung an Ausstellungen in Japan, Großbritannien, in der Bundesrepublik Deutschland, in den USA, Österreich und Schweden

Ausgezeichnet mit einem 1. Preis im Wettbewerb ›Ornament 2 International‹ 1984

Arbeiten im Schmuckmuseum Pforzheim

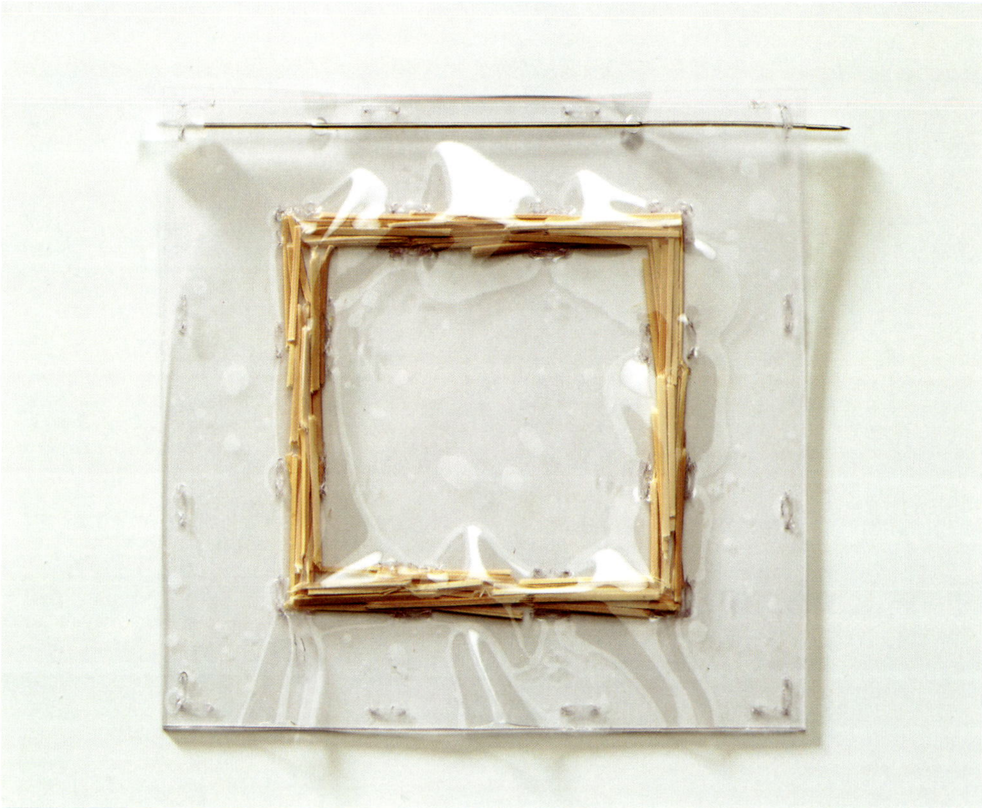

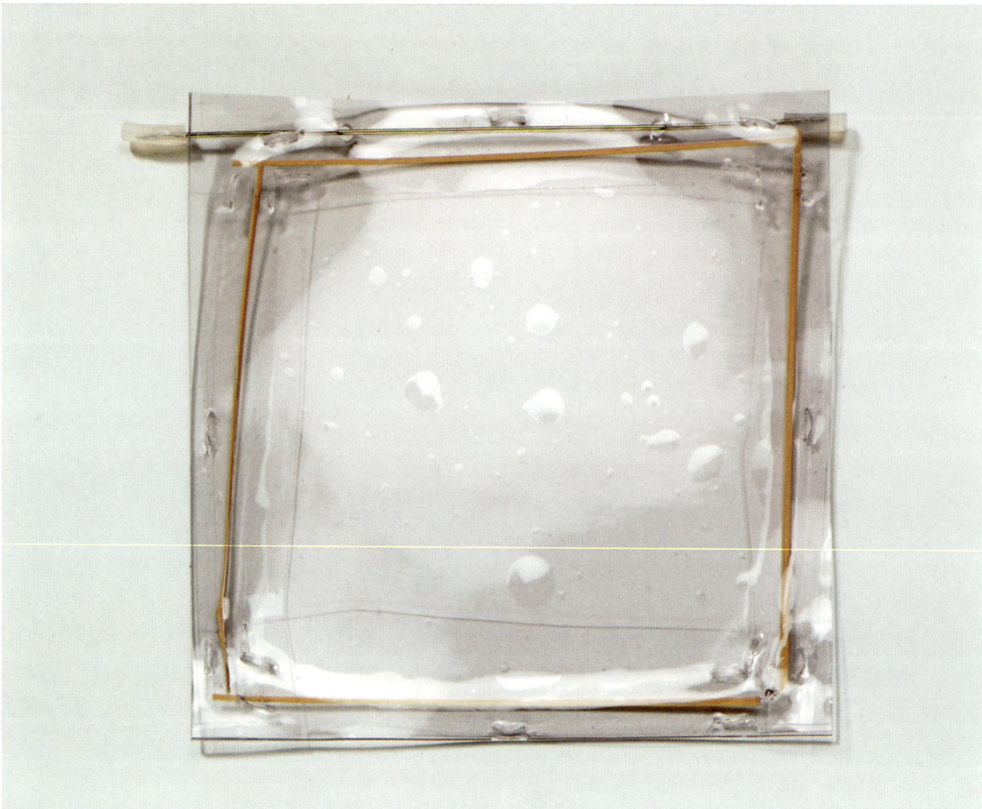

zwei Broschen, 1988
je 11 × 11 cm
Bambus in PVC-Folie

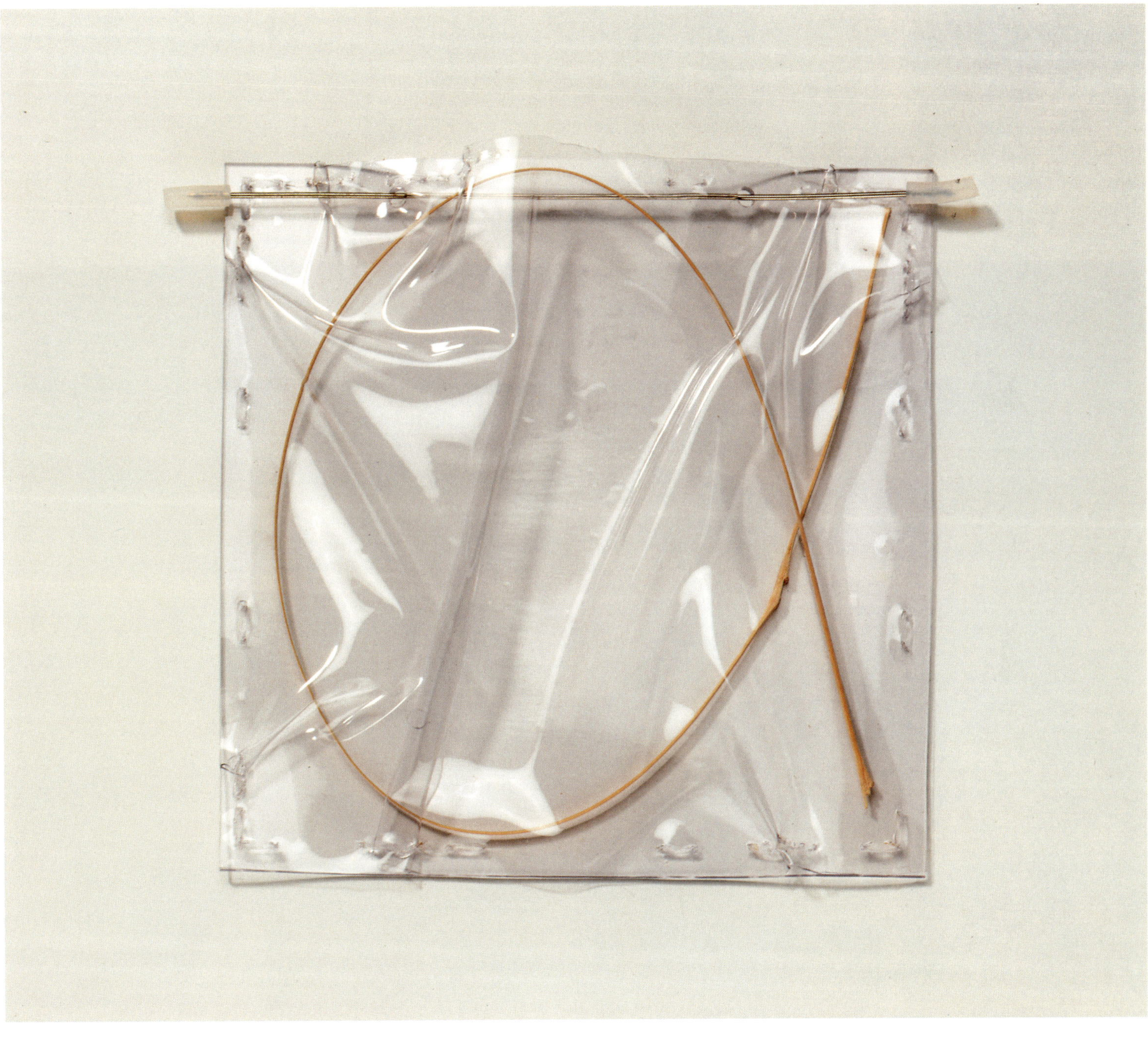

Brosche, 1988
11 × 11 cm
Bambus in PVC-Folie

John Iversen

New York, USA
geboren 1953 in Hamburg, Bundesrepublik Deutschland

Dozent am Fashion Institute of Technology in New York

Studium an der Metallgewerblichen Berufsfachschule Düsseldorf, Lehrzeit in Vancouver, Kanada, und Studium an der Staatlichen Zeichenakademie Hanau

Seit 1979 Beteiligung an Ausstellungen und Einzelausstellungen in der Bundesrepublik Deutschland, in den USA, Japan, Portugal und in den Niederlanden

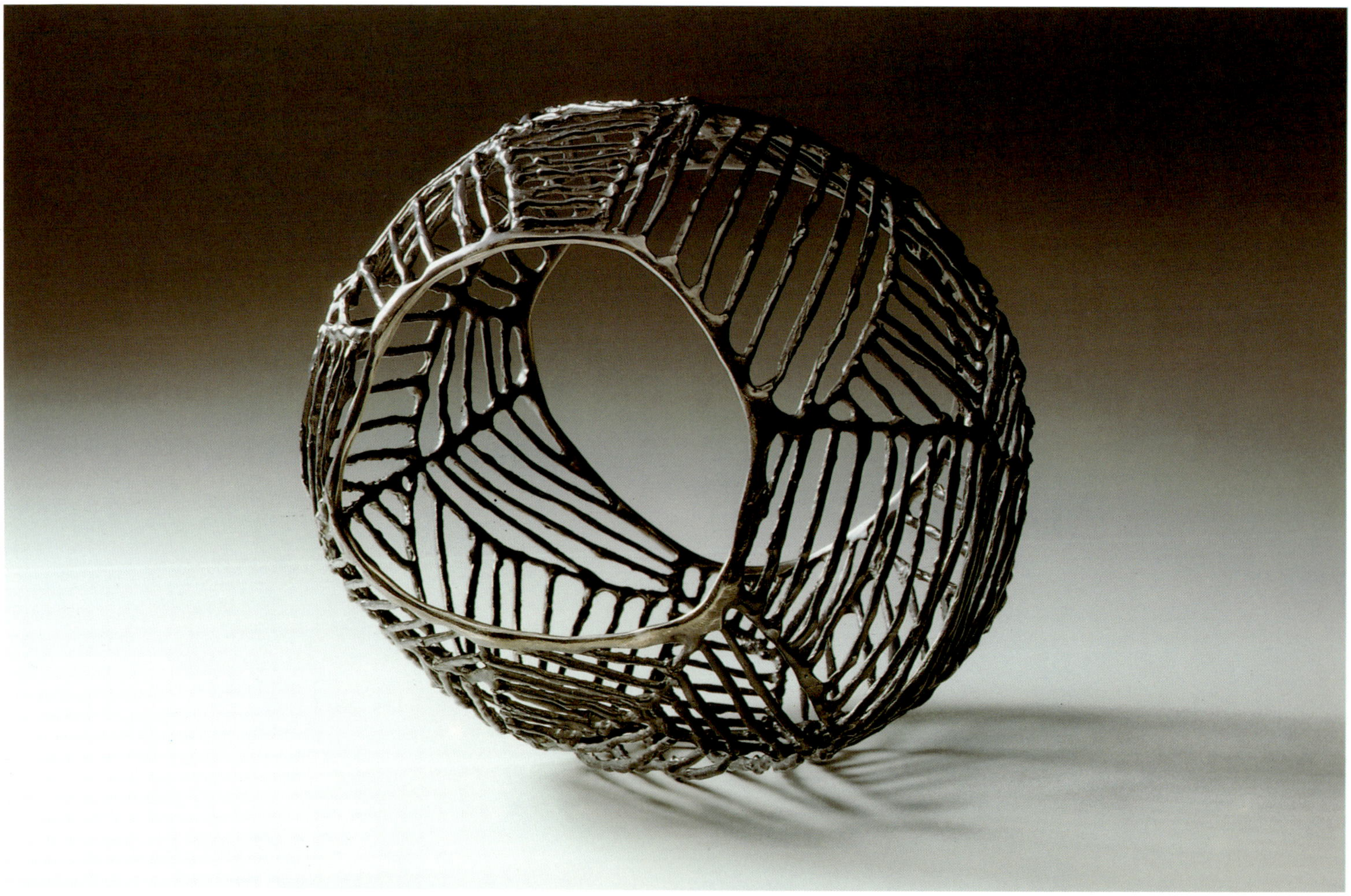

Armreif, 1988
größter ∅ ca. 12 cm
Silber sulfiert

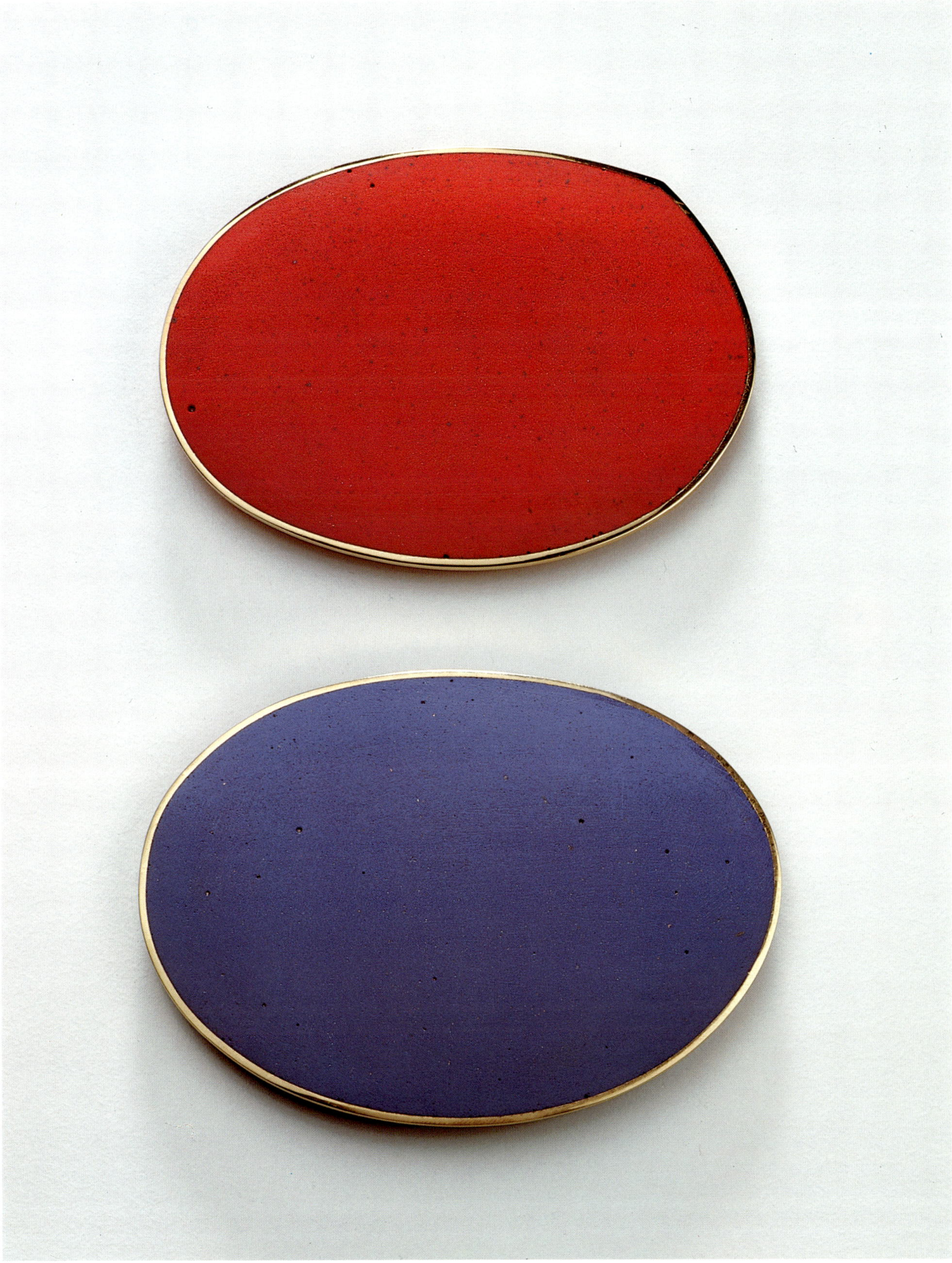

zwei Broschen, 1989
7,8 × 10,7 cm und 8,5 × 11,5 cm
Kupfer, Nickel, Silber, Email

Ulrike Johannsen

Wien, Österreich
geboren 1959 in Flensburg, Bundesrepublik Deutschland

Goldschmiedeausbildung in Lübeck

Ausstellungen zusammen mit Antonia von Braun in Wien, Washington und Salzburg 1988

Seit 1985 Beteiligung an Ausstellungen in Wien, Hamburg und München

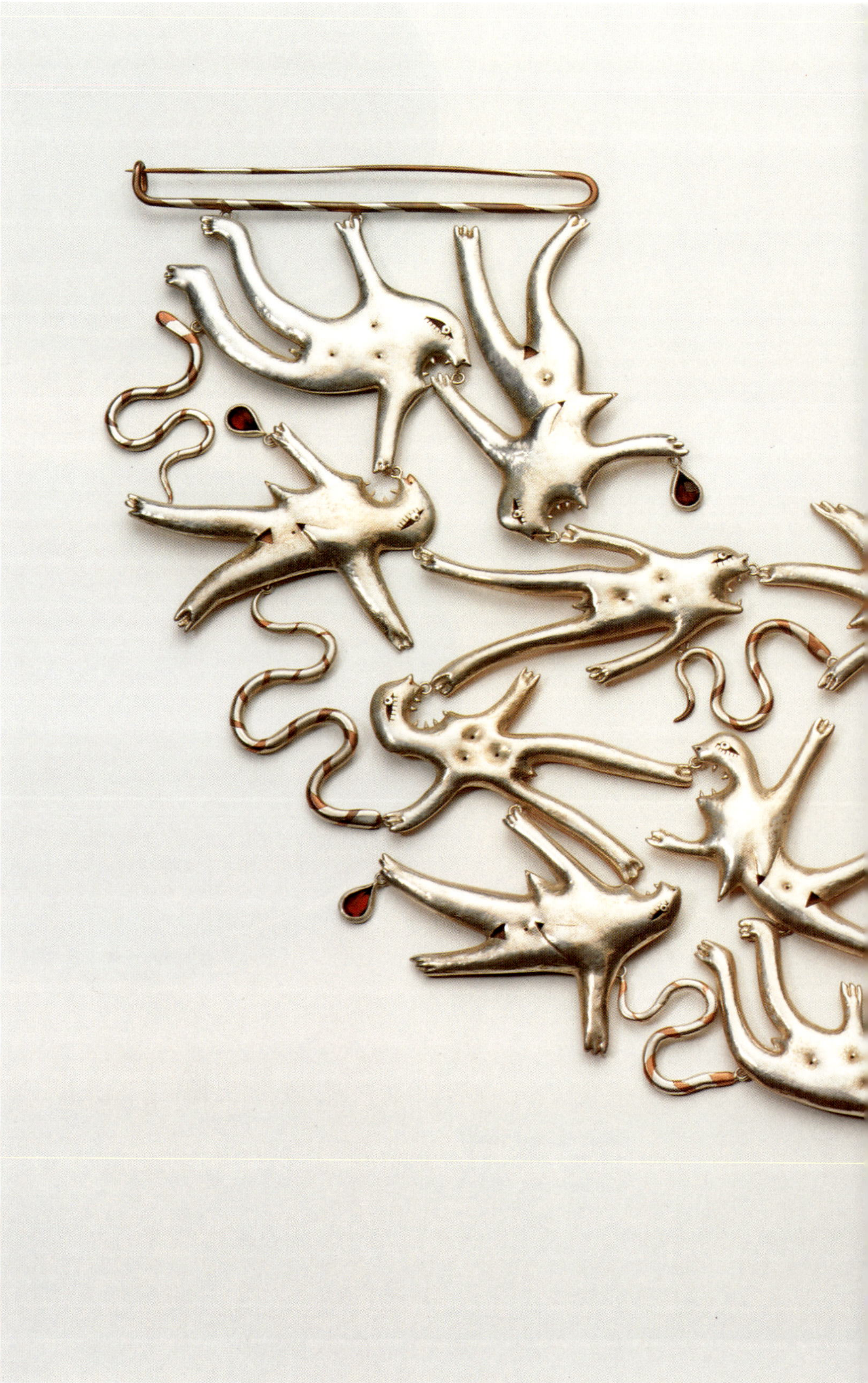

Halsschmuck, 1988
Gesamtbreite ca. 40 cm
Silber, Kupfer, Granate

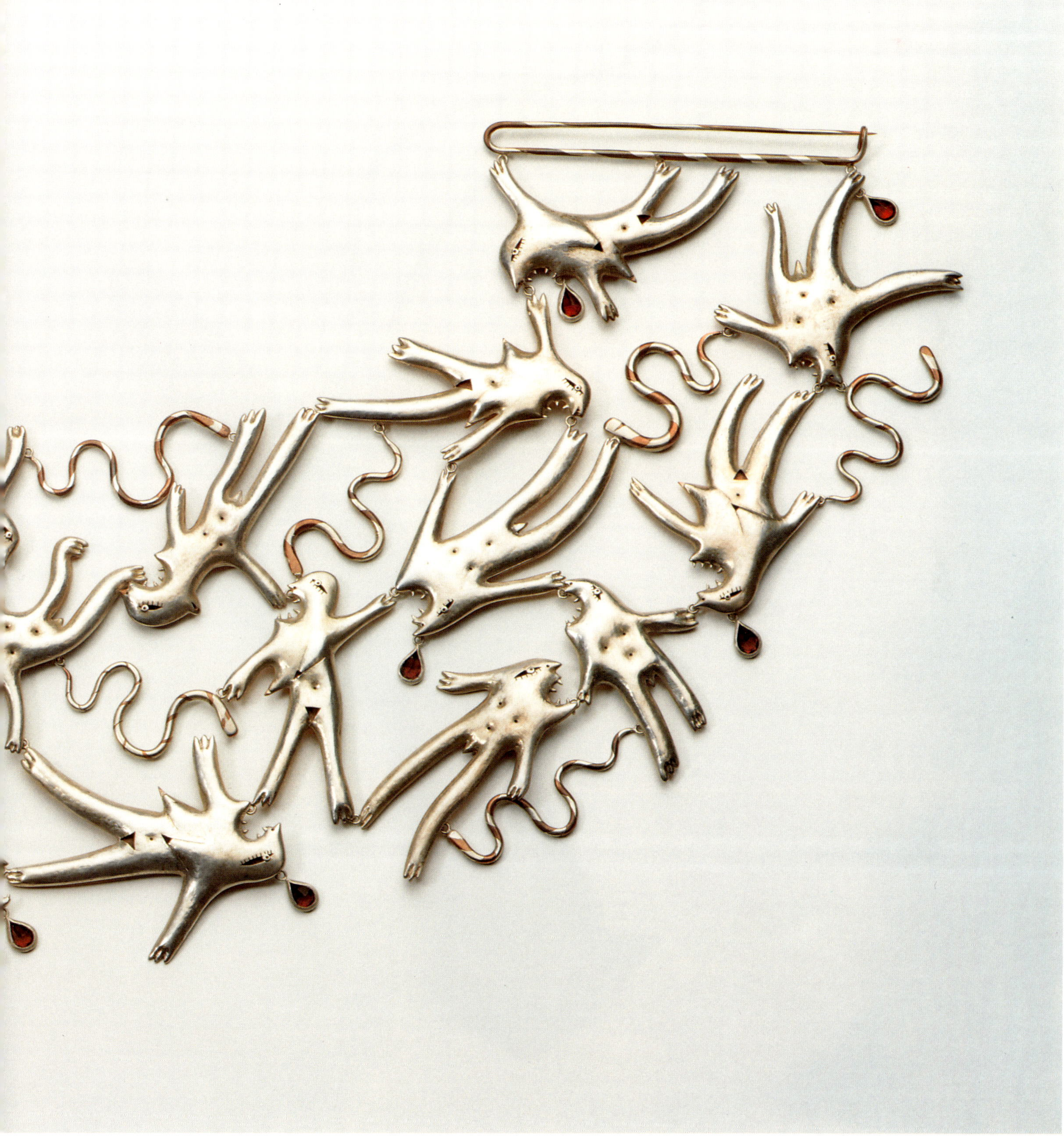

Gilles Jonemann

Aix-en-Provence, Frankreich
geboren 1944 in Genf, Schweiz

Dozent an den Ateliers des Fontblanches

Studium an der Ecole des Beaux-Arts Aix-en-Provence und an der Ecole des Arts Appliqués Paris

Seit 1969 Beteiligung an Ausstellungen in Frankreich, in der Schweiz, der Bundesrepublik Deutschland, Belgien, Dänemark und Japan

Mehrere internationale Auszeichnungen

Arbeiten im Musée des Arts Décoratifs Paris und bei F.R.A.C. Languedoc Roussillon

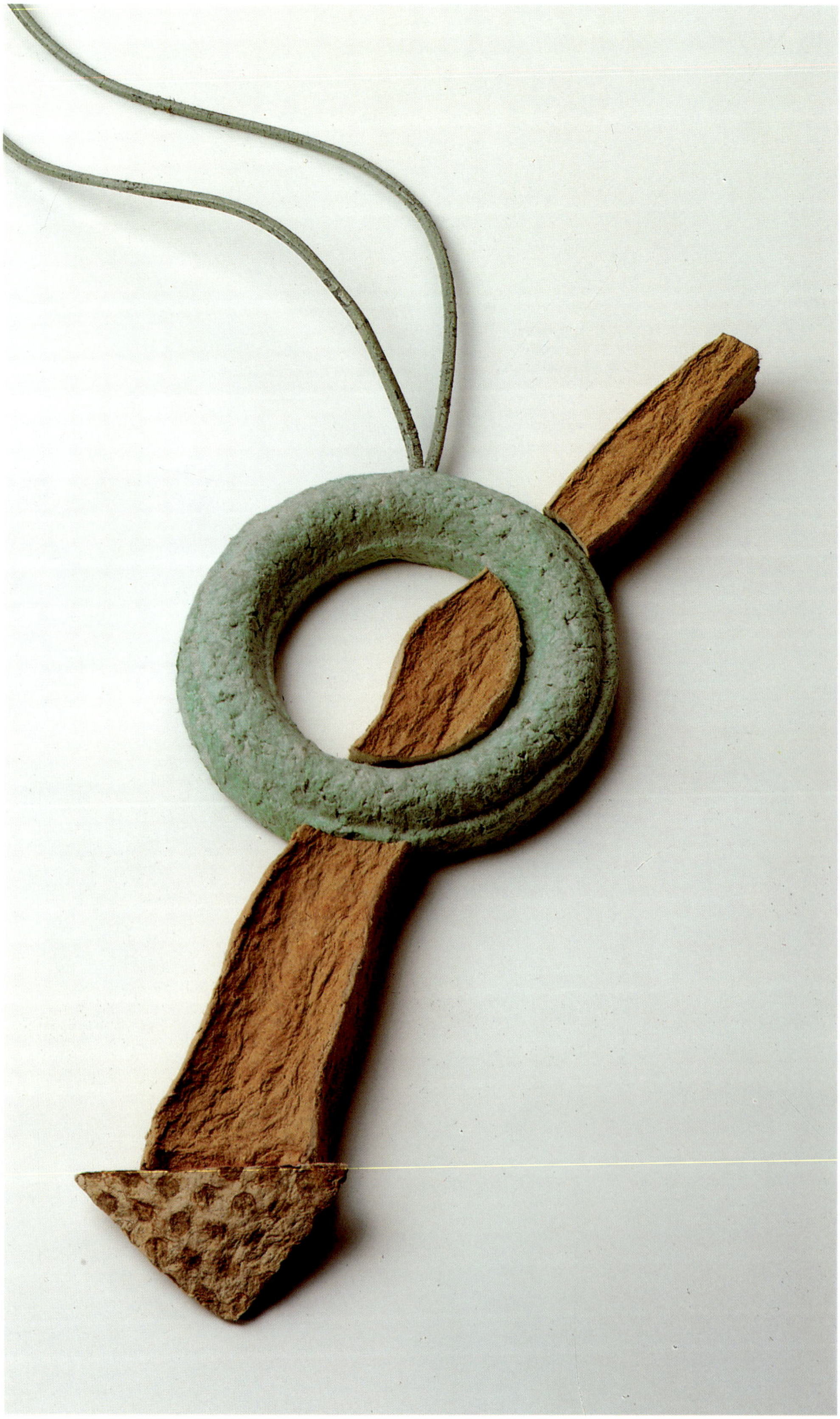

Anhänger, 1987
Länge 20 cm
Papiermaché

Armreif, 1987
∅ 12 cm
Papiermaché

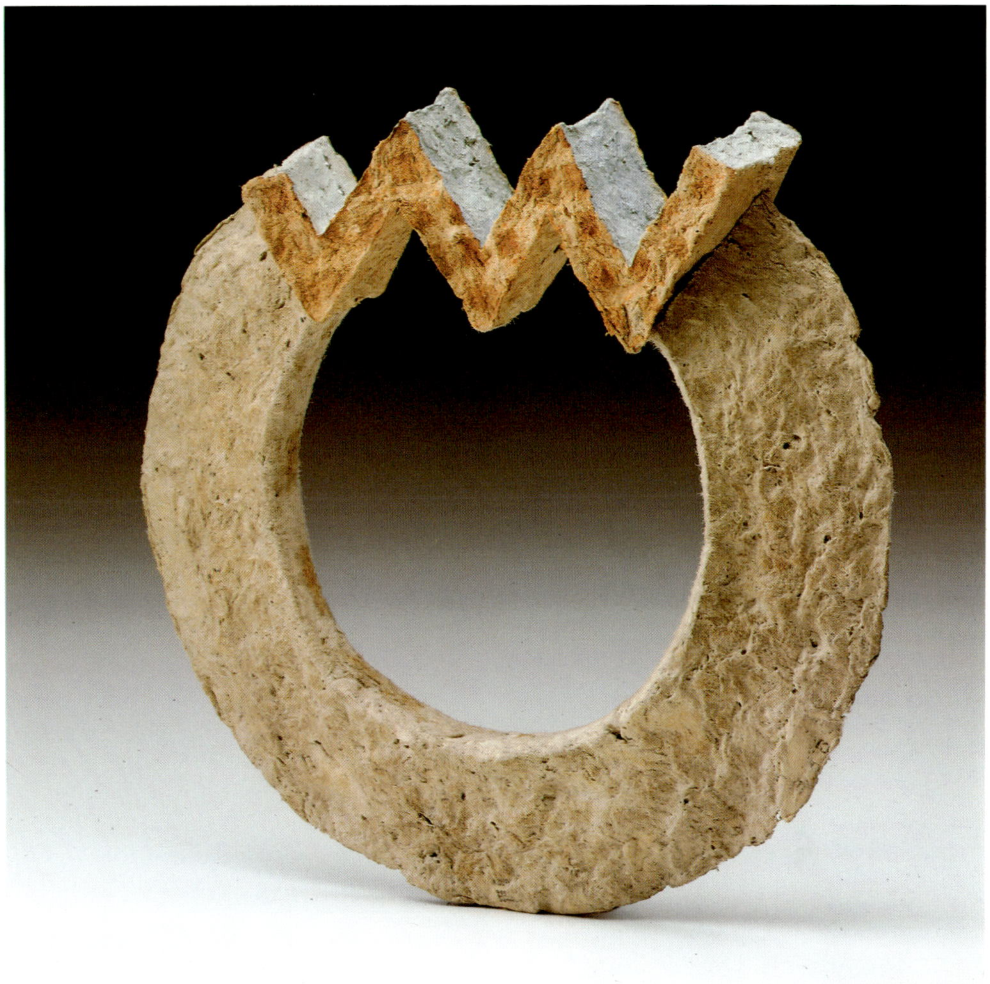

Brosche, 1987
12 × 9,5 cm
Papiermaché

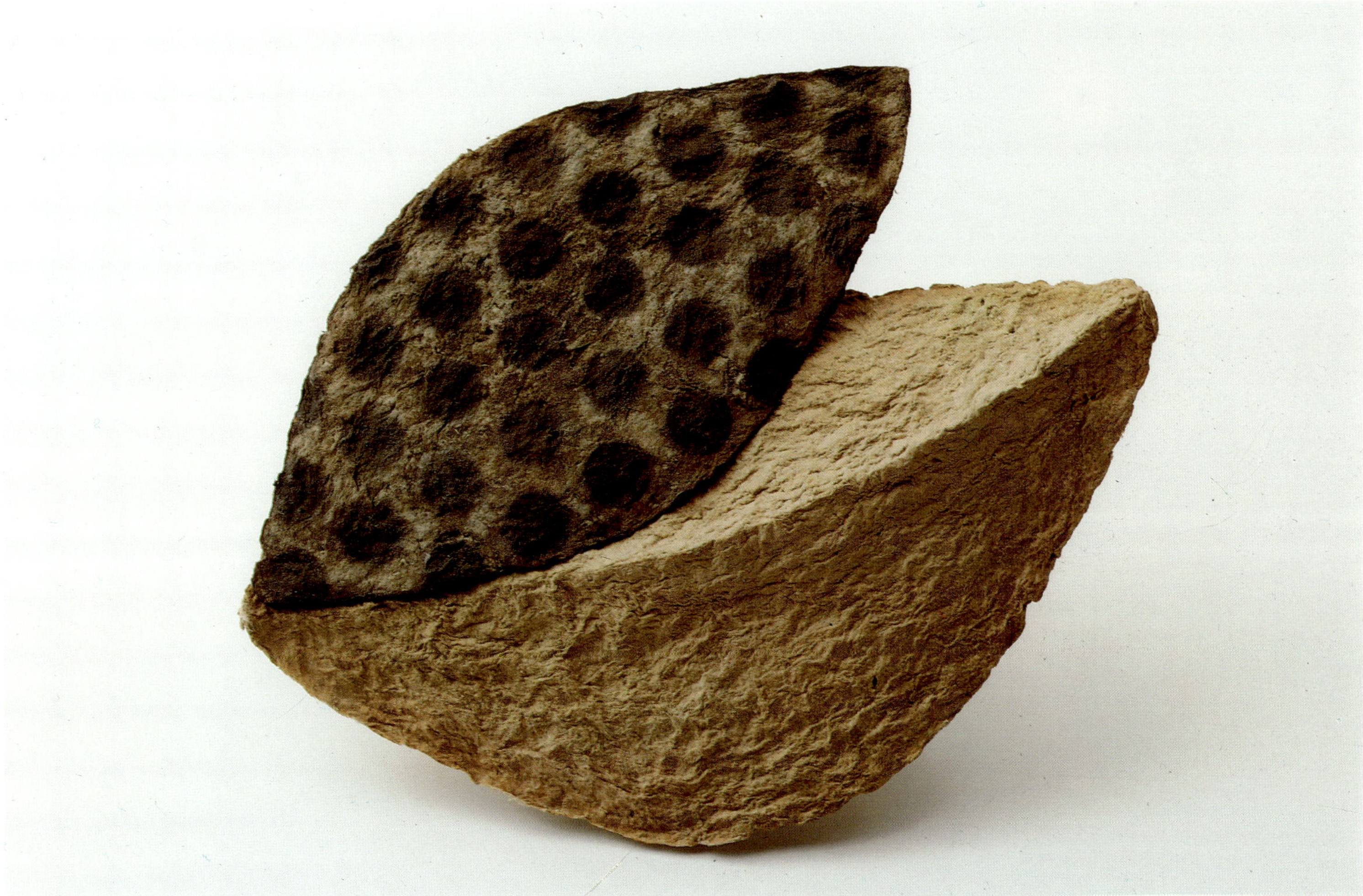

Rian de Jong

Amsterdam, Niederlande
geboren 1951

Dozentin an der Kunstakademie Utrecht

Studium an der Gerrit Rietveld Akademie Amsterdam

Einzelausstellungen in Amsterdam und Rotterdam 1989

Seit 1985 Beteiligung an Ausstellungen in den Niederlanden, in der Bundesrepublik Deutschland, in Belgien, Kanada, den USA, Spanien und Großbritannien

Ausgezeichnet mit Stipendien der niederländischen Regierung und der Stadt Amsterdam

Arbeiten im Van Reekum Museum, Apeldoorn; Ankäufe durch den Rijksdienst beeldende Kunst und die Stadt Amsterdam

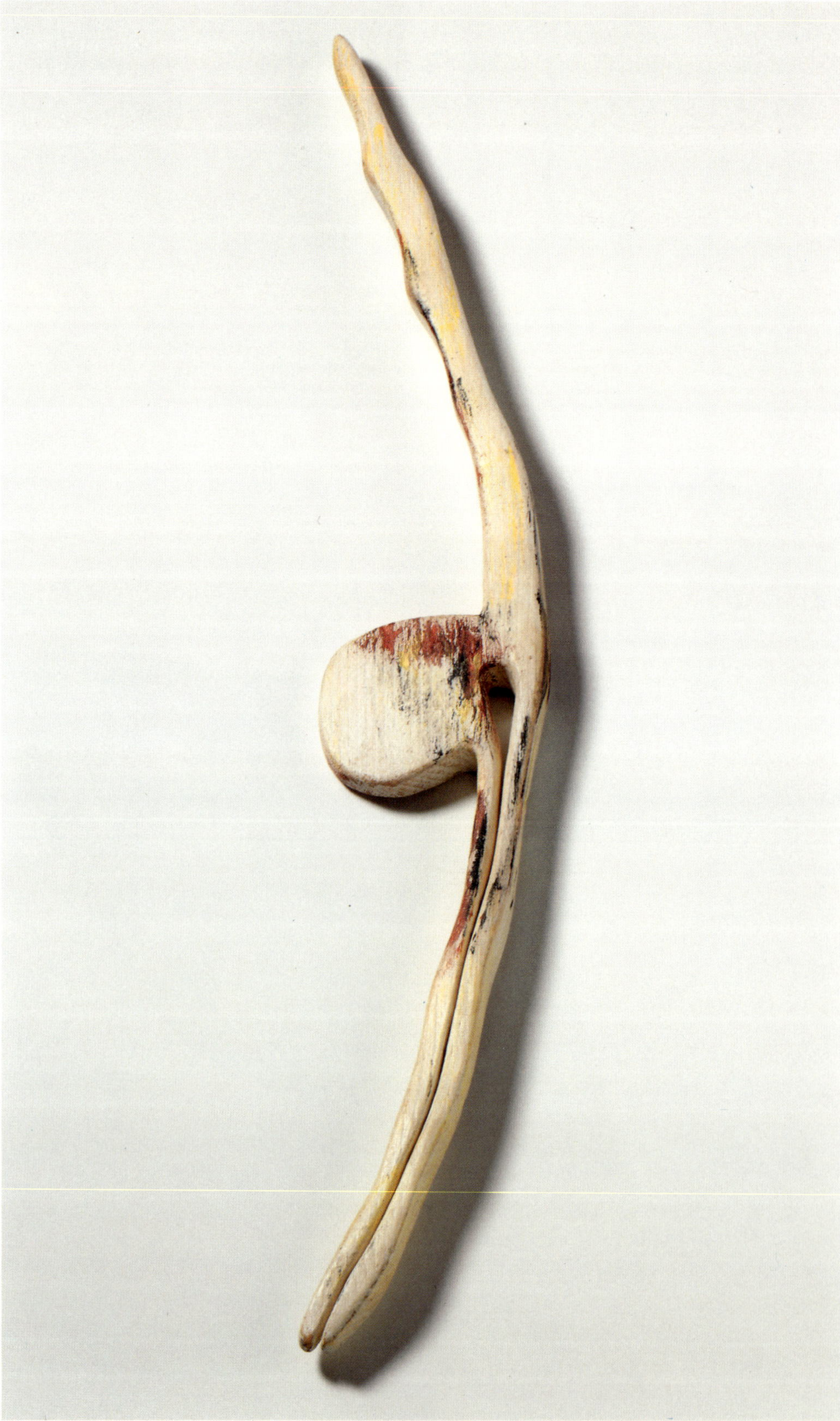

Brosche, 1987
Länge 26 cm
Holz bemalt

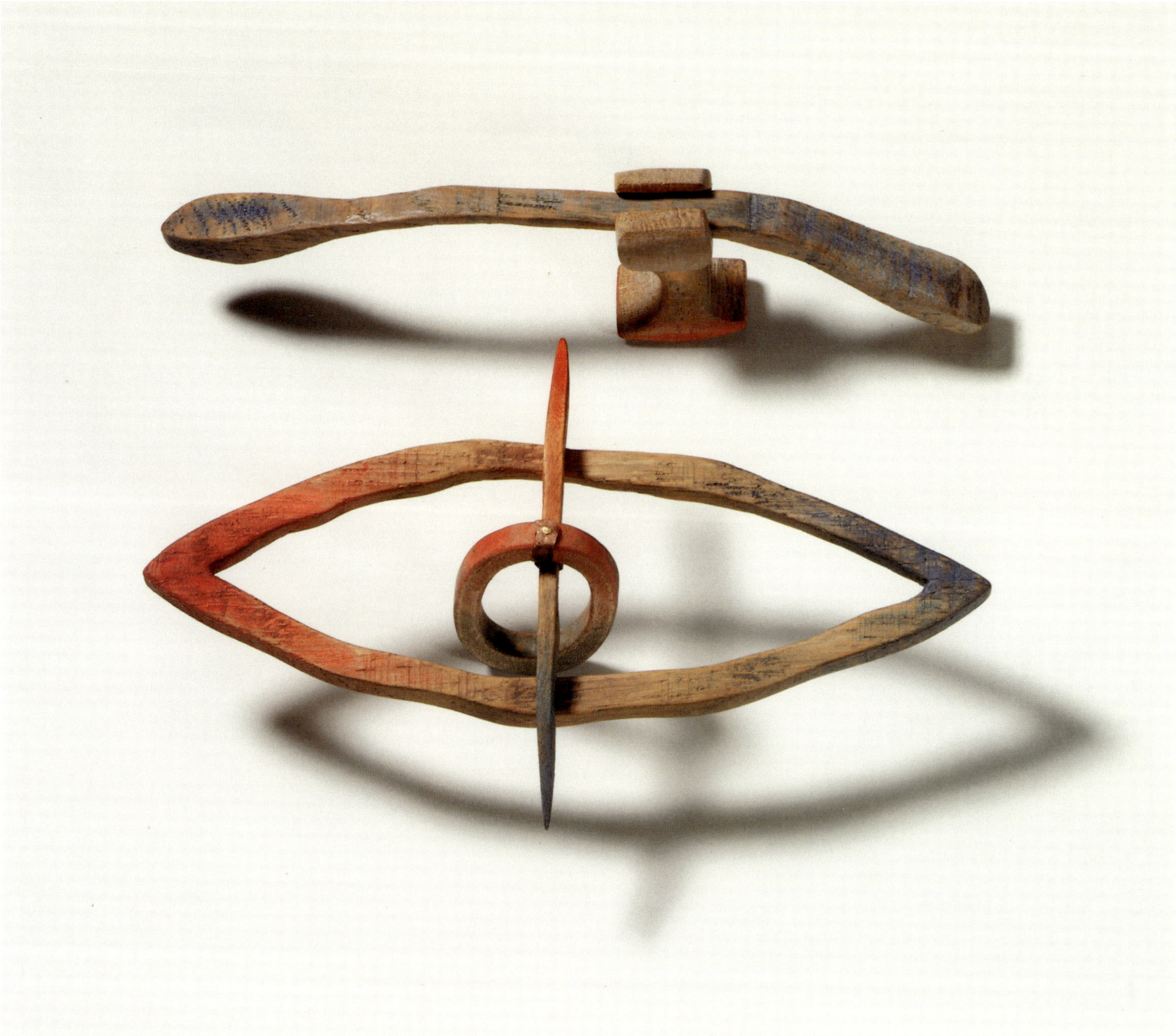

zwei Schmuckstücke für die Hand, 1988
Länge 12,3 cm und 12 cm
Holz bemalt

Tatsuo Kawaguchi

Tsukuba-shi, Japan
geboren 1940 in Kobe

Dozent am Institut für Kunst und Design der Universität Tsukuba

Studium an der Tama-Kunstuniversität Tokio

Seit 1965 Einzelausstellungen in Osaka, Kyoto, Tokio, Kobe, Nagoya und Gifu

Seit 1961 Beteiligung an Ausstellungen in Japan, Mexiko, in den USA, Großbritannien, Italien, Jugoslawien, in der Bundesrepublik Deutschland, Frankreich, Brasilien, Kanada, Dänemark, Belgien, Neuseeland, Australien, Polen, Indien, Korea, Taiwan, Ungarn, in den Niederlanden, in der Schweiz und in Österreich

Beteiligung an Schmuckausstellungen seit 1984 in Japan, in den Niederlanden und in Österreich

Zahlreiche Auszeichnungen in Japan, Jugoslawien und in der Bundesrepublik Deutschland

Arbeiten in Museen in Japan, Dänemark und Australien

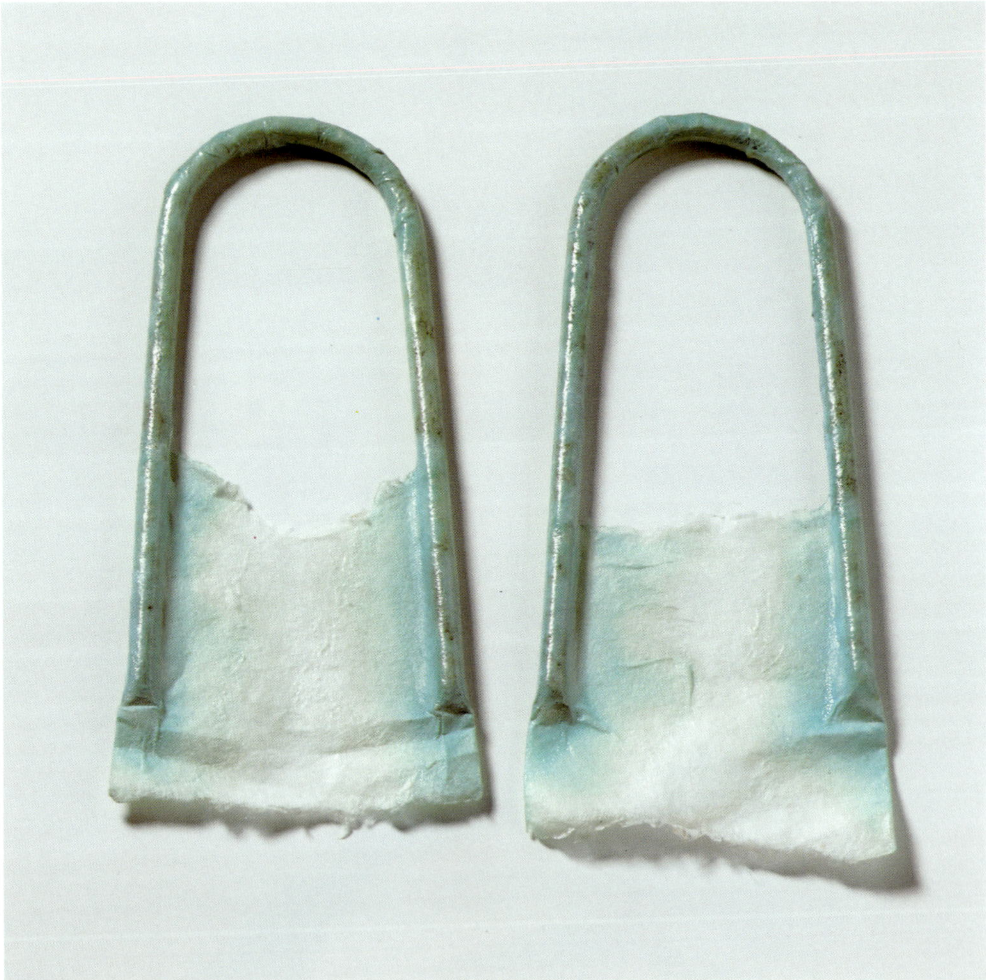

Ohrschmuck ›Blue Catalyst‹, 1984
11,5 × 5,5 cm
Kupfer, Japanpapier

Ansteckschmuck ›Blue Catalyst‹, 1984
22 × 12,5 cm
Kupfer, Japanpapier

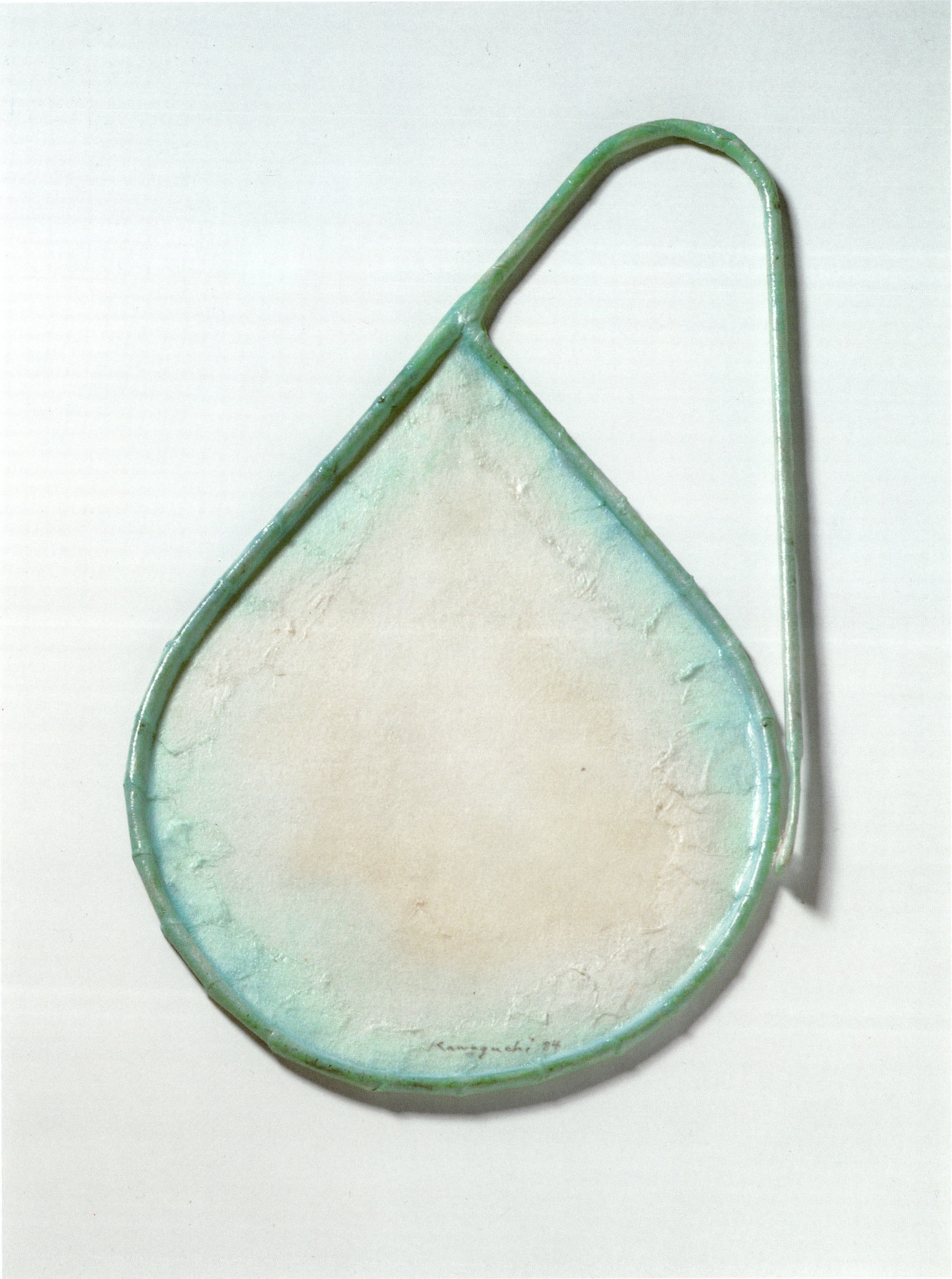
Kawaguchi '84

Beppe Kessler

Amsterdam, Niederlande
geboren 1952 in Amsterdam

Dozentin an der Akademie Minerva Groningen

Studium an der Gerrit Rietveld Akademie Amsterdam

Einzelausstellungen in Amsterdam und Leeuwarden

Seit 1982 Beteiligung an Ausstellungen in den Niederlanden, Großbritannien, in den USA, Belgien, Spanien und in der Bundesrepublik Deutschland

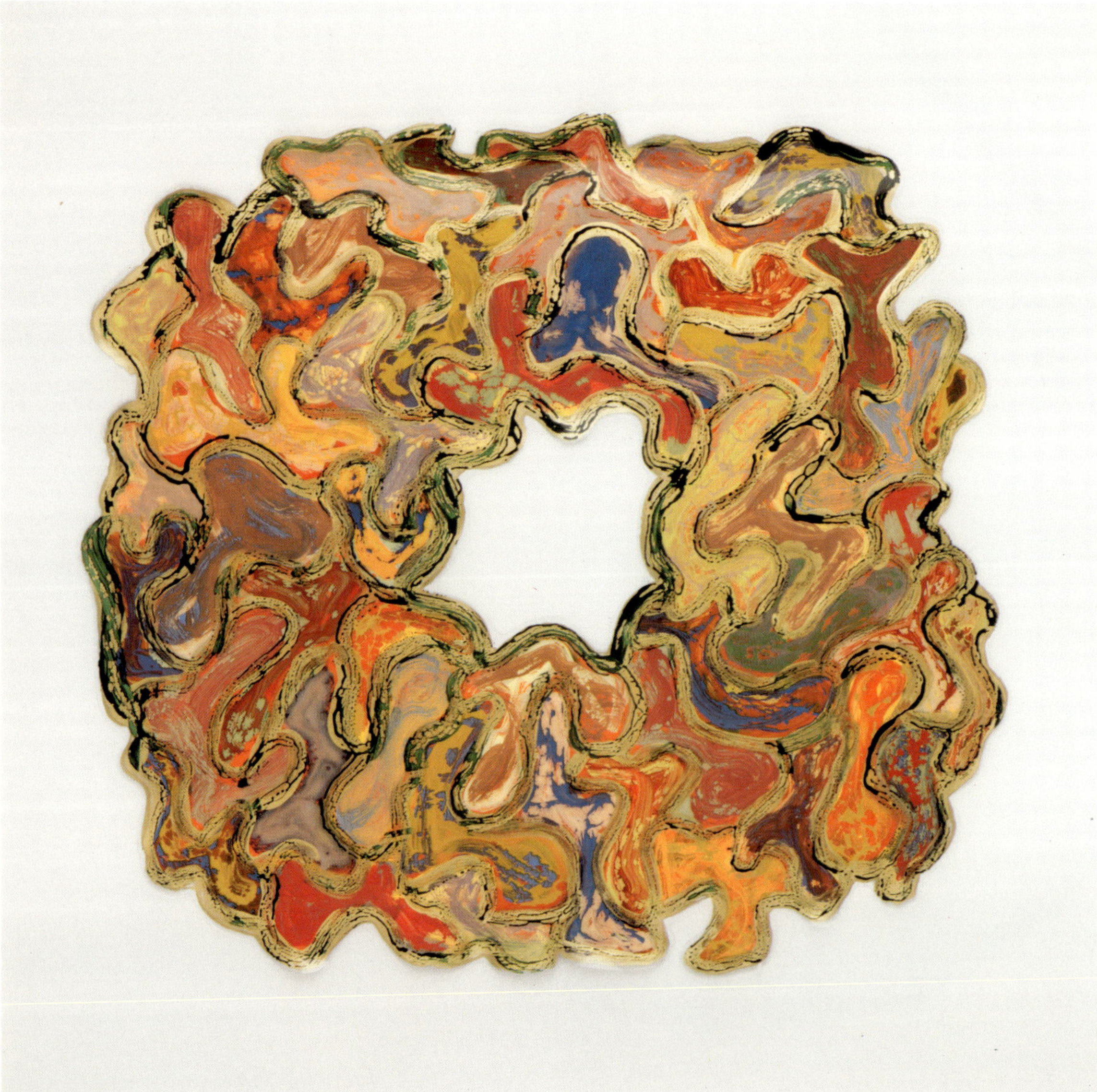

Kragen, 1988
73 × 68 cm
Acrylfarbe auf PVC

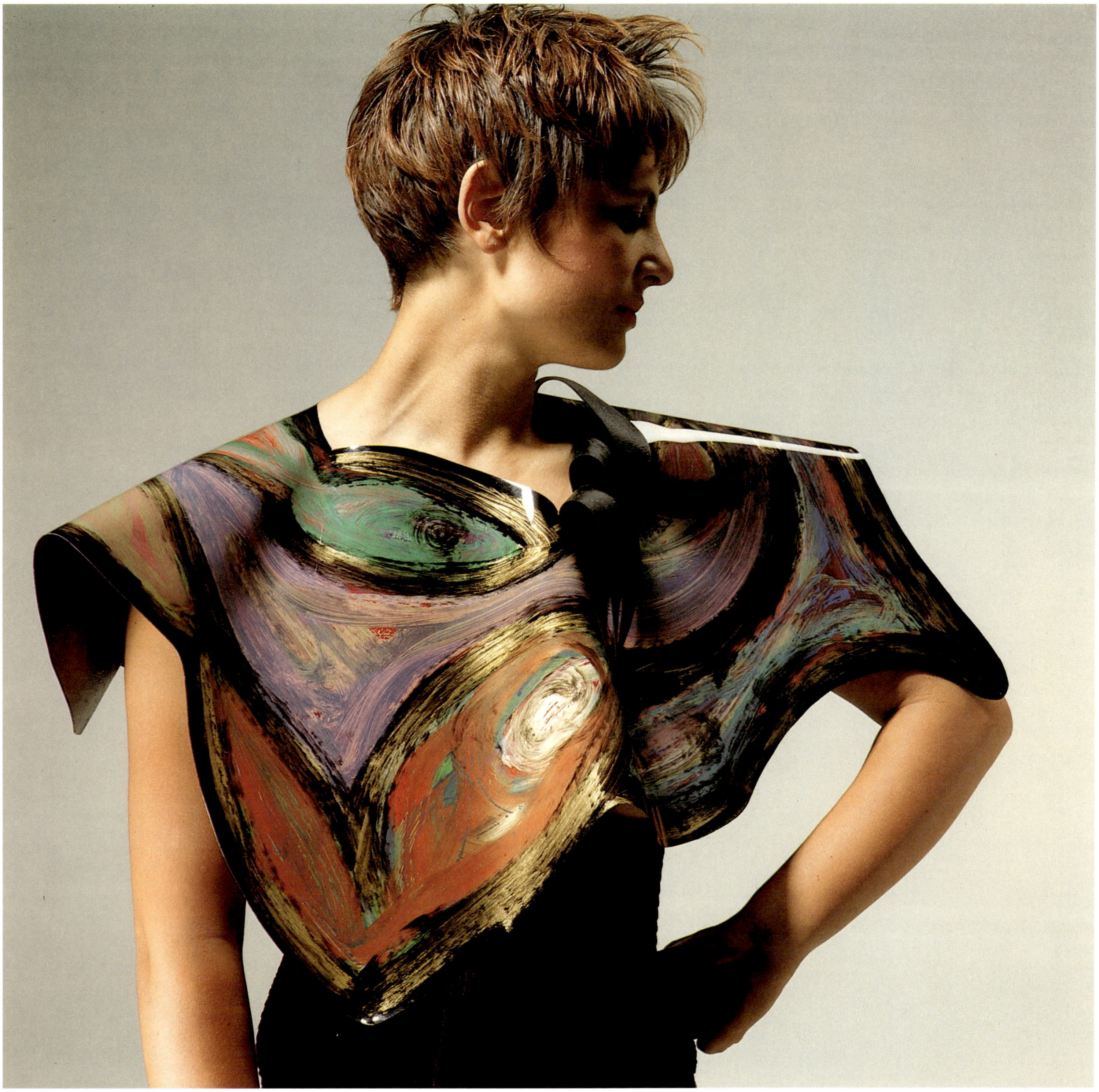

Kragen, 1988
71×68 cm
Acrylfarbe auf PVC

Morten Kleppan

Oslo, Norwegen
geboren 1958 in Lillehammer

Ausbildung als Feinmechaniker am Technischen Kolleg in Oslo, Studium am National College of Art, Craft and Design Oslo

Seit 1983 Beteiligung an Ausstellungen in Norwegen, Großbritannien, Finnland, in den USA, Österreich, Spanien, in den Niederlanden, in der Bundesrepublik Deutschland und in Dänemark

Ausgezeichnet mit Stipendien und einem Preis

Arbeiten in Museen in Trondheim, Bergen, Helsinki, Göteborg, Kopenhagen sowie in der norwegischen Nationalsammlung, den Sammlungen des norwegischen Kulturrates und des norwegischen Außenministeriums im Epcot Center

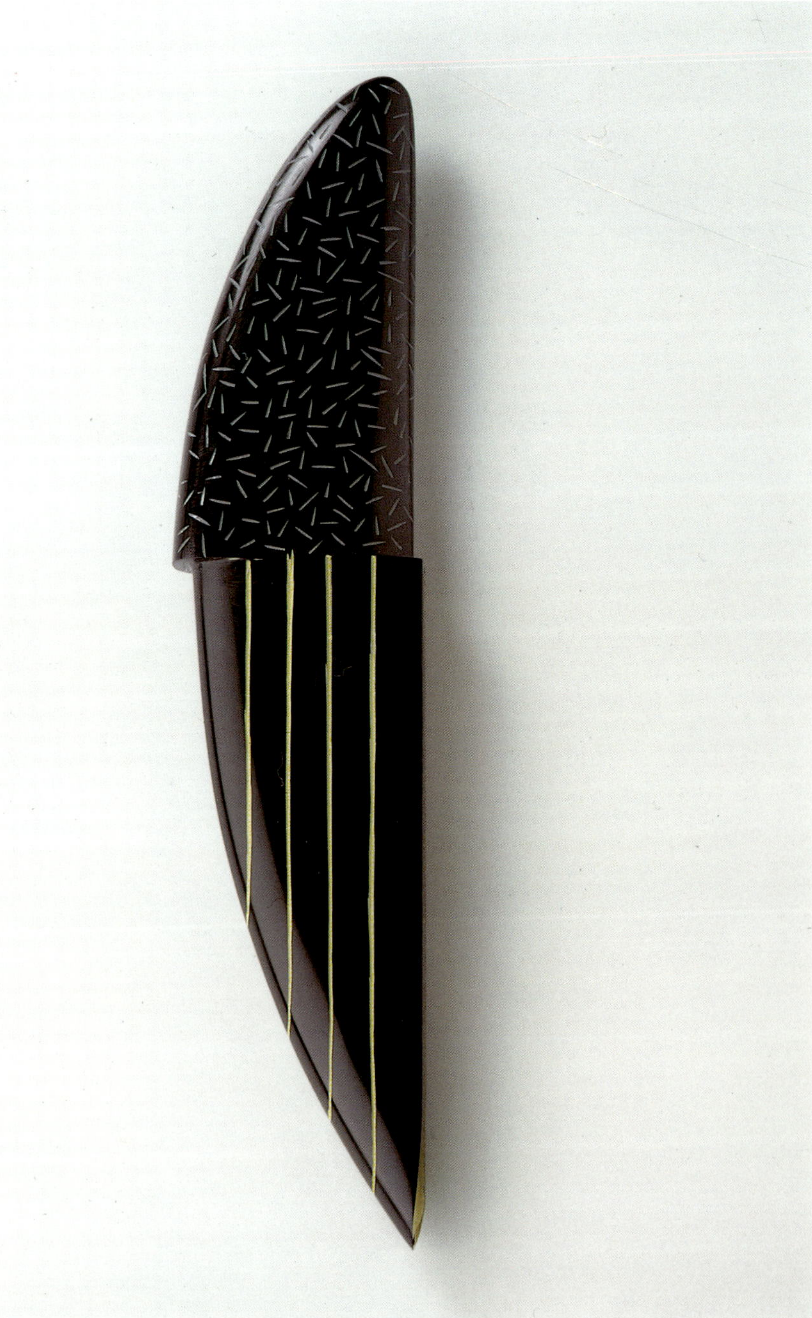

Brosche, 1989
Länge 11,6 cm
Acryl, Farbe

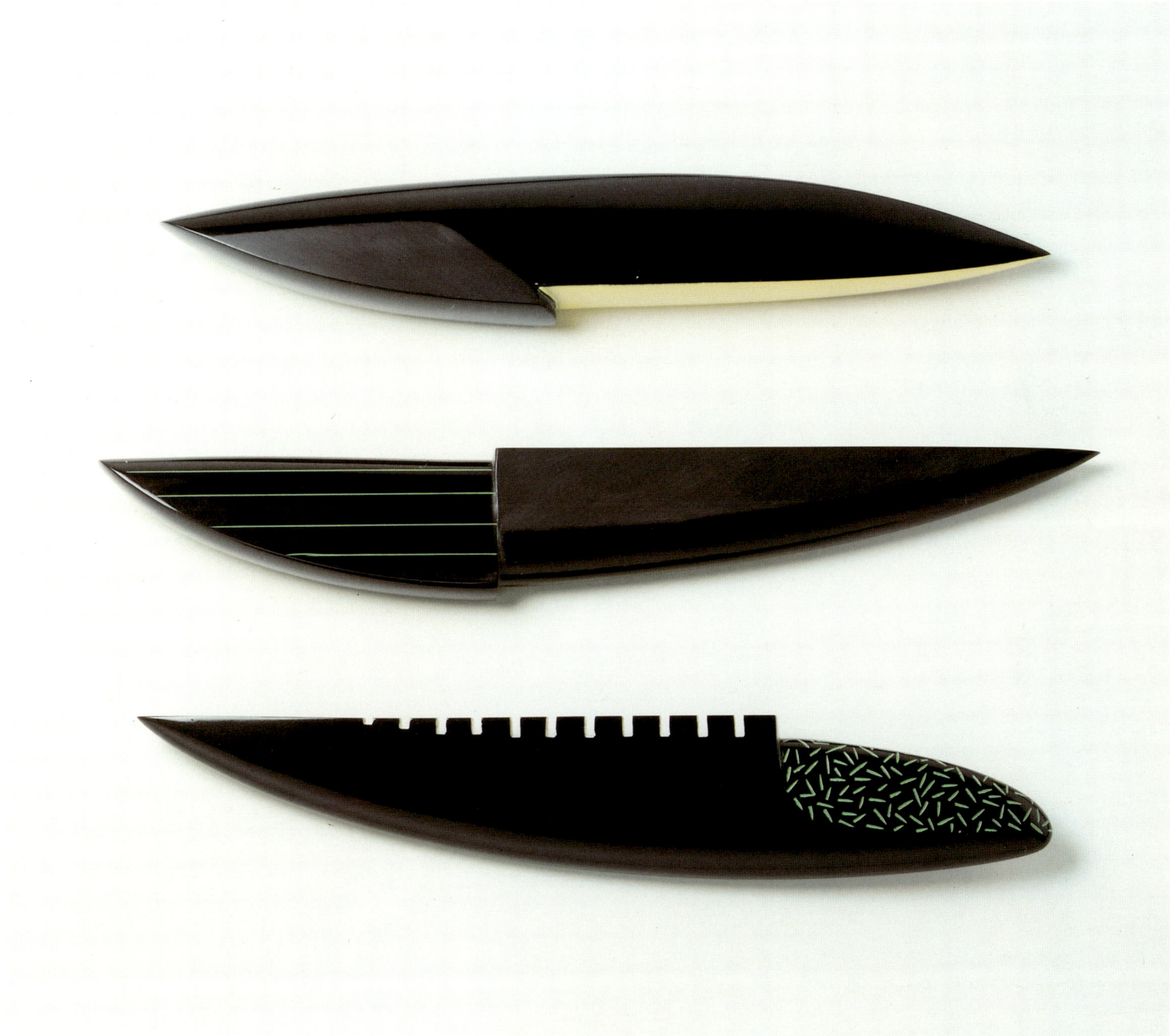

drei Broschen, 1989
Länge 12,2 cm, 13,6 cm und 12,5 cm
Acryl, Farbe

Milan Knížák

Prag, Tschechoslowakei
geboren 1940 in Prag

Durch Zwangsexmatrikulationen abgebrochene Studien an Kunstschulen und der Kunstakademie Prag, abgebrochenes Mathematikstudium in Prag und Musikstudium in Marienbad

Seit 1958 Einzelausstellungen in Prag, San Diego, Köln, Dortmund, Amsterdam, Berlin, Helmstedt, Oldenburg, Bremen, Hannover, Brüssel, Novara, Hamburg, Mailand, Krakau, Budapest und Bochum

Seit 1967 Beteiligung an Ausstellungen in den USA, in der Bundesrepublik Deutschland, Großbritannien, Kanada, Frankreich, Belgien, in den Niederlanden, Italien, Spanien, in der Schweiz, Ungarn, in der Tschechoslowakei, Portugal und Polen

Ausgezeichnet mit Stipendien des DAAD und mehreren Preisen in der Bundesrepublik Deutschland und West-Berlin

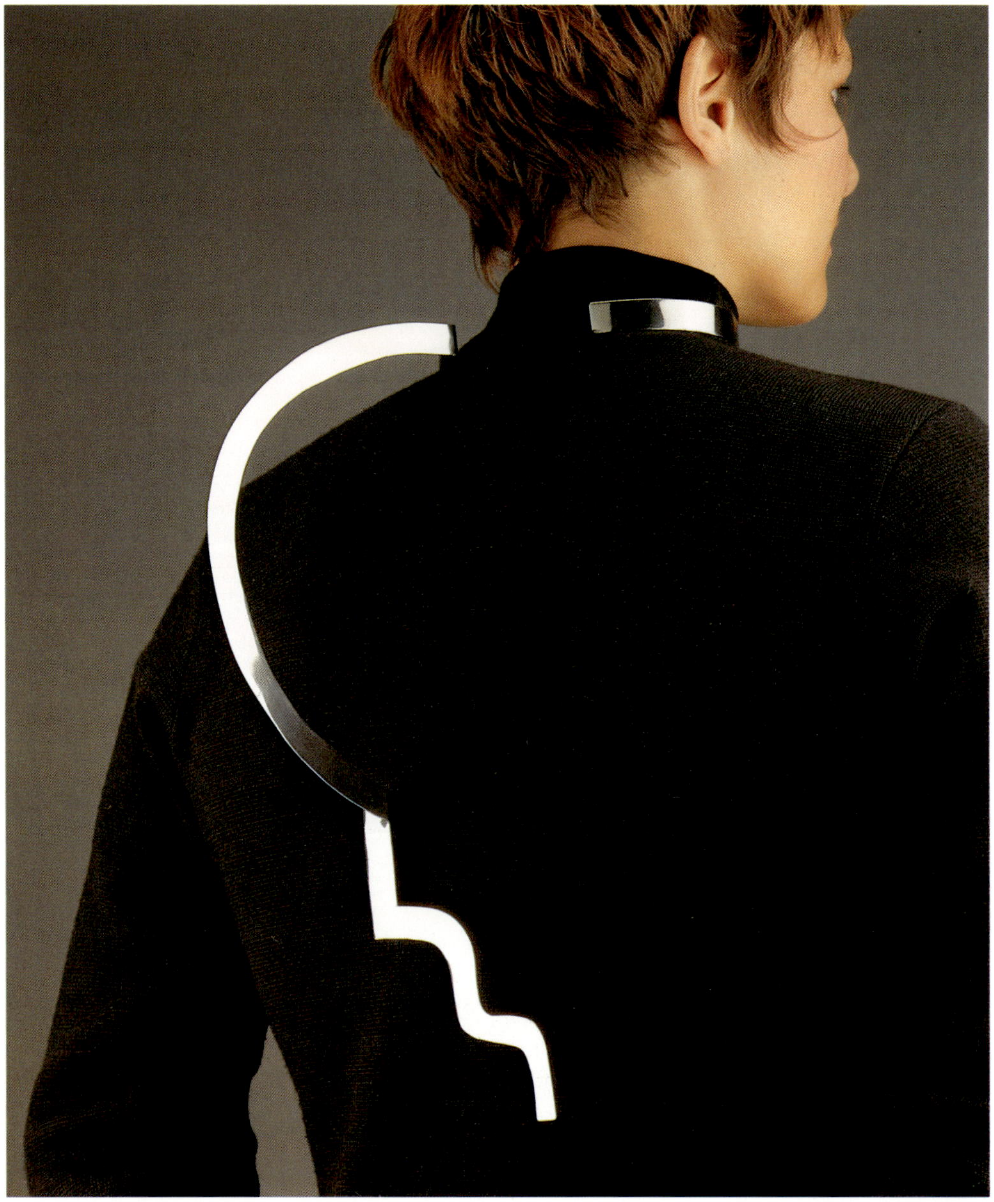

Rückenschmuck ›Arch‹, 1988
37 × 13 × 25 cm
Metall

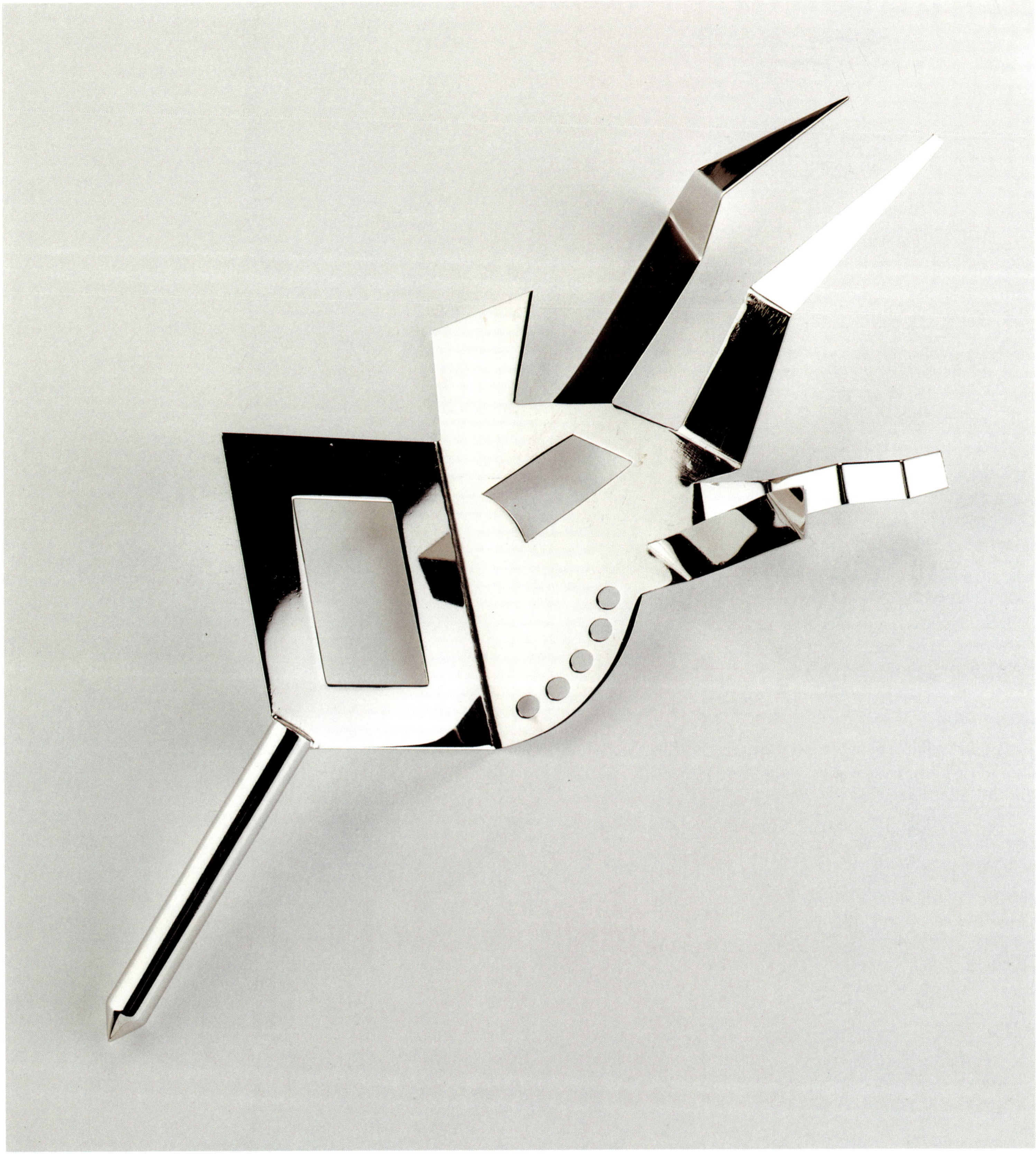

Ohrschmuck, 1988
28 × 11,5 cm
Metall

Esther Knobel

Jerusalem, Israel
geboren 1949 in Polen

Dozentin an der Bezalel Academy of Arts and Design Jerusalem

Studium am Plastic Art Institute Bat Yam, an der Bezalel Academy Jerusalem und am Royal College of Art London

Seit 1978 Ausstellungen in Amsterdam, Eien Karem/Israel, Köln, London, Bristol, zum Teil als Zwei-Personen-Ausstellungen mit Pierre Degen, Deganit Schoken, Vered Kaminski und Norbert Wolters

Seit 1976 Beteiligung an Ausstellungen in Israel, Frankreich, in der Schweiz, Großbritannien, in den Niederlanden, Österreich, in der Bundesrepublik Deutschland, Japan, den USA, Australien, Kanada, Spanien und Dänemark

Ausgezeichnet mit dem Bezalel Prize of Excellence 1974, einem Stipendium des British Council zum Studium am Royal College of Art London 1975–1977 und dem Alix-de-Rothschild-Preis für Schmuck 1986

Arbeiten in Museen in Amsterdam, Jerusalem, Cleveland, Kyoto sowie in öffentlichen Sammlungen in England und Australien

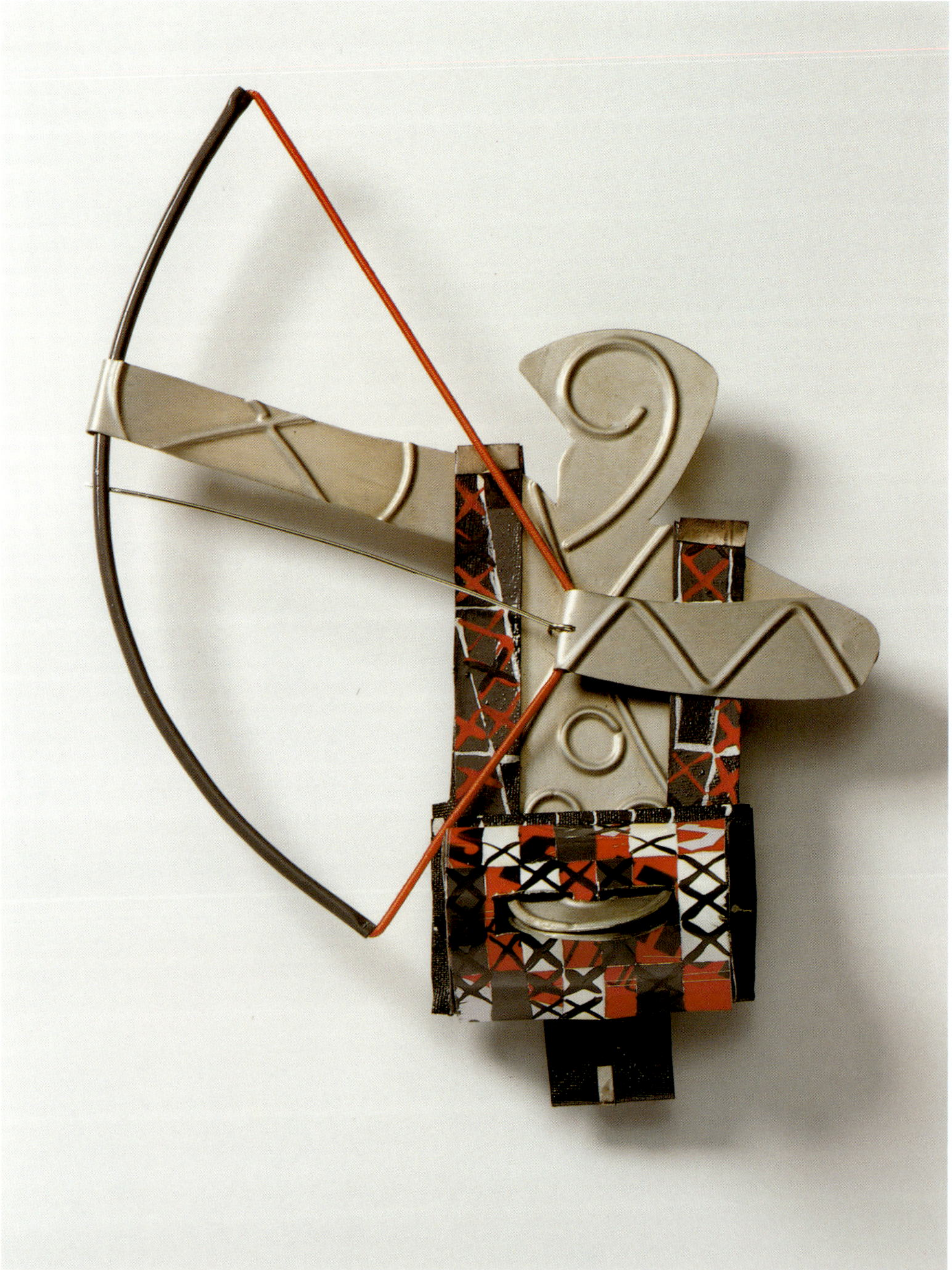

Brosche ›Warrior‹, 1988
15,5 × 11 cm
Blech, Gummiband, Farbe

Halsschmuck ›Snake‹, 1986/87
Länge ca. 70 cm
Nickel, Stoff, Farbe, Stahldraht

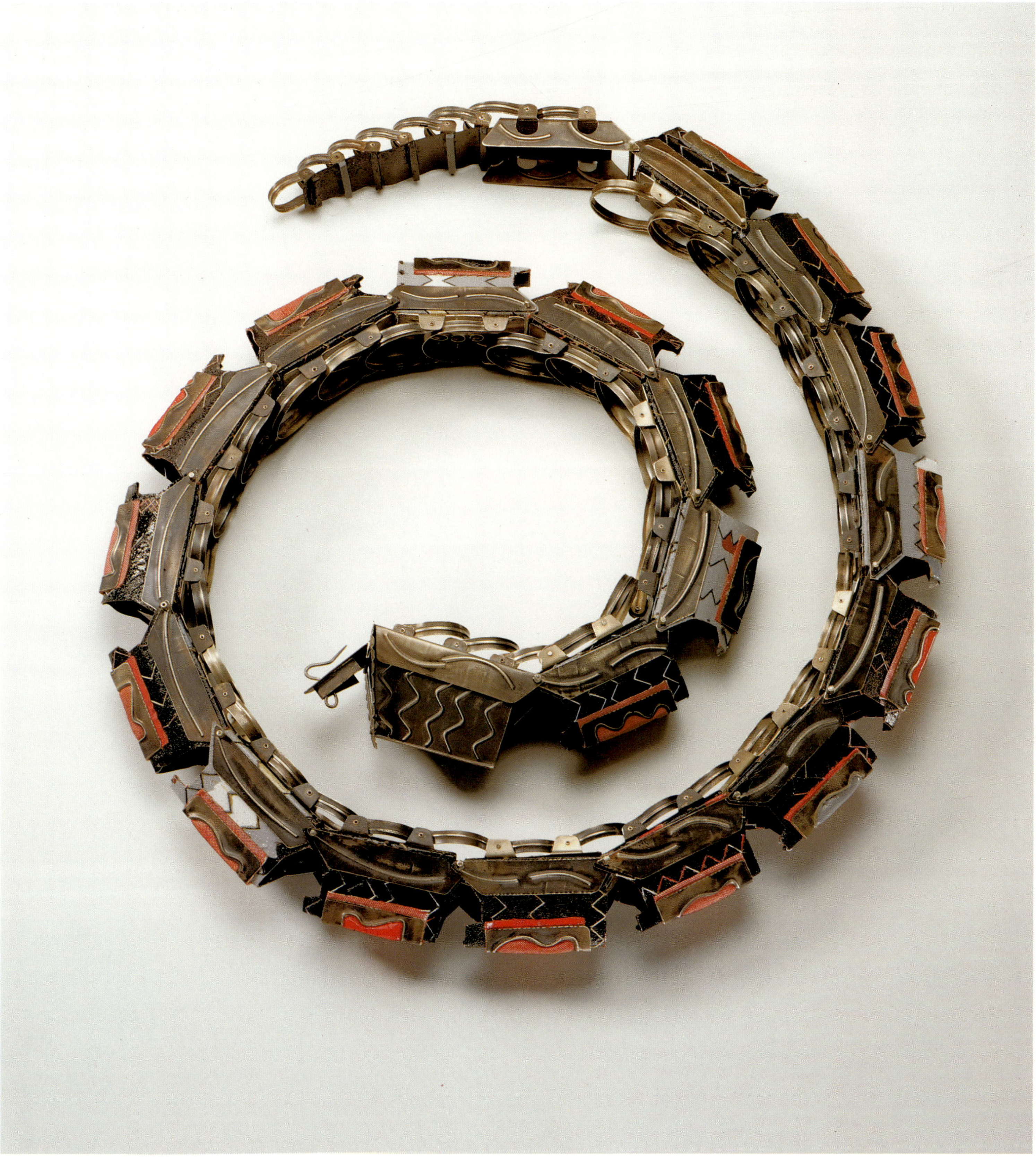

Winfried Krüger

Berlin
geboren 1944 in Bauschlott/Pforzheim, Bundesrepublik Deutschland

Studium an der Kunst+Werkschule Pforzheim und Studien zur Kunstgeschichte an der Freien Universität Berlin

Seit 1970 Beteiligung an Ausstellungen in Spanien, in der Bundesrepublik Deutschland, in den Niederlanden, Japan, Finnland, in der Schweiz, Österreich, Großbritannien und Kanada

Arbeiten in öffentlichen und privaten Sammlungen

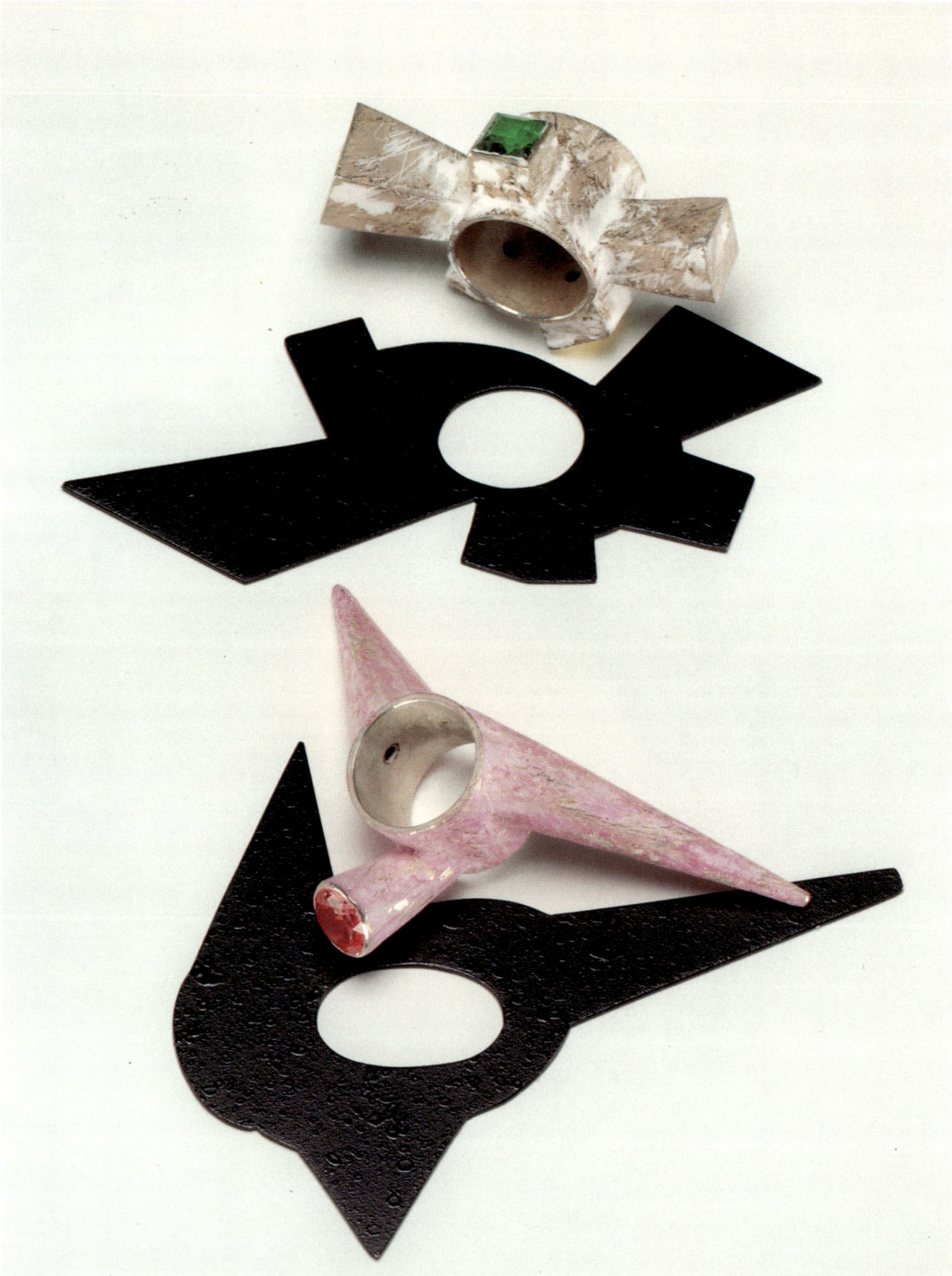

oben:
Ring, zweiteilig, 1988/89
6×3 cm
Silber, Gold, grüner Stein, Alabastergips
Schatten: Aluminium, Lack

unten:
Ring, zweiteilig, 1988/89
8×3 cm
Silber, roter Stein, Alabastergips
Schatten: Aluminium, Lack

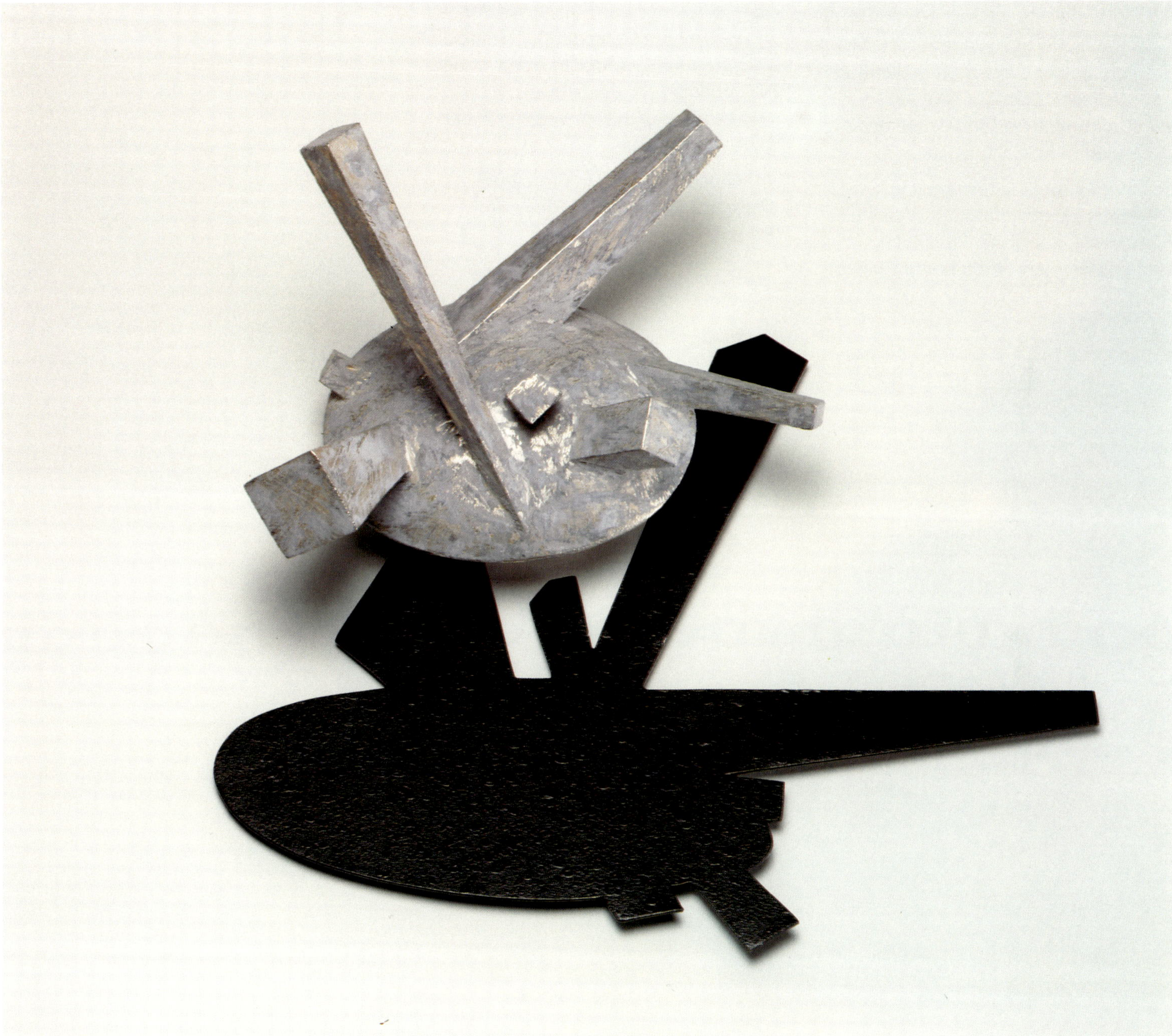

Brosche, zweiteilig, 1988/89
9×9 cm
Silber, Alabastergips
Schatten: Aluminium, Lack

Daniel Kruger

München, Bundesrepublik Deutschland
geboren 1951 in Kapstadt, Südafrika

Studium an der Universität Stellenbosch, der Michaelis School of Fine Art Kapstadt und an der Akademie der Bildenden Künste München

Seit 1980 Einzelausstellungen in Düsseldorf, Herzogenbusch, München, Köln, Berlin, Karlsruhe, Pforzheim, Hanau, Wien, Amsterdam und Chikago

Seit 1975 Beteiligung an Ausstellungen in Großbritannien, in der Bundesrepublik Deutschland, Österreich, Japan, in den Niederlanden, in der Schweiz, Hongkong, Australien, Belgien, in den USA und Kanada

Arbeiten in Museen in Pforzheim, Stuttgart, Rotterdam, Sydney und Herzogenbusch

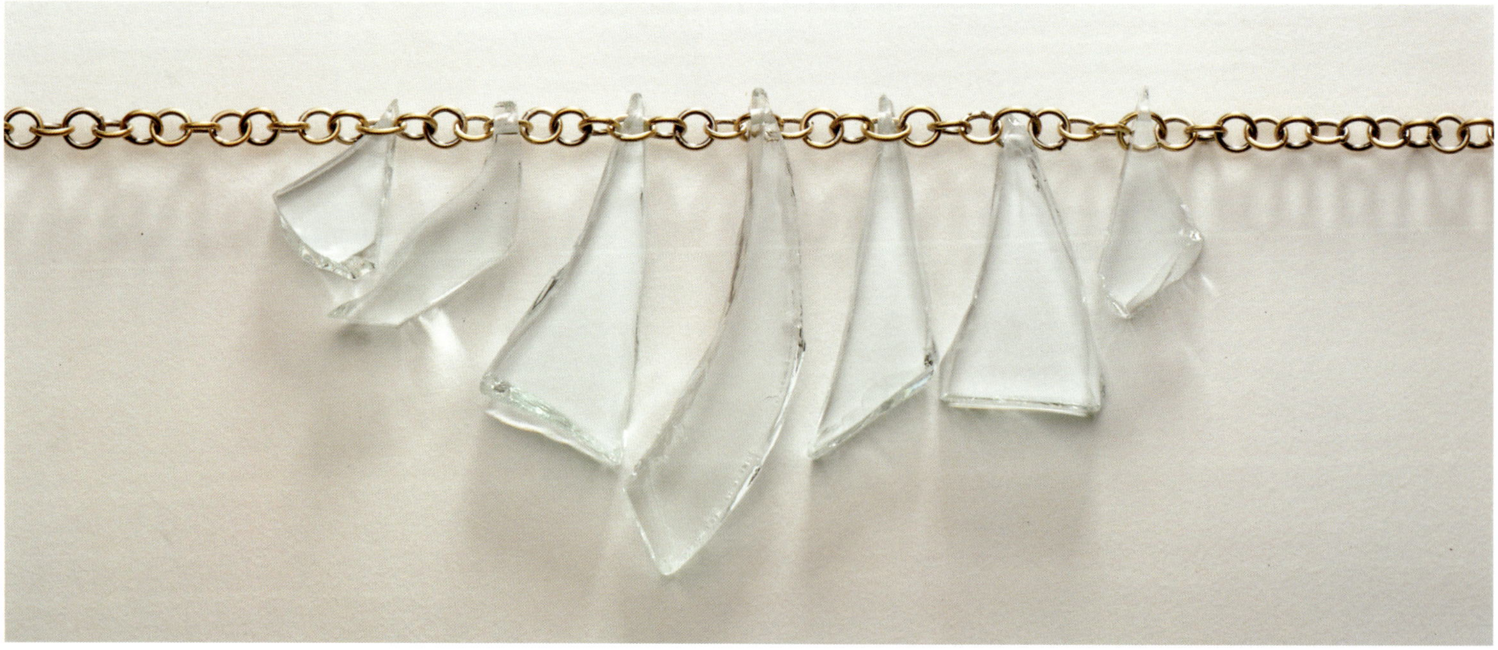

Halsschmuck, 1988
längster Anhänger 8,4 cm
Gold, Silber, Glas

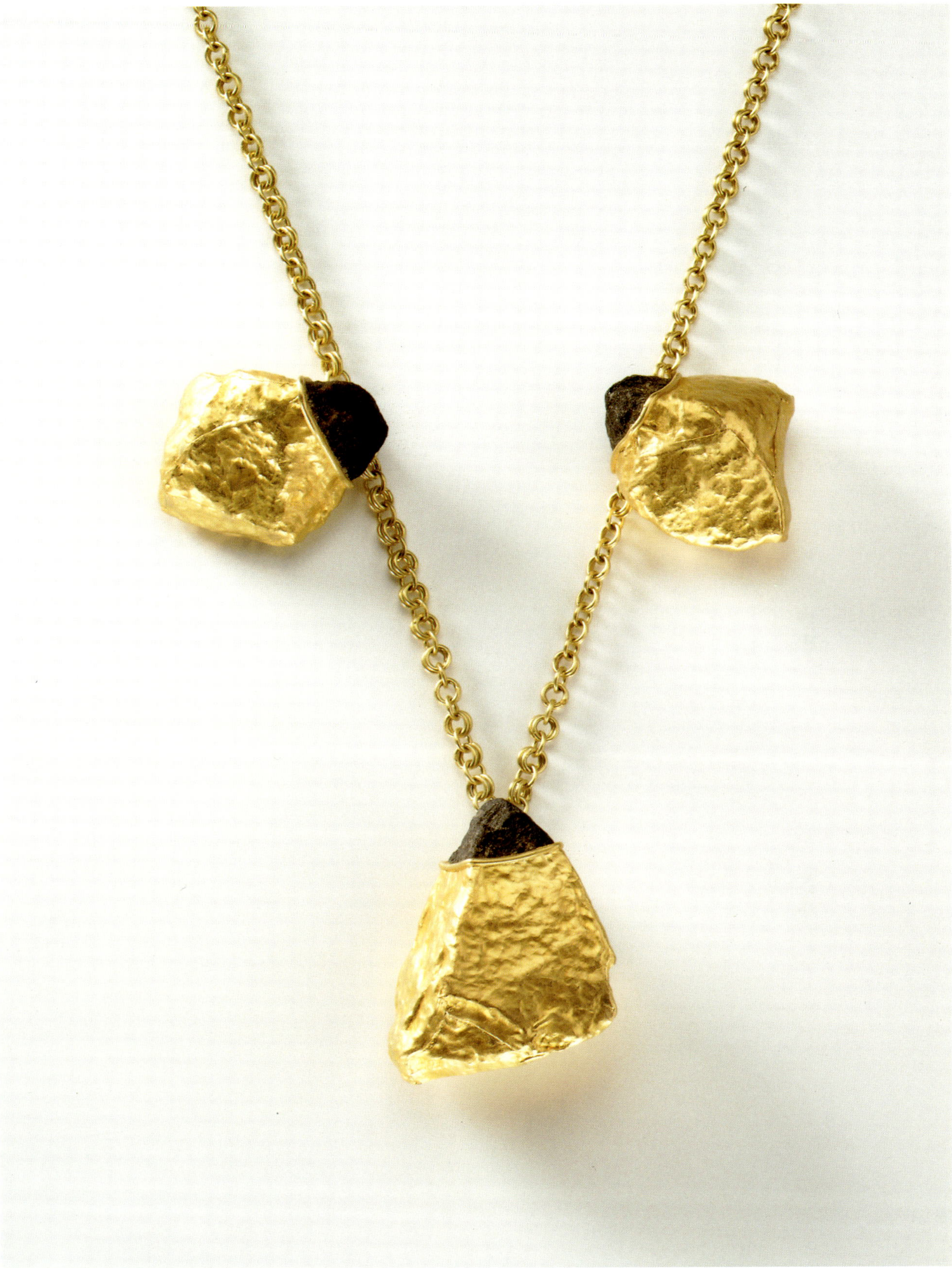

Halsschmuck, 1988
größter Anhänger 6×4,3 cm
Gold, Steine

Marie Letz

München, Bundesrepublik Deutschland
geboren 1960 in Herrmannstadt, Rumänien

Studium an der Akademie der Bildenden Künste München

Seit 1986 Beteiligung an Ausstellungen in der Bundesrepublik Deutschland, in Österreich, Spanien und in den Niederlanden

Ausgezeichnet mit dem Preis ›Jugend gestaltet‹ München 1987 und dem ›Danner-Preis‹ Nürnberg 1987

Arbeiten in der Sammlung der Danner-Stiftung München

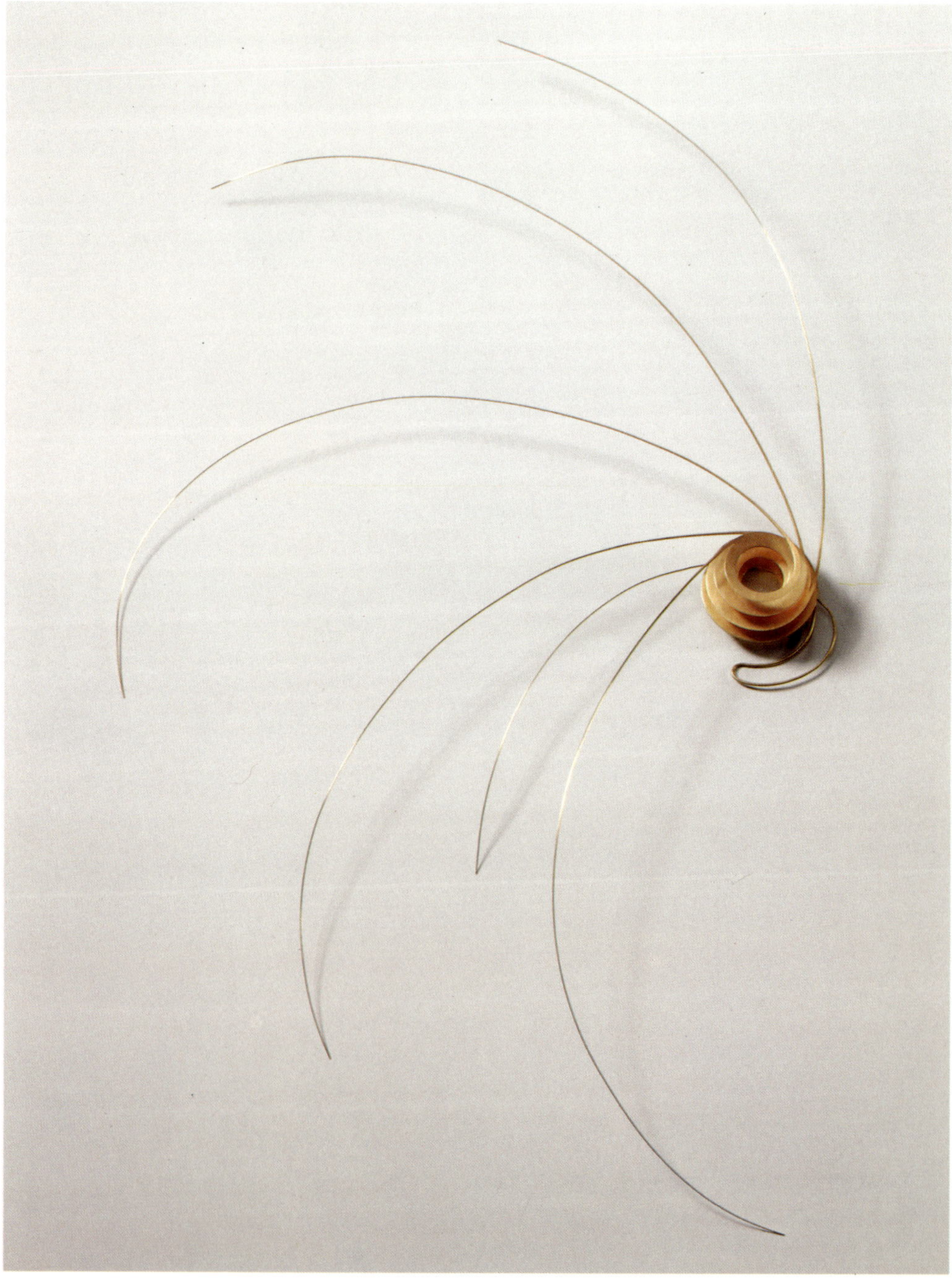

Ohrschmuck, 1987
ca. 25 × 17 cm
Gold

rechte Seite

oben:
Paar Ohrringe, 1989
∅ 4 cm
Alpacca mit Feingoldauflage

Brosche, 1989
∅ 4,2 cm
Alpacca versilbert

Mitte:
Brosche, 1989
∅ 5,8 cm
Alpacca versilbert und geschwärzt

Brosche, 1988
∅ 3,7 cm
Alpacca mit Feingoldauflage

unten:
Brosche, 1987
∅ 12 cm
Eisen oxydiert

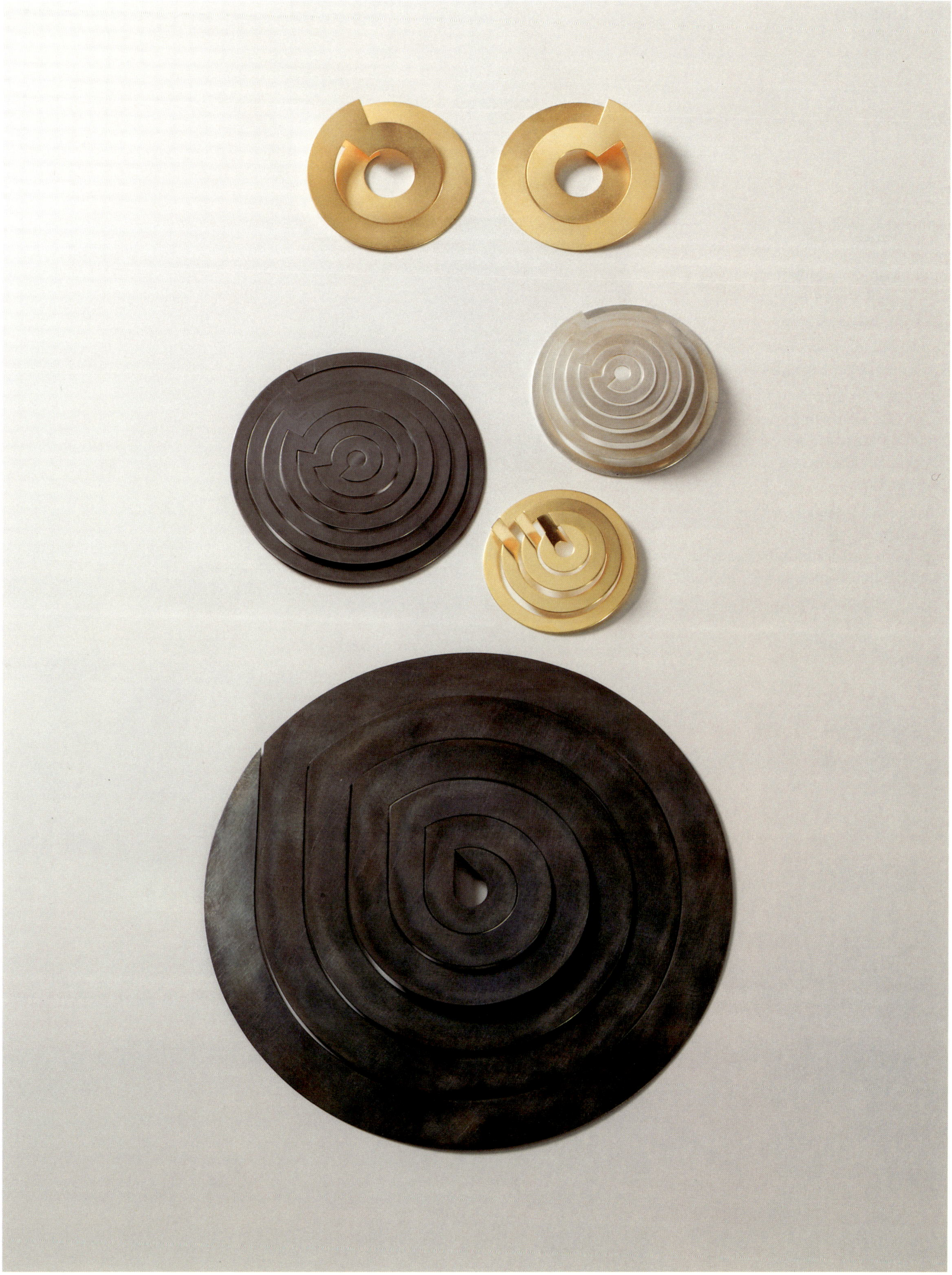

Nel Linssen

Nimwegen, Niederlande
geboren 1935 in Mook, Niederlande

Studium an der Akademie voor Beeldende Kunsten Arnheim

Seit 1986 Einzelausstellungen in Nimwegen, Arnheim, Groningen, Rotterdam, Maastricht, Tilburg und Delft

Seit 1986 Beteiligung an Ausstellungen in den Niederlanden, in der Bundesrepublik Deutschland, in den USA, Spanien, Kanada, Belgien und Großbritannien

Arbeiten in Museen in Arnheim, Den Haag, Amsterdam, Tilburg, Apeldoorn und Edinburgh; Ankäufe durch den Rijksdienst beeldende Kunst

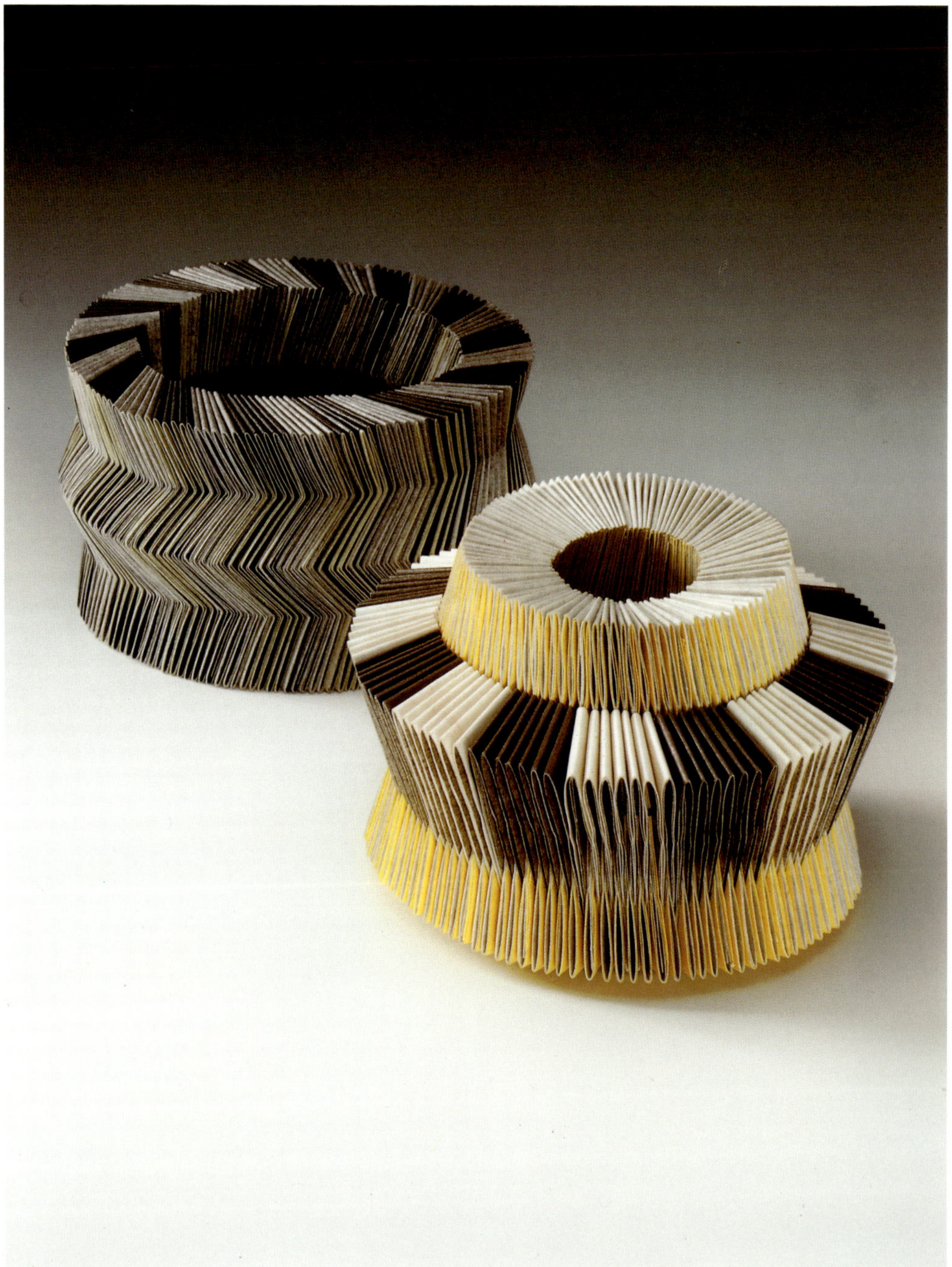

zwei Armreife, 1988
∅ ca. 7,5 und 6 cm
Papier

Halsschmuck
∅ ca. 22 cm
Papier

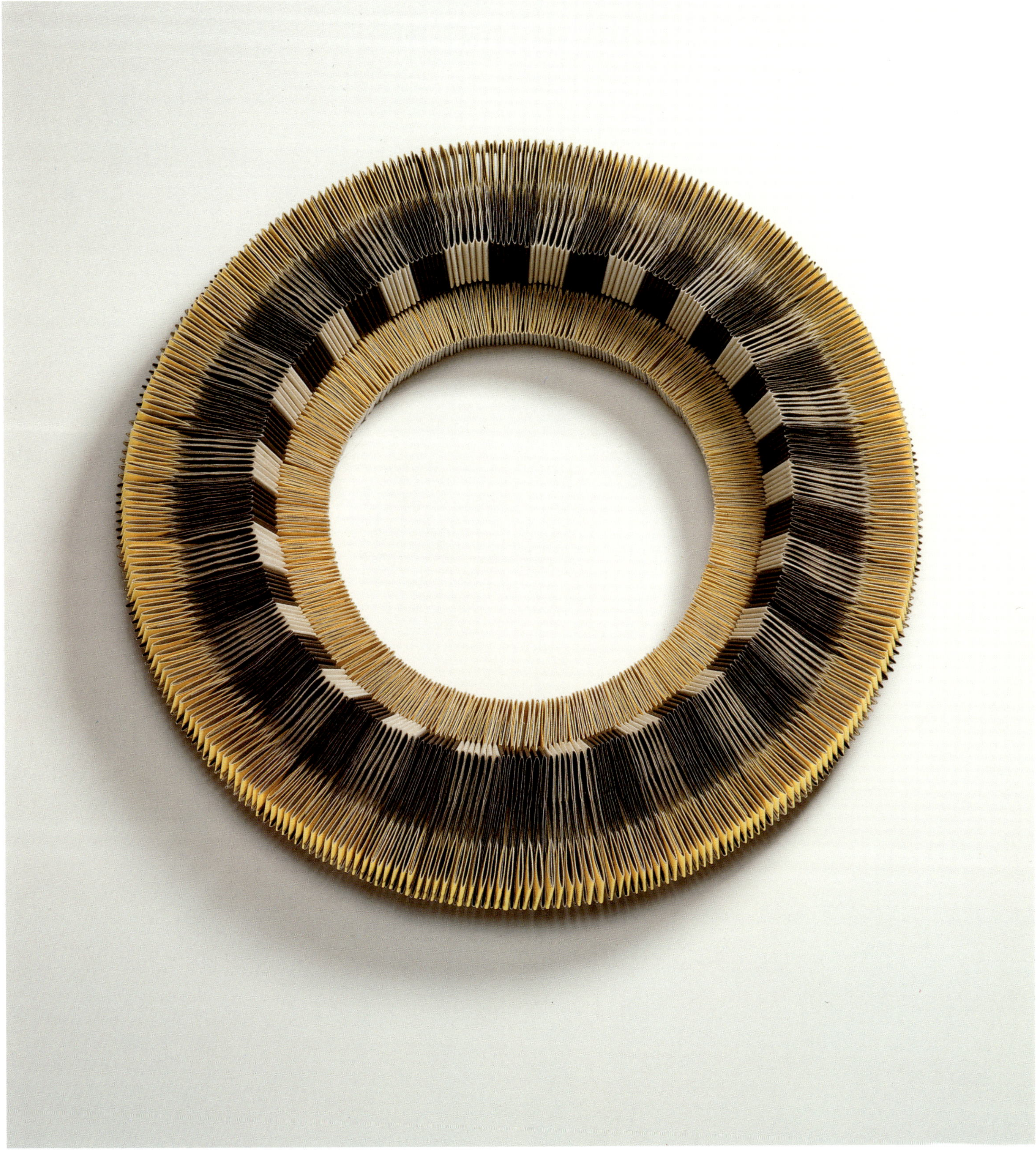

Bruni Loos

Unterägeri, Schweiz
geboren 1953 in Schlitz, Bundesrepublik Deutschland

Studium an der Staatlichen Zeichenakademie Hanau

Seit 1984 Einzelausstellungen in Konstanz, Lugano und Luzern

Seit 1980 Beteiligung an Ausstellungen in der Bundesrepublik Deutschland, in den Niederlanden, Japan, in der Schweiz und Frankreich

Ausgezeichnet mit Schweizer Stipendien 1983 und 1985

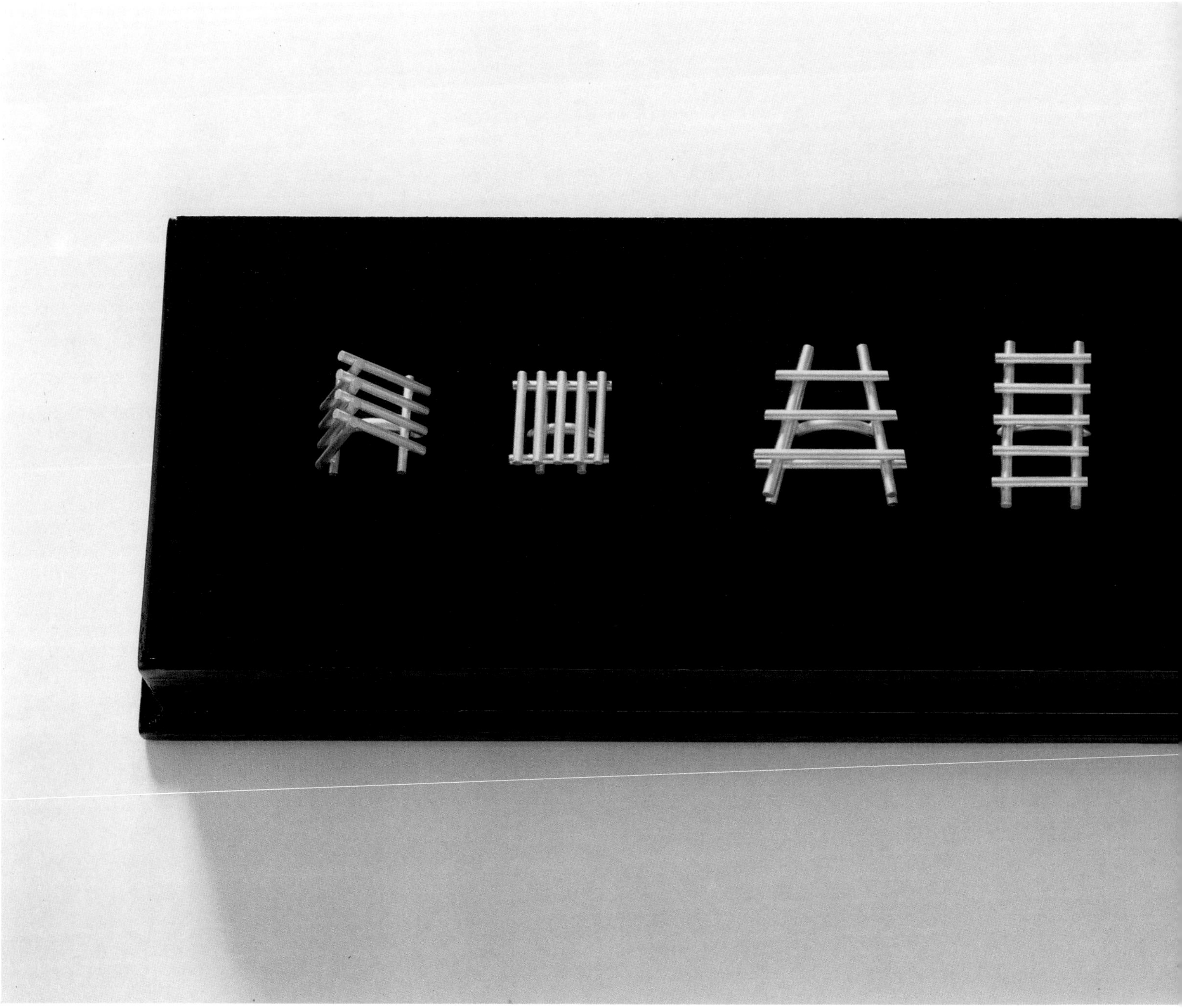

zehn Ringe in einer Kassette, 1987/88
Maße der Kassette 50×12×7 cm
Ringe aus Silber
Kassette aus Holz mit Kunststoffeinlage

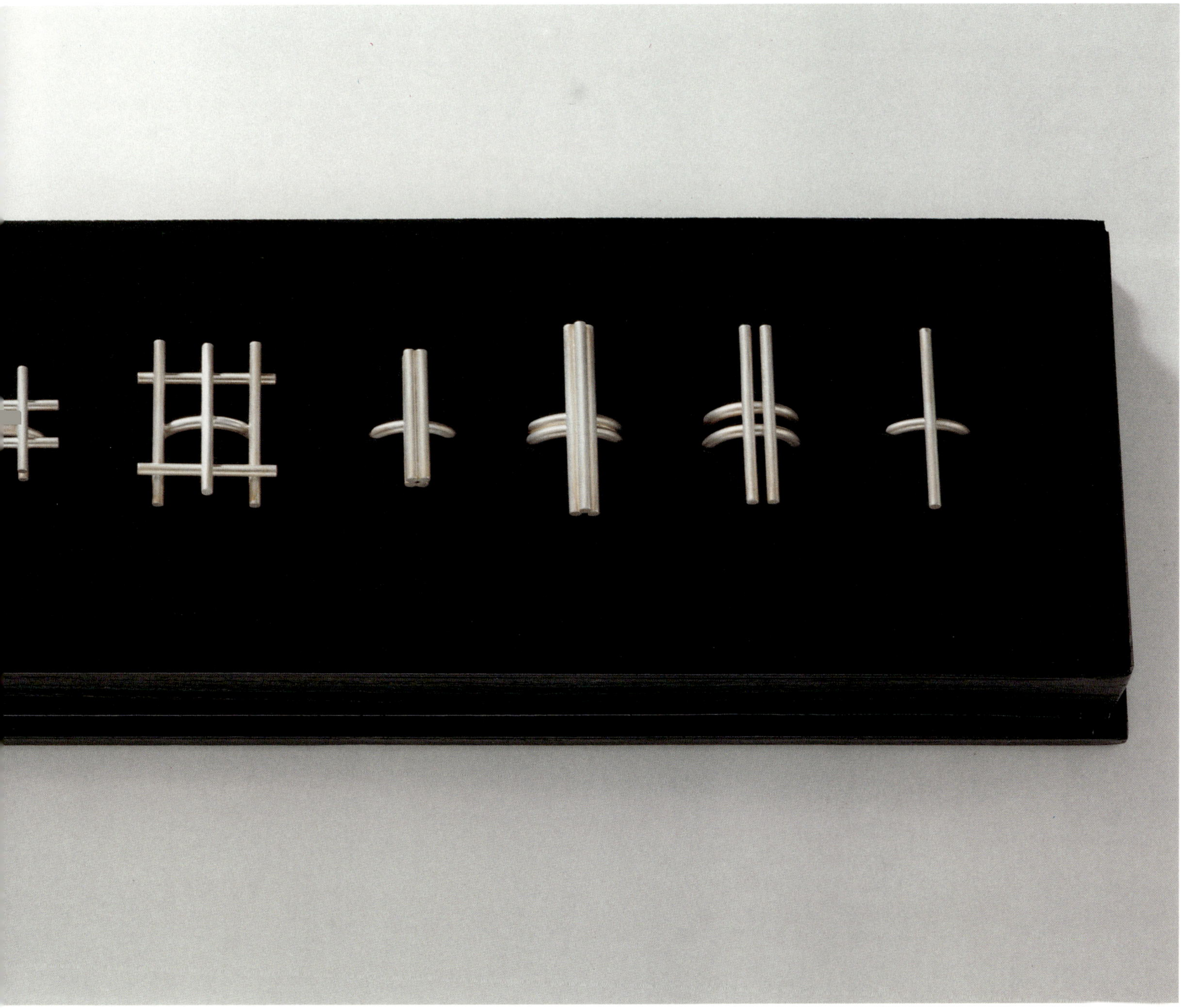

Beatrix Mahlow

Lindau, Bundesrepublik Deutschland
geboren 1957 in München

Studium an der Fachhochschule Schwäbisch Gmünd, an der Hochschule der Künste Berlin, am Middlesex Polytechnic London und an der Akademie der Bildenden Künste München

Seit 1982 Beteiligung an Ausstellungen in Großbritannien, in der Bundesrepublik Deutschland und Kanada

Arbeiten in der Sammlung des Cleveland Crafts Council

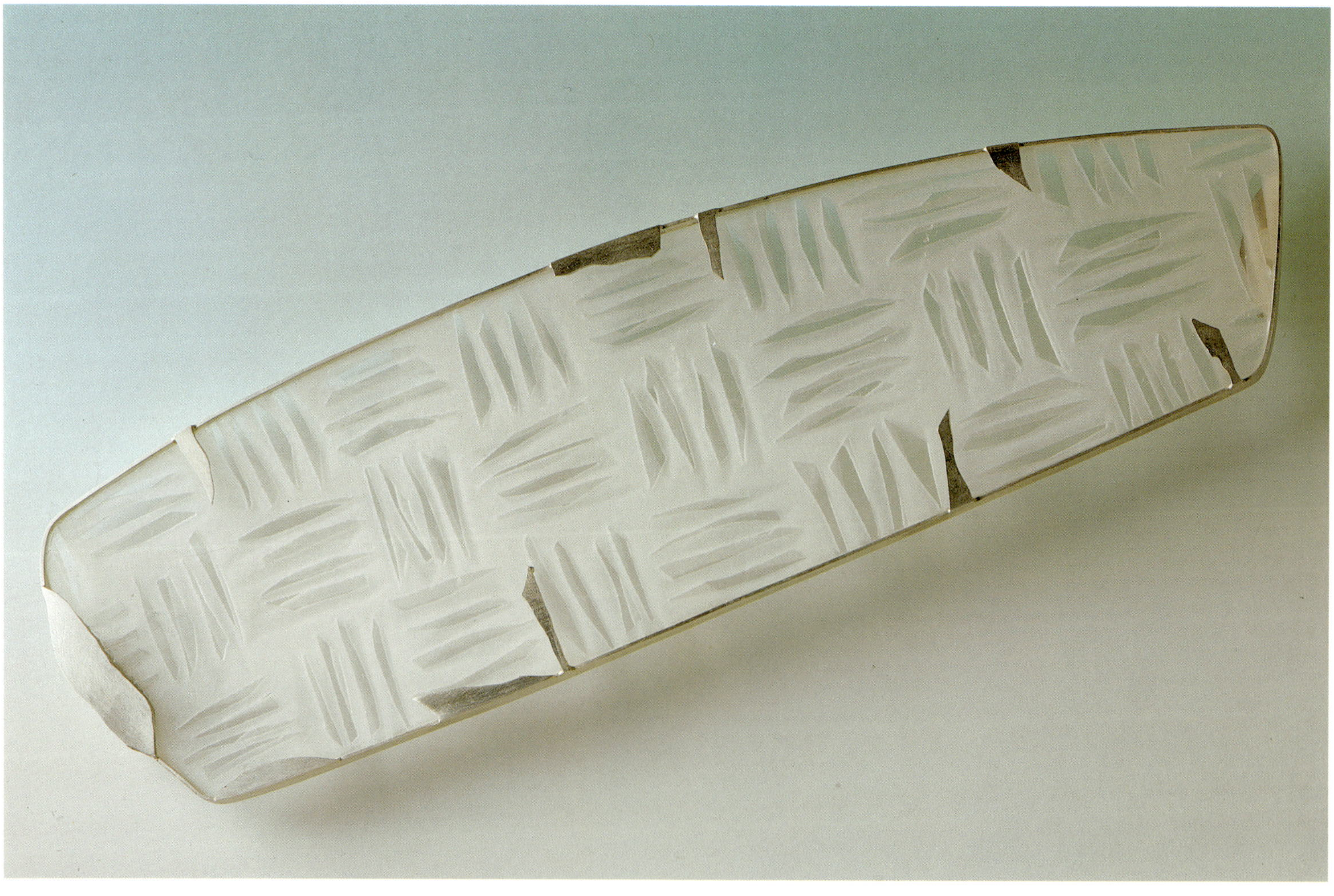

Brosche, 1989
18×6 cm
Bergkristall, Silber

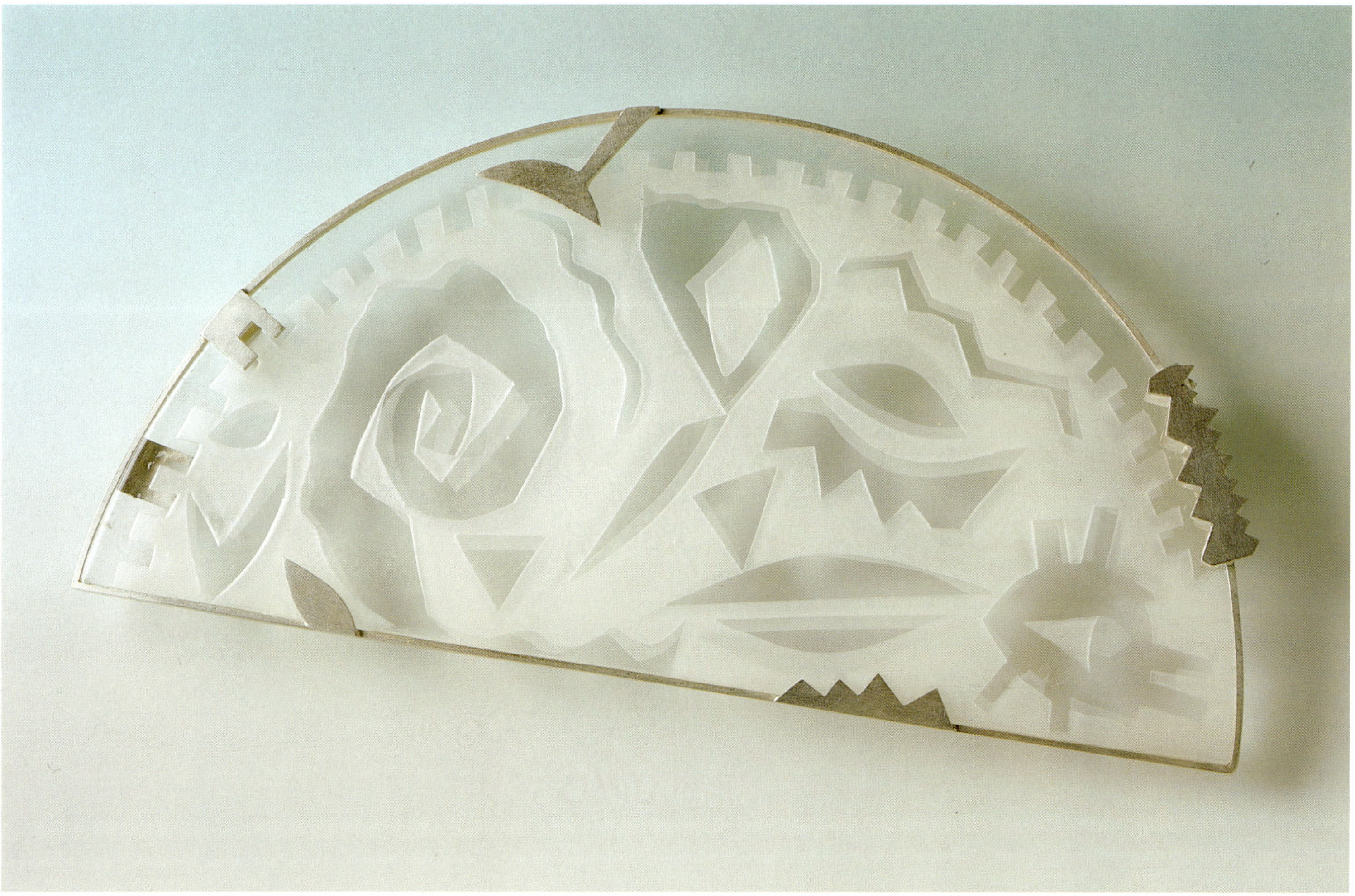

Brosche, 1989
15 × 7,5 cm
Bergkristall, Silber

Fritz Maierhofer

Oberbierbaum, Österreich
geboren 1941 in Wien

Goldschmiedeausbildung in Wien und Tätigkeit als Goldschmied in London

Seit 1970 Einzelausstellungen in Salzburg, Göppingen, Wien, Graz, Den Haag, Paris, London, Neubeuern, St. Pölten, Linz, Klagenfurt, Bern, Zwette und Spitz an der Donau

Seit 1967 Beteiligung an Ausstellungen in Österreich, in der Bundesrepublik Deutschland, Großbritannien, Frankreich, Japan, in der Schweiz, den Niederlanden, den USA, Australien, Schweden, Italien, Spanien und in der Tschechoslowakei

Ausgezeichnet mit Preisen und Stipendien in Wien, Pforzheim, München, London und Jablonec

Arbeiten in Museen und Sammlungen in Wien, Pforzheim und London

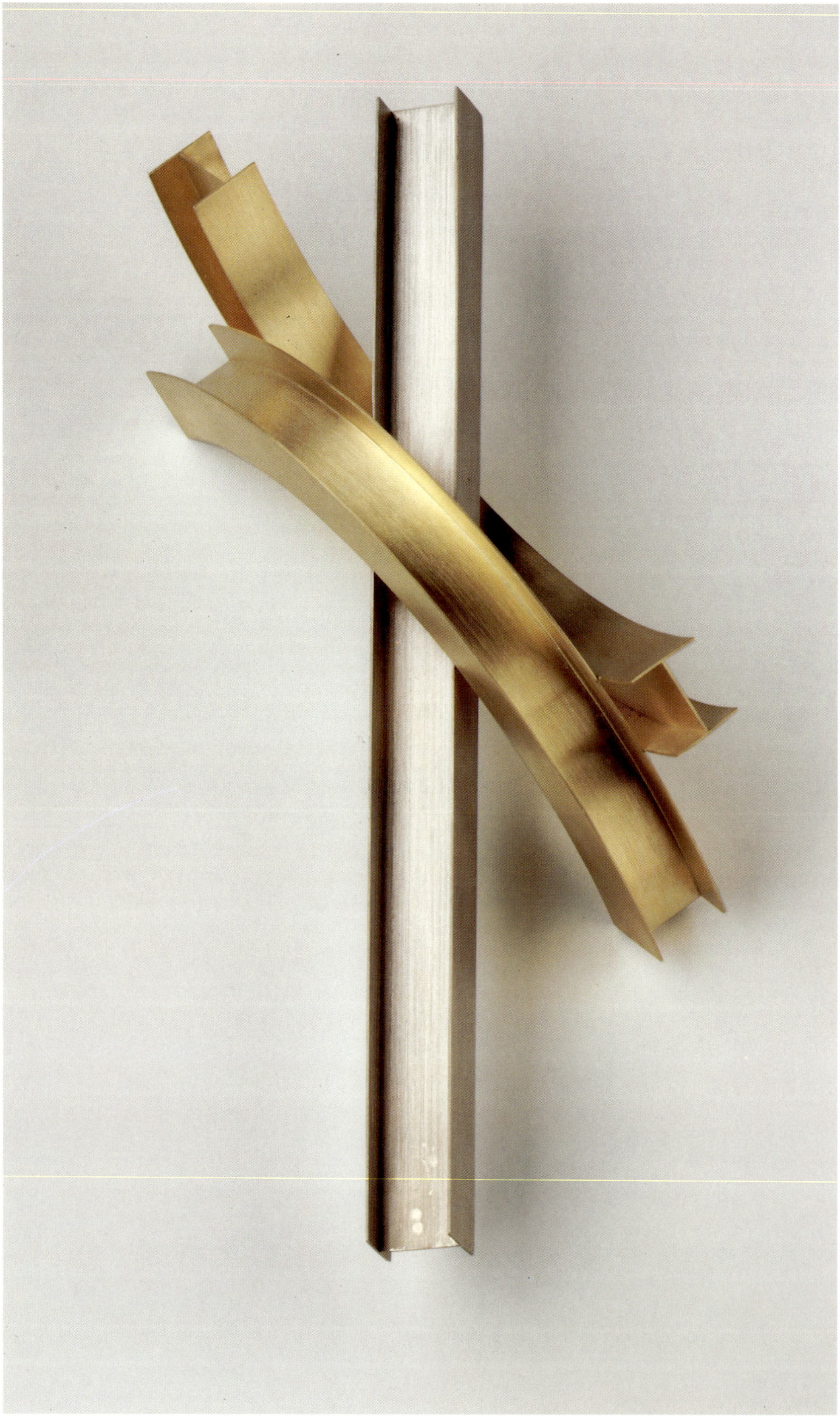

Ansteckschmuck, 1987
Länge 15,5 cm
Weiß- und Gelbgold

Ansteckschmuck, 1987
Länge 15,3 cm
Gold, Silber

Ansteckschmuck, 1987
Länge 15,4 cm
Weiß- und Gelbgold

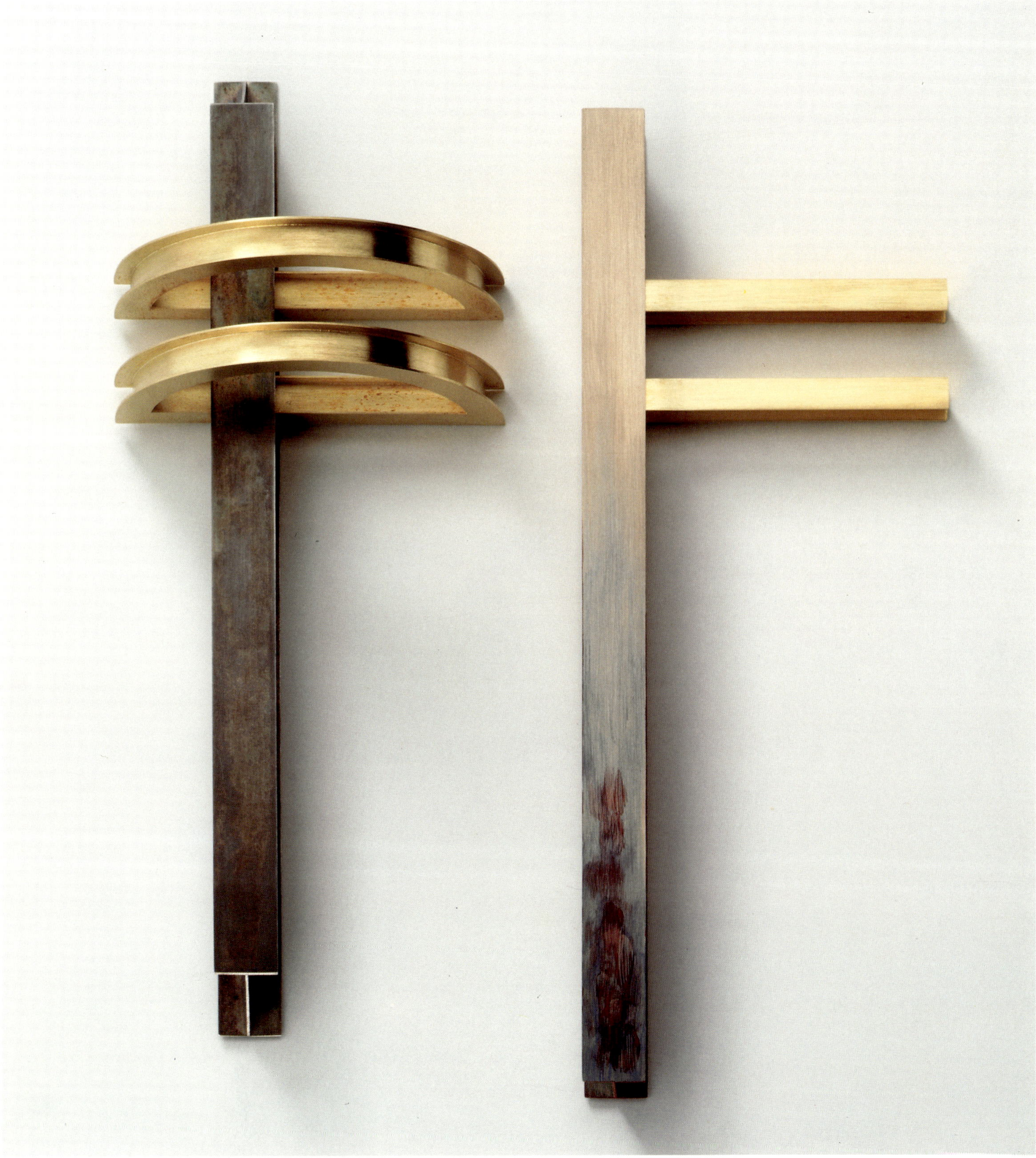

Carlier Makigawa

Melbourne, Australien
geboren 1952 in Perth

Gastdozentin am Royal Melbourne Institute of Technology

Studium am Western Australian Institute of Technology Perth und am RMIT

Seit 1981 dreizehn Einzelausstellungen in Australien

Seit 1979 Beteiligung an Ausstellungen in Australien, Neuseeland, in der Bundesrepublik Deutschland, Großbritannien, Japan, in den USA, Schweden und in den Niederlanden

Seit 1981 mehrere Auszeichnungen in Australien

Arbeiten in Museen in Melbourne, Canberra, Perth, Brisbane, Adelaide, Launceston, Sydney und Orange/NSW

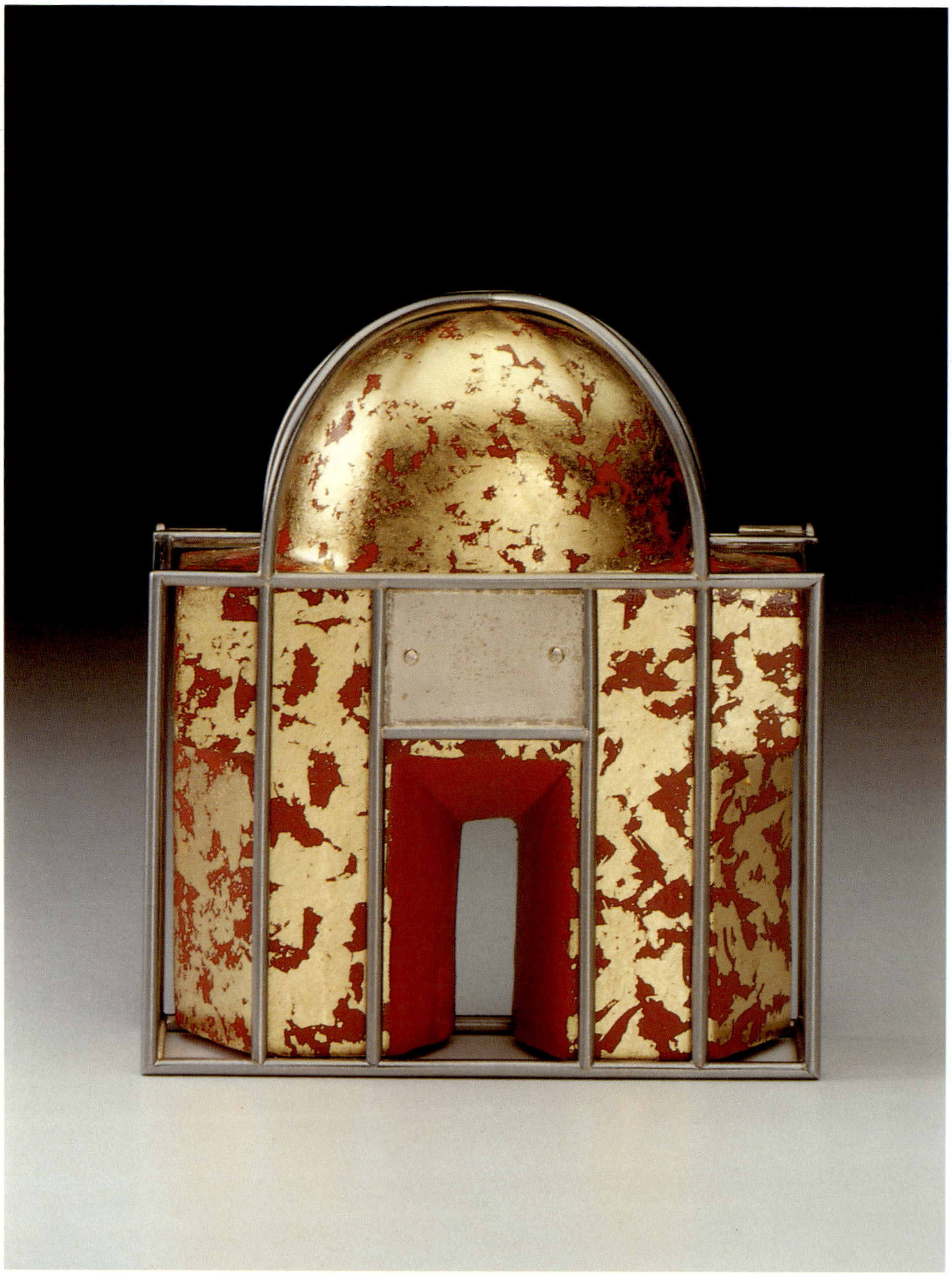

Brosche, 1988
6,8×6 cm
Edelstahl, Balsaholz, Papiermaché, Nitrocellulose, Lack, Blattgold

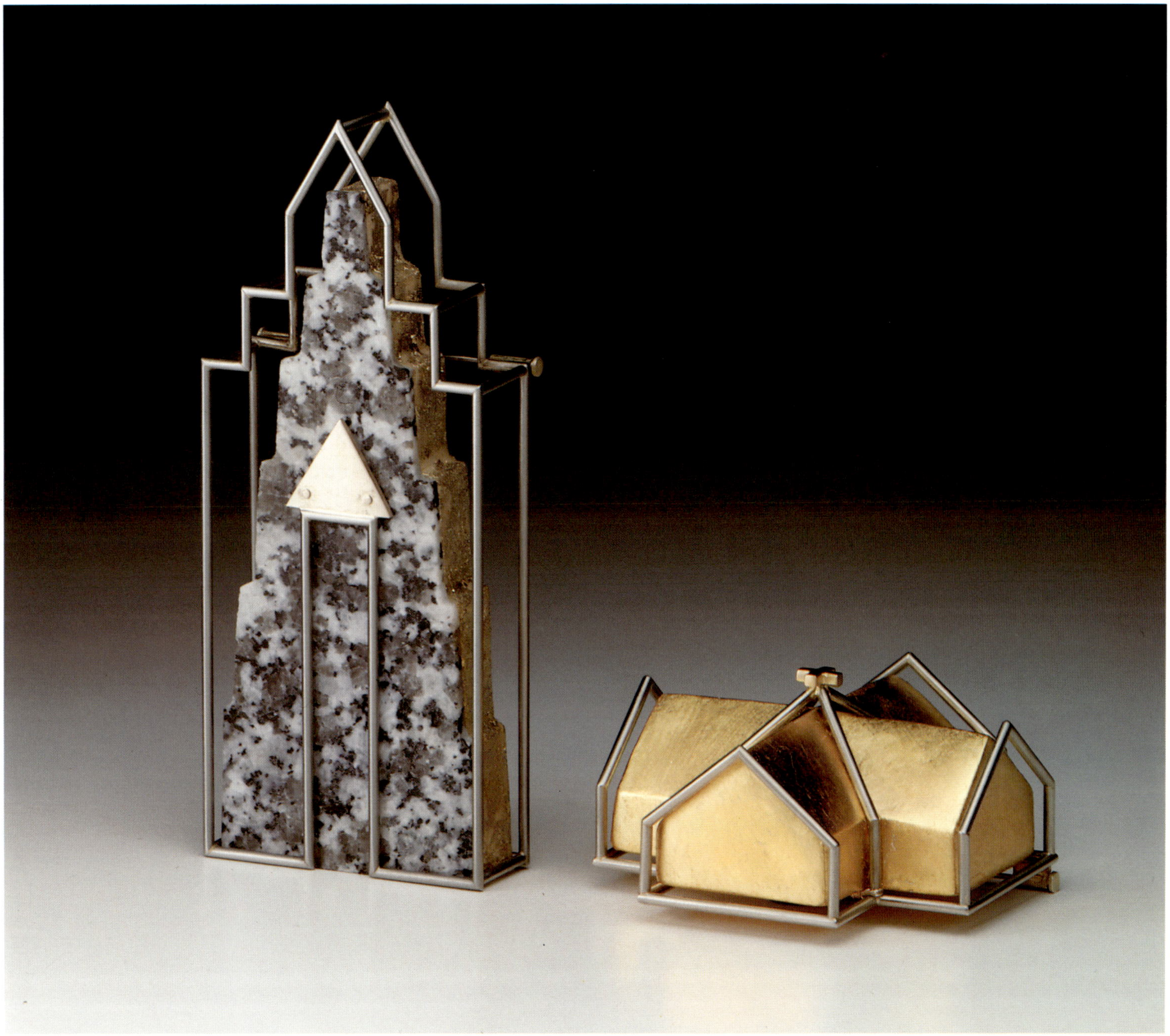

Brosche, 1988
10,5×4,2 cm
Edelstahl, Balsaholz, Papiermaché, Nitrocellulose, Lack, weißes Blattgold, Granit

Brosche, 1988
6×6 cm
Edelstahl, Balsaholz, Papiermaché, Gold, Blattgold

Lous Martin

Amsterdam, Niederlande
geboren 1945 in Caracas, Venezuela

Studium an der Akademie der bildenden Künste Arnheim und an der Gerrit Rietveld Akademie Amsterdam

Beteiligung an Ausstellungen in den Niederlanden, Großbritannien, in Skandinavien, in der Bundesrepublik Deutschland und Kanada

Arbeiten in Museen in Amsterdam, Utrecht, Den Bosch, Den Haag, Arnheim, Pforzheim, Kopenhagen, Trondheim und Manchester sowie in Privatsammlungen

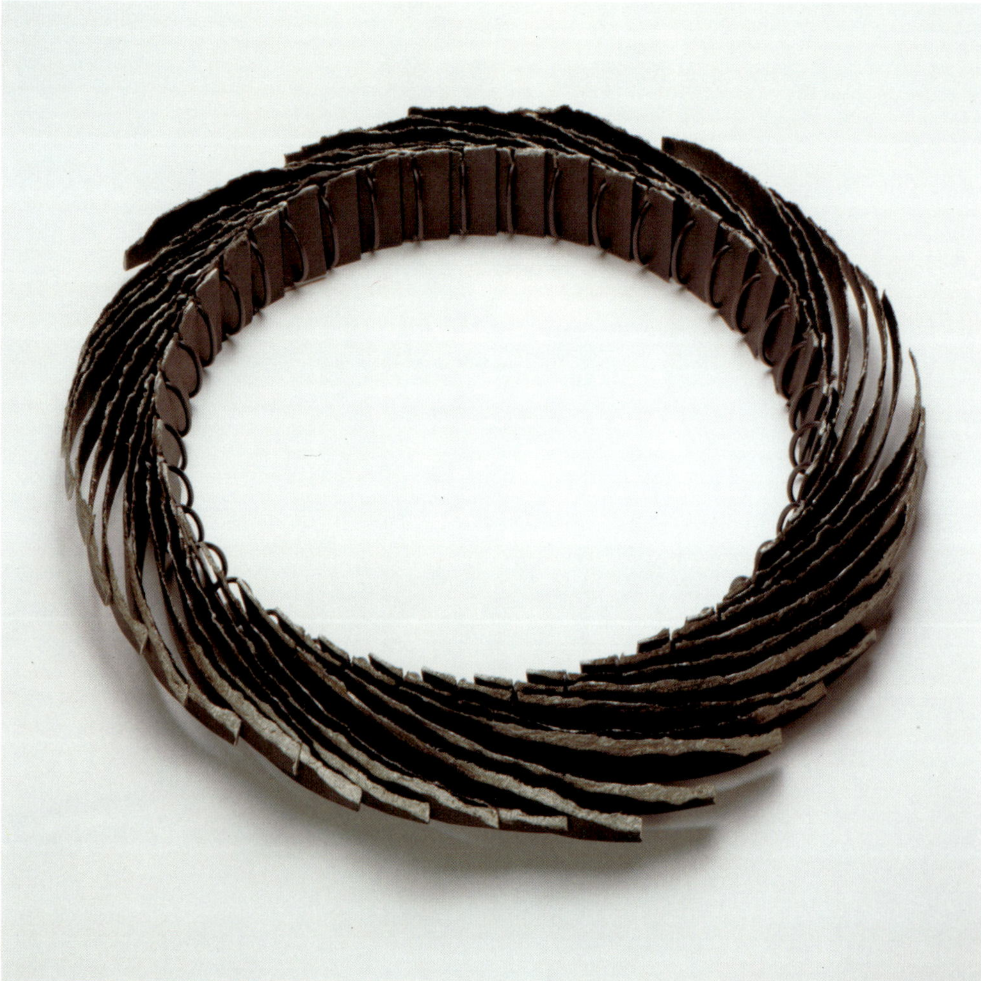

Halsschmuck, 1989
∅ 26 cm
Pappe, Acrylfarbe, Gummiringe

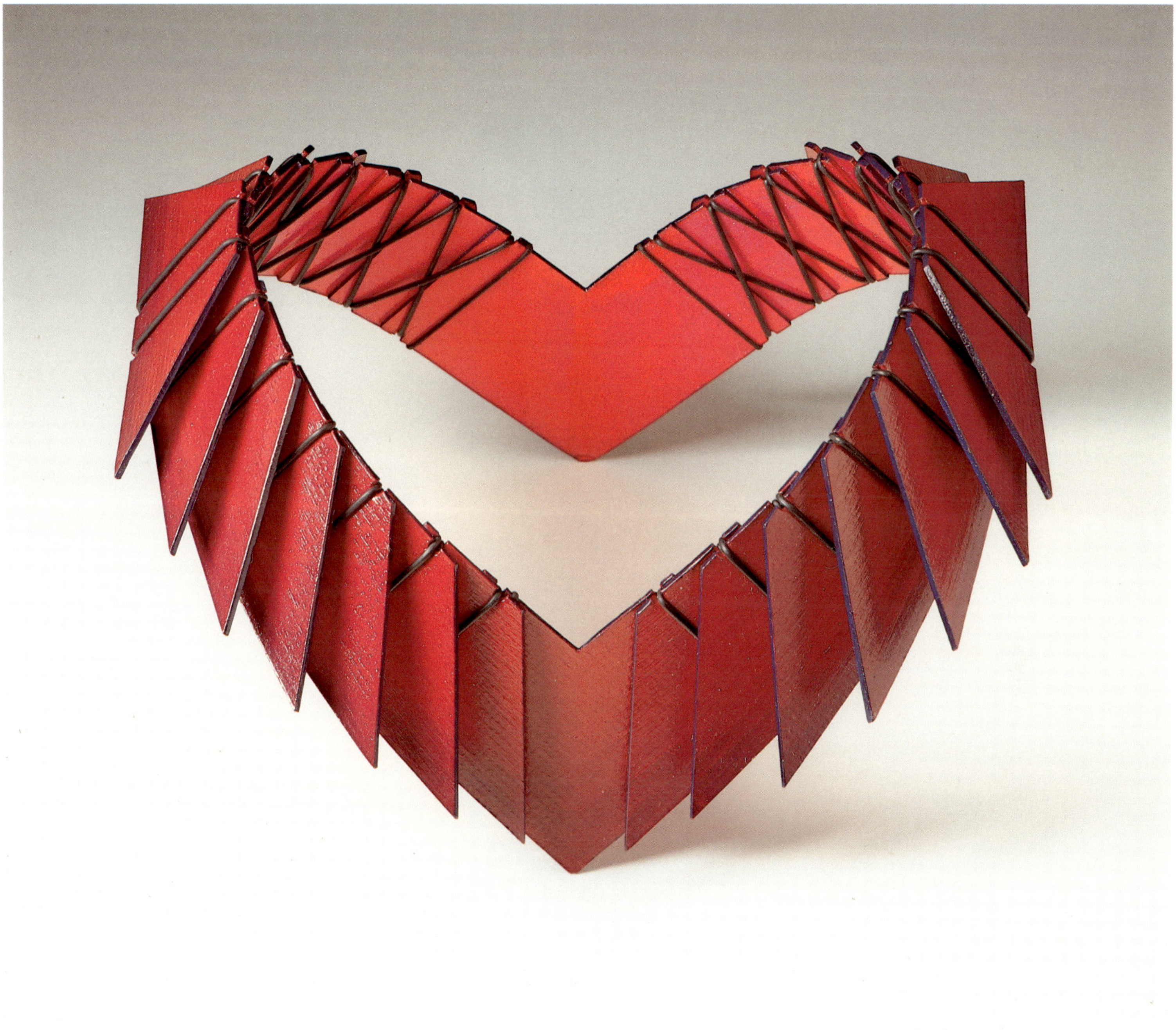

Halsschmuck, 1987
Breite 20 cm
Pappe, Acrylfarbe, Gummiringe

Paul David McClure

Thornhill/Ontario, Kanada
geboren 1967 in Toronto

Studium am Nova Scotia College of Art and Design Halifax und an der Escola Massana Barcelona

Einzelausstellung in Halifax 1988

Seit 1986 Beteiligung an Ausstellungen in Kanada und Spanien

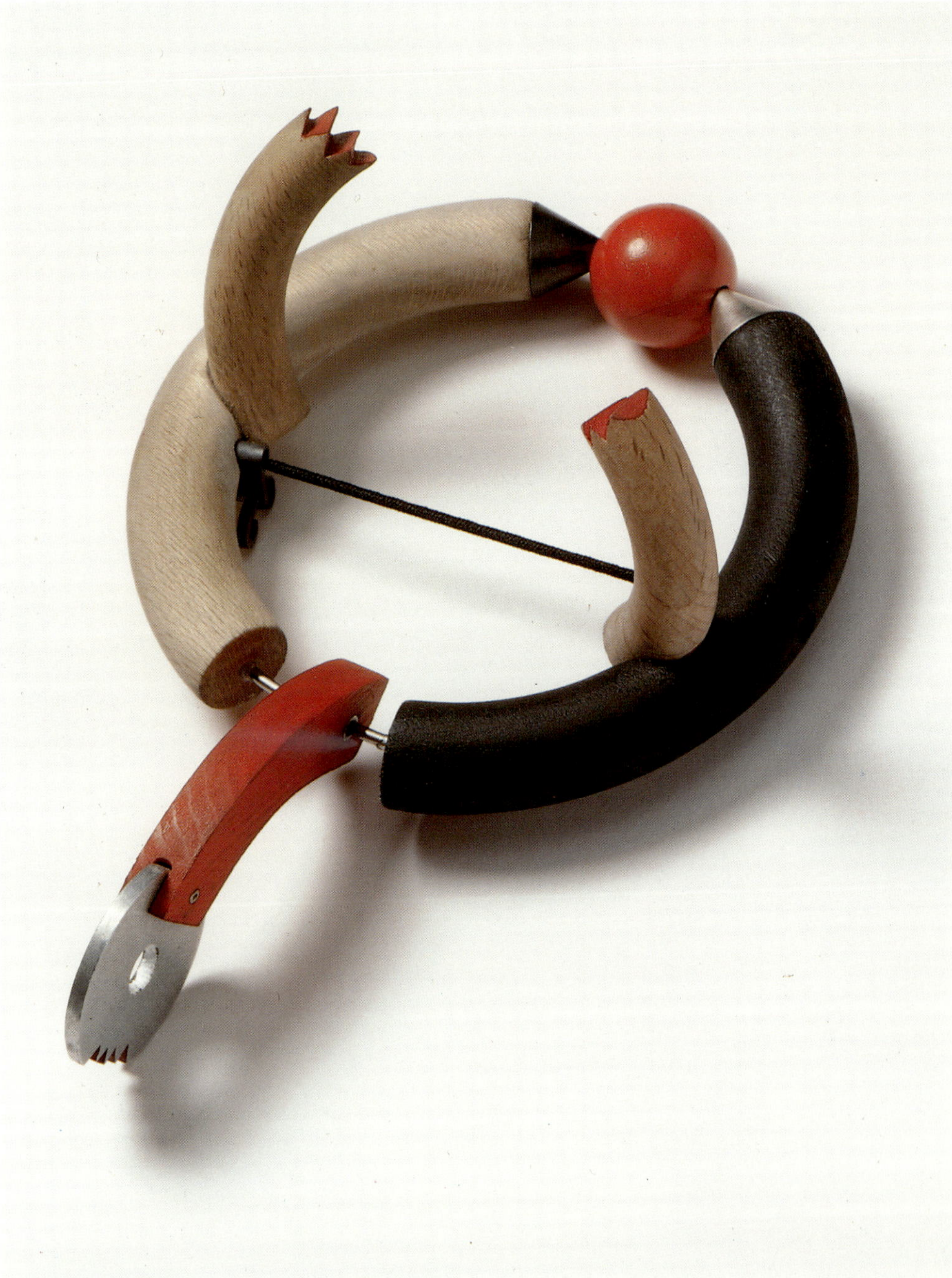

Brosche, 1989
13 × 8 cm
bemaltes Holz, Silber, Aluminium, Gummiband

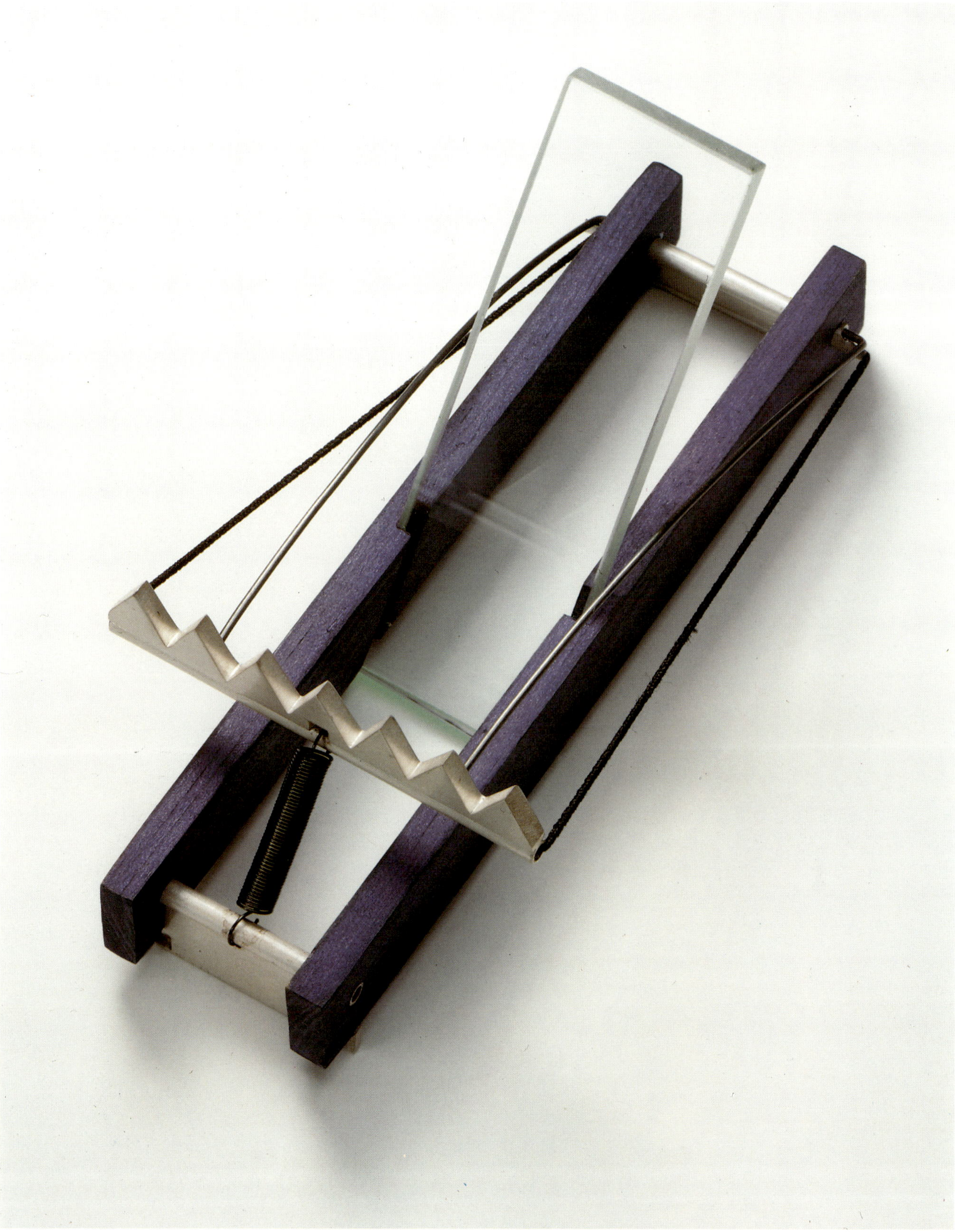

Brosche, 1988
11,5×5,6 cm
bemaltes Holz, Silber, Stahl, Glas, Gummiband

Bruce Metcalf

Kent/Ohio, USA
geboren 1949 in Amherst/Massachusetts

Associate Professor of Art an der Kent State University

Seit 1977 Einzel- und Zweipersonenausstellungen in Philadelphia, New York, Akron und Houston

Seit 1984 Beteiligung an Ausstellungen in den USA, in Europa und Asien

Ausgezeichnet mit der National Endowment for the Arts Fellowship 1977, mit der Massachusetts Artist Foundation Fellowship 1980 und den Ohio Arts Council Fellowships 1983, 1984 und 1988

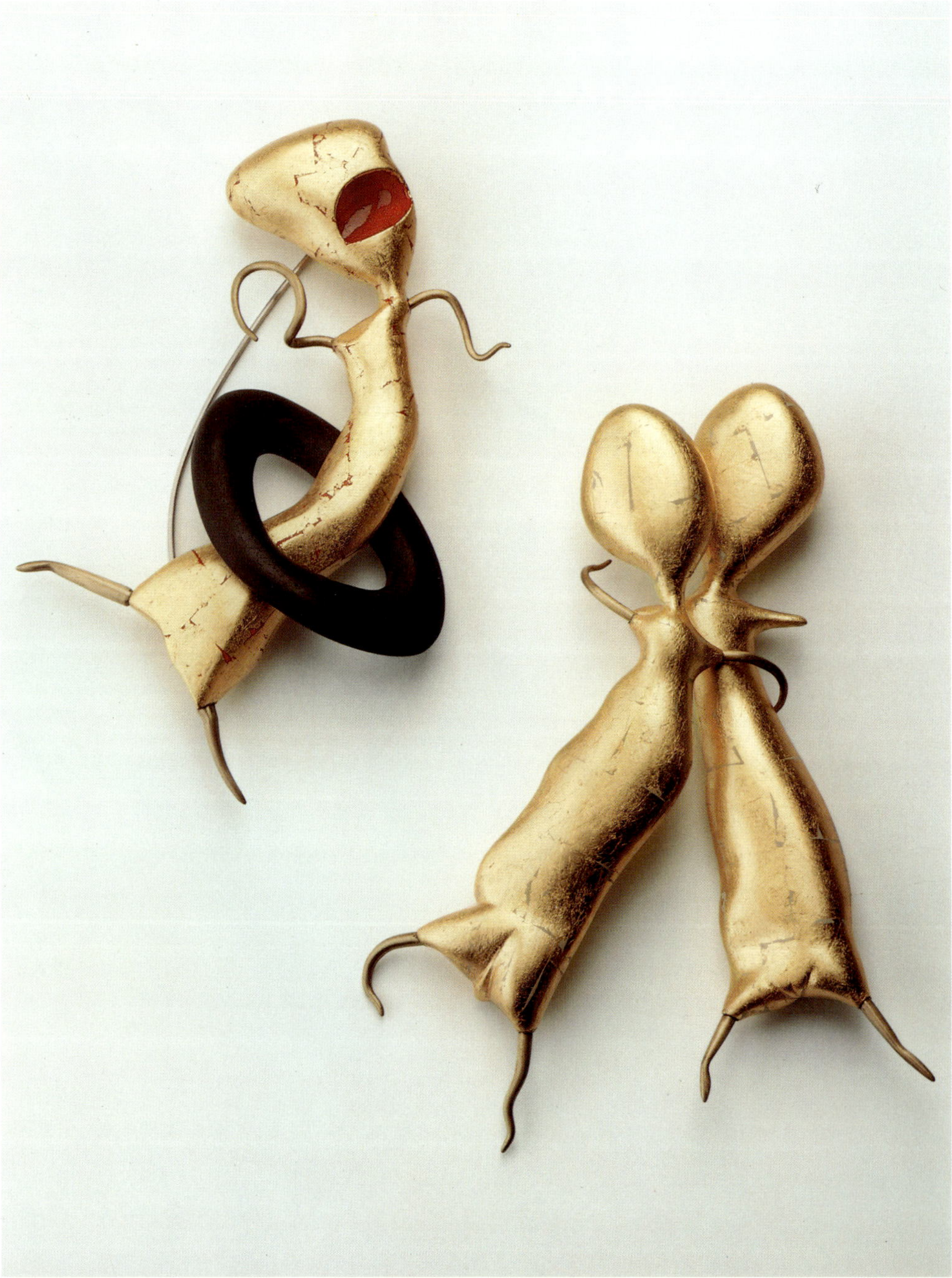

Brosche ›Wood Pin Nr. 31‹, 1988
12,5×5,5 cm
Ahornholz, Messing, Blattgold, Emailfarbe, Ebenholz

Brosche ›Wood Pin Nr. 28‹, 1988
13,5×9,5 cm
Ahornholz, Messing, Blattgold, Emailfarbe

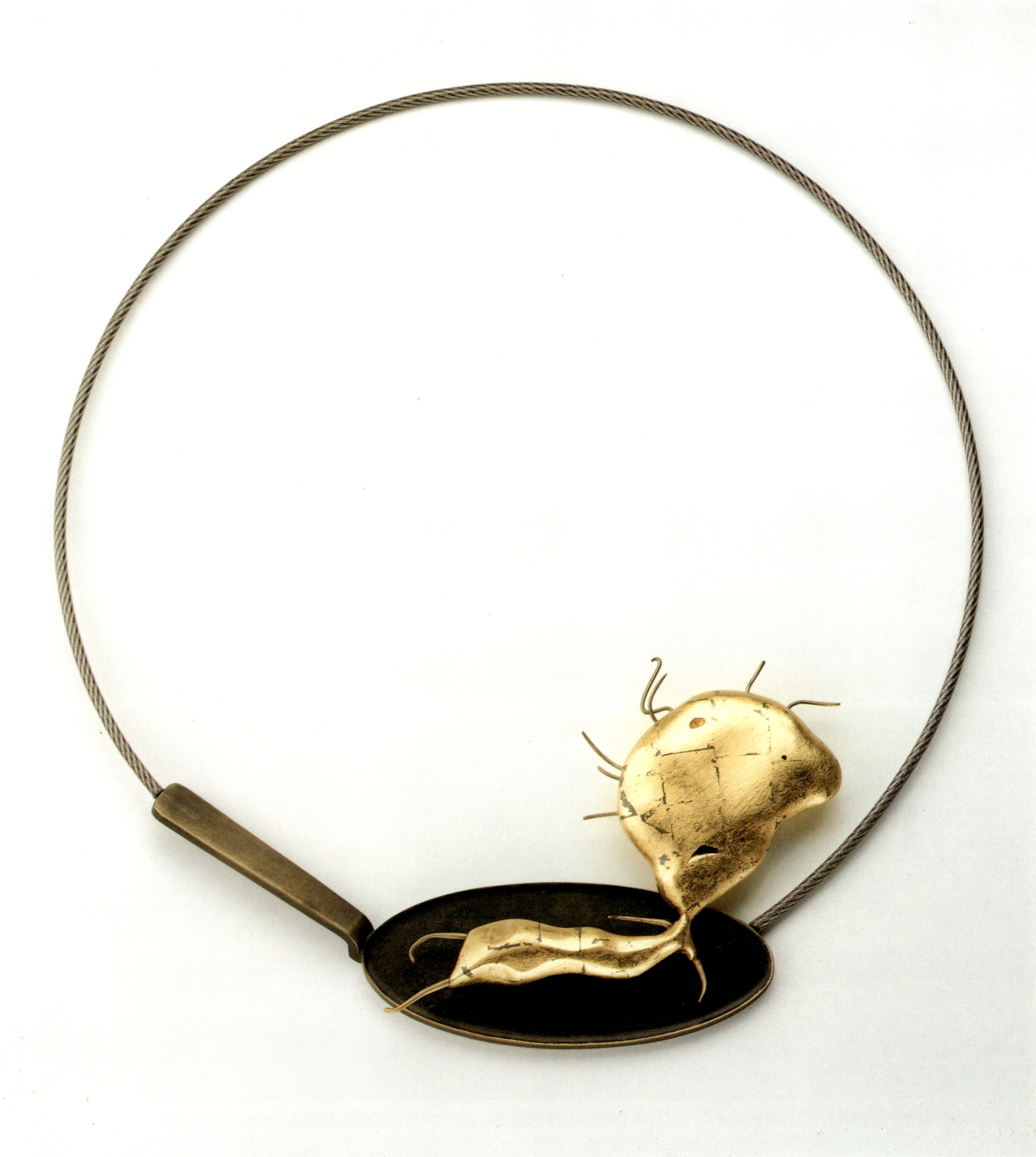

Halsschmuck ›Wood Neckpiece Nr. 4‹, 1988
24,7×23,5 cm
Ahornholz, Edelstahlseil, Messing,
Blattgold, Emailfarbe

Patrik Muff

Köln, Bundesrepublik Deutschland
geboren 1962 in Hochdorf, Schweiz

Studium an der Fachhochschule Köln

Seit 1982 Beteiligung an Ausstellungen in der Bundesrepublik Deutschland, Österreich, Frankreich, in der Schweiz und in den Niederlanden

Ausgezeichnet im internationalen Berufswettbewerb in Linz 1982

rechte Seite

oben links:
Brosche ›Auf ewig Dein‹, 1988
5,5×6,5 cm
Gold, Silber, Perlen, Amethyst, Nephrit, Elfenbein

oben rechts:
Brosche ›In allen vier Ecken soll Liebe stecken‹, 1988
7×7,5 cm
Gold, Silber, Koralle, Granat, Perlen, Moosachat, Amethyst, Mondstein

Mitte links:
Brosche ›Man fängt mehr Fliegen mit einem Löffel Honig als mit einem Faß Essig‹, 1989
5,5×4,5 cm
Silber, Gold, Bergkristall, Zitrin, Rubin, Saphir, Smaragd, Opal

Mitte rechts:
Brosche/Ring ›Im Tode sind wir alle gleich‹, 1989
6,5×4,5 cm
Gold, Silber, Knochen, Saphir, Turmalin, Granat

unten links:
Brosche ›Jeder ist seines Glückes Schmied‹, 1988
6×7 cm
Silber, Gold, Koralle

unten rechts:
Brosche ›Alle Wege führen nach Rom‹, 1989
Silber, Gold, Zitrin, Onyx, Rubin, Holz, Elfenbein

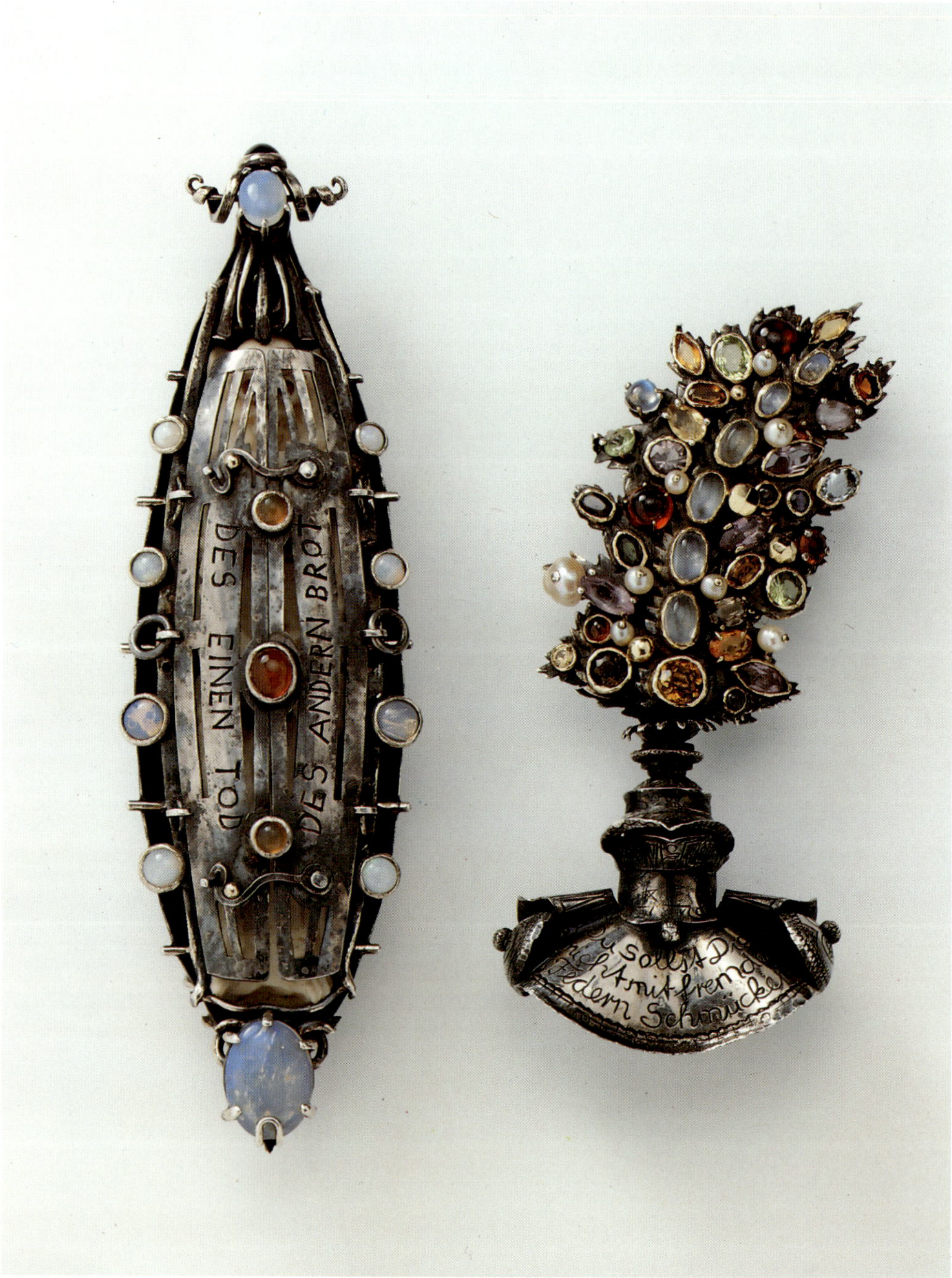

Brosche/Anhänger
›Des einen Tod, des andern Brot‹, 1989
13×13,6 cm
Silber, Opal, Onyx, Elfenbein

Brosche ›Du sollst Dich nicht mit fremden Federn schmücken‹, 1988
10×4,5 cm
Gold, Silber, Rubin, Perlen, Peridot, Turmalin, Mondstein, Amethyst, Granat, Saphir, Zitrin

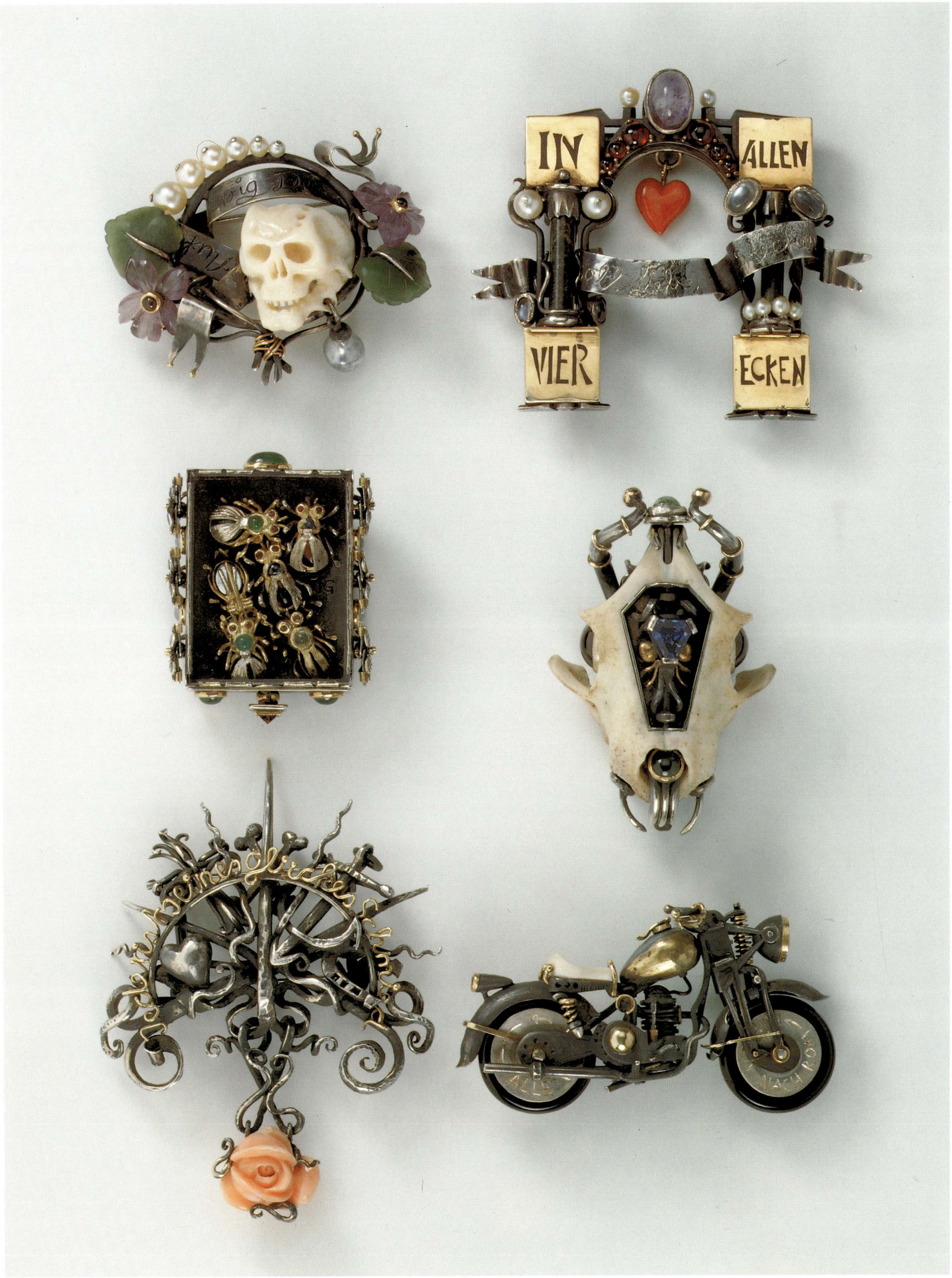
IN
ALLEN
VIER
ECKEN

Vratislav Novák

Jablonec, Tschechoslowakei
geboren 1942 in Prag

Studium an den Kunstgewerbeschulen Jablonec und Prag

Einzelausstellungen in Prag 1979, Brünn 1983, Pforzheim und Hanau 1988/89 (zusammen mit Anton Cepka)

Seit 1966 Beteiligung an Ausstellungen in der Tschechoslowakei, Österreich, in der Bundesrepublik Deutschland, Japan, in den Niederlanden und Spanien

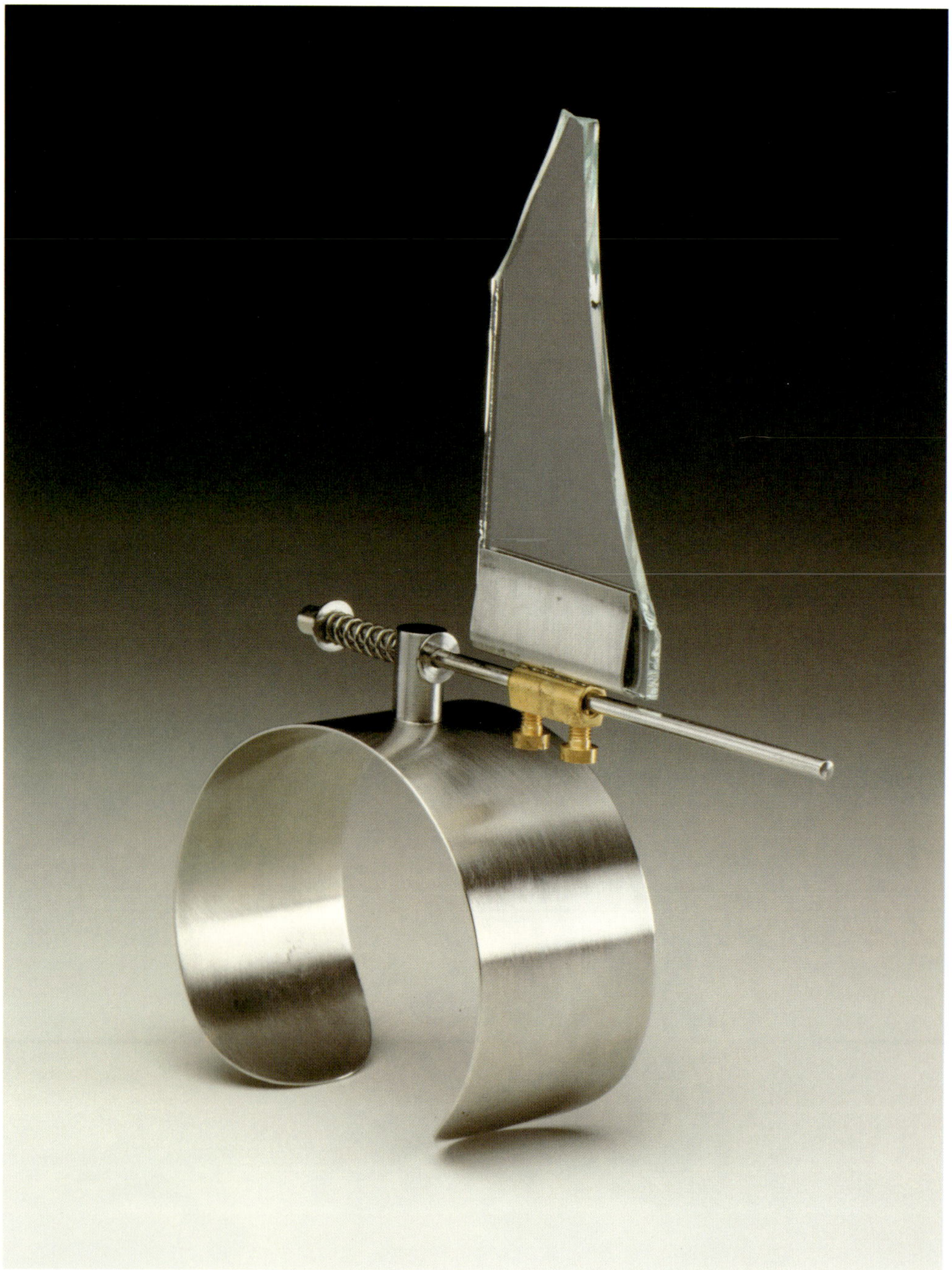

Armreif, 1988
Höhe 14,5 cm
Edelstahl, Glas

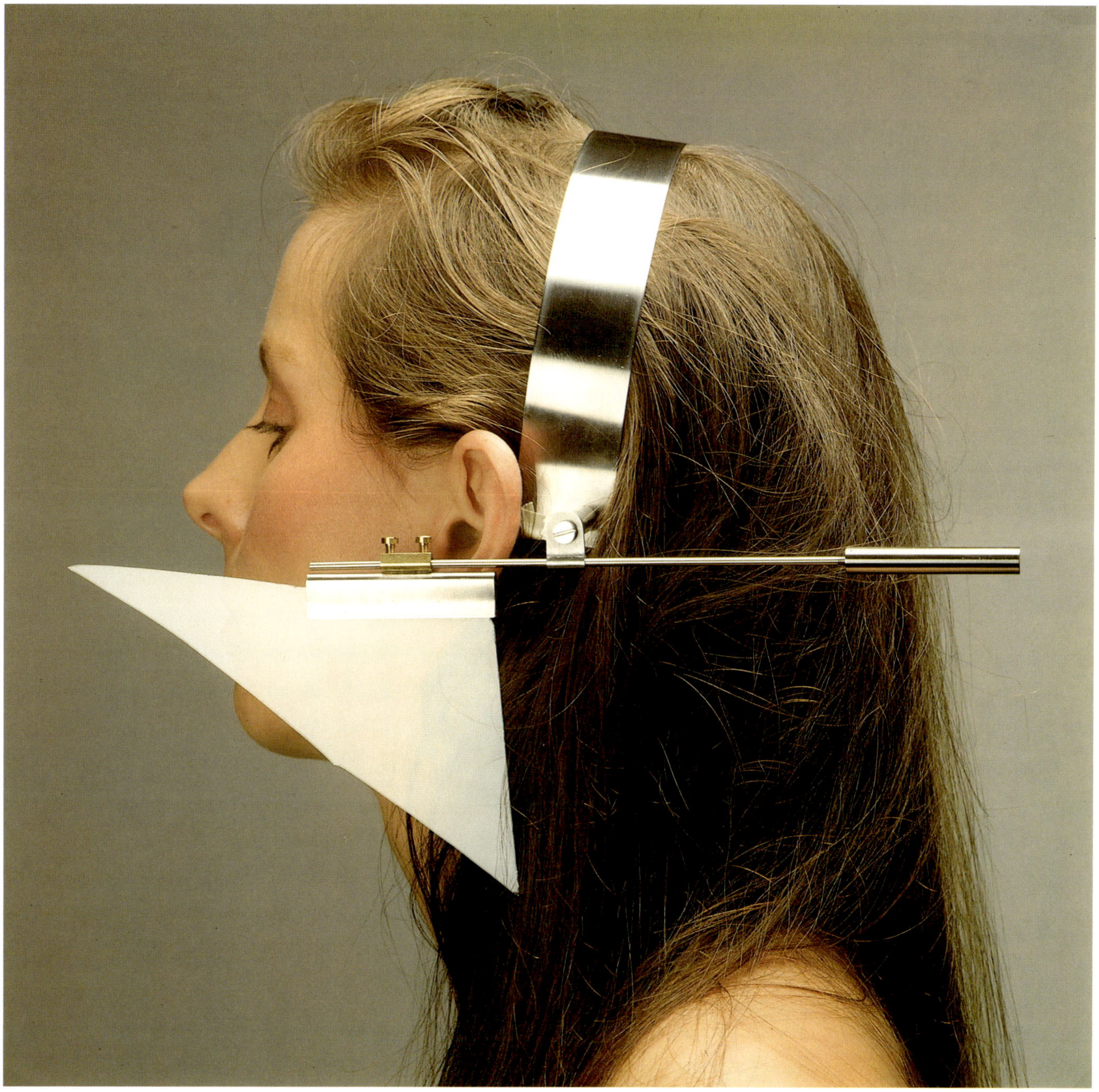

Kopfschmuck, 1988
Länge 28 cm
Edelstahl, Glas

Johannes Oppermann

Kerpen, Bundesrepublik Deutschland
geboren 1960 in Köln

Studium an der Fachhochschule für Gestaltung Schwäbisch Gmünd

Seit 1986 Beteiligung an Ausstellungen in der Bundesrepublik Deutschland, Dänemark, in der Schweiz und Frankreich

Ausgezeichnet mit dem Sonderpreis im J. M. Maucher-Wettbewerb für Schmuck und Gerät Schwäbisch Gmünd 1988 und mit einer Anerkennung im Wettbewerb Gold: Art & Design, Hamburg 1988

Arbeiten in Museen in Kopenhagen, Trondheim und Schwäbisch Gmünd

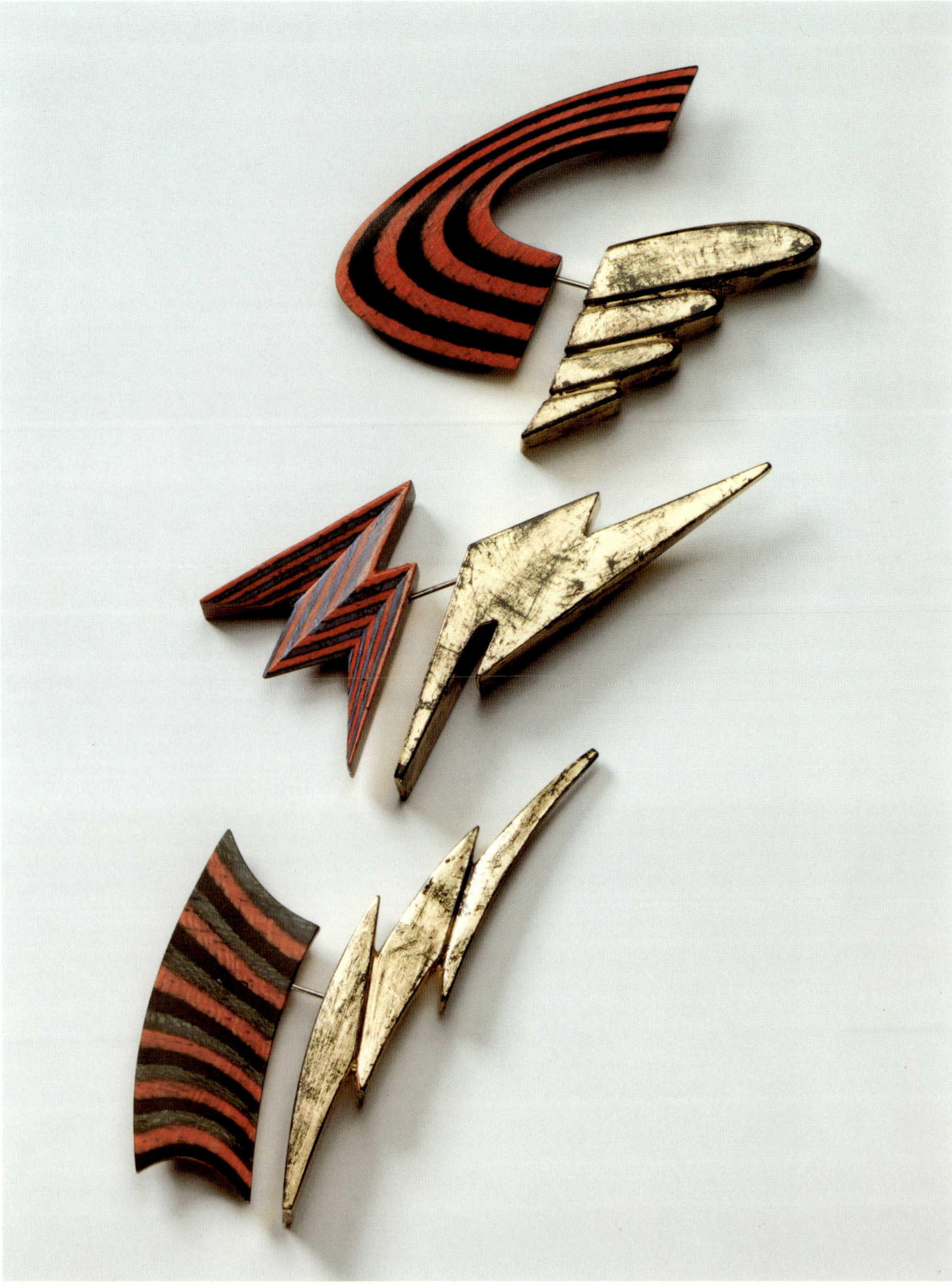

drei Ohrstecker, 1988
ca. 8×5 cm
schichtverleimte Holzfurniere, z. T. blattvergoldet

Haarkammpaar, 1989
Länge ca. 33 cm
schichtverleimte Holzfurniere, z. T. blattvergoldet

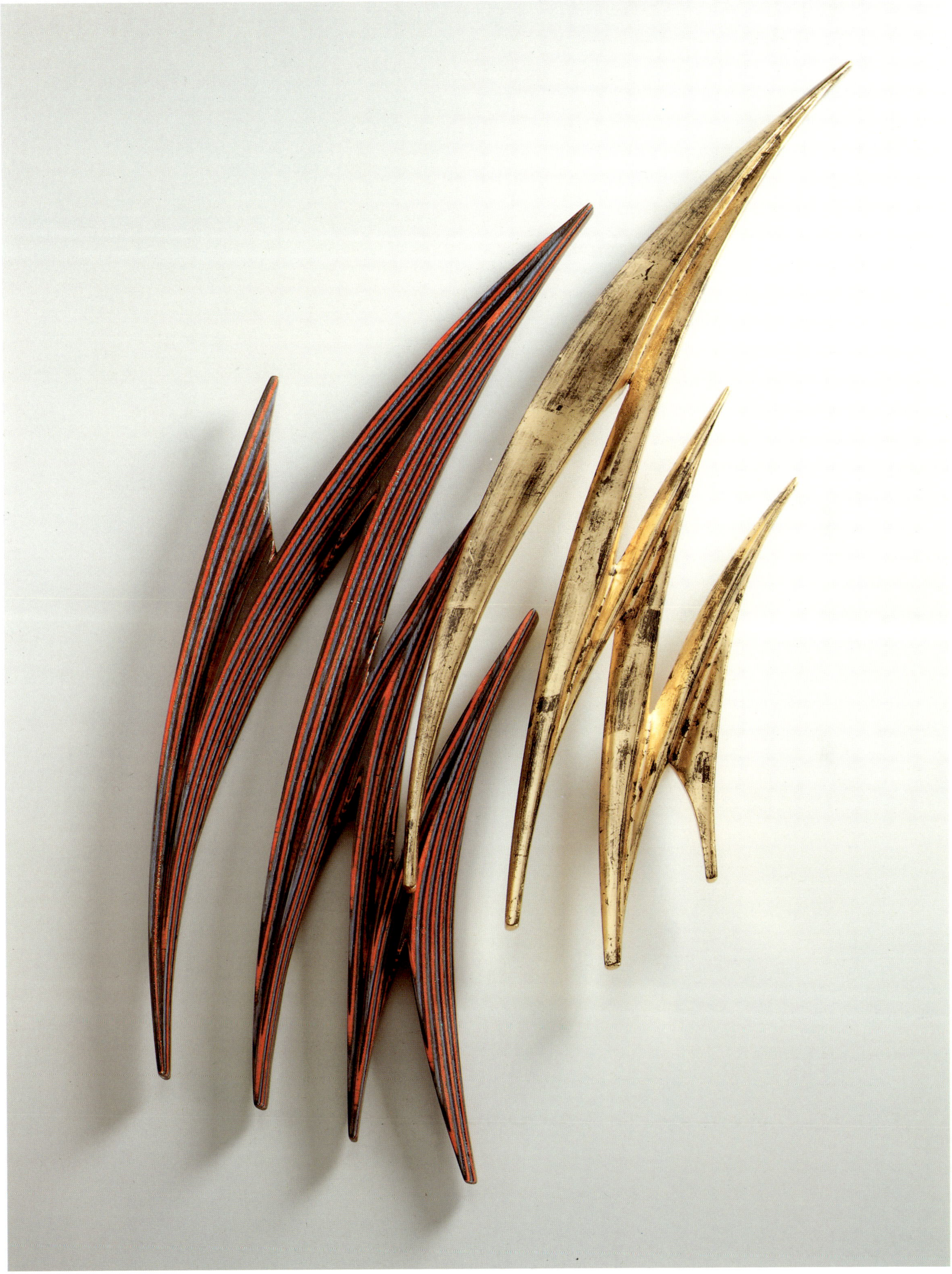

Bob van Orsouw

Zürich, Schweiz
geboren 1957 in Oss, Niederlande

Studium an der Gerrit Rietveld Akademie Amsterdam

Einzelausstellungen in Köln 1986 und Wien 1988

Seit 1982 Beteiligung an Ausstellungen in der Schweiz, in den Niederlanden, in der Bundesrepublik Deutschland, Dänemark, Norwegen und Schweden

Arbeiten im Gemeentemuseum Arnheim; Ankäufe durch den Rijksdienst beeldende Kunst

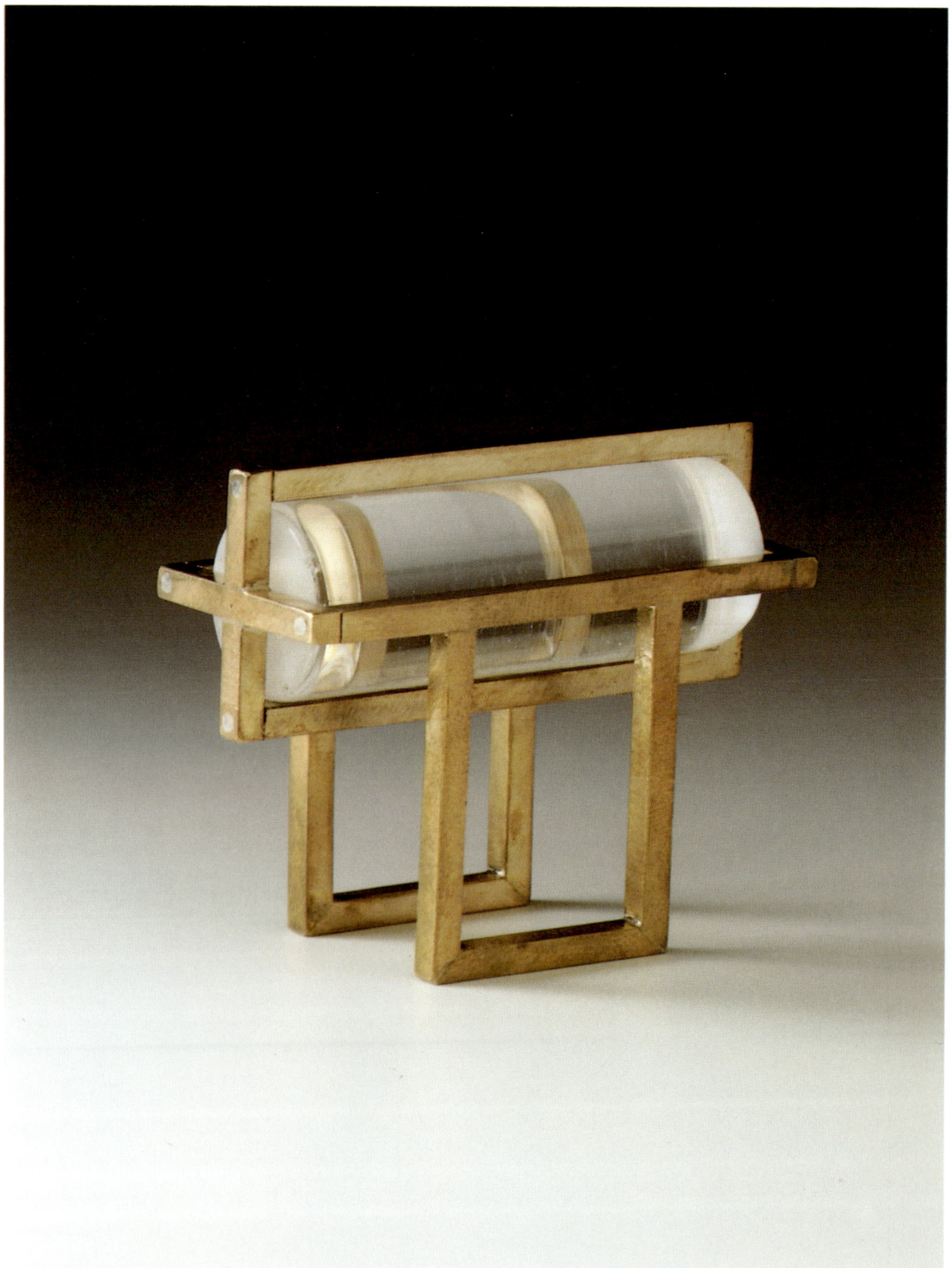

Ring, 1988
Höhe 3,8 cm
Messing, Bergkristall

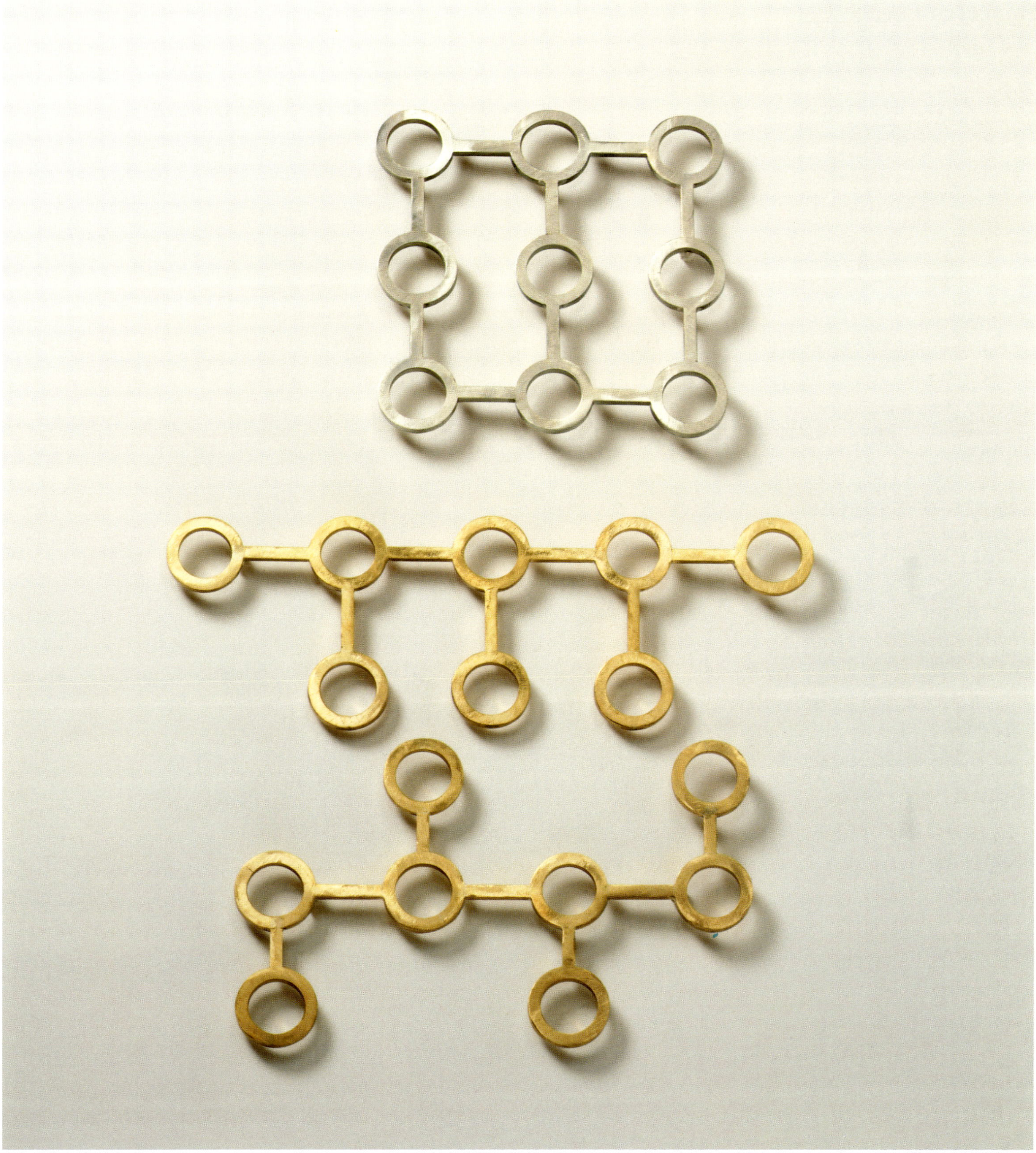

oben:
Brosche, 1988
7×7 cm
Neusilber

Mitte:
Brosche, 1988
13×4,5 cm
Messing

unten:
Brosche, 1988
10,2×6,3 cm
Messing

Francesco Pavan

Padua, Italien
geboren 1937 in Padua

Dozent am Istituto d'arte ›Pietro Selvatico‹ Padua

Studium am Istituto d'arte ›Pietro Selvatico‹ Padua

Seit 1972 Einzelausstellungen in Den Haag, München, Amsterdam und New York

Seit 1964 Beteiligung an Ausstellungen in Italien, in der Bundesrepublik Deutschland, in den Niederlanden, in der Schweiz, Österreich, in den USA und Japan

Ausgezeichnet mit dem Bayerischen Staatspreis München 1968, dem Herbert Hofmann-Gedächtnispreis 1973 und 1985 und dem Preis der International Jewellery Art Exhibition Tokio 1986

Arbeiten im Schmuckmuseum Pforzheim

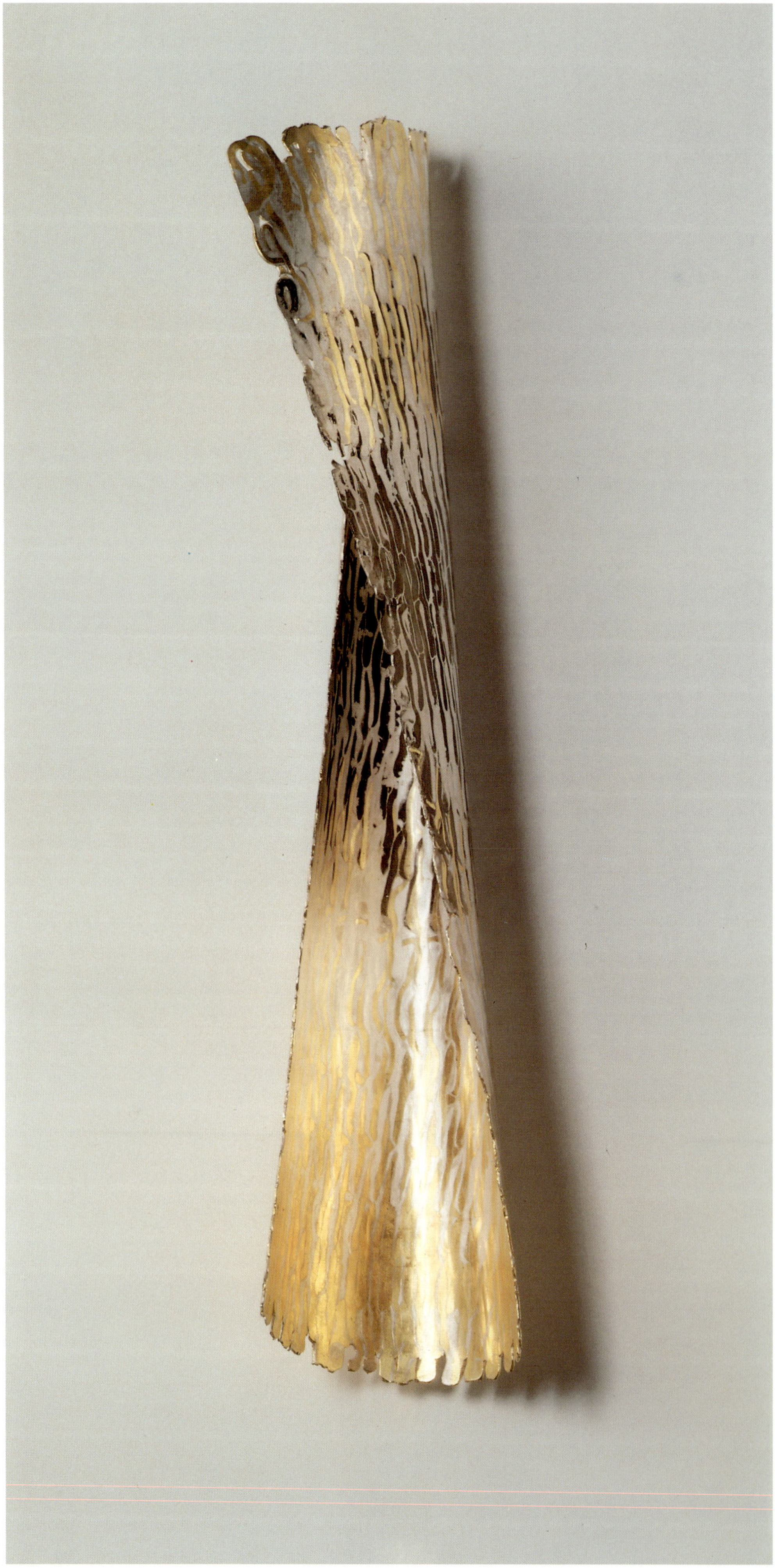

Brosche, 1989
16,2 × 3,6 cm
Gold, Silber, Alpacca

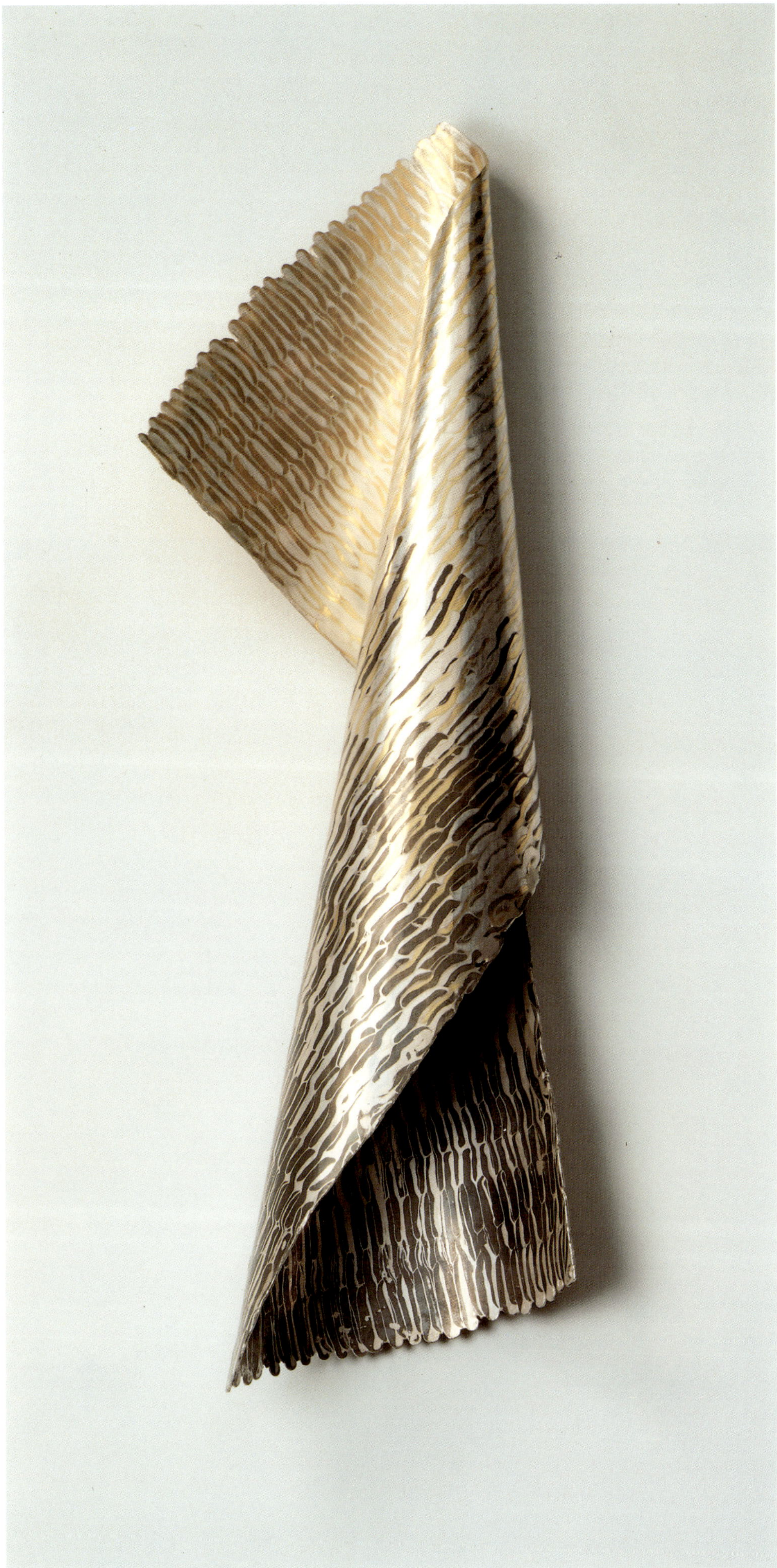

Brosche, 1989
19,8 × 5,3 cm
Gold, Silber, Alpacca

Hiroko Sato Pijanowski

Ann Arbor/Michigan, USA
geboren 1942 in Tokio

Professorin an der School of Art der University of Michigan, Ann Arbor

Studium an der Rikkyo Universität Tokio und an der Cranbrook Academy of Art, Bloomfield Hills/Michigan

Eugene Michael Pijanowski

Ann Arbor/Michigan, USA
geboren 1938 in Detroit

Associate Dean und Dozent an der School of Art der University of Michigan, Ann Arbor

Studium an der Wayne State University Detroit und an der Cranbrook Academy of Art, Bloomfield Hills/Michigan

Seit 1965 Ausstellungen und Ausstellungsbeteiligungen in den USA, Japan, in der Bundesrepublik Deutschland, Großbritannien, Rumänien, in den Niederlanden, Finnland, in der Schweiz, Österreich, Jugoslawien, Kanada, Australien, Neuseeland, in Südostasien, Mittel- und Südamerika

Einzeln und gemeinsam ausgezeichnet mit Stipendien und Preisen in den USA, Italien, Japan und der Bundesrepublik Deutschland, u. a. Herbert Hofmann-Gedächtnispreis München 1987

Arbeiten in Museen in Lubbock/Texas, Sacramento/Kalifornien, Delray Beach/Florida, Wichita/Kansas, Bloomfield Hills/Michigan, Atlanta, London, München, Wien, Trondheim, Kyoto und Perth sowie in Privatsammlungen

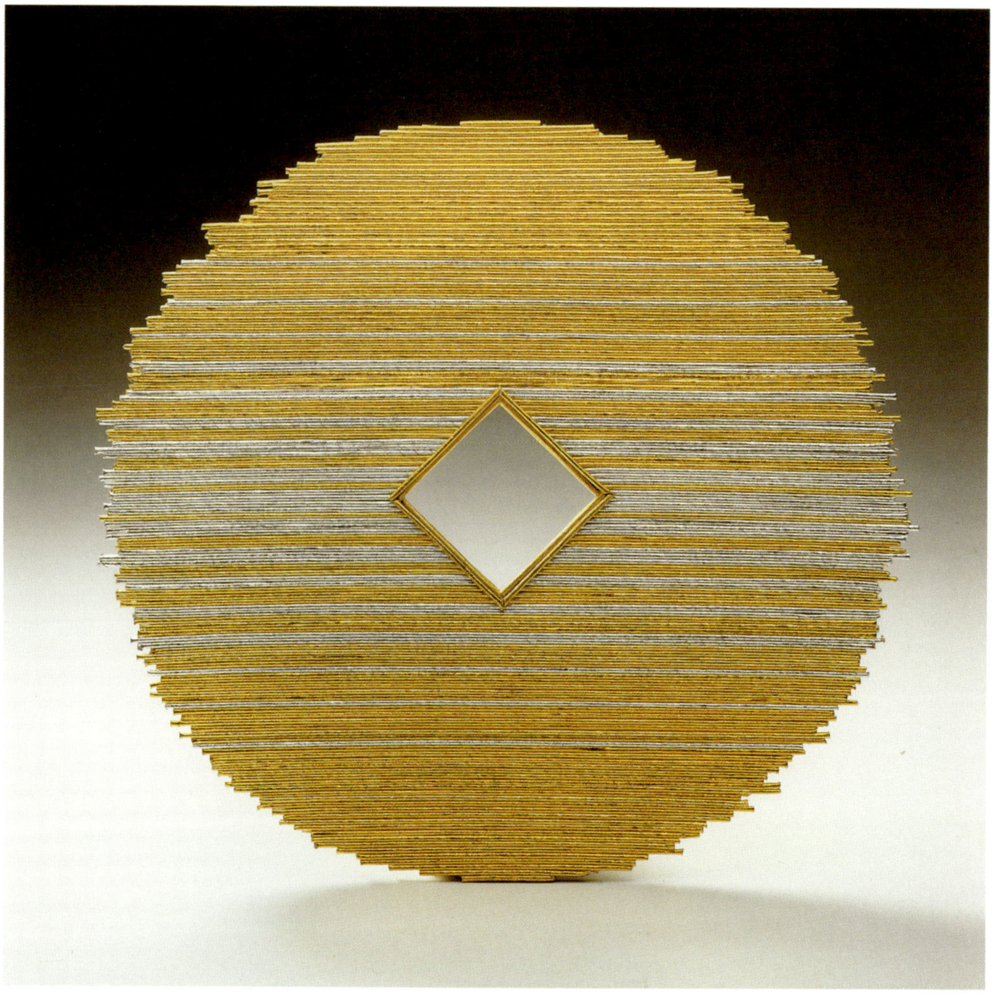

Brosche, 1987
17 × 18 cm
Mizuhiki (Papierschnur), Kanvas

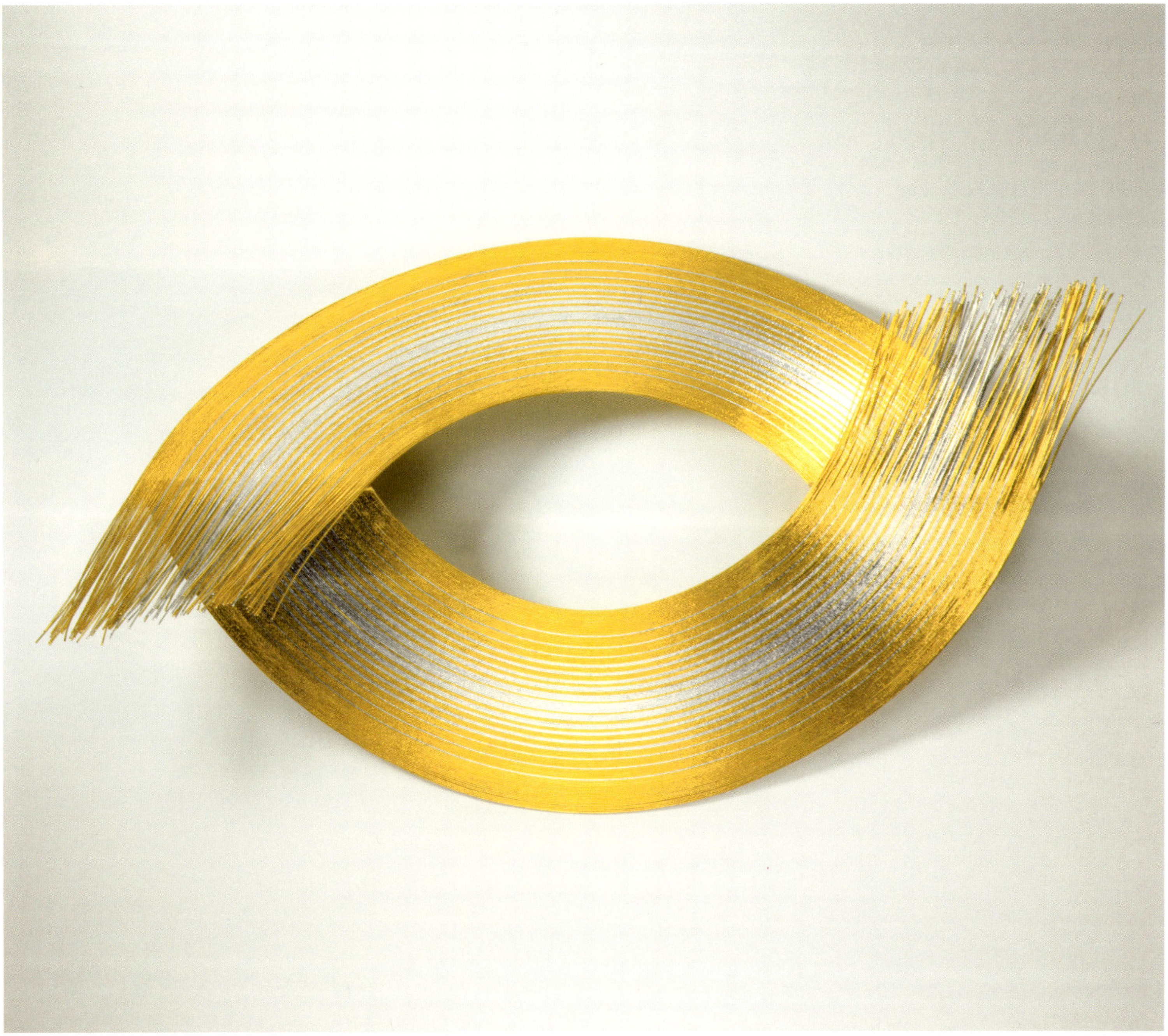

Halskragen, 1986
Breite 69 cm
Mizuhiki (Papierschnur), Kanvas

Annelies Planteydt

Biezelinge, Niederlande
geboren 1956 in Rotterdam

Studium an der Gerrit Rietveld Akademie Amsterdam

Seit 1984 Einzelausstellungen in Nimwegen, Wien, Delft, Den Haag, Washington, Diepenheim und Middelburg

Seit 1980 Beteiligung an Ausstellungen in der Bundesrepublik Deutschland, in den Niederlanden, Großbritannien, Belgien, Spanien und Italien

Ausgezeichnet mit einem Stipendium des niederländischen Staates

Arbeiten in öffentlichen und privaten Sammlungen in New York, Amsterdam und in der Provinz Zeeland; Ankäufe durch den Rijksdienst beeldende Kunst

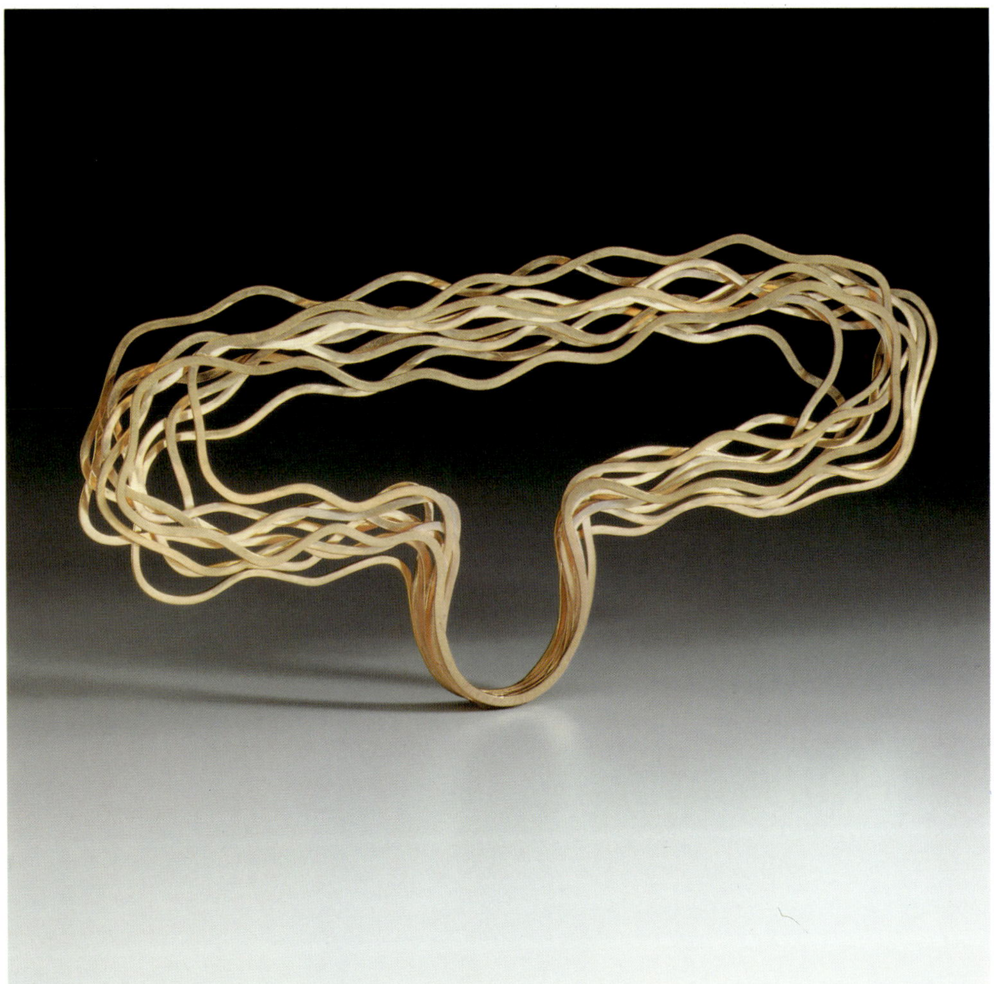

Ring, 1988
5×11 cm
Gold

außen:
Kollier, 1987
∅ ca. 40 cm
Tantal

innen:
Kollier, 1988
∅ ca. 30 cm
Gold

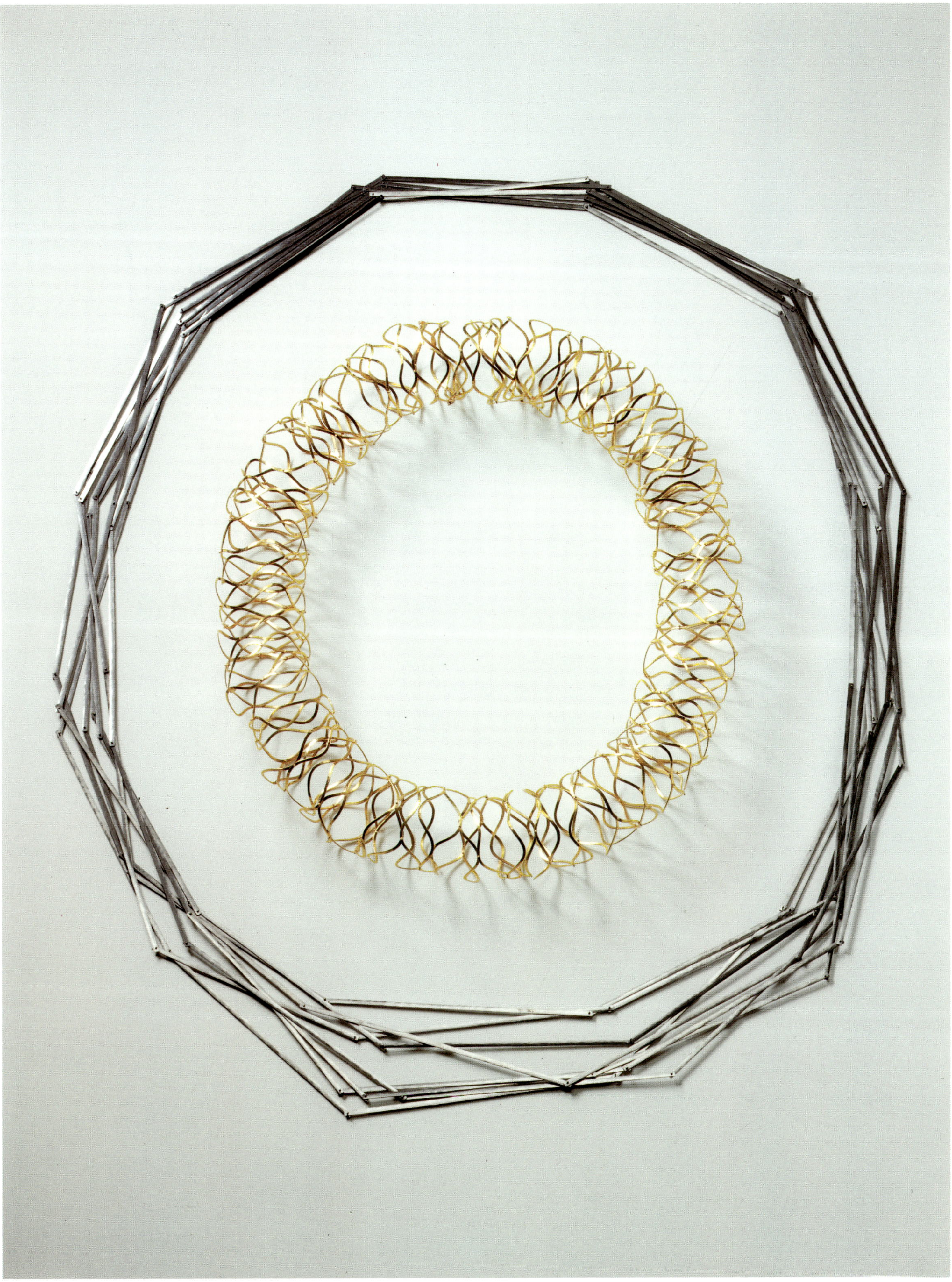

Dorothea Prühl

Halle, Deutsche Demokratische Republik
geboren 1937 in Breslau, Schlesien (Polen)

Dozentin an der Hochschule für Industrielle Formgestaltung Halle-Burg Giebichenstein

Studium an der Hochschule für Industrielle Formgestaltung Halle-Burg Giebichenstein

Seit 1962 Beteiligung an Ausstellungen in der Deutschen Demokratischen Republik, in der Bundesrepublik Deutschland und in der Volksrepublik China

Ausgezeichnet mit einem Preis im DDR-Schmuckwettbewerb 1982

Arbeiten in den Staatlichen Museen zu Berlin-Schloß Köpenick, im Grassi-Museum Leipzig und in der Staatlichen Galerie Moritzburg Halle

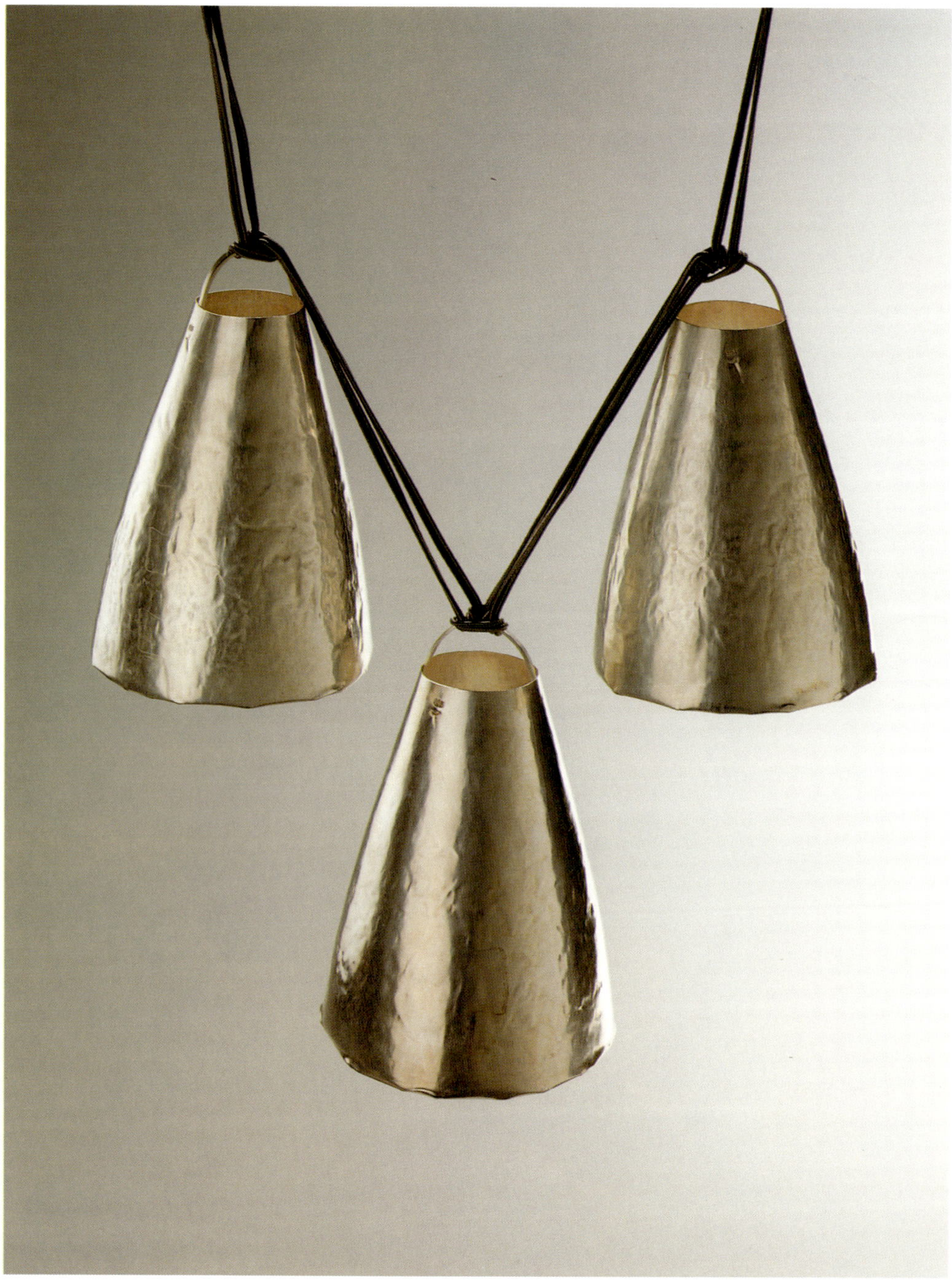

Halsschmuck ›Windblumen‹, 1989
Höhe der ›Blumen‹ ca. 11 cm
Silber

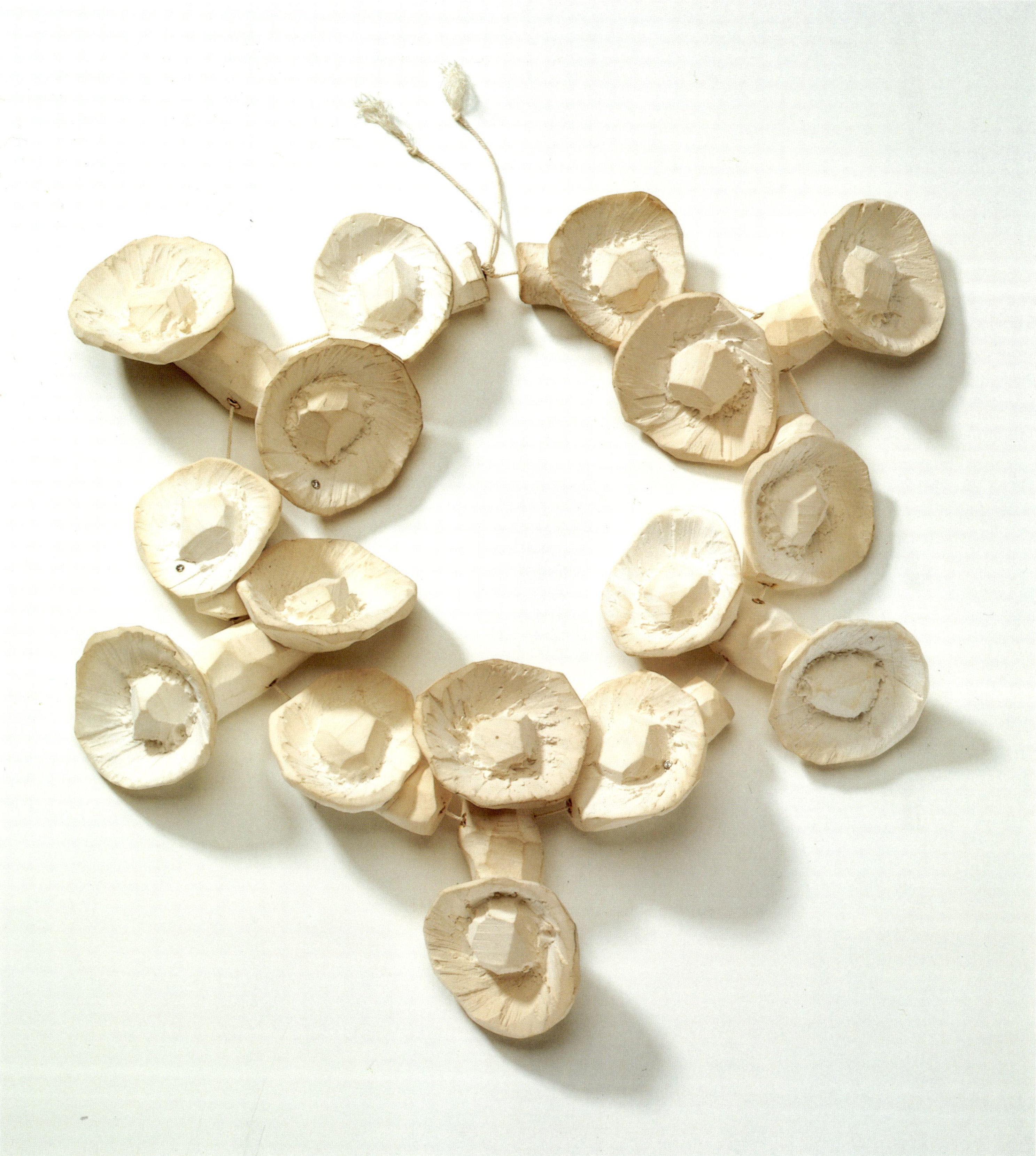

Halsschmuck ›Winterblumen‹, 1987
∅ der ›Blumen‹ 6 bis 7 cm
Baumpilze, Brillanten

Ramón Puig Cuyás

Barcelona, Spanien
geboren 1953 in Mataró/Barcelona

Professor an der Escola Massana Barcelona

Studium an der Escola Massana Barcelona

Seit 1979 Einzelausstellungen in Tarragona, Barcelona und Pamplona

Seit 1981 Beteiligung an Ausstellungen in Spanien, Österreich, in der Bundesrepublik Deutschland, in den USA, Japan, in der Schweiz, in den Niederlanden und Frankreich

Ausgezeichnet mit mehreren Stipendien und Preisen in Spanien und in der Bundesrepublik Deutschland, darunter die Herbert Hofmann-Gedächtnispreise München 1981 und 1984

Arbeiten im Schmuckmuseum Pforzheim

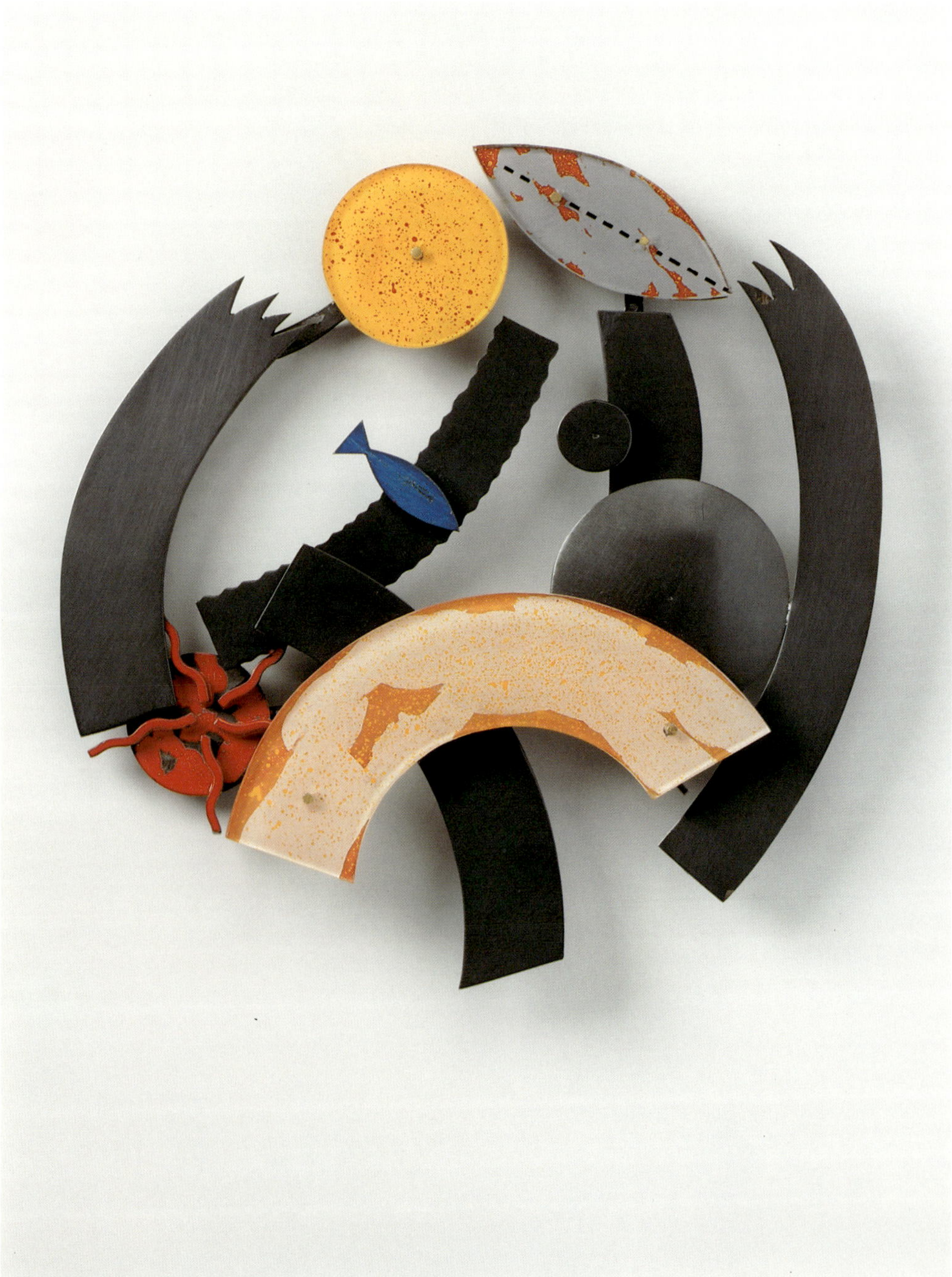

Brosche ›l'abraçada‹, 1989
10 × 10 cm
Silber, Stahl, Acryl, Acrylfarbe

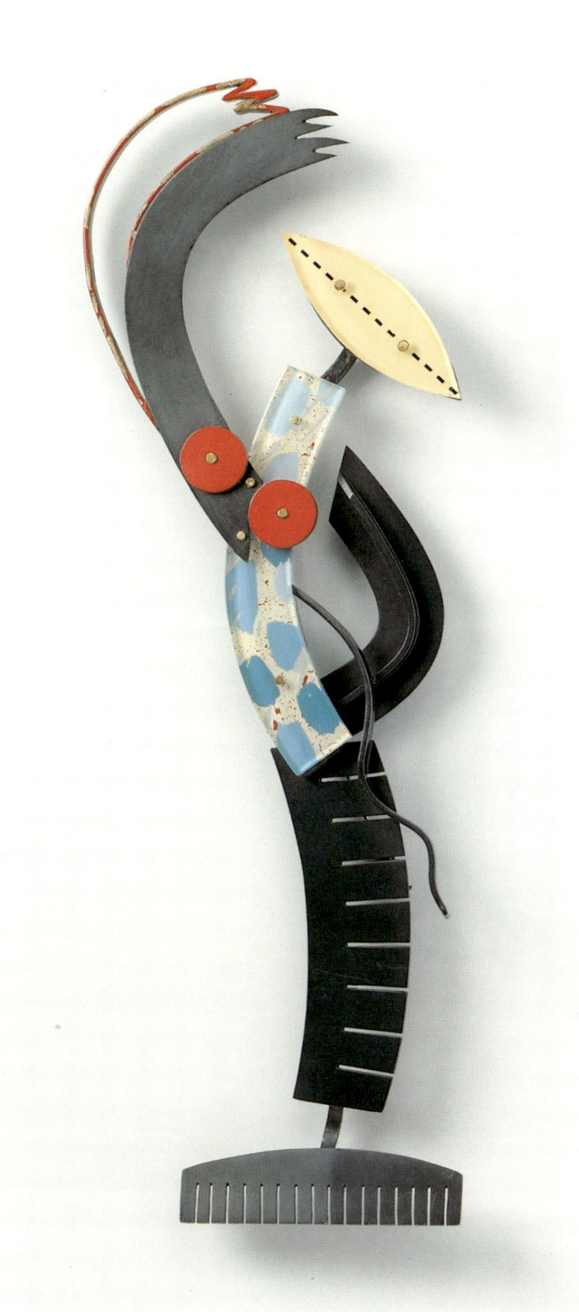

Brosche ›sirena‹, 1987
15×4 cm
Silber, Stahl, Acryl, Acrylfarbe

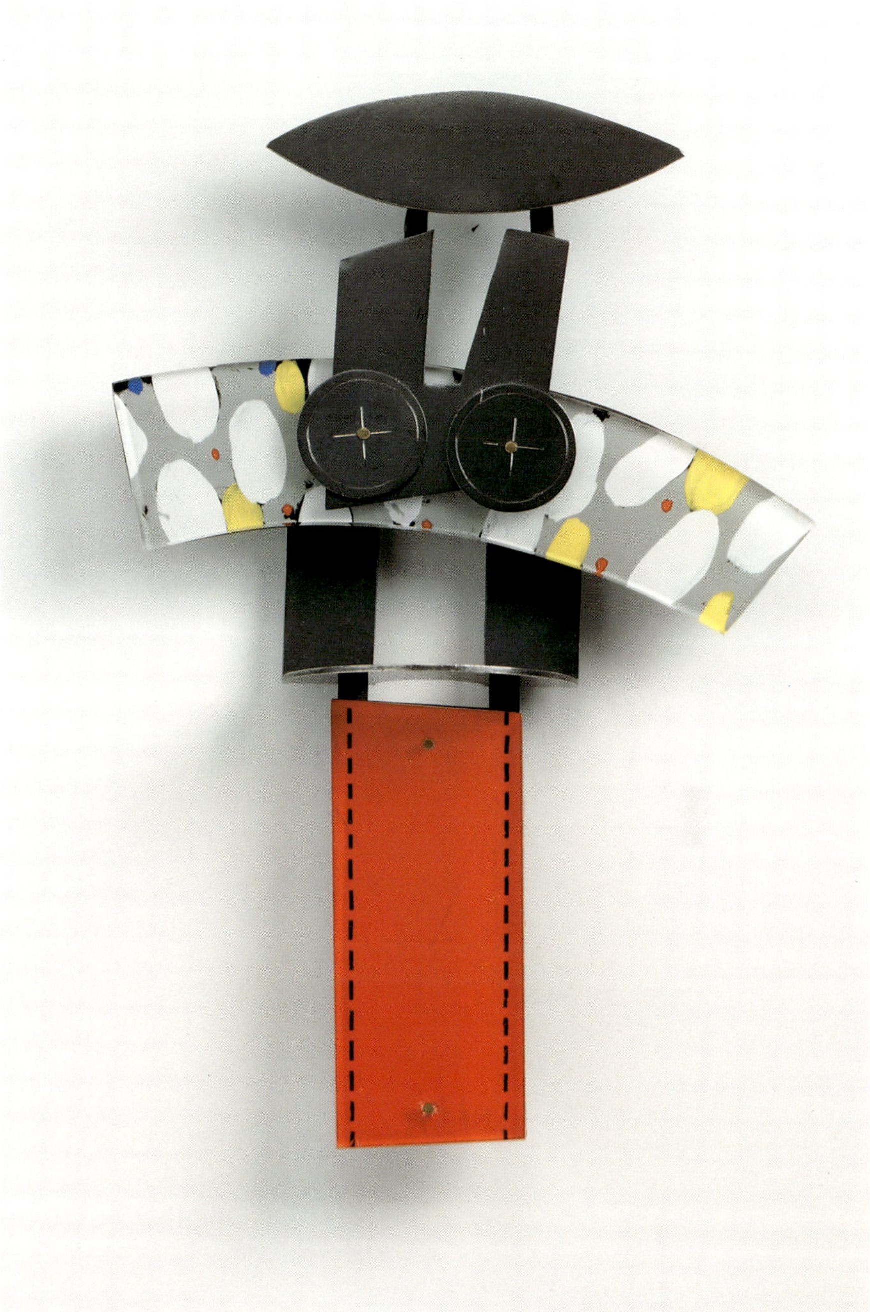

Brosche, 1988
11×7,5 cm
Silber, Stahl, Acryl, Acrylfarbe

Frank Raßbach

Karl-Marx-Stadt, Deutsche Demokratische Republik
geboren 1951 in Ballstädt/Thüringen

Studium an der Fachschule für angewandte Kunst Heiligendamm

Seit 1979 Einzelausstellungen in Erfurt, Jena, Gera, Halle, Gotha, Suhl, Leipzig und Karl-Marx-Stadt

Seit 1980 Beteiligung an Ausstellungen in der Deutschen Demokratischen Republik, in der Tschechoslowakei, Frankreich und in der Bundesrepublik Deutschland

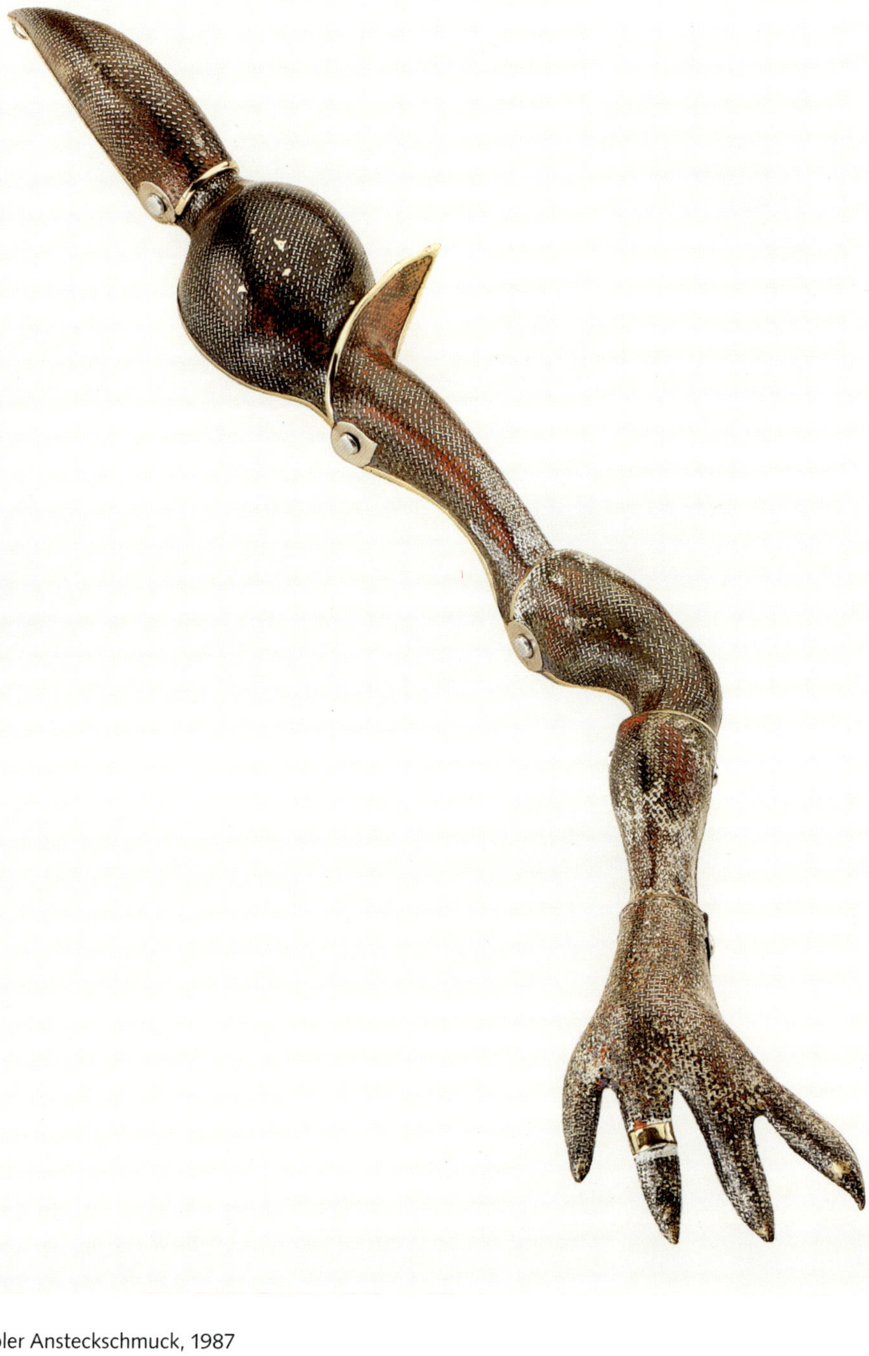

flexibler Ansteckschmuck, 1987
Länge 37 cm
Stahldrahtgewebe emailliert und geschliffen

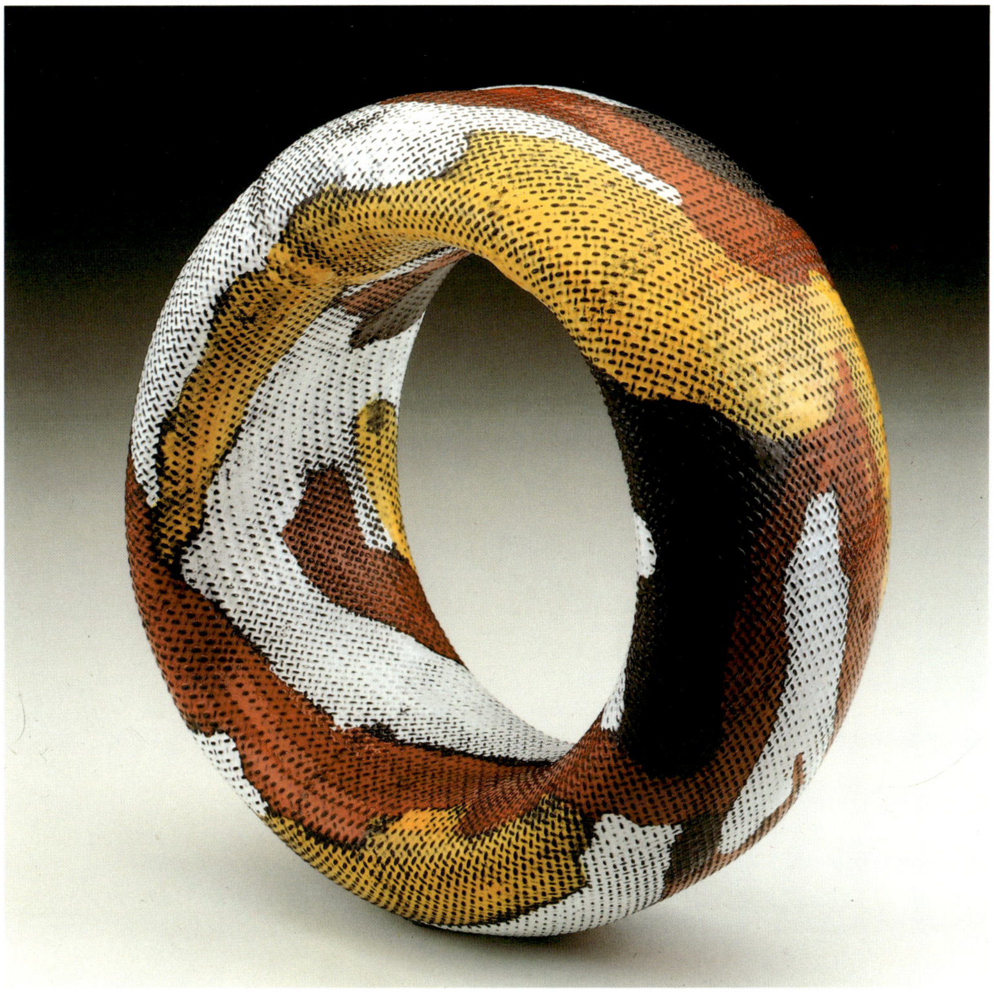

Armschmuck, 1988
äußerer ∅ 11 cm
Stahldrahtgewebe emailliert

Halsschmuck, 1988
23,5 × 17,5 cm
Bronzedrahtgewebe emailliert

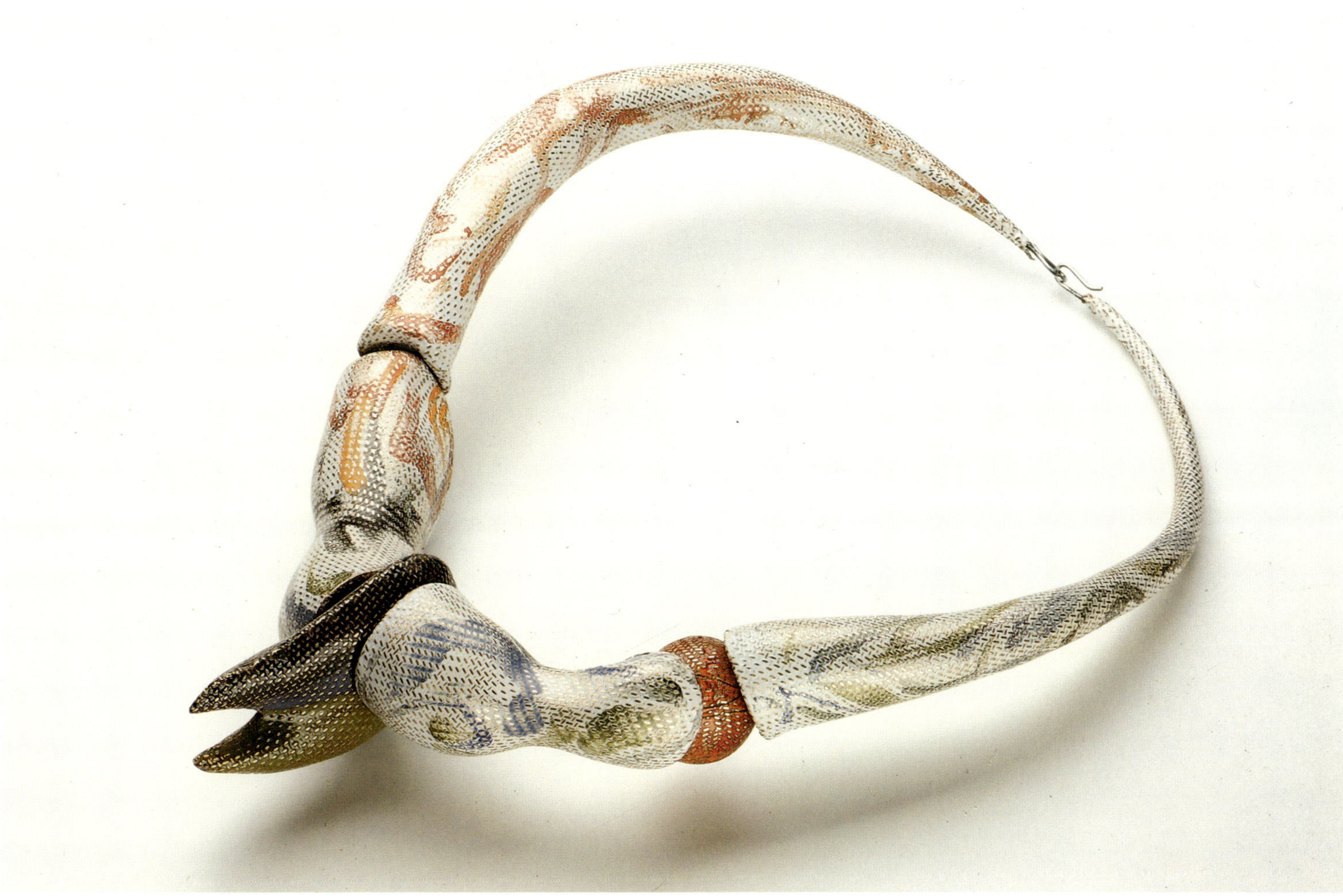

Philip Sajet

Amsterdam, Niederlande
geboren 1953 in Amsterdam

Als Schmuckkünstler Autodidakt seit 1977

Drei Einzelausstellungen in Amsterdam

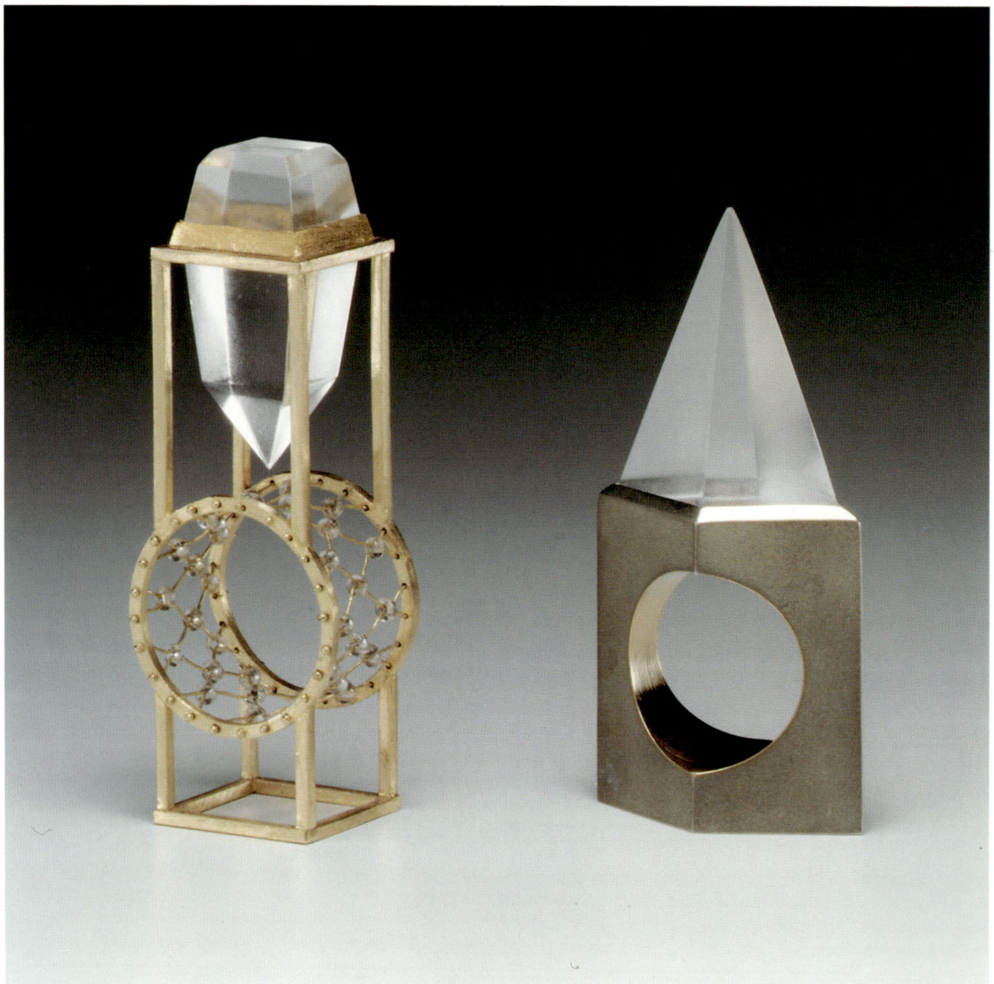

Ring ›Byzantiner I‹, 1988
Höhe 5,8 cm
Gold, Quarz

Ring, 1988
Höhe 5,2 cm
Silber, Gold, Quarz

Halsschmuck ›Lorbeerkranz‹, 1987
Länge ca. 50 cm
Gold, Tantal, Quarz

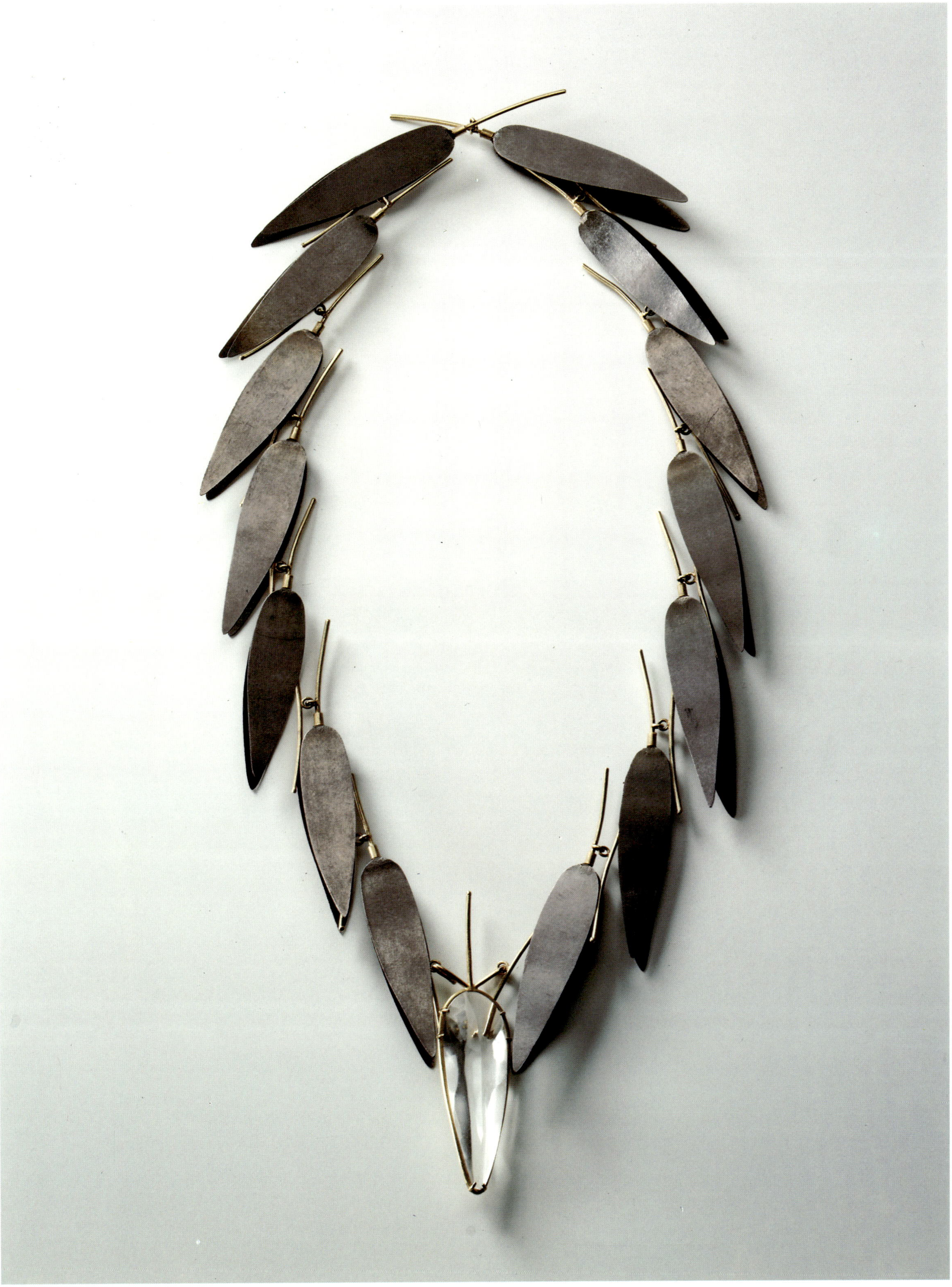

Marjorie Schick

Pittsburg/Kansas, USA
geboren 1941

Professorin an der Pittsburg State University Pittsburg/Kansas

Studium an der University of Wisconsin/Madison, an der Indiana University Bloomington und der Sir John Cass School of Art London

Seit 1983 Einzelausstellungen in Amsterdam, Washington D.C., Philadelphia, Tulsa/Oklahoma, Columbia/Missouri und Oxford/Ohio

Seit 1964 Beteiligung an Ausstellungen in den USA, Mexiko, in der Schweiz, Frankreich, Kanada, Großbritannien, Paraguay, in den Niederlanden, in der Bundesrepublik Deutschland, Japan, Schweden, Spanien und Korea

Ausgezeichnet mit Preisen und Stipendien in den USA und Japan

Arbeiten in Museen in Seoul, Trondheim, Kyoto, Apeldoorn, Cleveland/GB, Bloomington und Sheboygan/Wisconsin

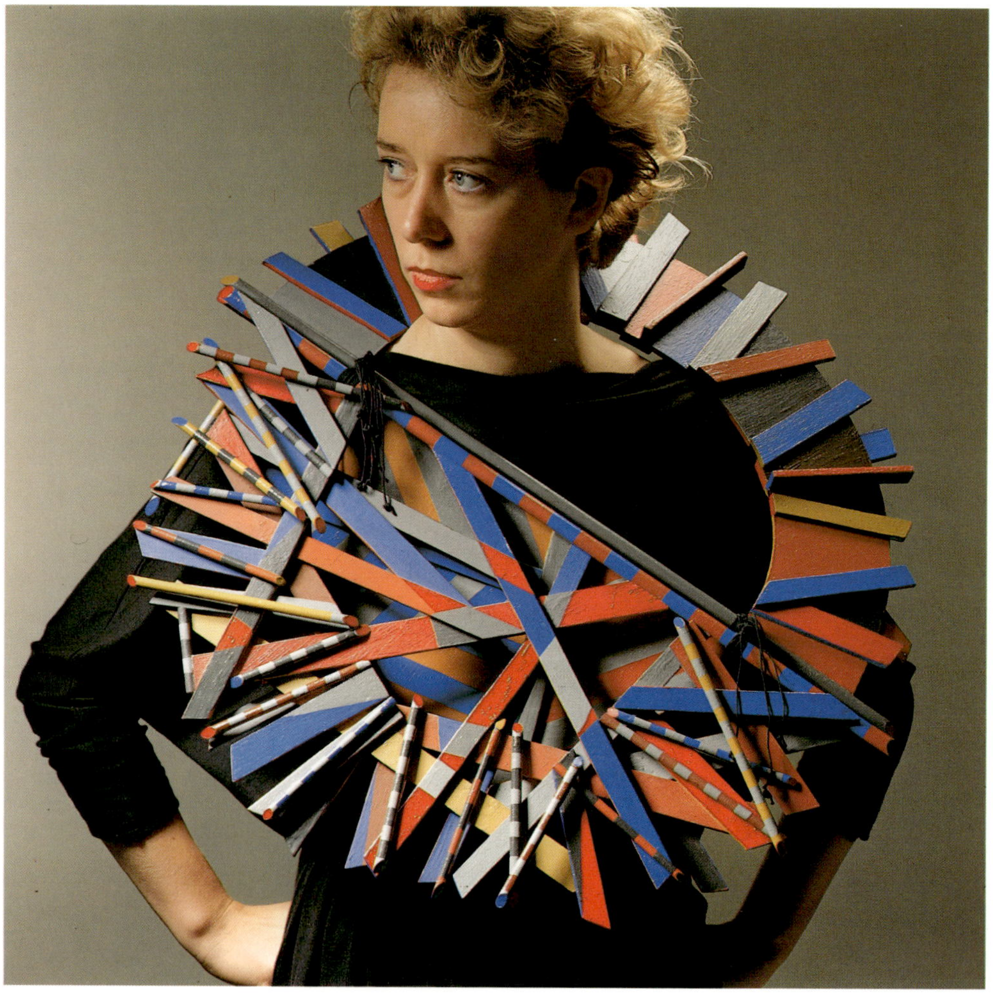

Halsschmuck, 1988
∅ 60 cm
Holz bemalt, Schnur

Halsschmuck, 1989
64×58 cm
Holz bemalt, Schnur

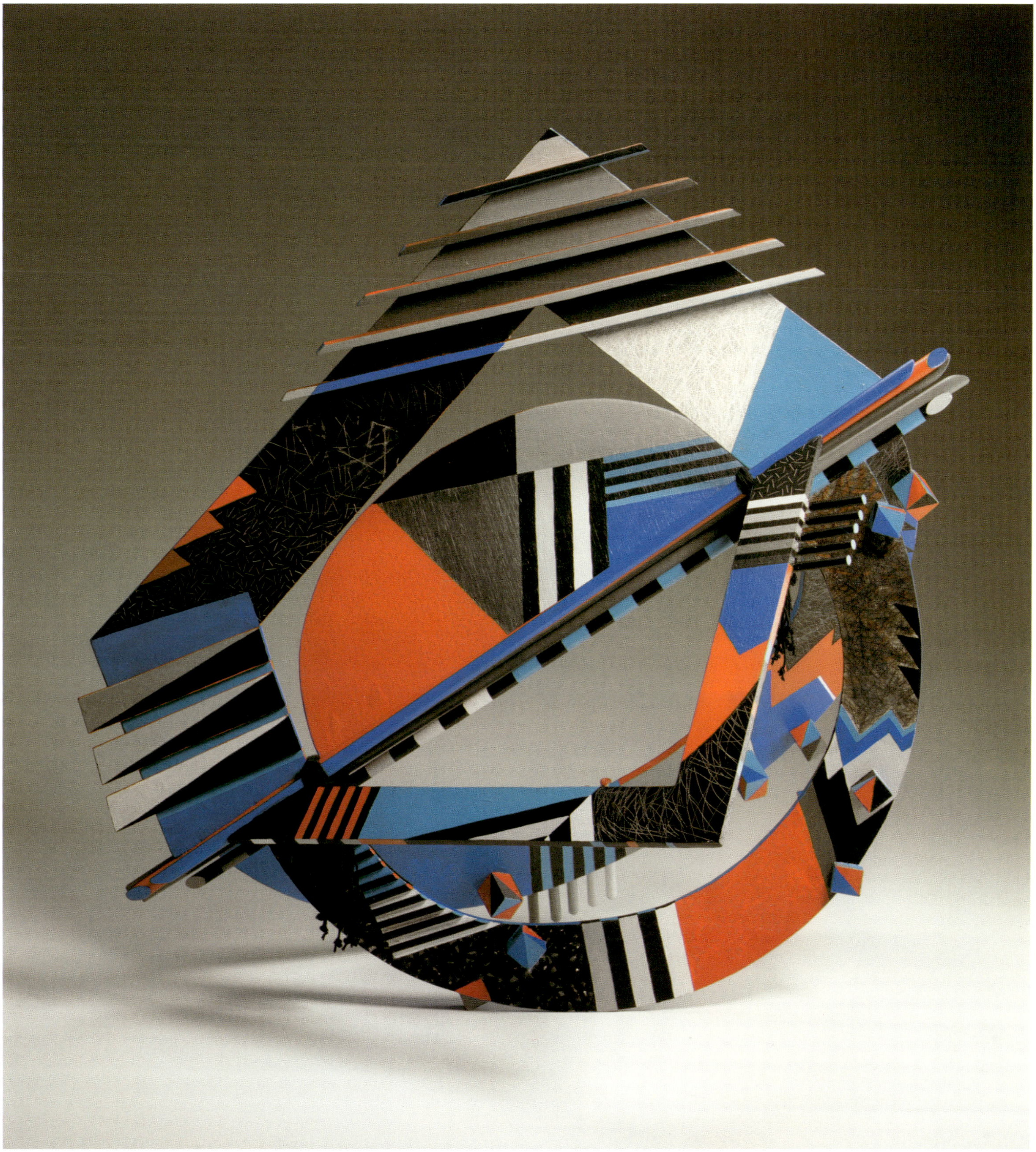

Rainer Schnepf

Karlsruhe, Bundesrepublik Deutschland
geboren 1958 in Karlsruhe

Studium an der Fachhochschule für Gestaltung Pforzheim

Einzelausstellungen in Köln 1988 und Barcelona 1989

Seit 1984 Beteiligung an Ausstellungen in der Bundesrepublik Deutschland

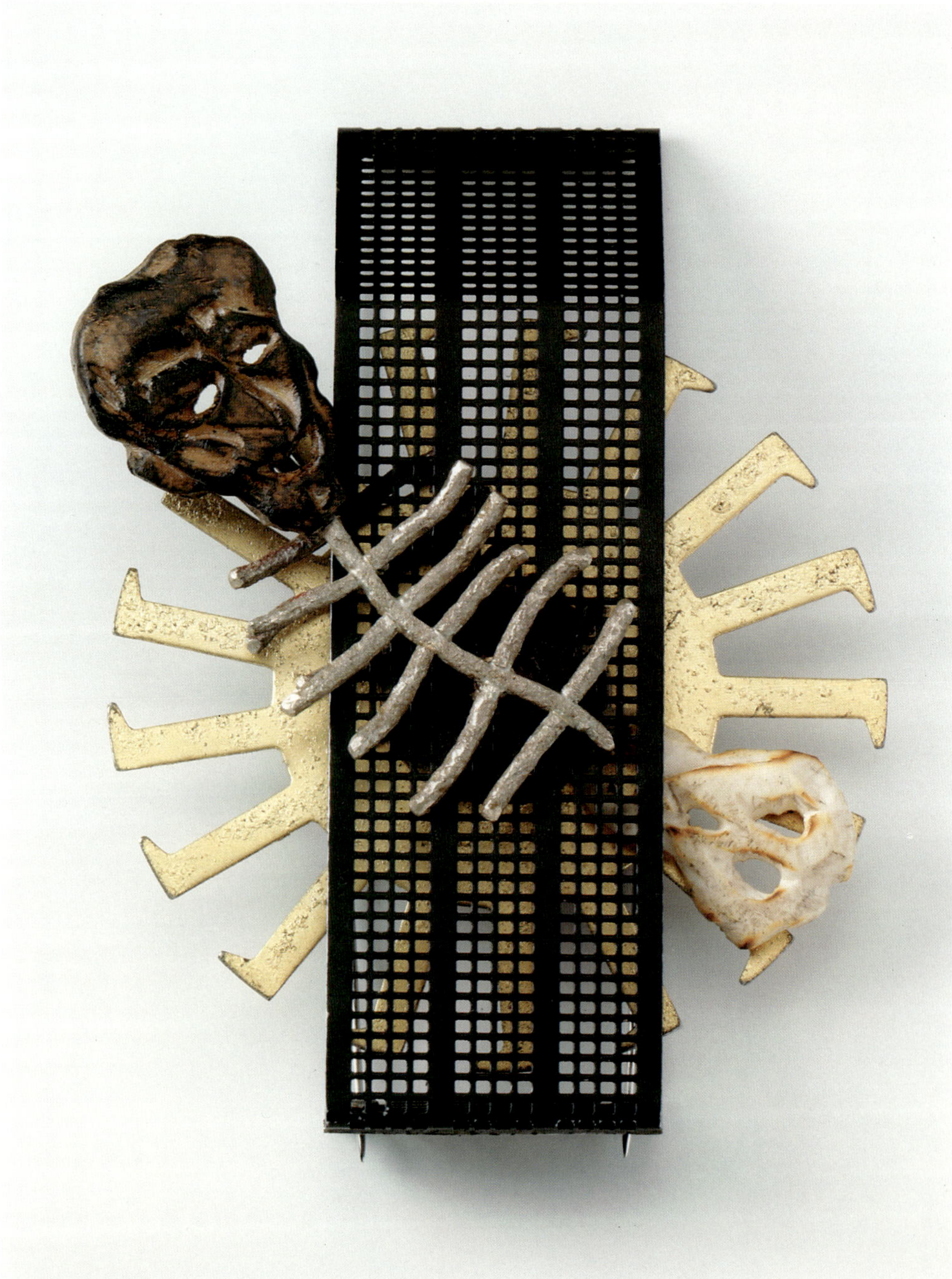

Ansteckschmuck, 1987
8,9×7 cm
Silber, Aluminium, Eisen, Holz, Knochen, Blattgold

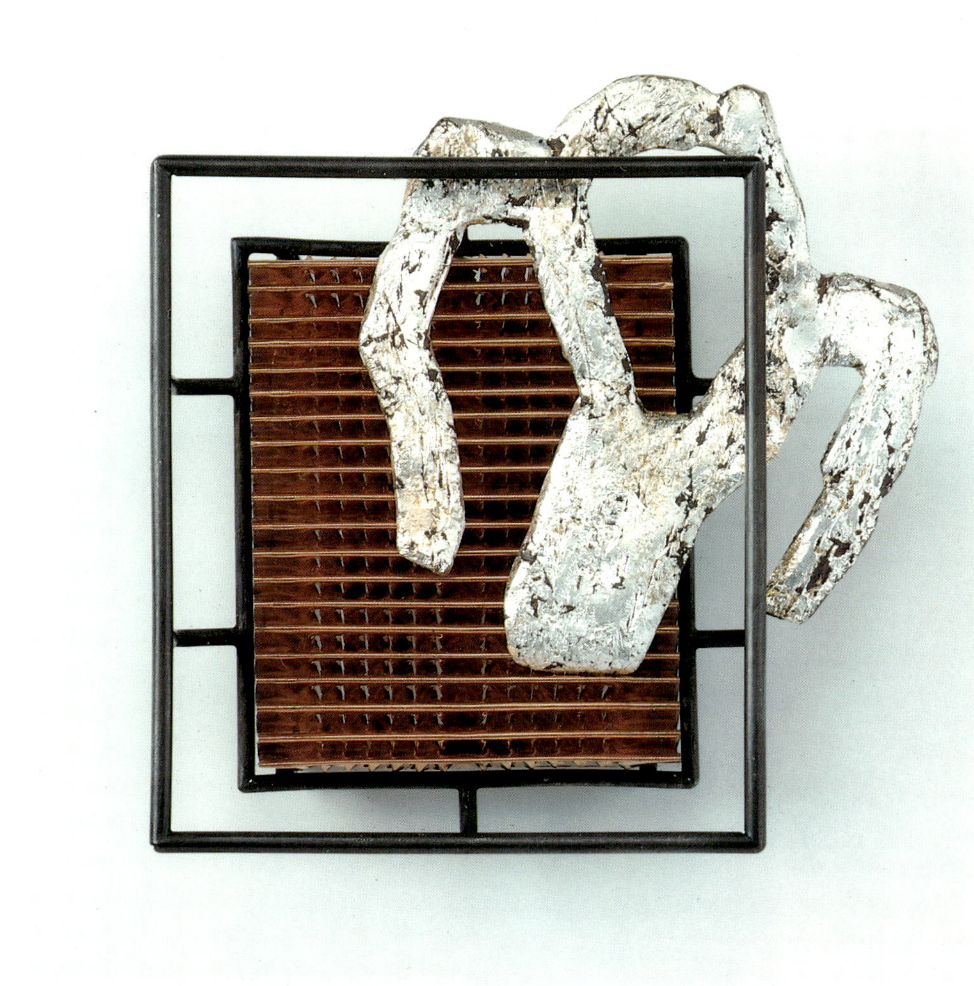

Ansteckschmuck, 1987
6×6 cm
Silber, Kupfer, Blattsilber

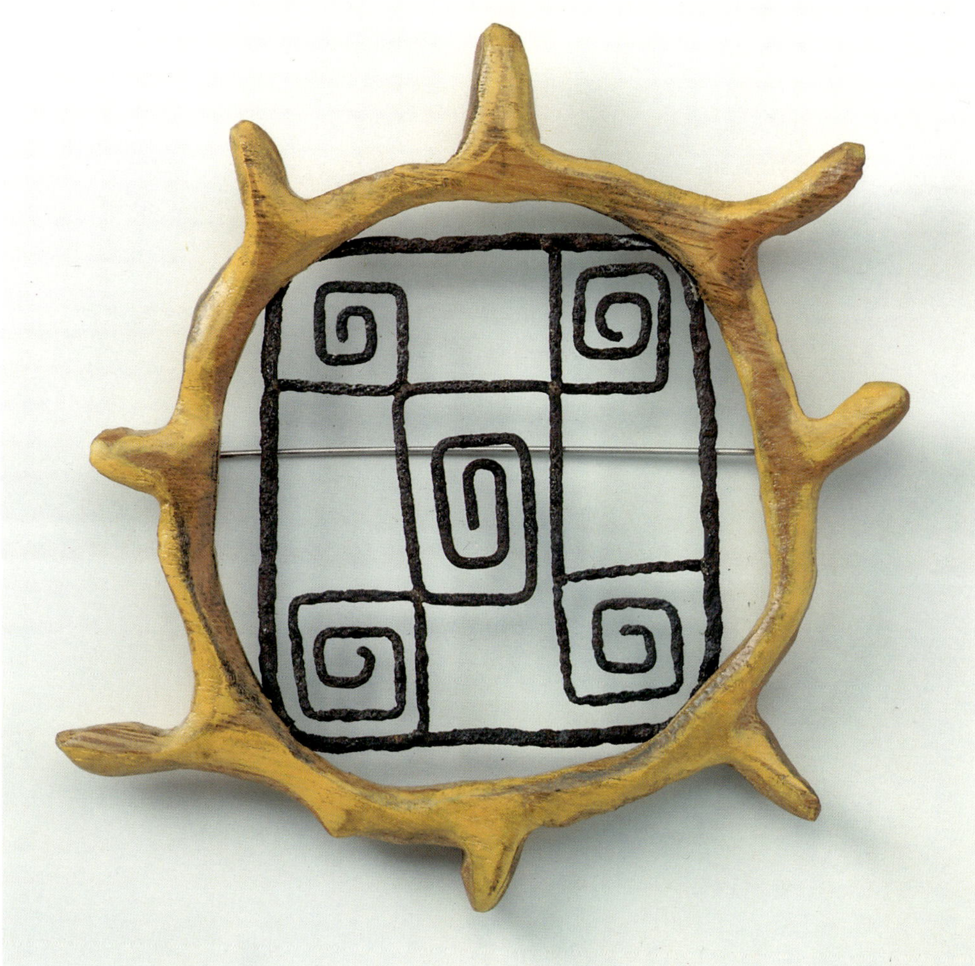

Ansteckschmuck, 1986
9×9 cm
Eisen, Holz

Verena Sieber-Fuchs

Zürich, Schweiz
geboren 1943

Studium an den Kunstgewerbeschulen Basel und Zürich

Beteiligung an Ausstellungen in Großbritannien, in der Schweiz, Frankreich, in der Bundesrepublik Deutschland, in den USA, Österreich, Spanien, Japan und in den Niederlanden

Ausgezeichnet mit Eidgenössischen Stipendien für angewandte Kunst 1967, 1968 und 1969, mit dem Leistungspreis KGSZ 1973, mit dem 1. Preis (Textil) Burgdorf 1985 und mit dem 1. Preis der 6th International Jewellery Exhibition Tokio 1986

Arbeiten in Museen in Amsterdam, Den Haag und Lausanne sowie in der Eidgenössischen Sammlung angewandter Kunst und bei der Swissair

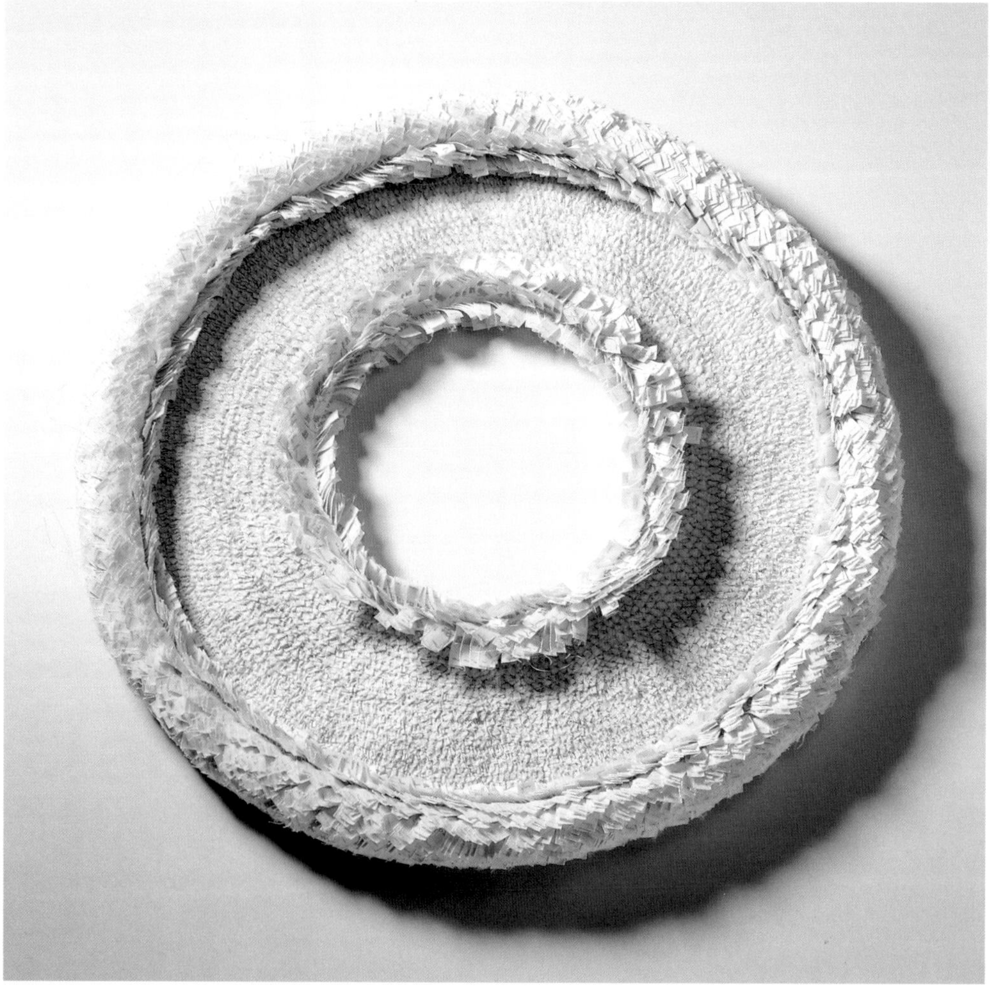

Kragen ›When I'm fifty-two and blue and white‹, 1987
∅ 40 cm
Taftband, Draht

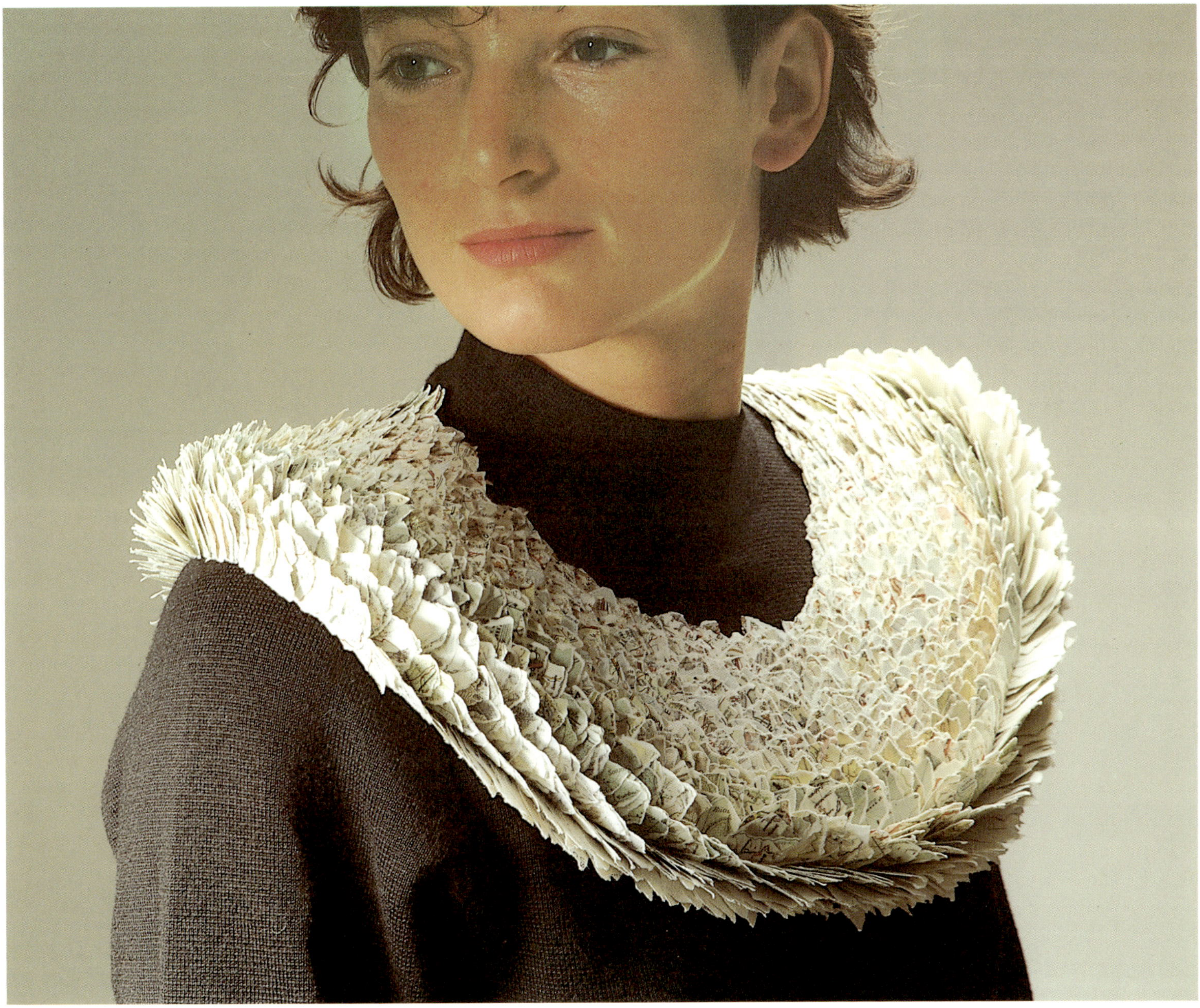

Kragen ›CH-91‹, 1989
∅ 35 cm
Landkarten, Draht

Etsuko Sonobe

Koufushi Fujimi, Japan
geboren 1955 in Tokio

Studium an der Musashino Universität Tokio

Seit 1975 Beteiligung an Ausstellungen in Japan, Jugoslawien, in der Bundesrepublik Deutschland, in der Schweiz, Österreich und in den Niederlanden

Ausgezeichnet mit dem Diamonds International Award 1982 und mehreren Preisen in japanischen Schmuckwettbewerben

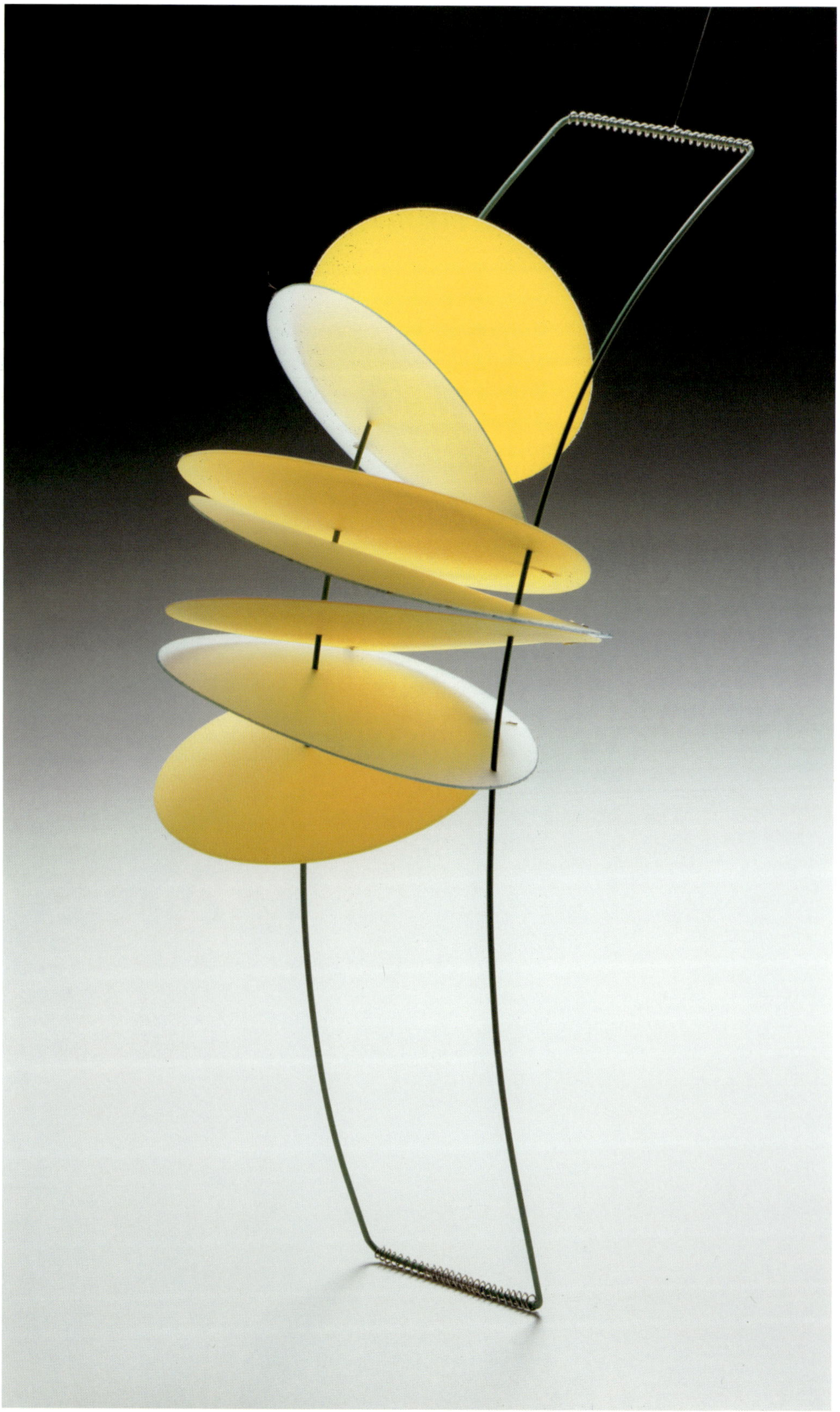

Armschmuck, 1988
40 × 18 × 15 cm
Polypropylen, Edelstahl, Silber

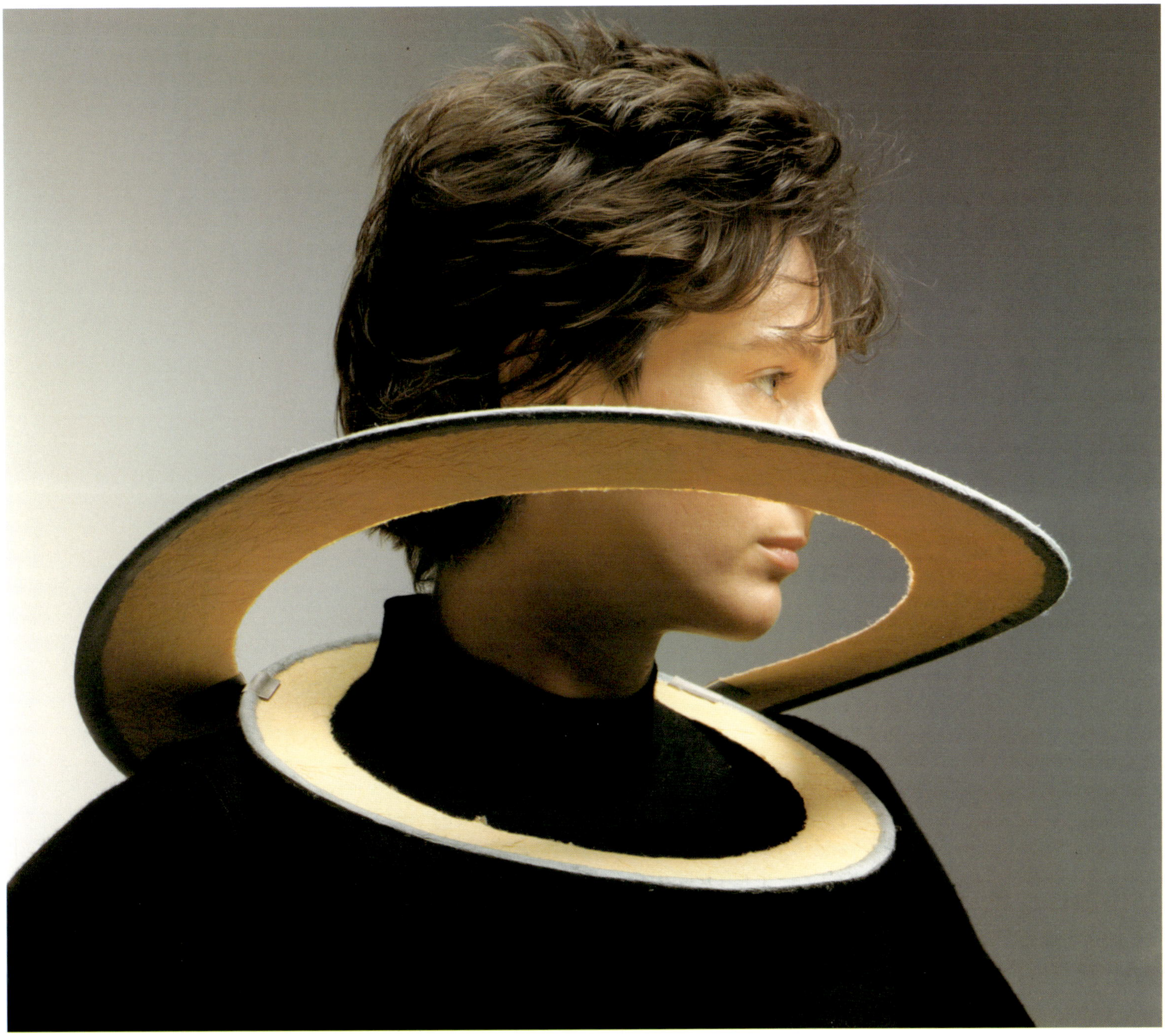

Halsschmuck, 1989
41 × 41 × 28 cm
Bambus, Papier

Yuki Sugawara

Tokio, Japan
geboren 1957

Grafikstudium an der Tama Universität Tokio

Beteiligung an der International Jewellery Art Exhibition Tokio 1986

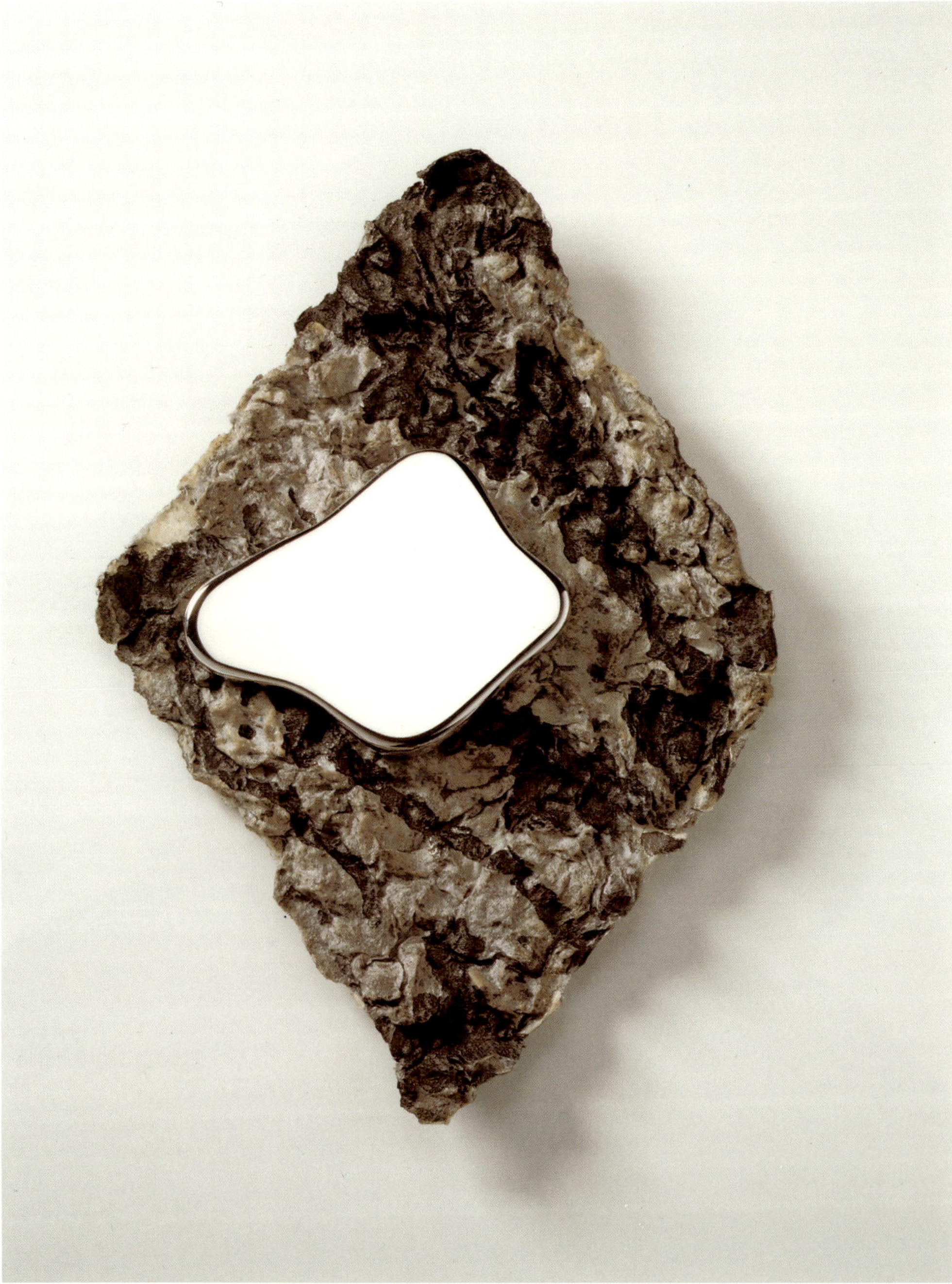

Brosche ›Sumi‹, 1986
17 × 12 cm
Silber, Japanpapier, Tusche

drei Broschen, 1989
13 × 10,5 cm, ∅ 15,5 und 14,5 × 14,5 cm
Japanpapier gefärbt

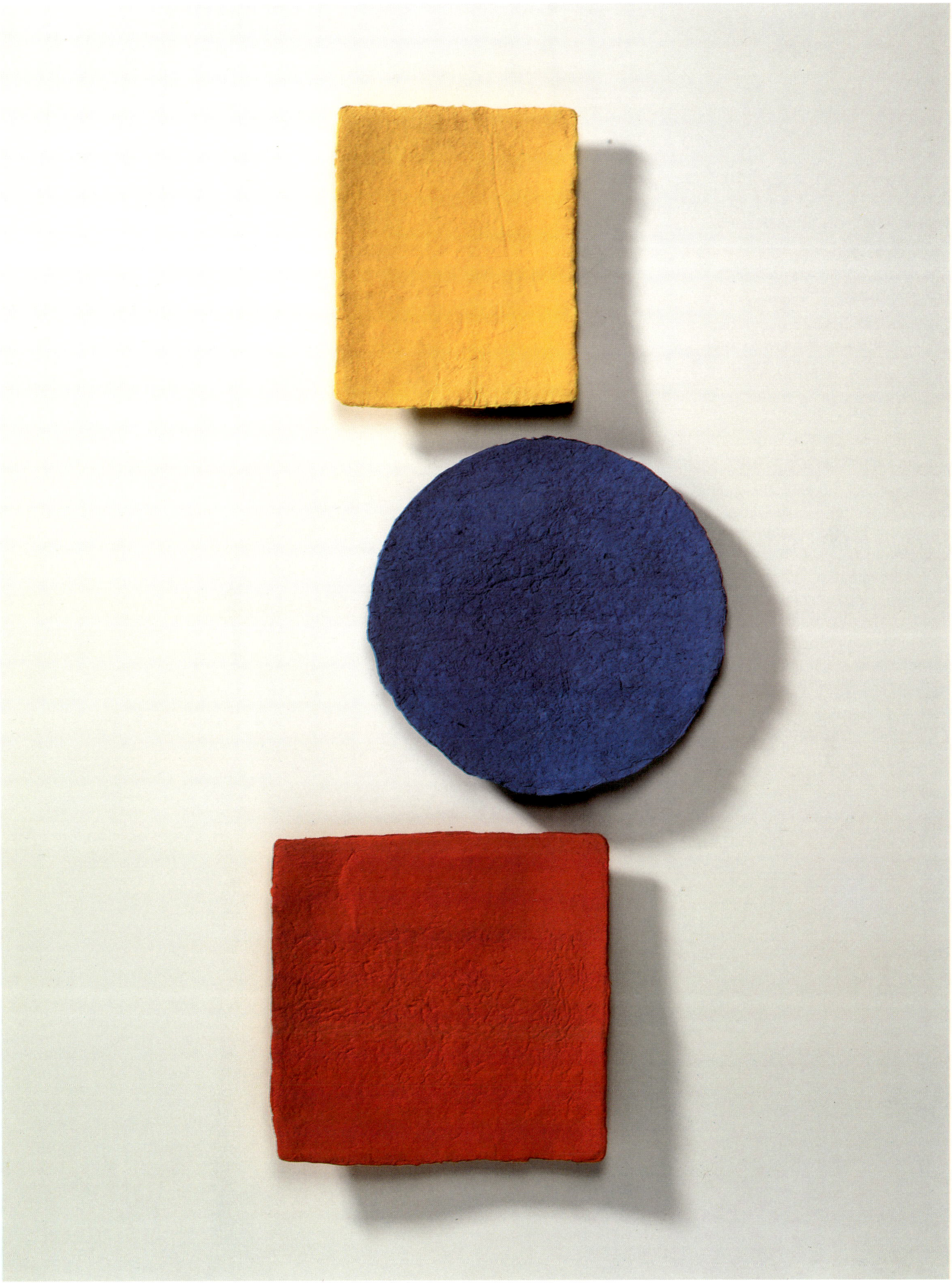

Victor Syrnjew

Frunze/Kirgisische Sowjetrepublik
geboren 1942 in Swerdlowsk

Ausbildung an der Kunstschule von Swerdlowsk

Einzelausstellungen in Magnitogorsk, Tscheljabinsk und Kemerowo 1986 und 1987

Seit 1974 Beteiligung an Ausstellungen in der Tschechoslowakei, Kanada, Ungarn, in der UdSSR, Frankreich und in der Deutschen Demokratischen Republik

Ausgezeichnet mit einer Bronzemedaille der Ausstellung der Volkswirtschaft der UdSSR 1974, einem Diplom des Kulturministeriums der UdSSR 1978, einem Ehrendiplom Jablonec 1980, dem 3. Preis der Quadriennale des Kunsthandwerks sozialistischer Länder 1986 und einem Sonderpreis des Modefestivals ›Tallin-88‹

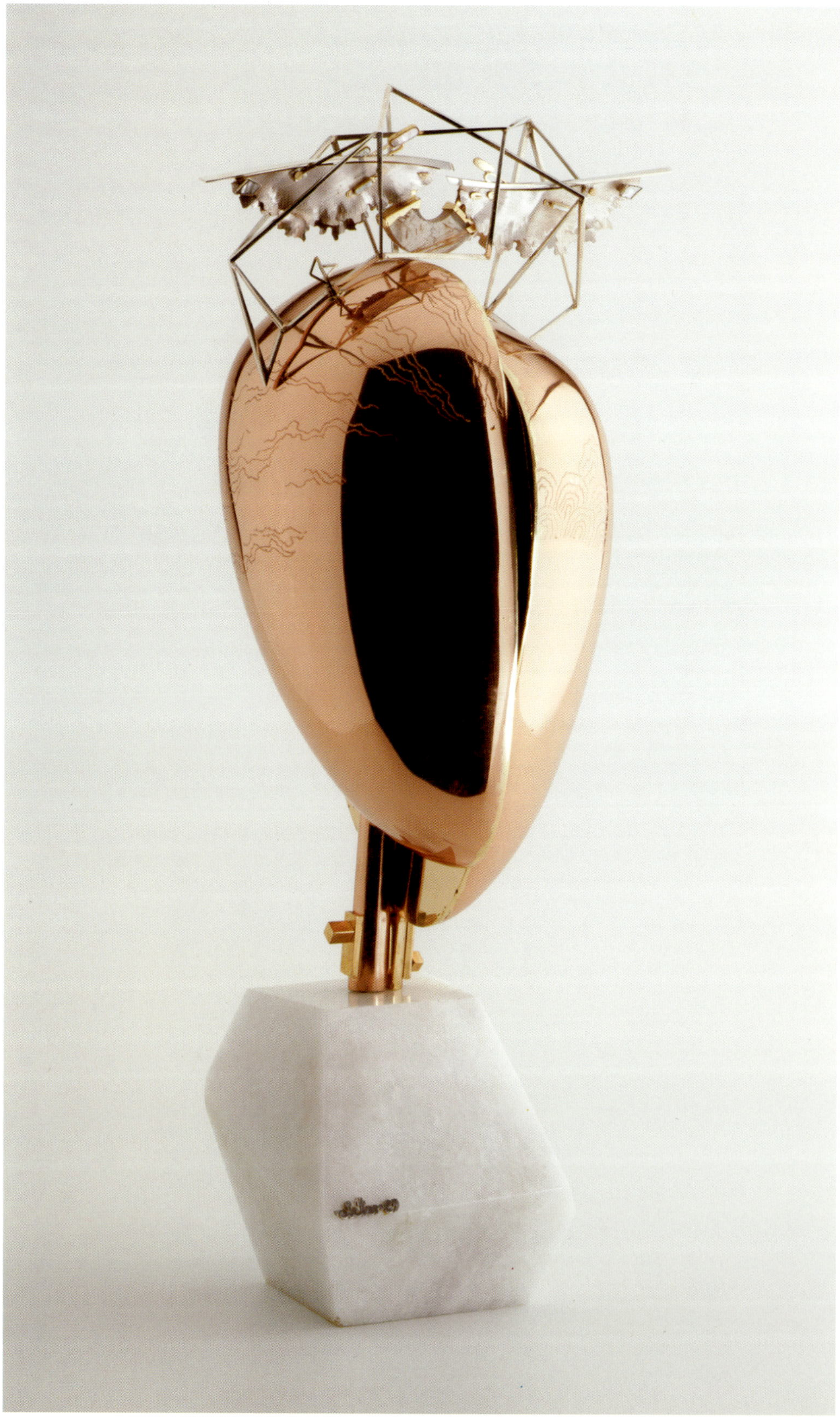

Kopf-Skulptur
›Gespräche, Dädalus und Ikarus‹, 1989
Höhe 48 cm
Kupfer, Silber, Neusilber
Perlmutt, Bergkristall, Marmor

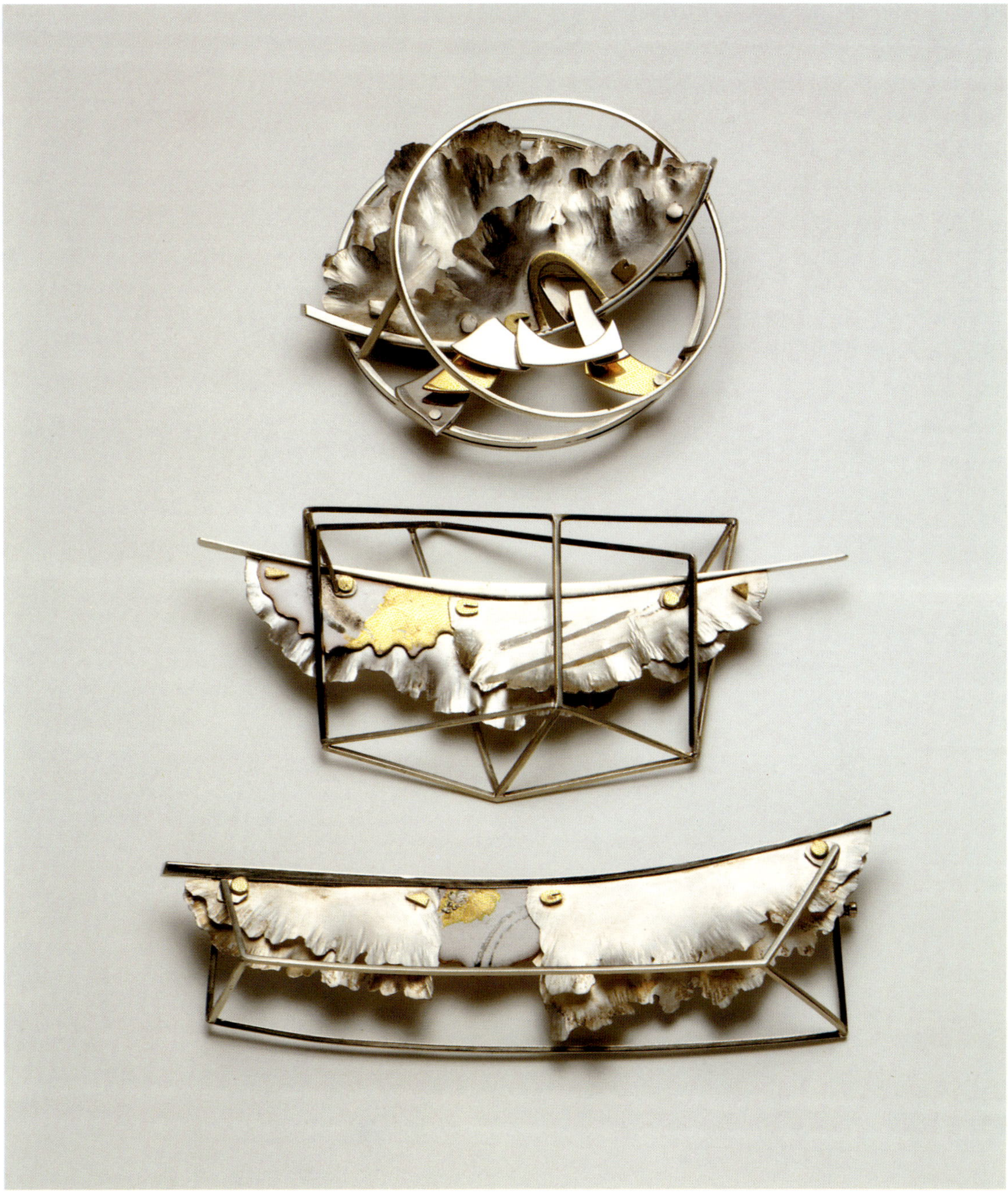

drei Broschen, 1988
7,5×7,5 cm; 11,5×6 cm; 12,5×4 cm
Silber, Neusilber, Email

Detlef Thomas

München, Bundesrepublik Deutschland
geboren 1959 am Niederrhein

Studium an der Akademie der Bildenden Künste München

Seit 1982 Beteiligung an Ausstellungen in den Niederlanden, in der Bundesrepublik Deutschland und in Österreich

Ausgezeichnet mit dem Preis ›Jugend gestaltet‹ München 1988 und dem Herbert Hofmann-Gedächtnispreis München 1989

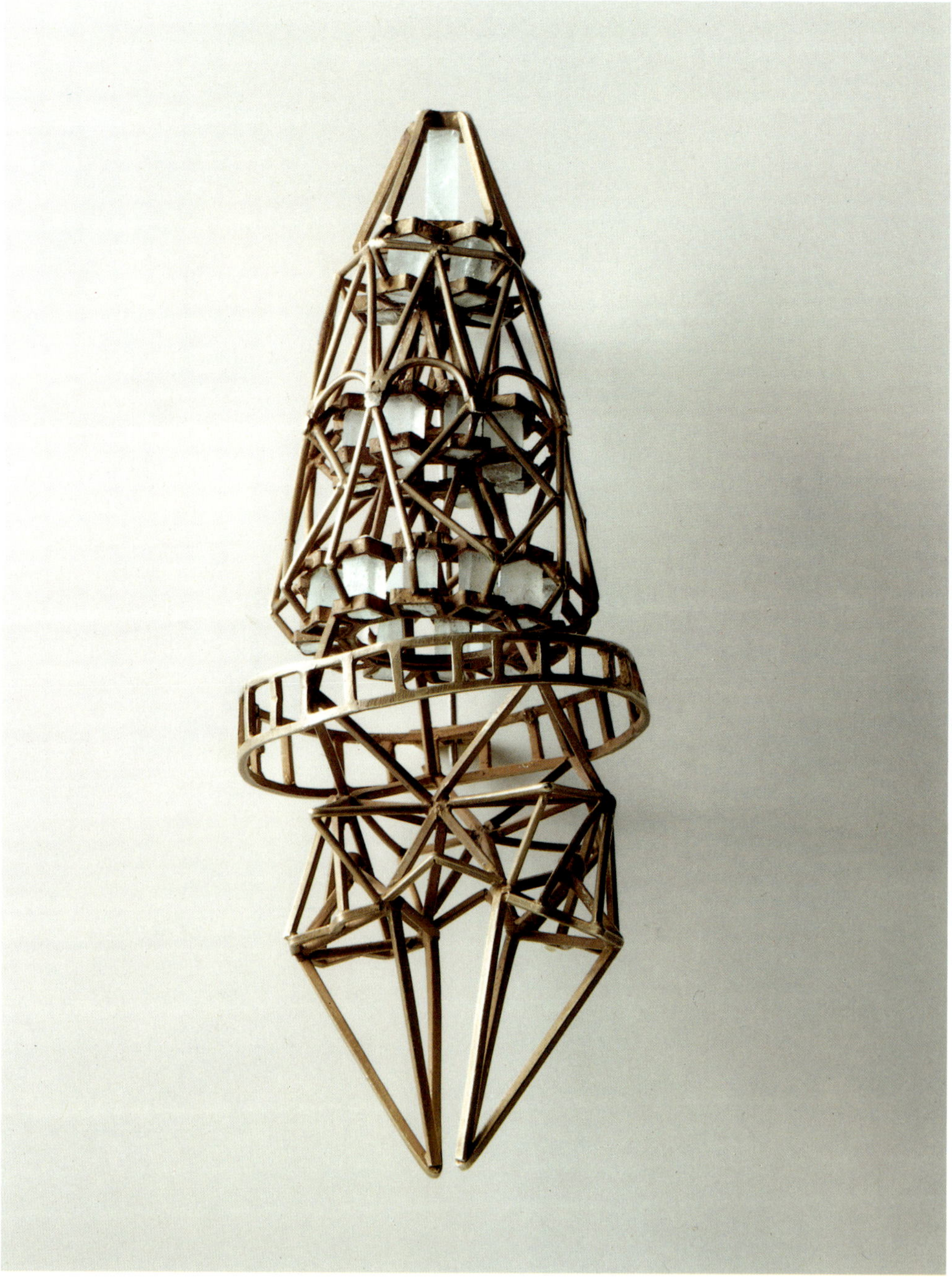

Brosche, 1988
Länge 9 cm
Silber gefärbt, Bergkristalle

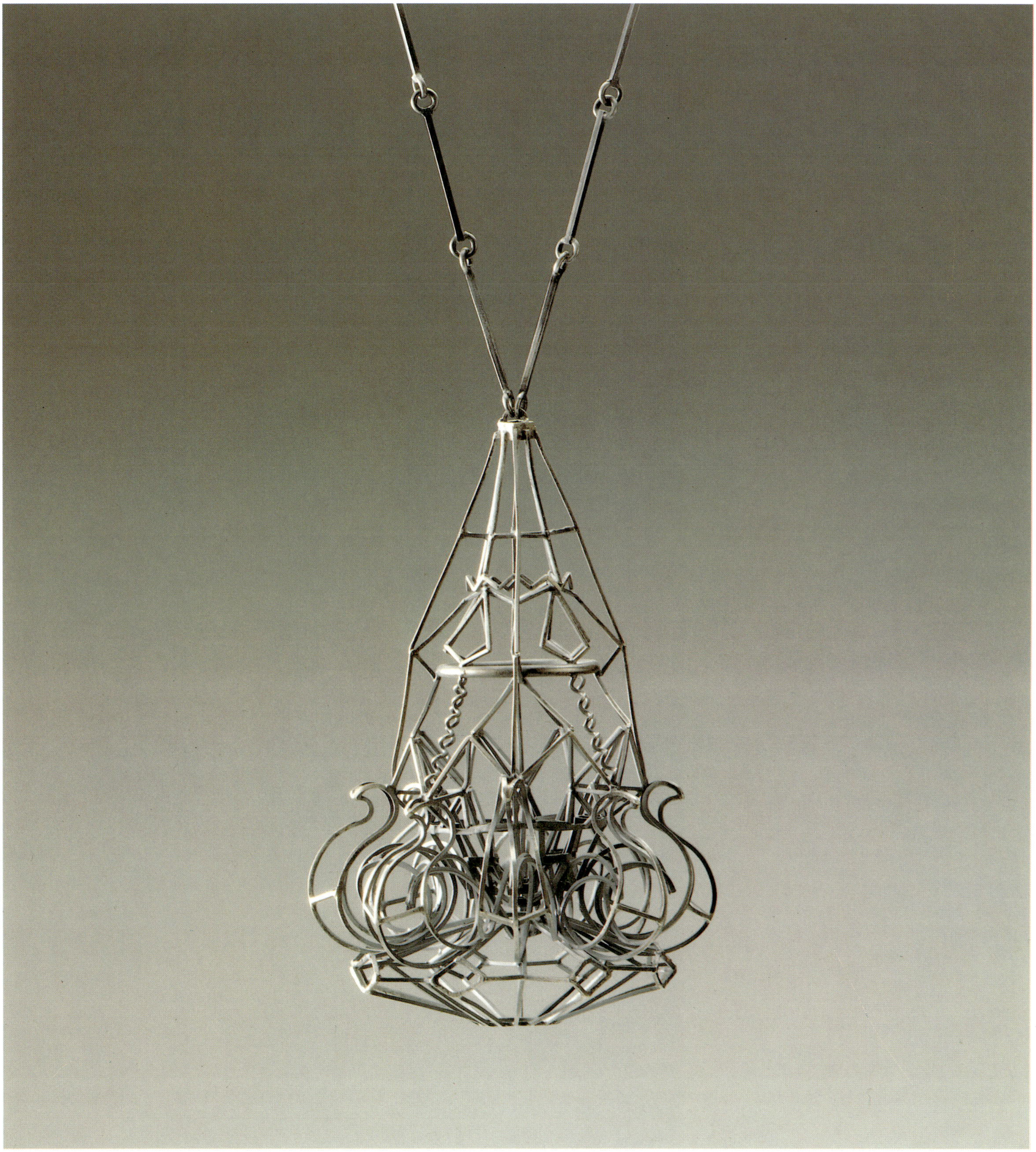

Anhänger, 1988
Höhe 9 cm, Kette 48 cm
Silber

Michael Tomlinson

Knoxville/Tennessee, USA
geboren 1946

Dozent am Department of Art, University of Tennessee, Knoxville

Studien an verschiedenen Universitäten und Institutionen in den USA, Italien und Norwegen: Filmproduktion, Schmieden, Kunstgeschichte, angewandte Kunst und Design sowie Sprachen

Seit 1974 Einzelausstellungen in Gatlinburg/Tennessee, Cleveland/Tennessee, Nashville/Tennessee, Knoxville/Tennessee, Rom und Köln

Seit 1985 Einzel- und Gruppenperformances in Knoxville und Rom

Seit 1977 Beteiligung an Ausstellungen in den USA und in der Bundesrepublik Deutschland

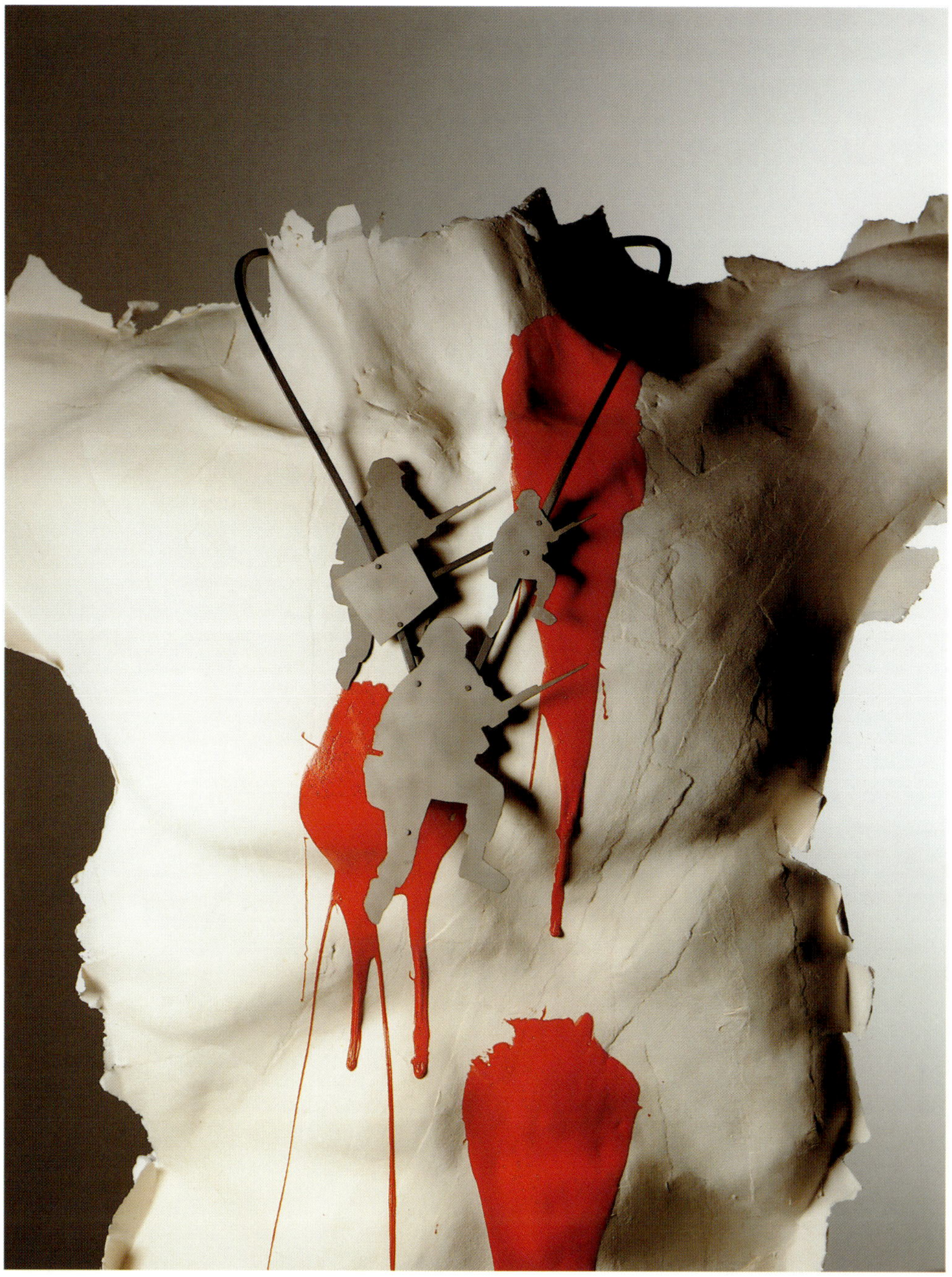

Halsschmuck auf Torso
›This is not a Target‹, 1985
Breite des Schmucks ca. 10 cm
Metall, Pappe, Farbe

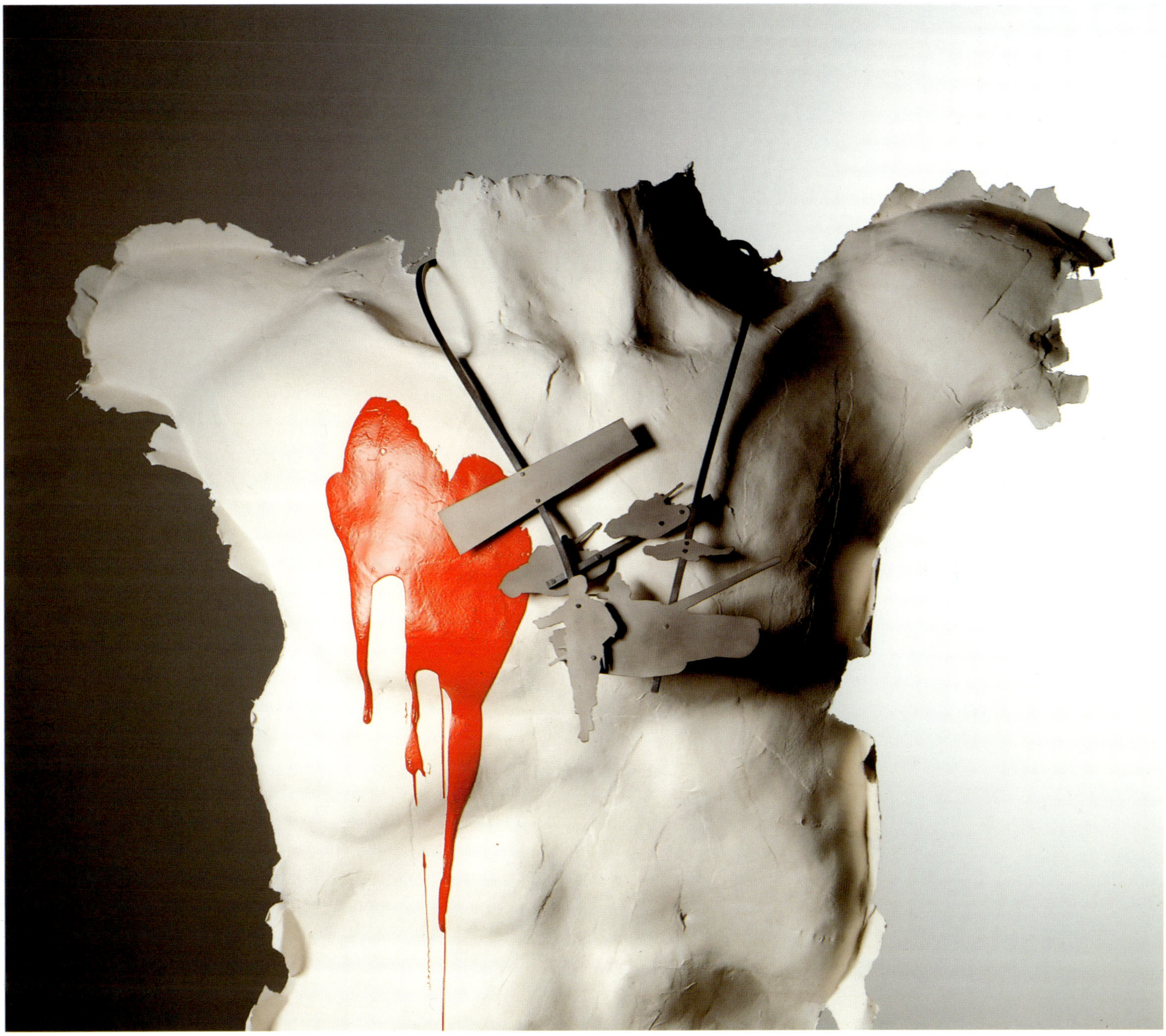

Halsschmuck auf Torso
›Our Killing is your Pleasure‹, 1985
Breite des Schmucks ca. 16 cm
Metall, Pappe, Farbe

Jenny Toynbee Wilson

Balgowah/NSW, Australien
geboren 1942 in Edinburgh, Schottland

Dozentin an der University of Technology Sydney

Studium in Edinburgh

Einzelausstellungen in Sydney 1983, Launceston, Hobart und Burnie/Tasmanien 1985/86

Seit 1983 Beteiligung an Ausstellungen in Japan, Australien, in den Niederlanden, in der Bundesrepublik Deutschland, Österreich, Großbritannien und Schweden

Arbeiten in Museen und Sammlungen in Perth, Adelaide, Sydney, Canberra, Melbourne, Curtin, Burnie, Launceston, Orange, Amsterdam und Stockholm

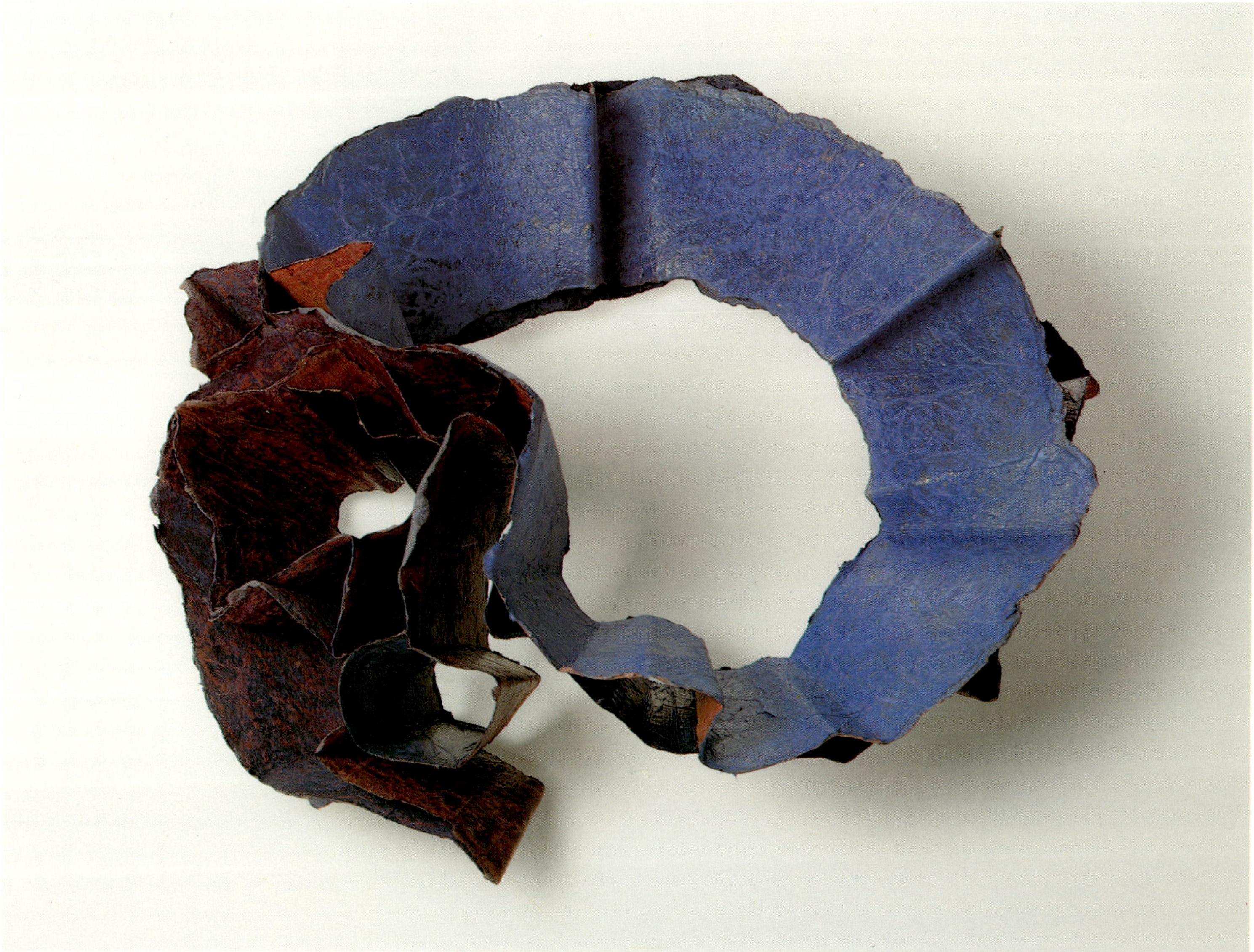

Kopfschmuck, 1989
∅ ca. 38 cm
Papier

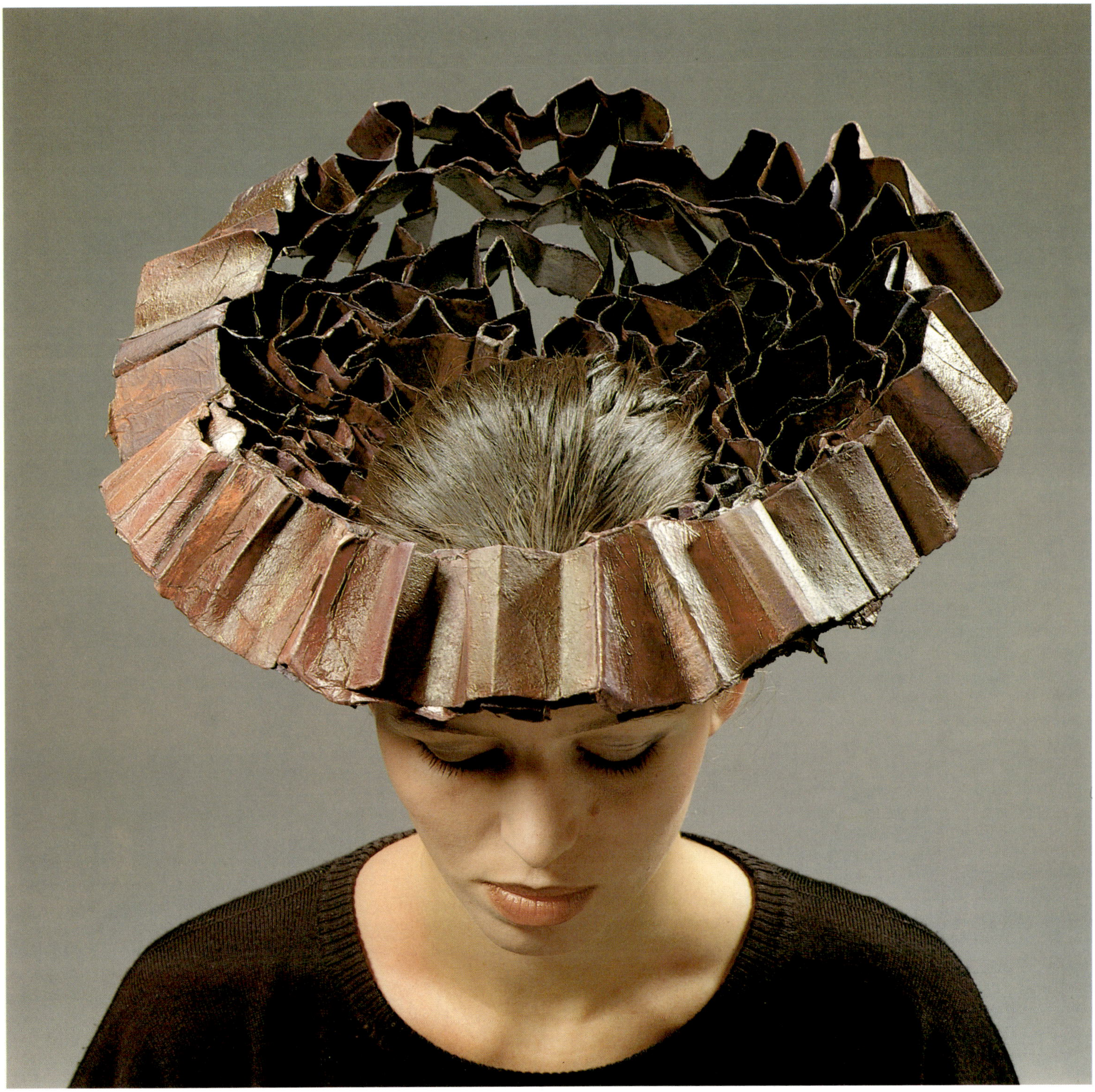

Kopfschmuck, 1989
∅ ca. 42 cm
Papier

Tone Vigeland

Oslo, Norwegen
geboren 1938 in Oslo

Studium an der Kunst & Handverks-skolen und Yrkesskole Oslo

Seit 1967 Einzelausstellungen in Oslo, Tromsø, Moss, London und New York

Seit 1958 Ausstellungsbeteiligungen in Norwegen, Italien, Israel, Kanada, in den Niederlanden, Japan, in den USA, Großbritannien, Dänemark und in der Bundesrepublik Deutschland

Seit 1965 mehrere internationale Auszeichnungen und Preise

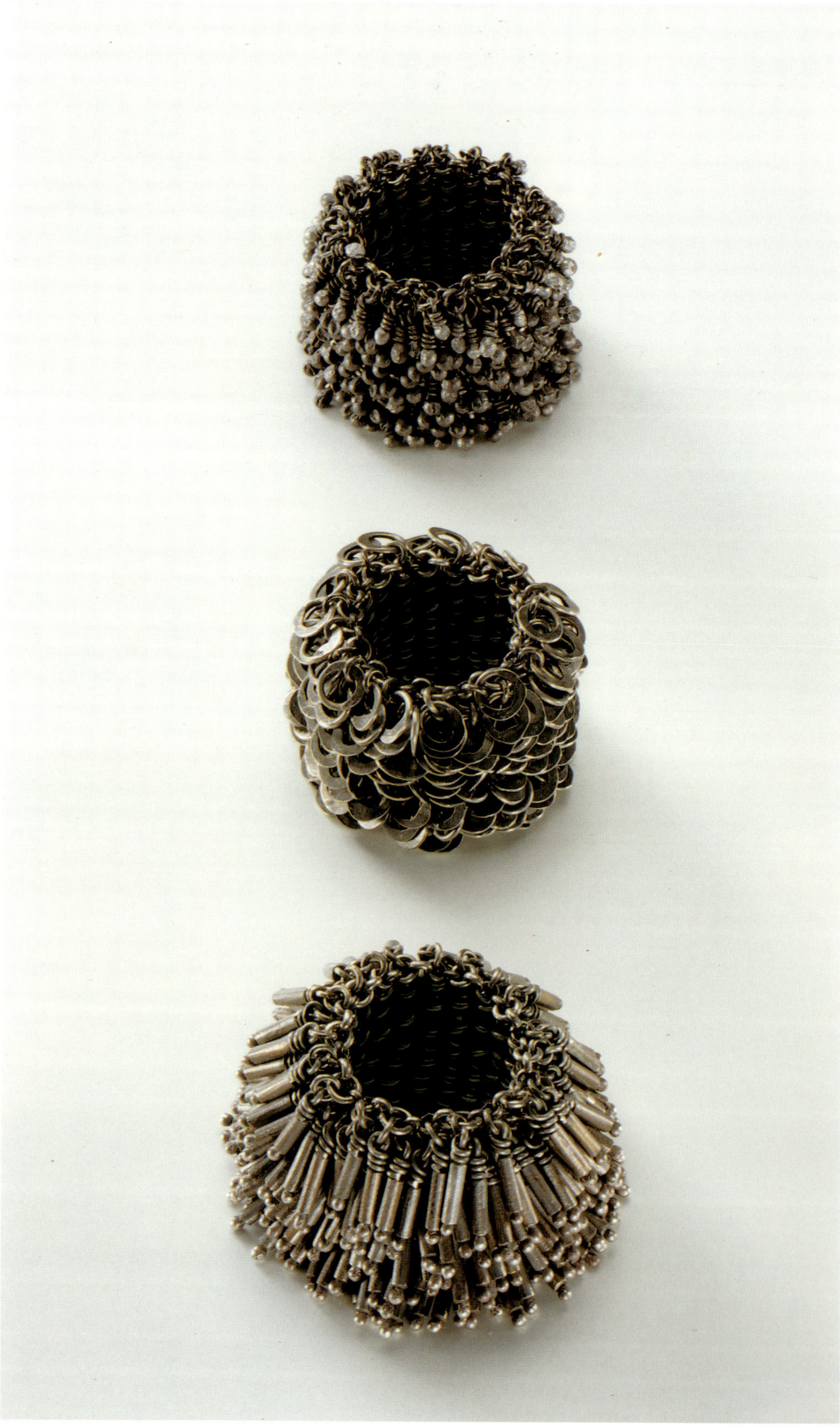

drei Ringe, 1988
∅ zwischen 3,5 und 4,5 cm
Silber

Halsschmuck, 1988
größter ∅ 20 cm
Silber

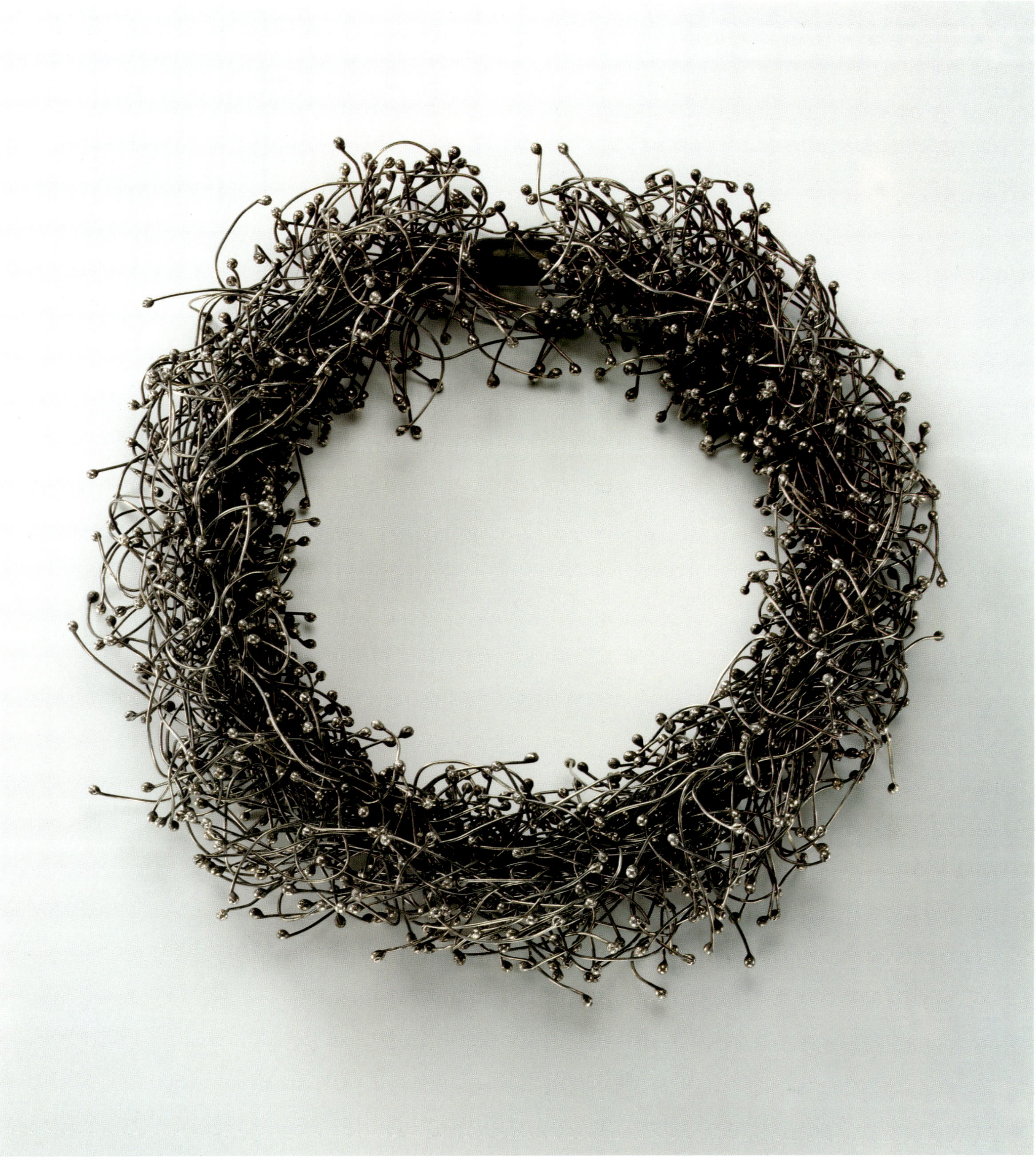

Ulrike Vogt

Pforzheim, Bundesrepublik Deutschland
geboren 1957 in Pforzheim

Studium an der Fachhochschule für Gestaltung Pforzheim

Seit 1983 Beteiligung an Ausstellungen in der Bundesrepublik Deutschland, Österreich, in der Schweiz, Großbritannien und Kanada

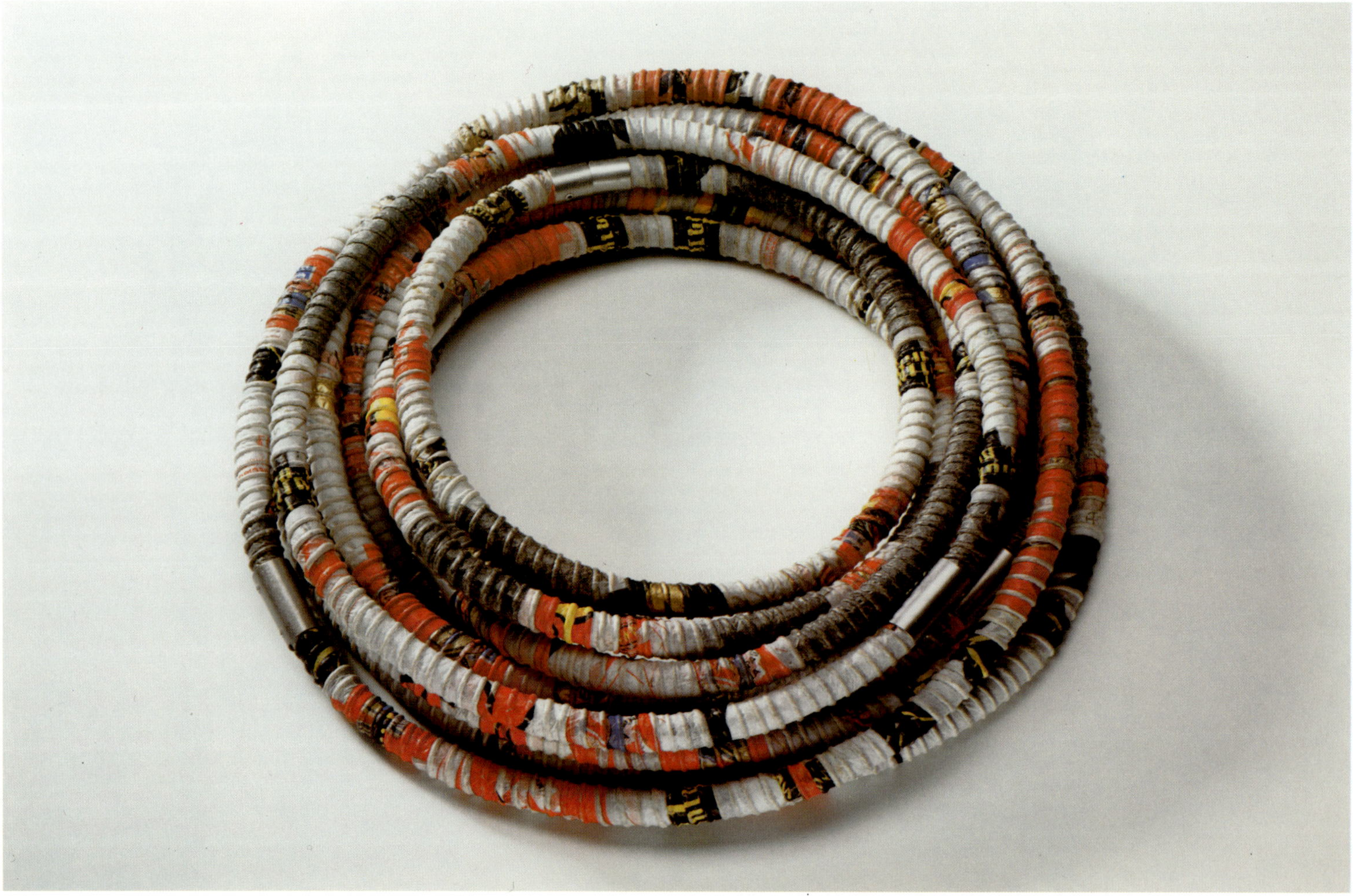

Halsschmuck, 1987
∅ ca. 30 cm
Orangenpapier, Gummi, Stahl

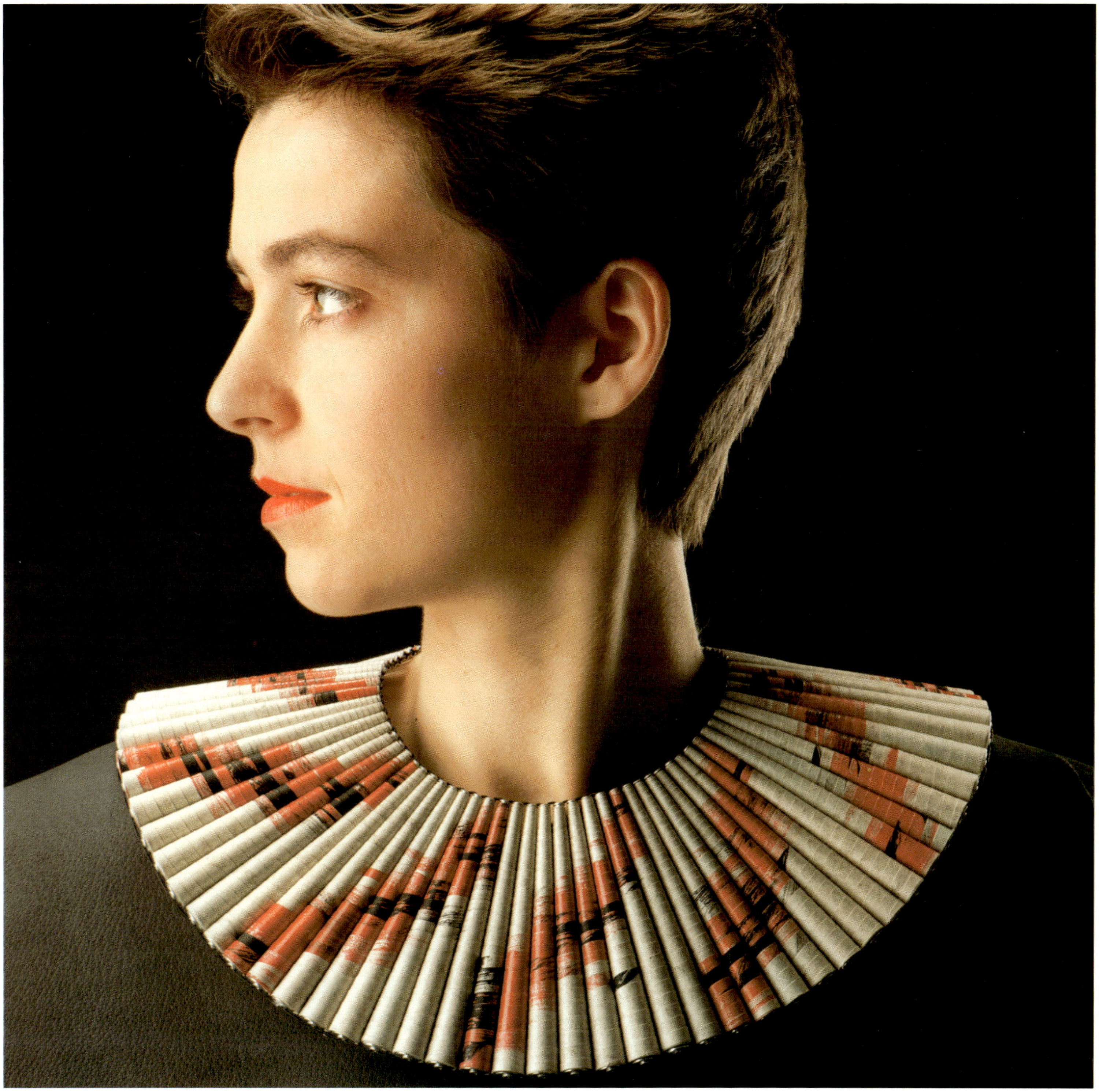

Halsschmuck, 1986
∅ 32 cm
Aluminium, Stahl, Papier, Farbe, Gummi

David Watkins

London, Großbritannien
geboren 1940 in Wolverhampton

Professor am Royal College of Art London

Bildhauerstudium an der Universität von Reading

Seit 1973 Einzelausstellungen zum Teil mit Wendy Ramshaw u. a. in Philadelphia, London, Bristol, Oxford, Melbourne, Wien, Amsterdam und Pforzheim

Seit 1967 Beteiligung an Ausstellungen in Großbritannien, in den Niederlanden, in den USA, in der Bundesrepublik Deutschland, Australien, im Iran, Österreich, Japan, in der Schweiz und Spanien

Ausgezeichnet mit der Crafts Council Bursary 1977

Arbeiten in Museen und Sammlungen in London, Edinburgh, Bristol, Kendal, Perth, Adelaide, Melbourne, Sydney, Canberra, Wien, Pforzheim, Amsterdam, Cleveland/GB, Bath, Maidstone, Kyoto, Trondheim u. a.

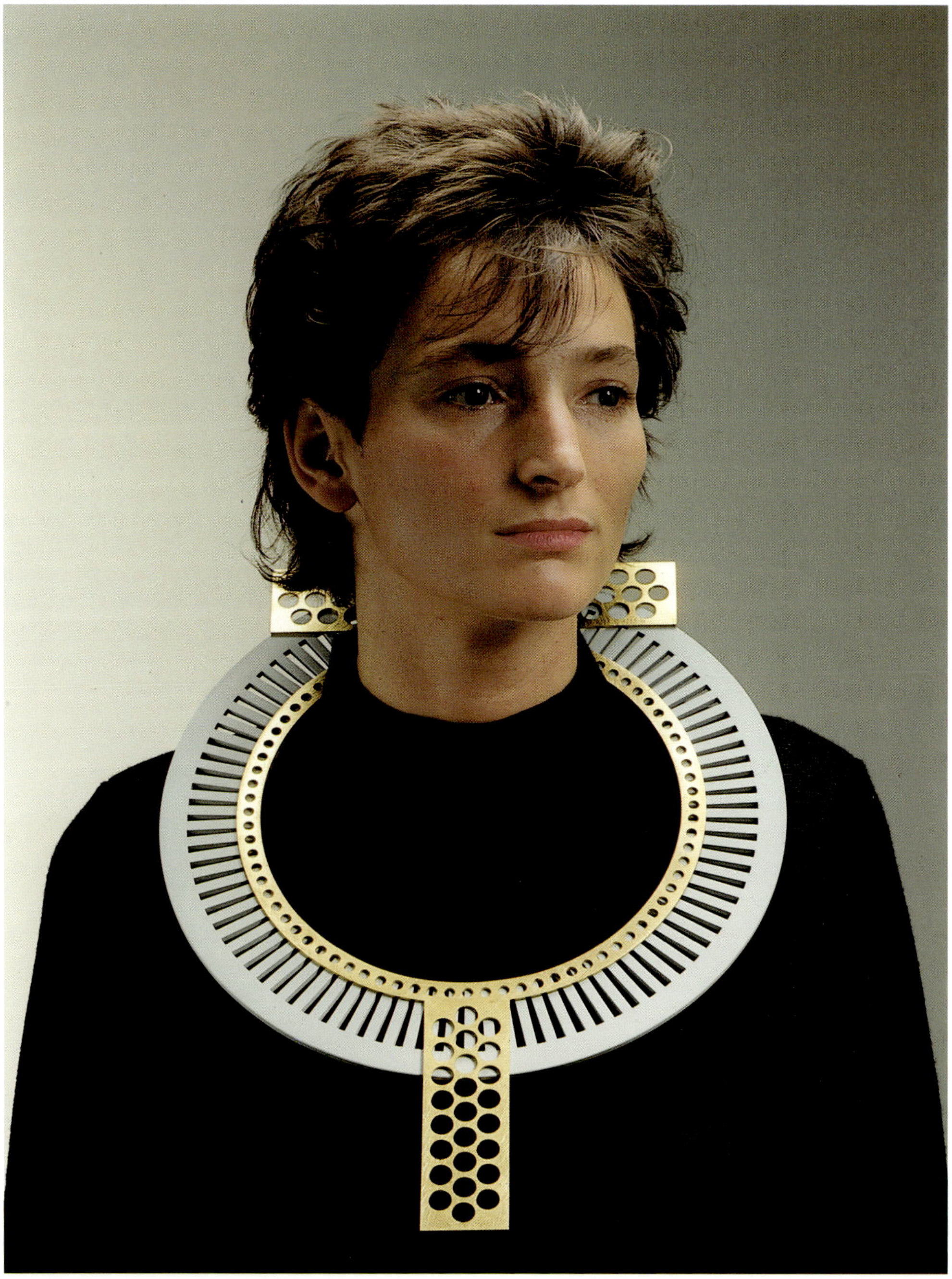

Halsschmuck zweiteilig ›Xingu V‹, 1989
68 × 28 cm
Messing vergoldet, Colorcore

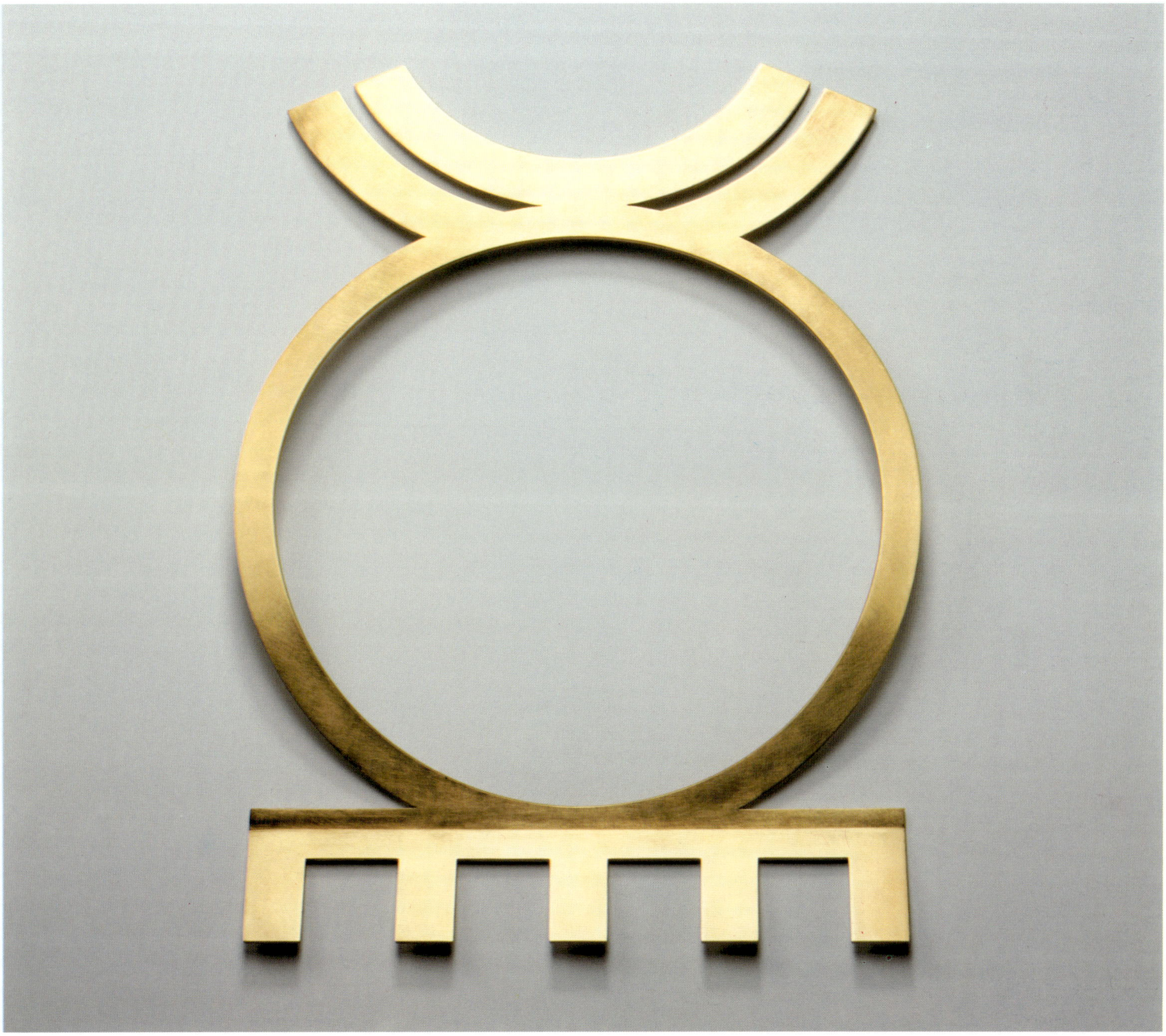

Halsschmuck ›Inflexion VII/I‹, 1988
31 × 23 cm
Messing vergoldet

Jan Wehrens

München, Bundesrepublik Deutschland
geboren 1945 in Sittard, Holland

Studium an der Akademie für angewandte Kunst Maastricht und an der Akademie der Bildenden Künste München

Seit 1979 Beteiligung an Ausstellungen in der Bundesrepublik Deutschland, Österreich, Großbritannien, Japan, Spanien, in den Niederlanden und in Kanada

Arbeiten in Museen in München, Pforzheim, Ulm, Stuttgart, Cleveland/GB, in Privatsammlungen in New York und Wien sowie in Bundesbesitz

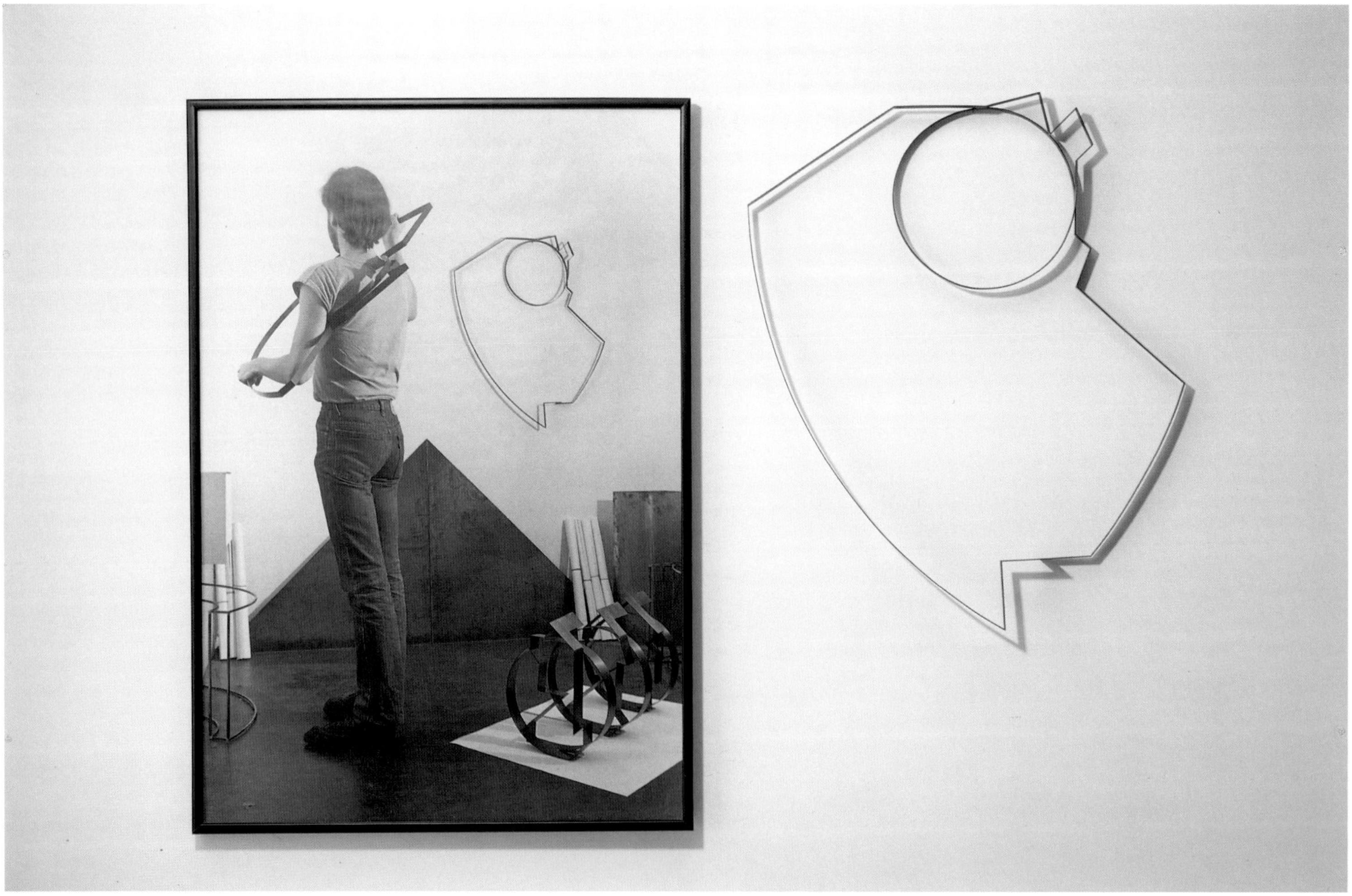

Körperschmuck, 1984
120×80 cm
Stahl
Foto 135×90 cm

Körperschmuck dreiteilig, 1984
je ∅ 33,5 cm, Breite 15,5 cm
Stahl
Foto 135×90 cm

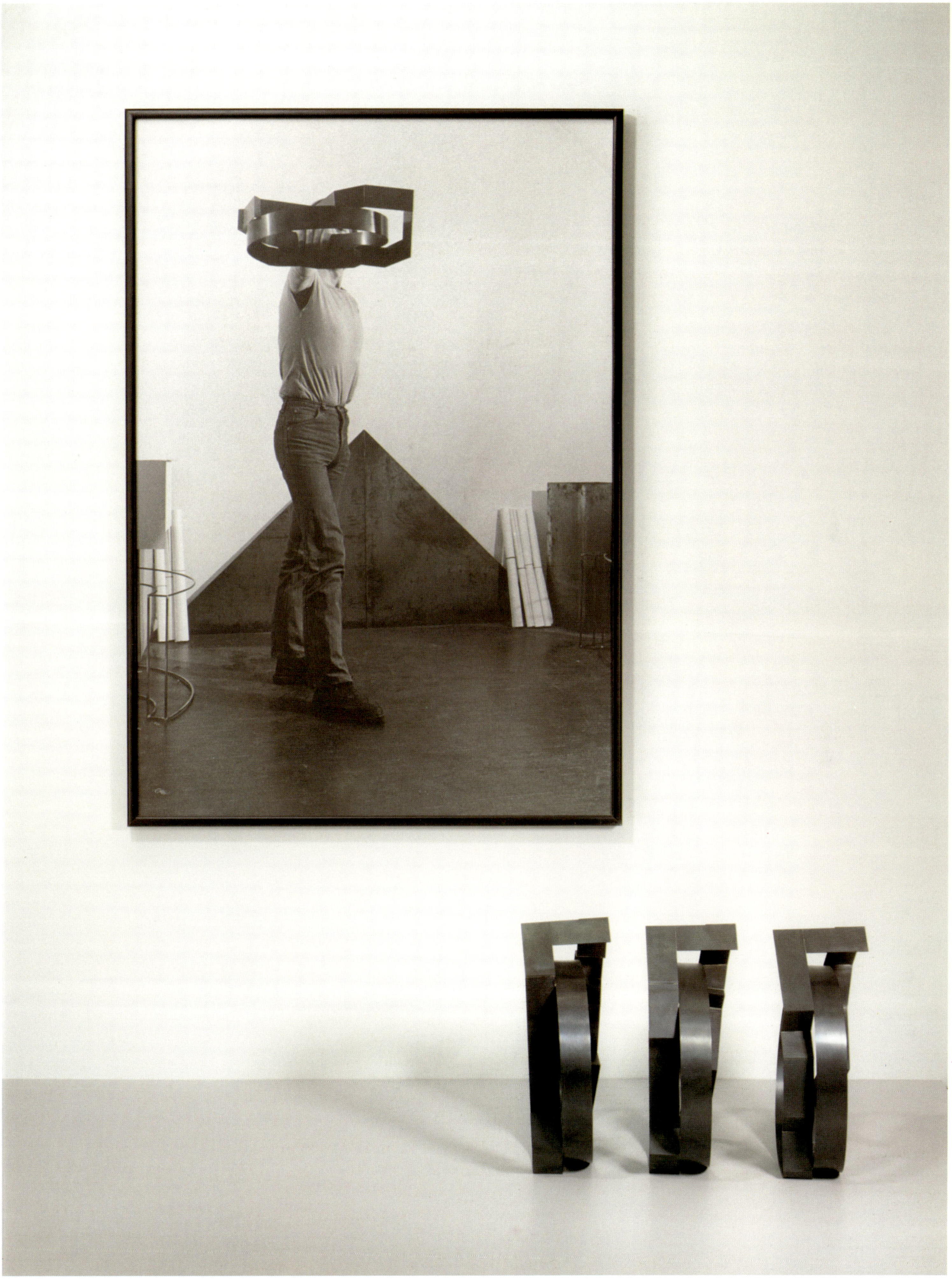

Justine Wein

München, Bundesrepublik Deutschland
geboren 1955 in Burglengenfeld

Studium an der Akademie der Bildenden Künste München

Seit 1982 Beteiligung an Ausstellungen in Australien, in den USA, in der Bundesrepublik Deutschland, Belgien, Österreich, Großbritannien und Kanada

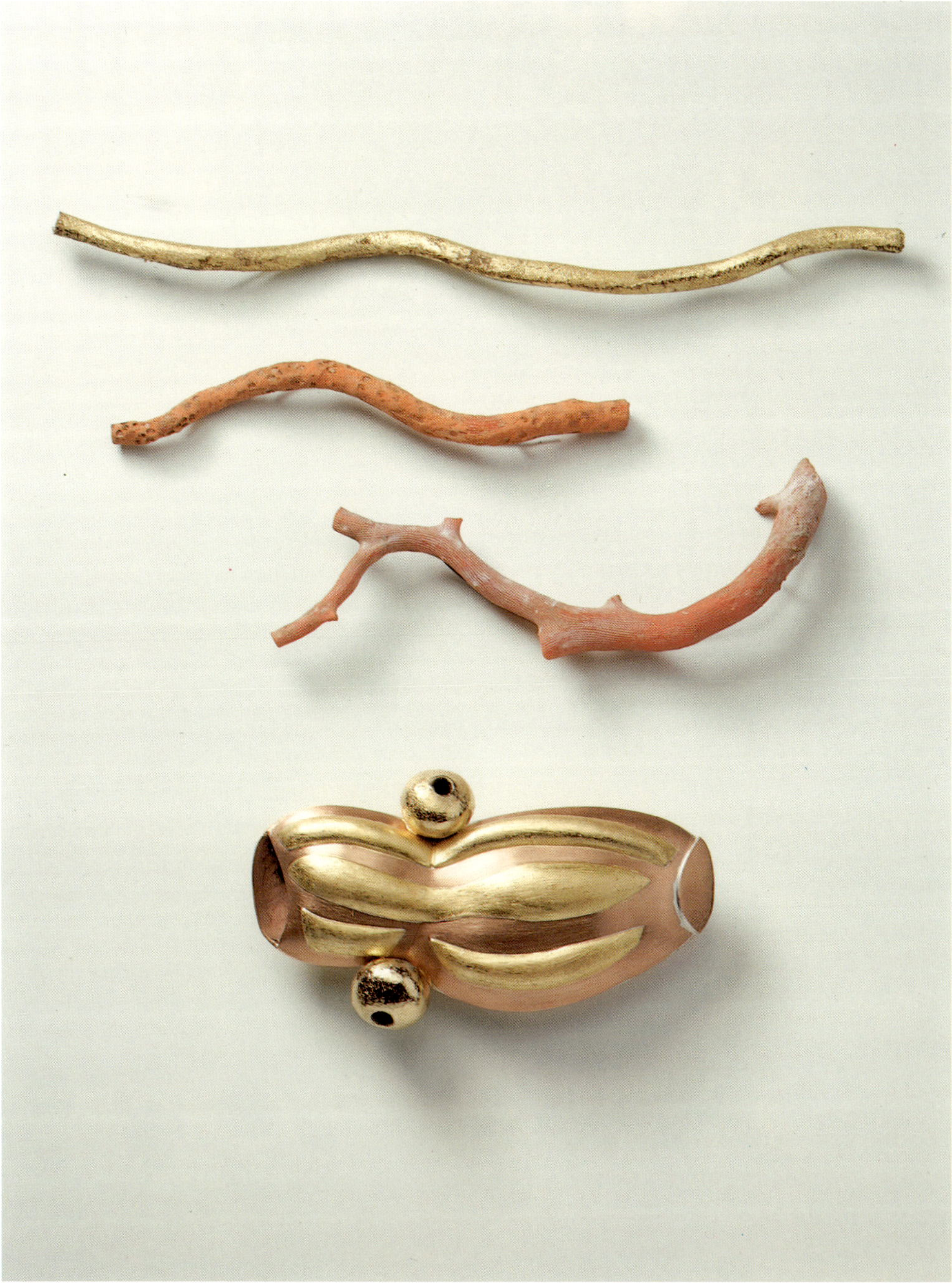

Brosche, vierteilig, 1988
größte Länge 14,2 cm
Kupfer, Blattgold, Korallen

rechte Seite

oben links:
Ohrschmuck, 1987
4,4×4,2 cm
Kupfer, Blattgold

oben rechts:
Brosche, 1987
7×6,5 cm
Kupfer, Email

Mitte links:
Brosche, 1988
6,8×4,2 cm
Papier, Blattkupfer

Mitte rechts:
Brosche, 1988
7,9×5 cm
Papier, Farbe

unten links:
Brosche, 1987
4,5×3,7 cm
Kupfer, Blattsilber

unten rechts:
Brosche, 1987
6,2×6 cm
Holz, Farbe

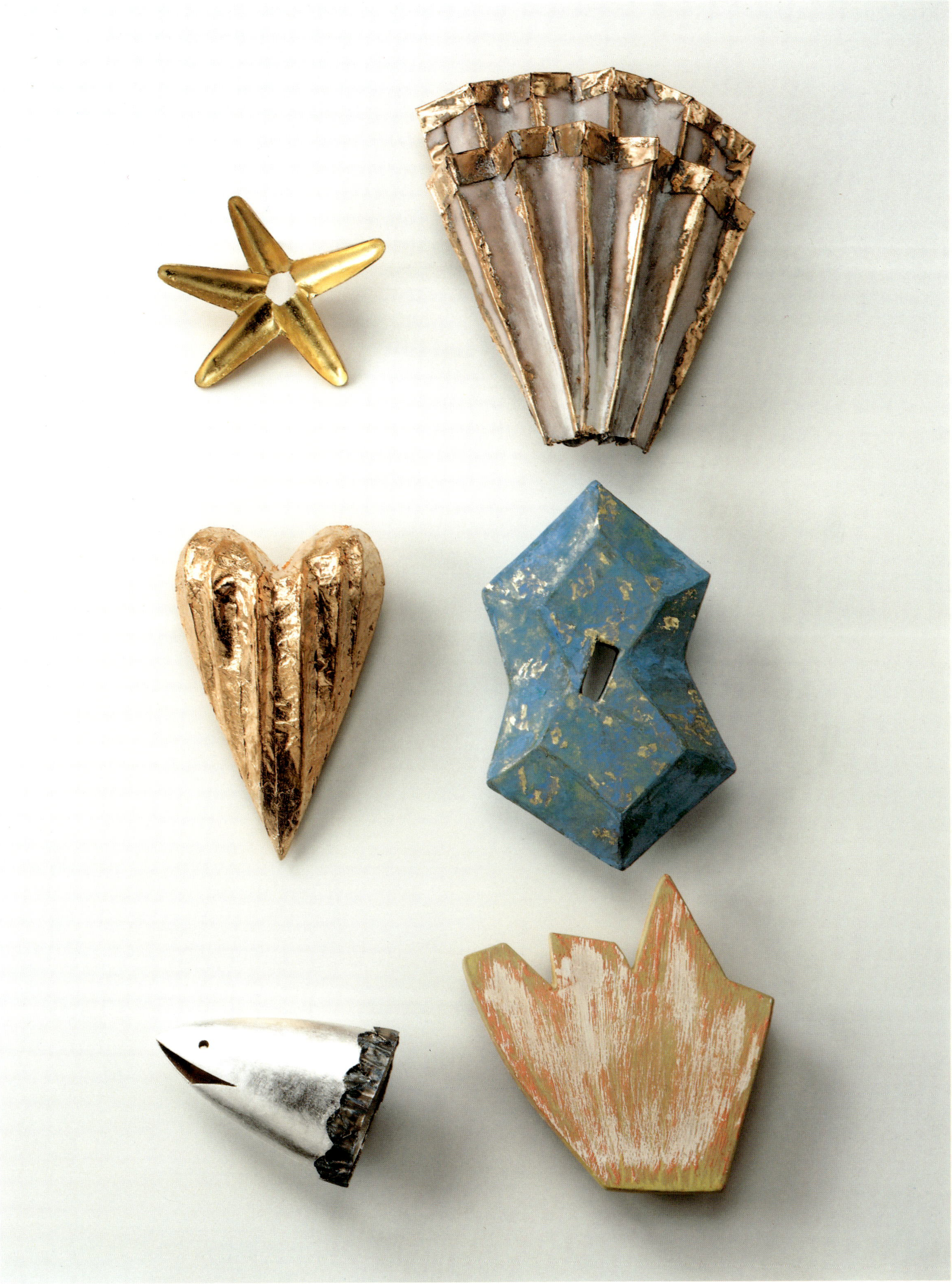

Petra Michaela Weingärtner

Vreden, Bundesrepublik Deutschland
geboren 1957

Studium an der Fachhochschule für Gestaltung Pforzheim, am Nova Scotia College of Art and Design Halifax und an der Gerrit Rietveld Akademie Amsterdam

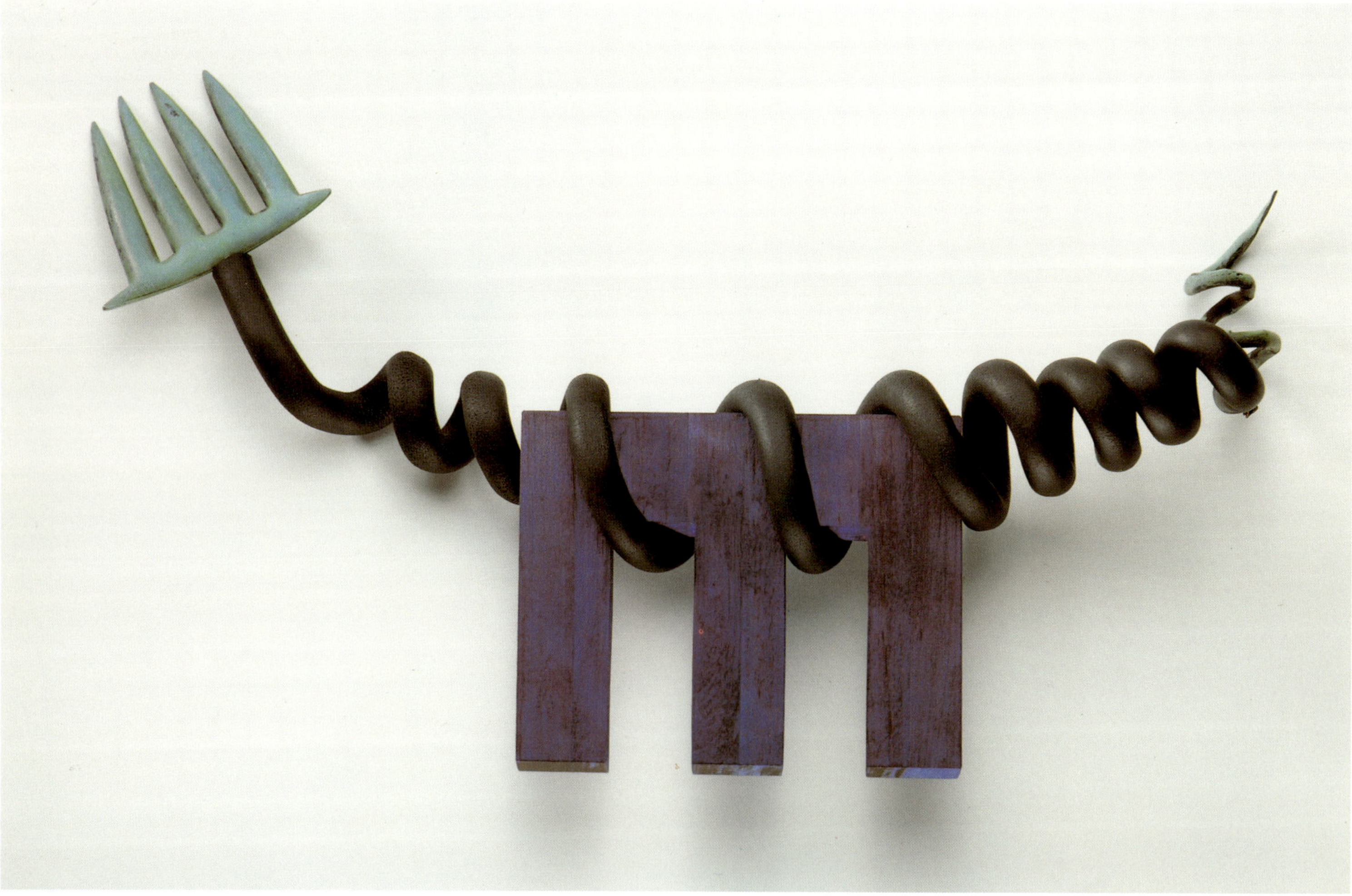

Rückenschmuck, 1987
43,5×27 cm
Holz, Kupfer patiniert, Gummi, Stahl

Schmuckobjekt zweiteilig, 1987
27×22 cm
Messing und Holz bemalt, Textilband

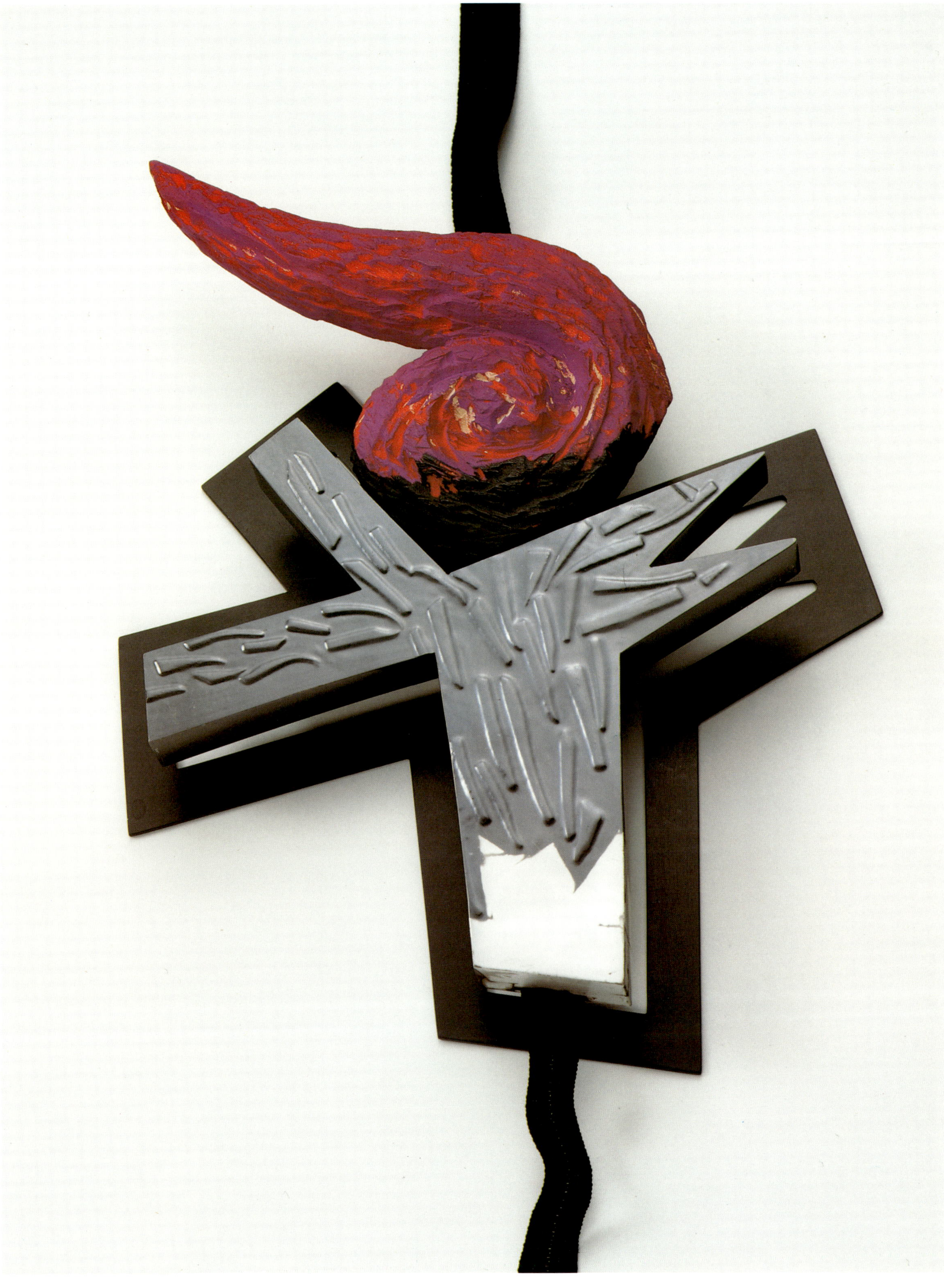

Anette Wohlleber

Bad Liebenzell, Bundesrepublik Deutschland
geboren 1962 in Pforzheim

Studium an der Fachhochschule für Gestaltung Pforzheim und am Nova Scotia College of Art and Design Halifax

Seit 1986 Beteiligung an Ausstellungen in Japan, Kanada, in der Schweiz und in der Bundesrepublik Deutschland

Ausgezeichnet mit einem DAAD-Stipendium und zwei Preisen in Pforzheim

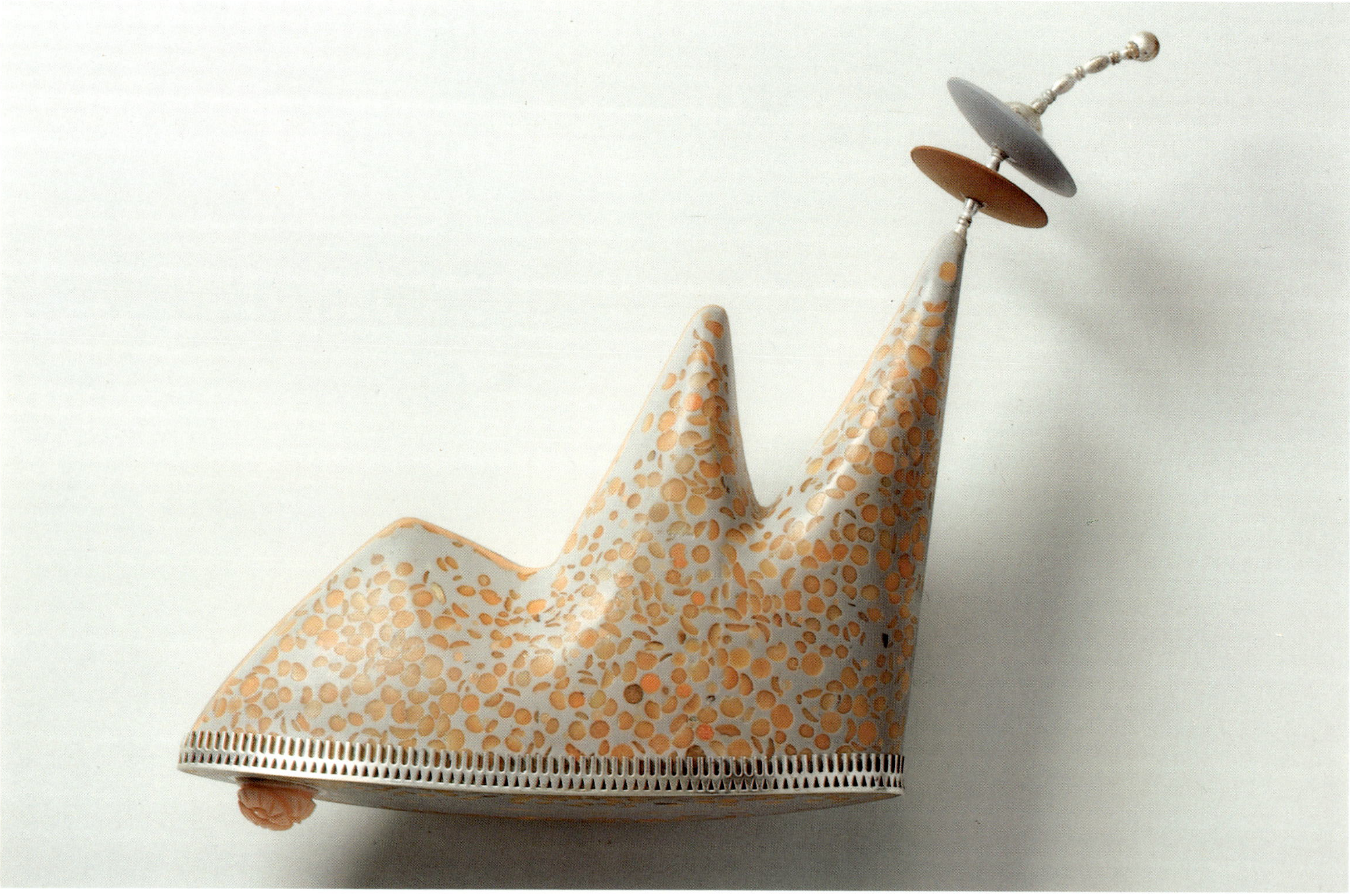

Brosche, 1988/89
13 × 11 cm
Silber, rote Linsen, Polyester, Gummi, Koralle

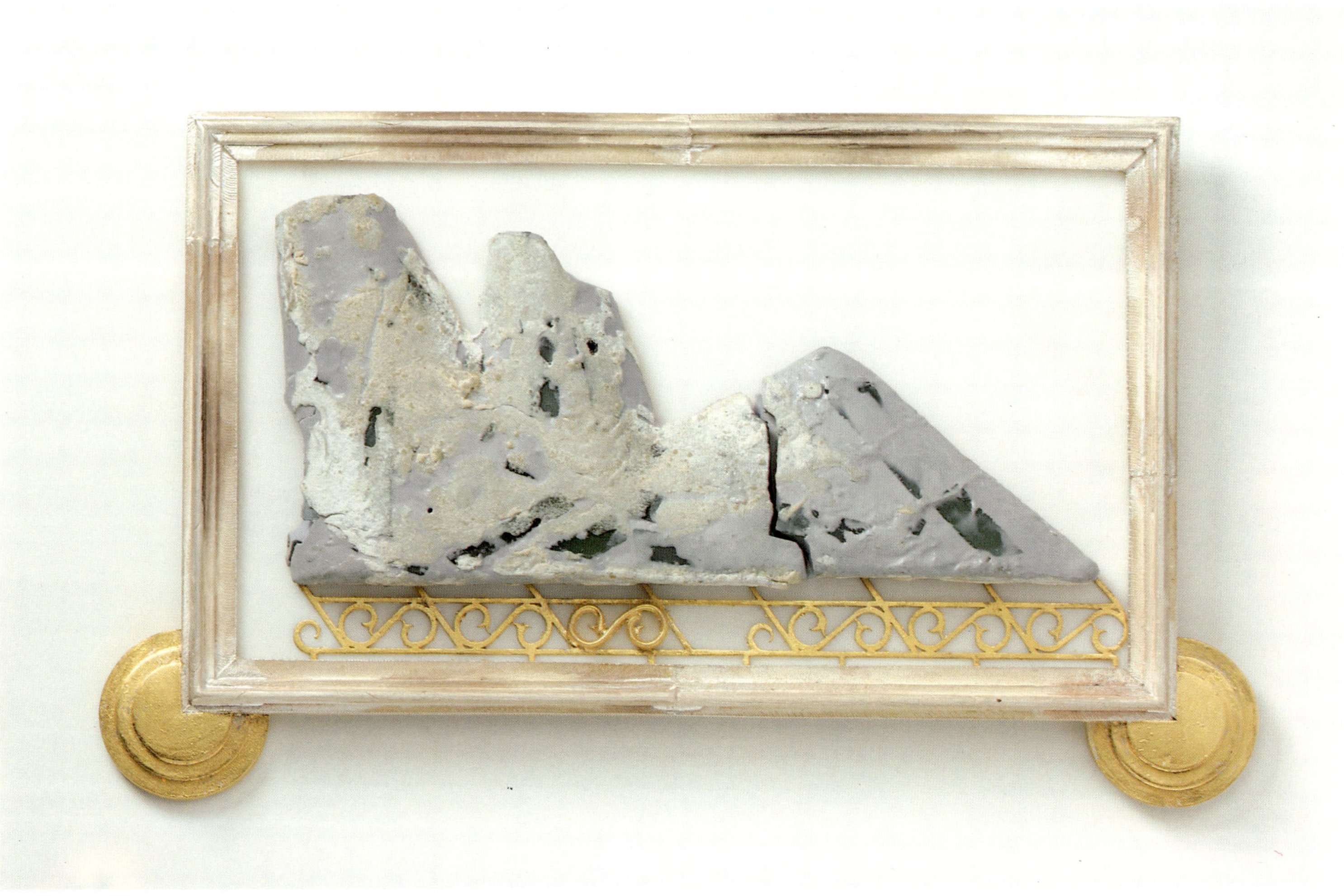

Brosche ›Relikt‹, 1989
17,5 × 10,5 cm
Polyester, Steinmehlplatte, Silber, Blattgold

Lam de Wolf

Amsterdam, Niederlande
geboren 1949 in Badhoevedorp

Studium an der Gerrit Rietveld Akademie Amsterdam

Seit 1980 Einzelausstellungen in Amsterdam, Herzogenbusch, Amersfoort, London, Krefeld, München, Zürich, Delft, Antwerpen, Philadelphia und Utrecht

Seit 1980 Beteiligung an Ausstellungen in den Niederlanden, Großbritannien, in der Bundesrepublik Deutschland, in den USA, Japan, Belgien, Schweden, Österreich, Australien, Spanien, Frankreich und Dänemark

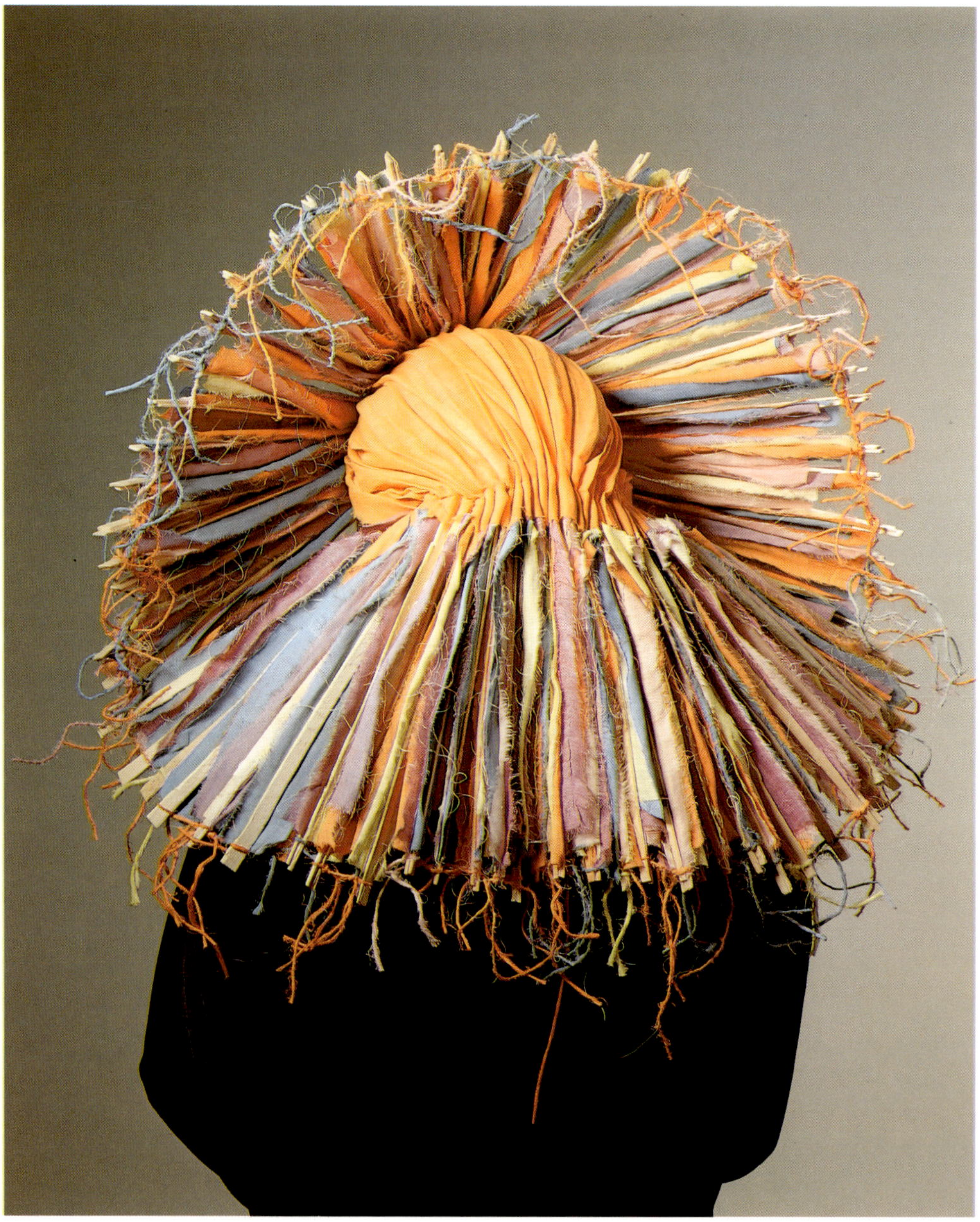

Kopfschmuck ›Parapluie/Parasol‹, 1989
ca. 80×80 cm
Textil und Holz bemalt

Körperschmuck, 1981
Höhe ca. 120 cm
Holz und Textil bemalt

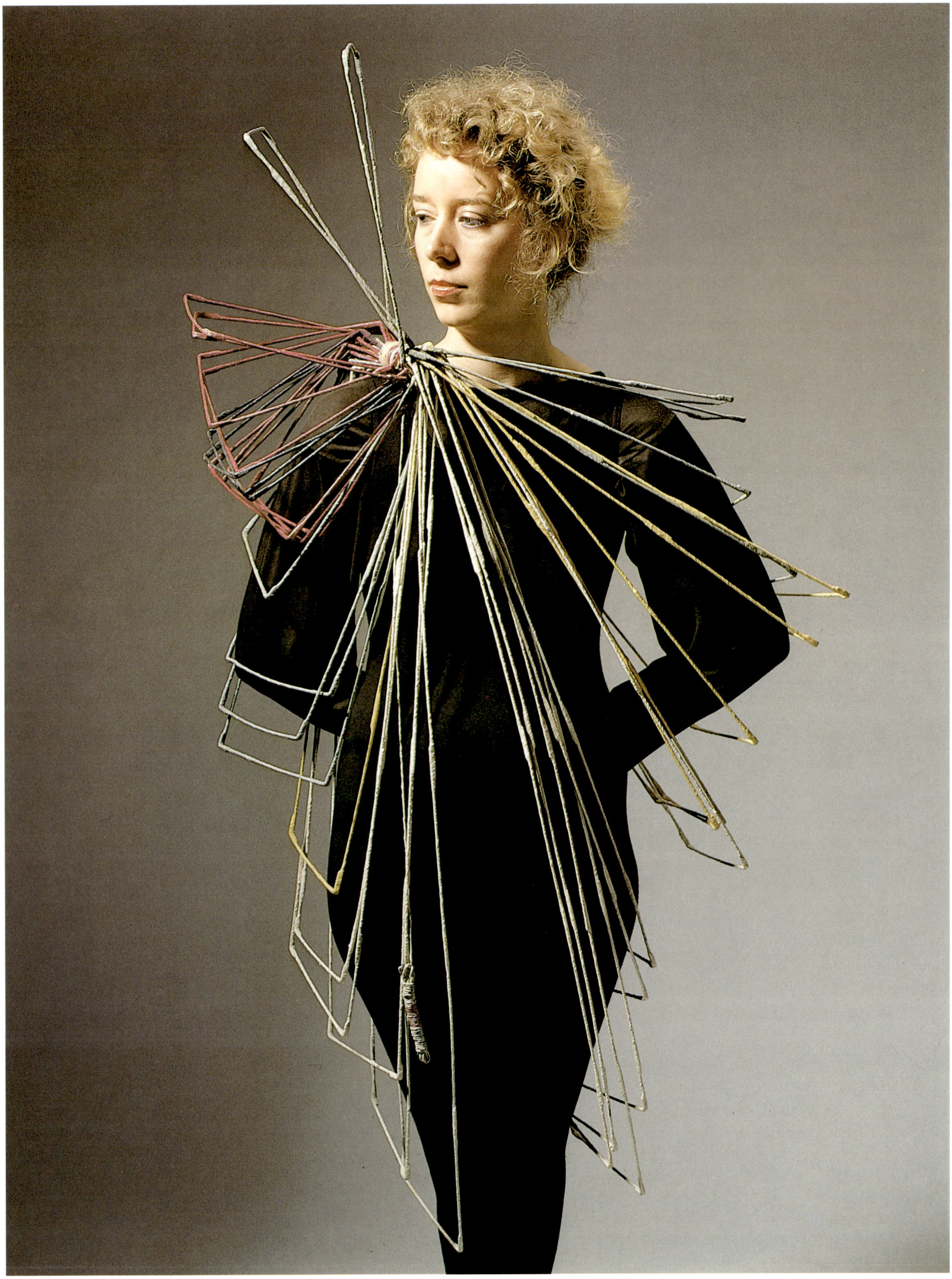

Joseph A. Wood

Brookline/Massachusetts, USA
geboren 1954 in Queens/N.Y.

Dozent am Massachusetts College of Arts Boston

Studium am Buffalo College der State University of New York und an der Kent State University

Seit 1981 Beteiligung an Ausstellungen in den USA

Ausgezeichnet mit dem Artpark Project Grant in Lewiston/N.Y. 1986 und mit dem Juror's Award der United-States-Metal-Ausstellung an der San Francisco State University 1989

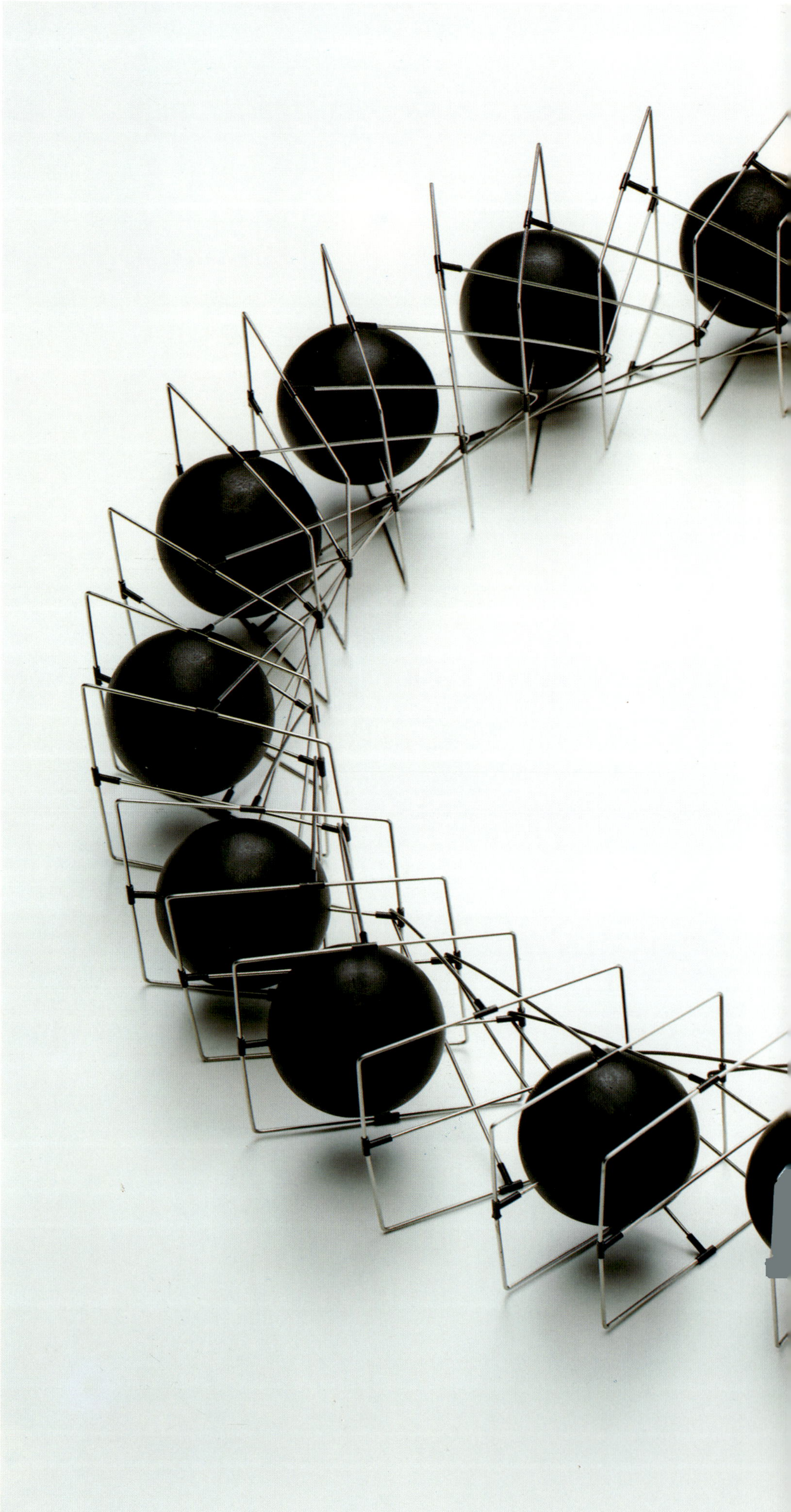

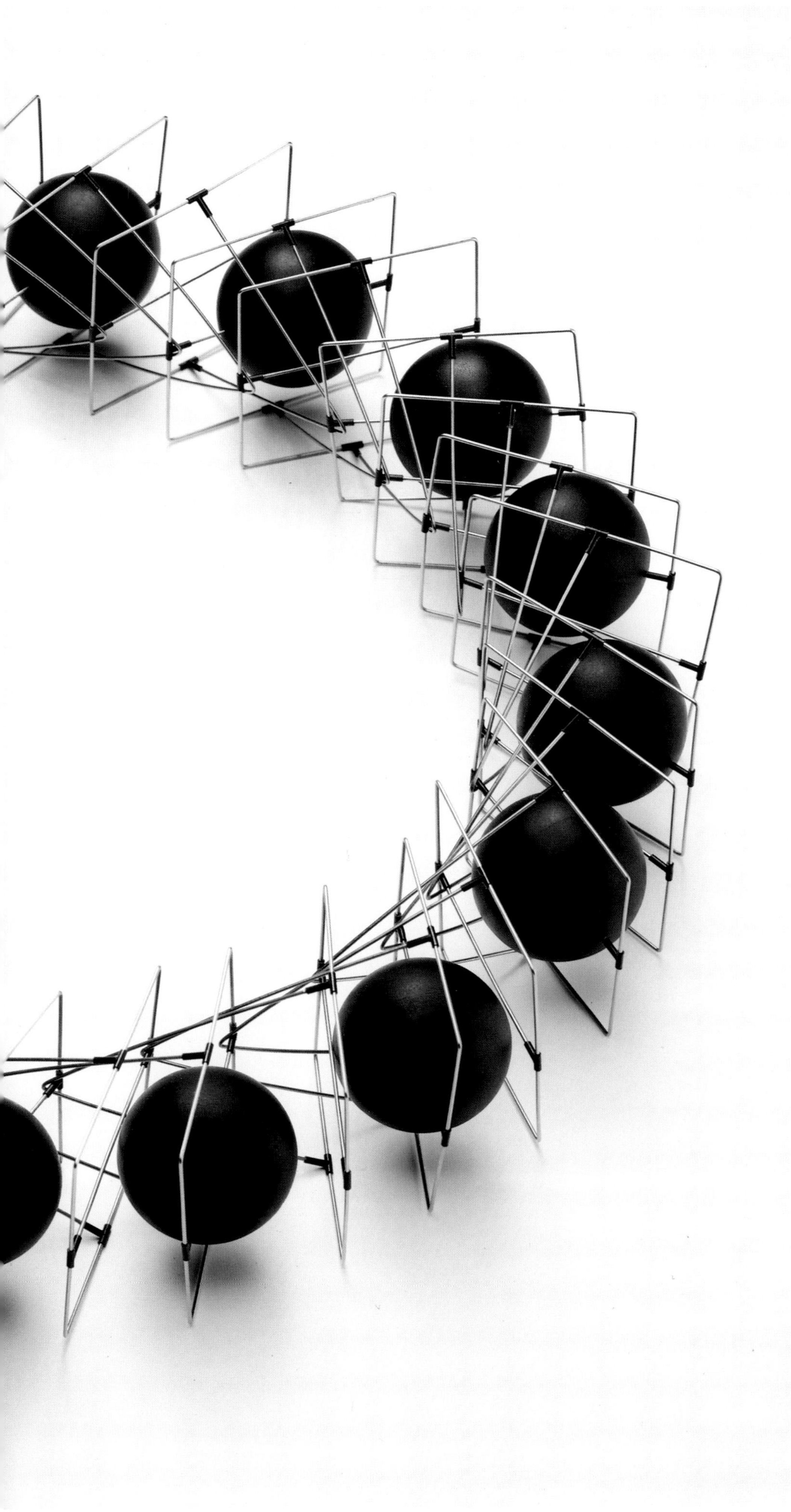

Halsschmuck ›Black Halex‹, 1987
∅ ca. 28 cm
Stahl, Messing, Tischtennisbälle

Akihiko Yamamoto

Tokio, Japan
geboren 1960 in Tokio

Studium an der Musashino Art Universität Tokio

Beteiligung an der Ausstellung ›Jugend gestaltet‹ der Internationalen Handwerksmesse München 1989

Ausgezeichnet mit einem Preis der Japan Jewellery Exhibition Tokio 1988, dem Großen Preis der Japan Craft Exhibition 1988 und weiteren Preisen in Japan

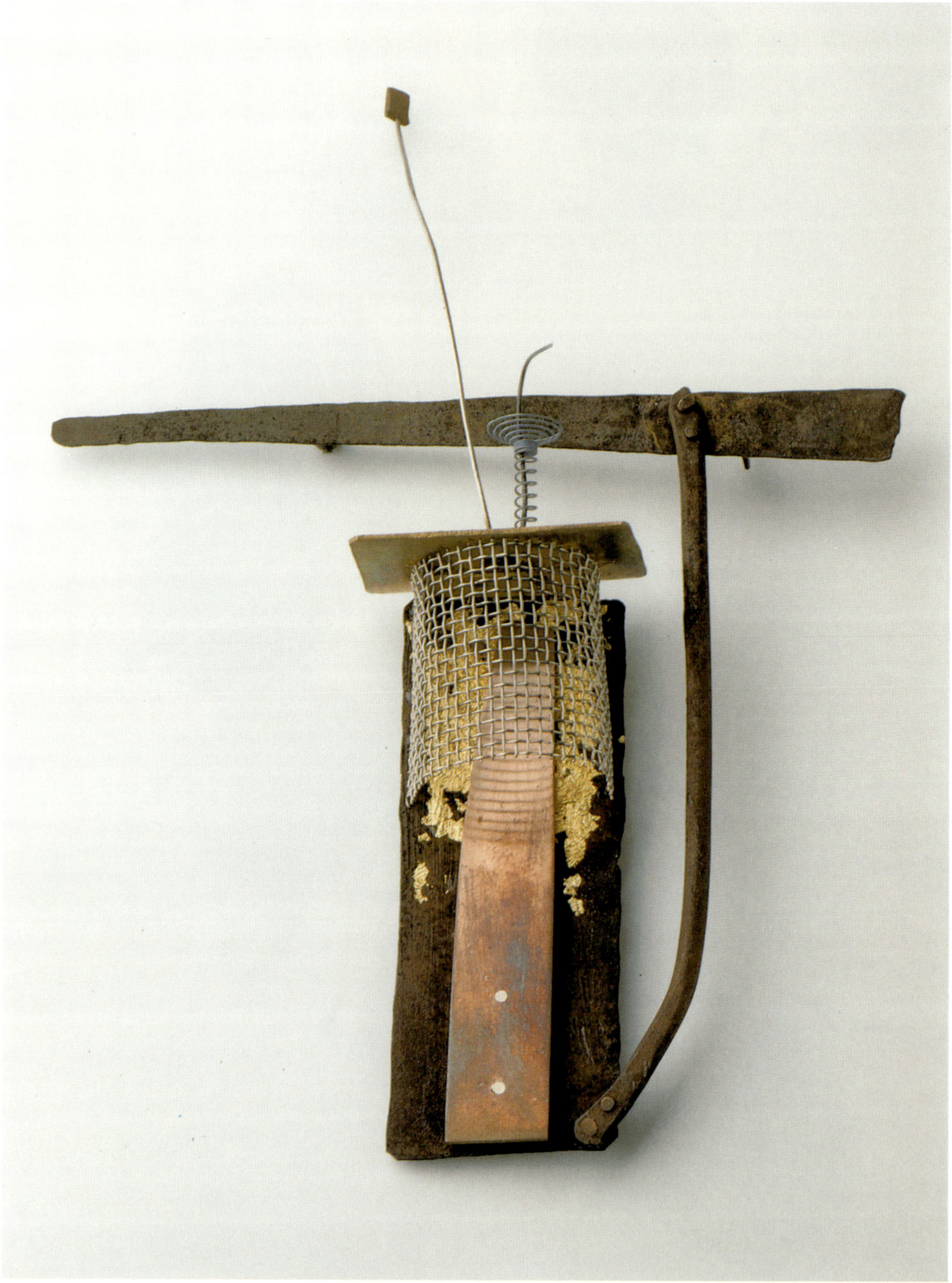

Brosche, 1988
12,5×9 cm
Eisen, Messing, Gold, Kupfer

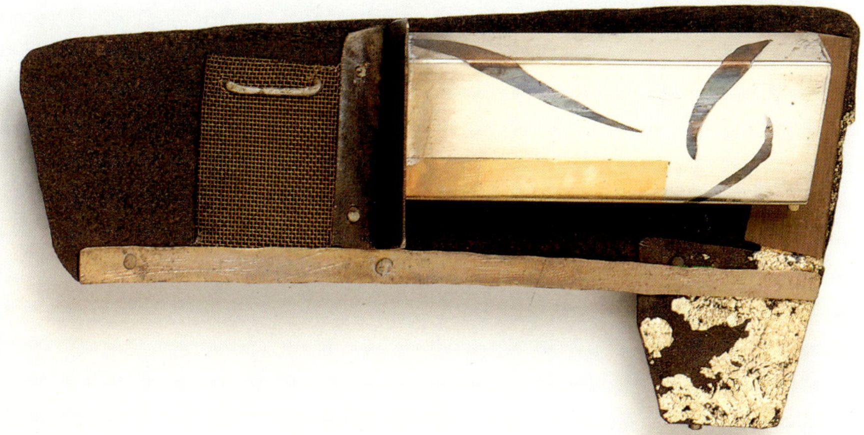

Brosche, 1988
10×5,5 cm
Eisen, Messing, Gold, Kupfer

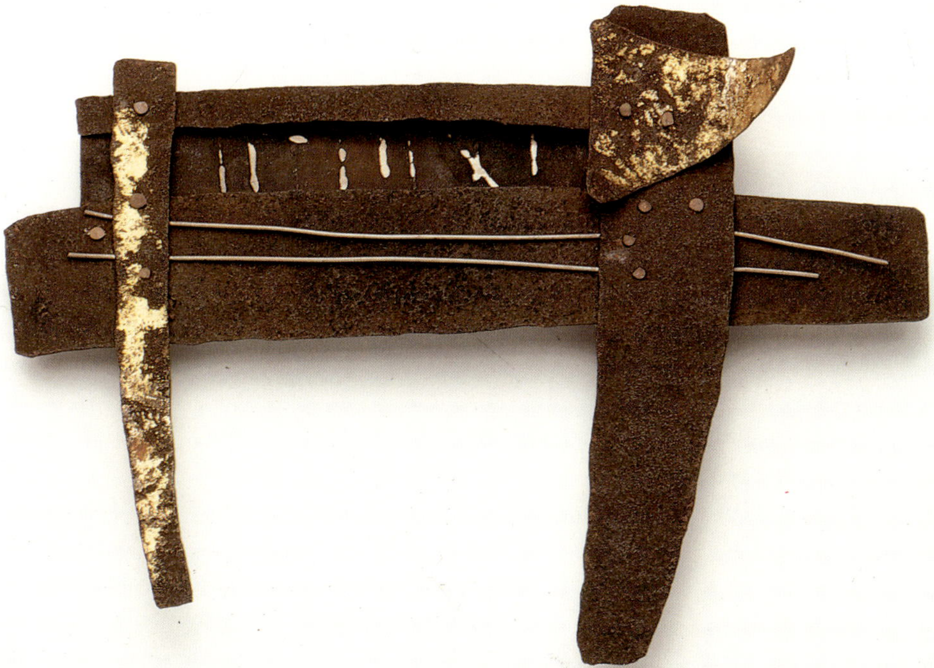

Brosche, 1988
7,5×10 cm
Silber, Gold, Eisen

Jung-Gyu Yi

Inchean City, Republik Korea
geboren 1957

Studium an der Sung Jean Universität in Dae Jean, Korea, an der Fachhochschule für Gestaltung Pforzheim und an der Ecole Nationale supérieure des arts appliqués et des métiers d'art in Paris

Seit 1985 Einzelausstellungen in München, Hanau, Frankfurt, Köln und Seoul

Beteiligung an mehreren Ausstellungen

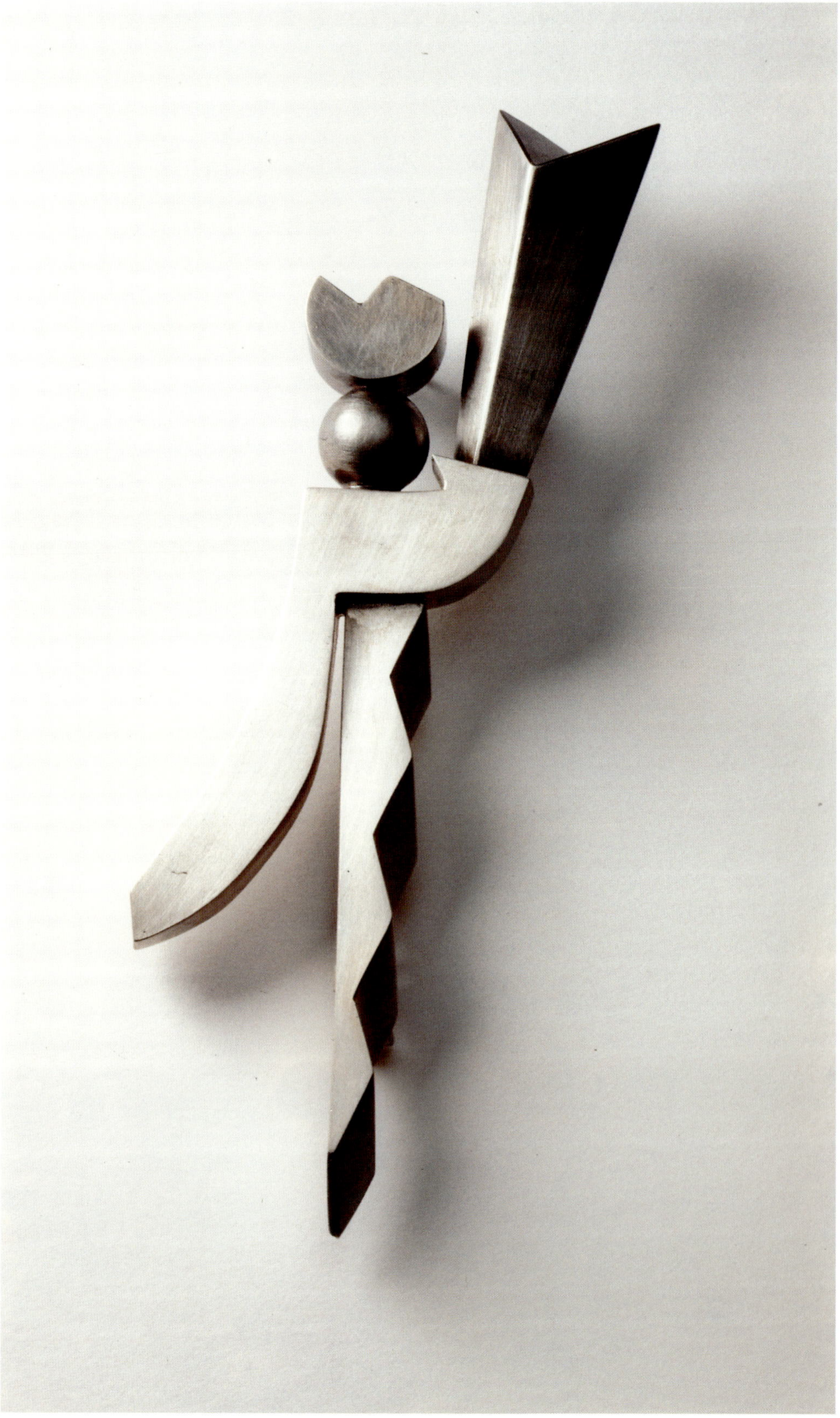

Brosche, 1988
13,5×3,5 cm
Silber

Brosche, 1988
12,5×5,7 cm
Silber, Gold

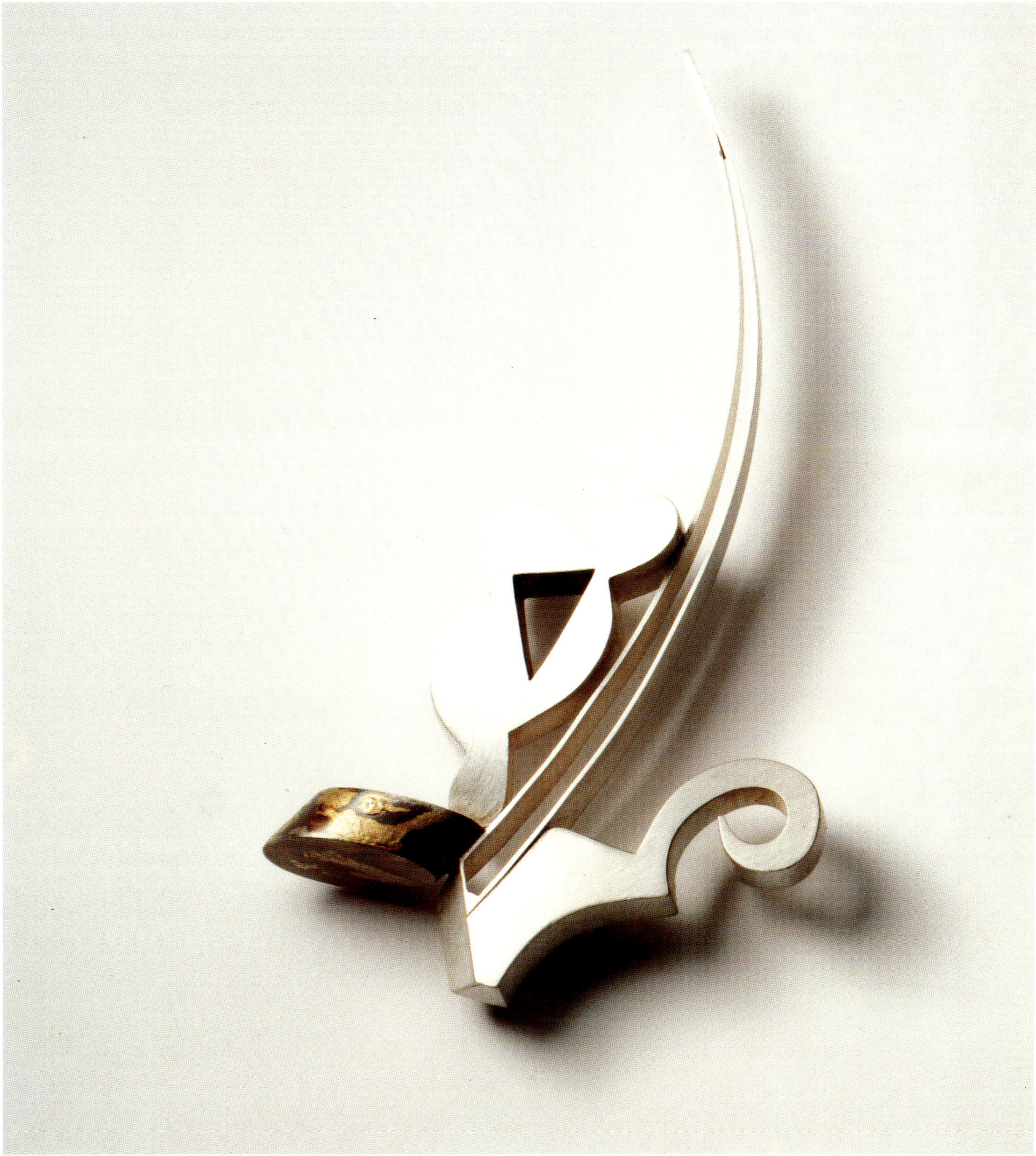

James Lee Byars

New York/N.Y., USA und Venedig, Italien
geboren 1932 in Detroit, USA

Seit 1958 Einzelausstellungen in New York, Kyoto, Pittsburgh, Halifax, Amsterdam, Köln, Genf, Antwerpen, Brüssel, Berlin, Bern, Venedig, Paris, Basel, Mönchengladbach, Berkeley, Cambridge/USA, Münster, Eindhoven, Paris, Boston, Philadelphia, Delphi, Düsseldorf, München, Santa Monica/Kalifornien und Rom

Seit 1972 Beteiligung an Ausstellungen in der Bundesrepublik Deutschland, in den USA, der Schweiz, den Niederlanden, in Italien, Großbritannien, Belgien, Dänemark, Schweden, Frankreich und Österreich

Performances u. a. in Japan

Ausgezeichnet mit dem Copely Prize der Cassandra Foundation 1967, dem Preis der Architectural League of New York 1968 und einem DAAD-Stipendium 1974

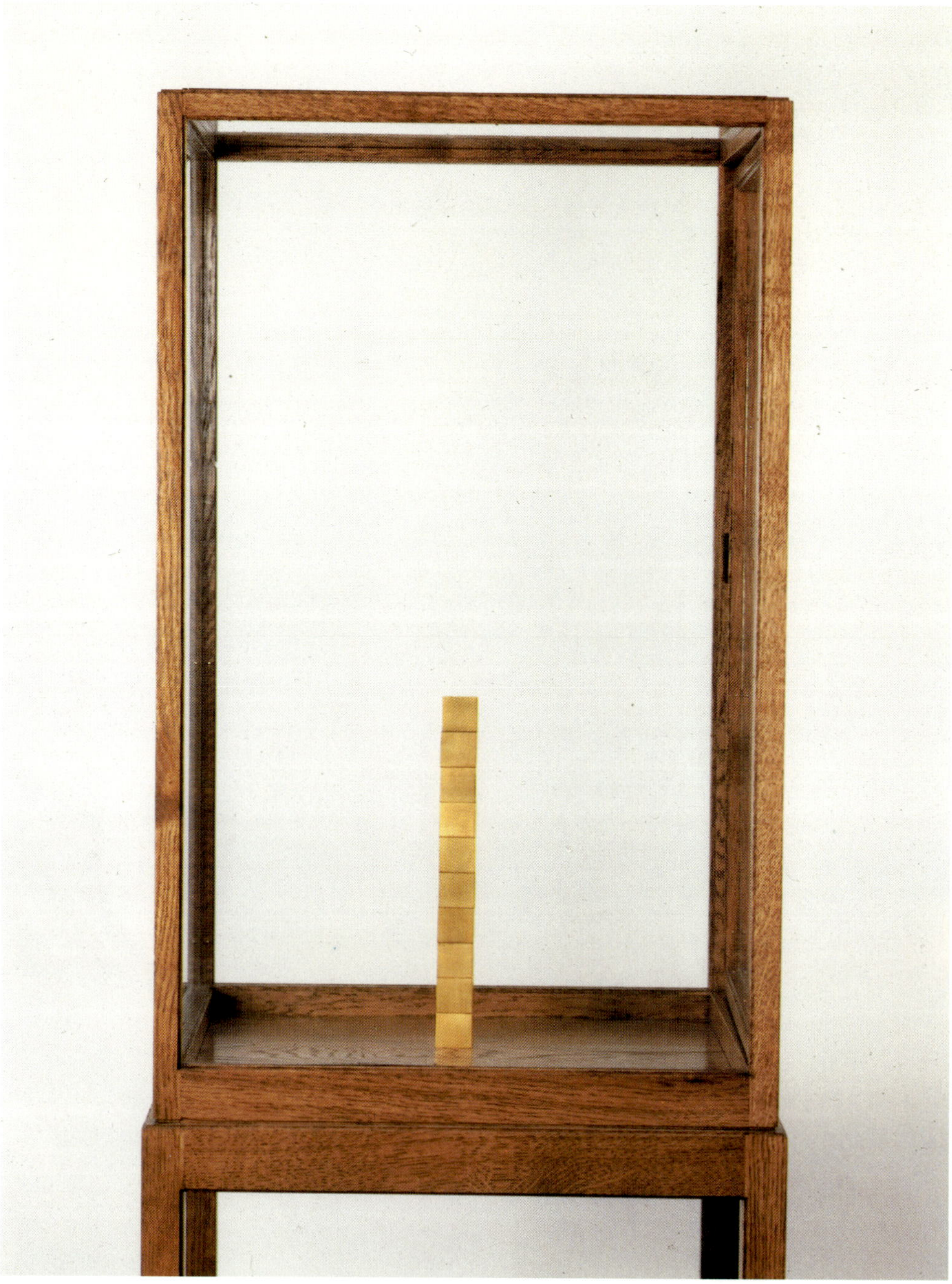

›The Figure of Death‹, zehnteilig
Skulptur: Messing vergoldet
Höhe 30 cm
Vitrine: Holz, Glas
Leihgabe Galerie Michael Werner, Köln

Ritualisierte und reliquienhafte Darstellungen von persönlichen Ansichten und Glaubensbekenntnissen in kleinen abgeschlossenen Inszenierungen sind unabhängig von Zeit und Kulturen Ausdruckswerte, die sich losgelöst von den großen Gesten der bildnerischen Darstellung ihre Bedeutung erhalten haben.

Hausaltäre, Nischen des Gedenkens, Vitrinen oder Schatullen, immer noch sind diese im persönlichen Umfeld bildgewordenen ›Gedenkstätten‹ von Bedeutung.

Seit die documenta 5 sich mit ›individuellen Mythologien‹ beschäftigte, sind sie Teil des öffentlichen Kunstraums. Aus diesen Gründen wurde die Arbeit ›Figure to Death‹ von James Lee Byars zwar außerhalb dieses Ausstellungsteils, aber dennoch an den Anfang von ›100×50×60‹ gestellt.

Inhaltlichkeit und die dafür von ihm gewählten Mittel und Materialien der Umsetzung beziehungsweise der Sichtbarmachung – über einen langen Werkzeitraum überprüft – lassen sein Gesamtwerk sowie diese Arbeit exemplarisch erscheinen.

25 VITRINEN 100×50×60

Manfred Schmalriede

Sandkastenspiele

Die Möglichkeiten, Schmuckgegenstände zu präsentieren, sind durch die notwendigen Sicherheitsvorkehrungen stark eingeschränkt. Die kleinen Objekte werden gewöhnlich in dafür fest installierte und gesicherte Glasvitrinen eingeschlossen. Um solche Vitrinen für eine eigene kleine Inszenierung zu nutzen, haben die Organisatoren der ORNAMENTA Künstler und Schmuckmacher eingeladen. Die Vitrinen sind gleich groß und unterscheiden sich nur durch ihre Plazierung im Raum, die eine, zwei oder drei Schauseiten zuläßt. Die Betrachter blicken aus bequemer Position in die Kästen, so daß der Schaulust nichts im Wege steht.

Schon diese Vorgaben legen den Grundstein für alle weiteren Vorstellungen. Den Betrachter einladend, in die Kästen zu schauen, bieten die Dramaturgen ihre Szene an: auf den Blick zugeschnitten. Der Einblick oder Draufblick legt den Ausschnitt fest. Oder die Begrenzung der Vitrinen setzt den Rahmen, ihre Verglasung isoliert den Betrachter von den Objekten. Wenn nun die Vitrine eine Dimension des Blicks ist, so sind die Dinge mit Rücksicht auf die Betrachtung arrangiert.

Unter solch äußeren Bedingungen legen wir uns die Dinge zurecht, bestimmen unser Verhältnis zu ihnen und gestalten ihre Proportionen. Im Gegenüber machen wir aus ›Schmuck‹ zunächst einmal Objekte, Hindernisse im Projektionsstrahl unseres Blicks. Wenn Schmuck Teil der Funktion ist, mit Etwas ein Anderes zu schmücken, dann wird hier reduziert, um die Aufmerksamkeit auf Materialien, Formen, Farben, Figurationen oder auf Erzählendes zu lenken.

In Vitrinen, Schaukästen und Schaufenstern werden Dinge angeboten, die wir unter diesen Bedingungen Waren nennen, ausgezeichnet mit Preisen, die in Form von Zahlenkonstellationen innerhalb eines Wertmaßstabs Vergleiche möglich machen. Die Wertschätzung der Waren ist eine Seite, ihr möglicher Gebrauch eine andere.

Wie sollen wir nun die Dinge nennen, die mehr oder minder dekorativ von Künstlern und Schmuckmachern ausgebreitet vor uns liegen?

Uli Teige baut eine Berglandschaft, wie sie als Staffage einer Puppenbühne, aber ebenso einer Miniatureisenbahn dienen könnte. In Vertiefungen am Berghang sind kleine flache Objekte aufgestellt. Sie stehen dort wie Bäume oder Sträucher oder auch Architekturen. Die Minimalisierung des Ganzen macht aus den kleinen Objekten Monumente. Immer dann, wenn weite Landschaft oder Architektur das Inszenarium bestimmt, werden kleine Dinge groß. So auch bei Andrea Branzi, der Architektonisches – groß angelegt – als Gehäuse für seine leichtfüßigen Gnome baut.

Die Präsentation um der Präsentation willen wird ausprobiert. Ironisch gebrochen mit der Idylle für Gartenzwerge. Ein Paradies der Träume, das ein Sammelsurium liebgewordener Dinge vorführt. Überraschend, wie immer wieder die Distanz zur Nähe wird. Ein geradezu fotografischer Blick, der die großen Dinge durch Bilder auf Überschaubarkeit zurechtrückt.

Bernd Hennigs ›gigantische‹ Fassade eines ›Museums‹ wirkt auch aus der Nähe so, und die hinter der Fassade zu entdeckende Kunst ist dem Auge ausschnitthaft nah, durch ein Vergrößerungsglas herangeholt, dennoch unscharf. Das Museum im Museum wird als Ort des Sammelns vorgeführt.

Die Inszenierungen verfremden den ›Schmuck‹ auf vielfältige Art und Weise. Aus dem Schmuck werden Schmuckgegenstände, die ihre Gegenständlichkeit nutzen, immer auch etwas anderes zu sein: kleine Skulpturen, Monumente, Spielgefährten, Erinnerungen oder Kostbarkeiten aus der Schatzkammer persönlicher Lieben. Da Schmuck nur dann Schmuck ist, wenn er in Beziehung zum Geschmückten steht, ist die Freiheit der Objekte groß. Jedes beliebige Objekt wiederum kann Schmuckobjekt werden, vorausgesetzt, es respektiert die Proportionen.

Den nächsten Schritt der Verwandlung bewirken die kulturellen Orte.

Die Galerie oder das Museum prägen die Erwartungen des Besuchers, stark genug, den Alltag zu vertreiben und den ausgestellten Dingen den Glanz von Kunst zu verleihen. Die Verfeinerung dieses Prozesses bewirken die kulturellen Codes: Plastik, Skulptur, Objektkunst, Malerei, Farbe und Form. Sie ermöglichen demjenigen Unterscheidungen an den Objekten, der sie zu handhaben versteht. So entstehen Bedeutungen, die Phantastisches und Skurriles ebenso zulassen wie Banales und sich dem Selbstverständlichen zu entziehen wissen.

Die verschiedenen Mechanismen der Inszenierungen lassen Überlagerungen und Verbindungen verschiedenster kultureller Muster zu.

Die Vitrinen sind Schaukästen, sie regulieren das Verhältnis von Distanz und Nähe des Betrachters, sie sind aber auch ganz einfache Behälter. Jürgen Brodwolf stapelt mit Gaze umwickelte Figuren übereinander, die wie Mumien in den Nischen von Katakomben erscheinen. Jede dieser Mumien trägt eine Nummer, die in ein breites Wachsband geprägt ist, das um den Oberkörper gelegt wurde. In der Nachbarschaft schmückender Accessoires könnte die Registrierung der Körper zum Schmuck pervertiert werden. Aber Tod und Numerierung stehen als Symbol für das Ende jeden Schmucks, das Ende auch individueller Gestaltung und persönlicher Freude am Schmücken. Jedes Nachdenken über Schmuck und Schmuckmachen ist auch danach zu befragen, inwieweit es in seinem Wertsystem Raum hat für den ›ungeschmückten‹ Menschen.

Schmuck aus der ihn konstituierenden Beziehung herauszunehmen, können sich eigentlich nur die dafür zuständigen, kulturell verankerten Institutionen leisten: das Juweliergeschäft, die Boutique, die Galerie oder das Museum. Gerade im Kontext städtischer Kultur ist das Schaufenster des Juweliers Instanz für die Prägung und Aufrechterhaltung der Vorstellungen über Schmuck. Die vielen glitzernden Objekte entfalten die Pracht ihrer Materialien mit reichem Formenrepertoire, in perfekter Manier fabriziert. Hier liegt das Modische neben dem Traditionellen, das Zweckmäßige neben dem Luxus. Die Galerie oder das Museum sind Schaufenster mit geringfügiger Brechung gegenüber der Straße. Die ästhetischen Muster sind orientiert an der Avantgarde zeitgenössischer Kunst und auf diese Weise ein Konzentrat kultureller Arbeit, die durch die Zirkel der Insider geleistet wird.

Das Museum oder die Galerie können daher unter dem Schutz ästhetischer Kompetenz Muster mit oder gegen die Art der Präsentation von Schmuck in den Schaufenstern erfinden, indem sie den Schmuckmachern ihre Bühne der Präsentation zur Verfügung stellen. Nur so ist das Spiel mit den Gartenzwergen möglich. Denn noch schmücken die Gartenzwerge nur die Vorgärten, und wenn sie erst die Schaufenster der Juweliere füllen, muß das Museum seine Vitrinen neu bestücken lassen.

Die Inszenierungen im Schmuckmuseum nutzen die Doppelfunktion des Museums, nämlich zu bewahren (historische Komponente) und zu riskieren (avantgardistisches Eingreifen). Die daraus resultierende Ambivalenz ist die Basis des Ästhetischen. Das Vertraute bietet sich zur Orientierung an, um das Abweichende vorzuführen und zuzulassen. In den Inszenierungen selbst zeigt sich das Vertraute als Architektur, Landschaft, Grabkammer, Sockel, Bild, Gartenzwerg oder Schmuckgegenstand; das andere, Nicht-Vertraute entsteht aus Konfrontation, ironischer Brechung, Verfremdung oder ungewöhnlicher Konstellation der Dinge zueinander. Die Präsentation von Schmuck in einem Schmuckmuseum ist also an sich nichts Ungewöhnliches. Die theatralische Präsentation en miniature in geschlossenen Vitrinen wird zur Repräsentation einer Präsentationsform, die – etwas spektakulärer – das Aufmerksamkeitsfeld erweitert.

Im Kontext zeitgenössischer Kunst hat sich der alltäglich vertraute Begriff der Installation als neues Konzept ausgebreitet. Wie beim Installieren der Wasserversorgung oder der elektrischen Anlage in einem Neubau benutzen die Künstler die Vorgaben eines Ausstellungsraumes als Bedingung ihrer Arbeit. So sind auch die speziellen Vorgaben der Vitrinen, ihre Ausmaße, ihre Sicherung, aber ebenso die Funktionen des Bewahrens, des Isolierens und Präsentierens Bedingungen für den Regisseur und den Betrachter.

Yasuhiko Ando

Neulingen-Bauschlott,
Bundesrepublik Deutschland
geboren 1947 in Kawasaki-shi, Japan

Industriedesign-Studium in Tokio, Schmuckdesign-Studium an der Fachhochschule für Gestaltung Pforzheim, Gaststudium an der Akademie der Bildenden Künste Karlsruhe

Seit 1980 Beteiligung an Ausstellungen in Recklinghausen, München, Fellbach, Paris, Maubeuge, Iserlohn und Villingen-Schwenningen

Ausgezeichnet mit dem Diamonds International Award 1976, dem Preis der Stadt Genf 1986 sowie Preisen in Brunnenwettbewerben in Tuttlingen 1985 und Ravensburg 1987

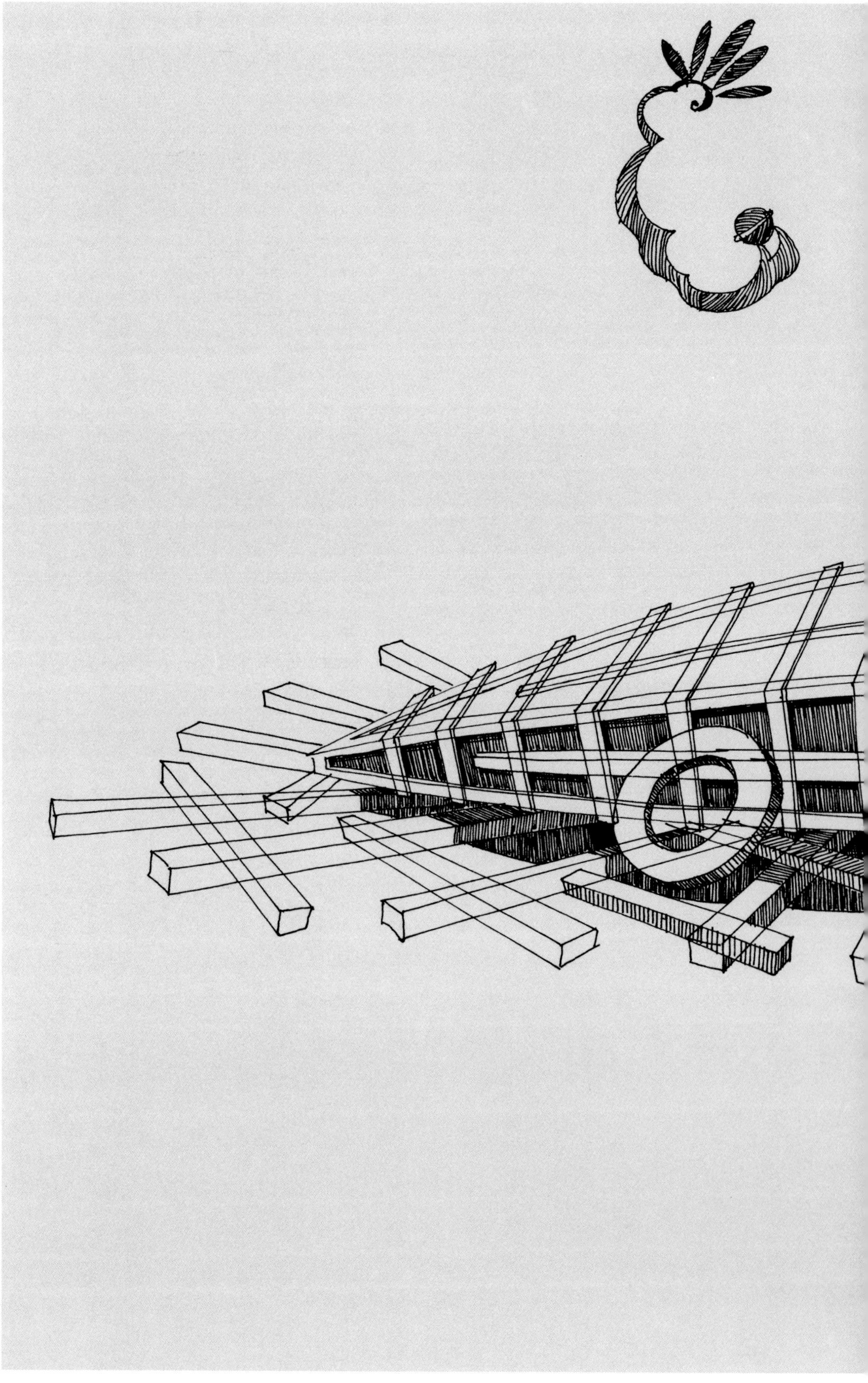

Entwurfszeichnung – Installation aus Papier, Holz, Gips, Gold

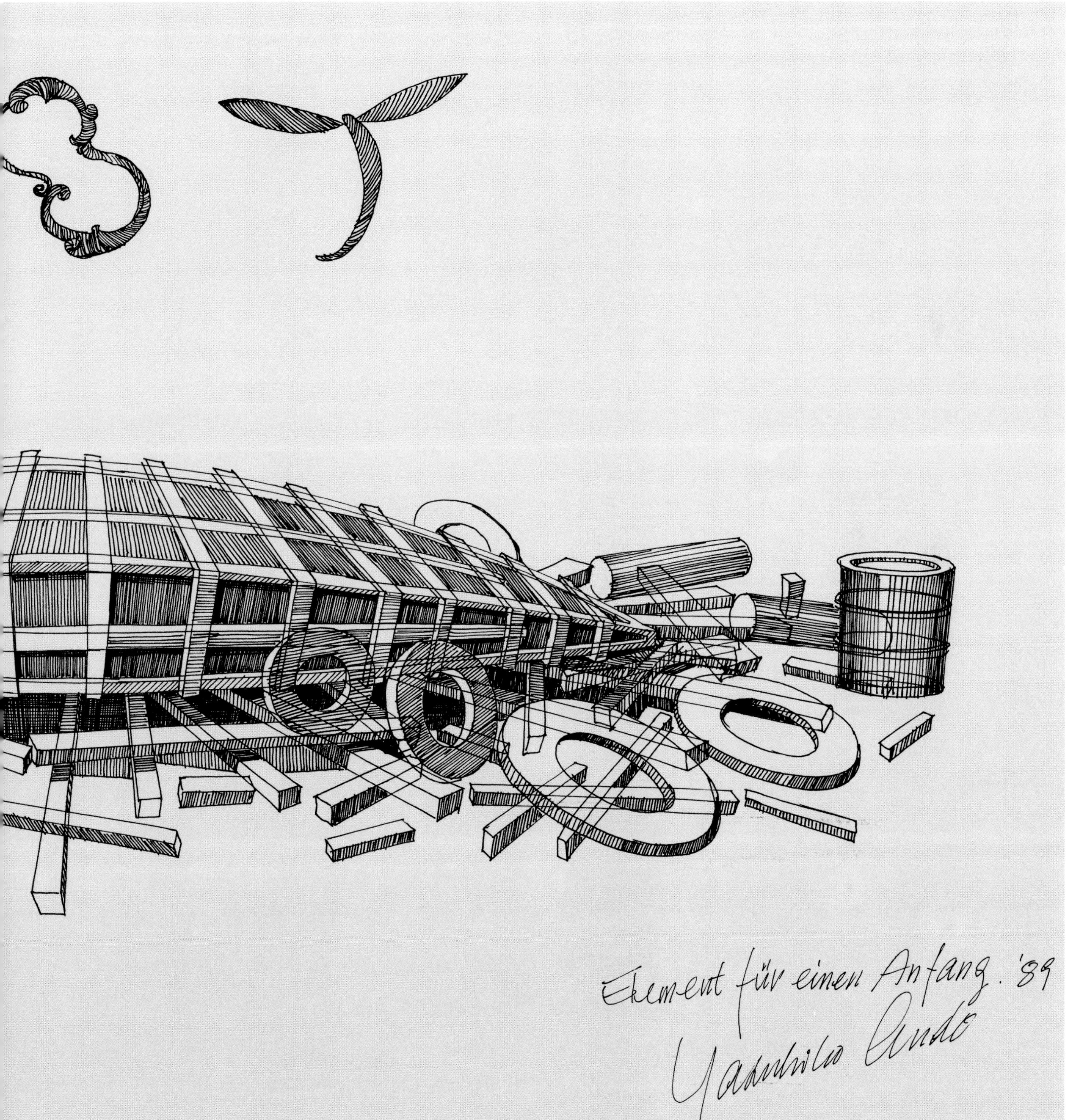
Element für einen Anfang. '89
Yasuhiko Ando

Horst Antes

Karlsruhe, Bundesrepublik Deutschland
geboren 1936 in Heppenheim

Professor an der Staatlichen Akademie der Bildenden Künste Karlsruhe

Studium an der Staatlichen Akademie der Bildenden Künste Karlsruhe

Einzelausstellungen und Beteiligungen an Ausstellungen in der Bundesrepublik Deutschland und im Ausland

Seit 1959 ausgezeichnet mit zahlreichen Preisen und Stipendien, darunter dem Villa Romana Preis 1962, dem Stipendium Villa Massimo 1963 und dem Hans-Molfenter-Preis Stuttgart 1989

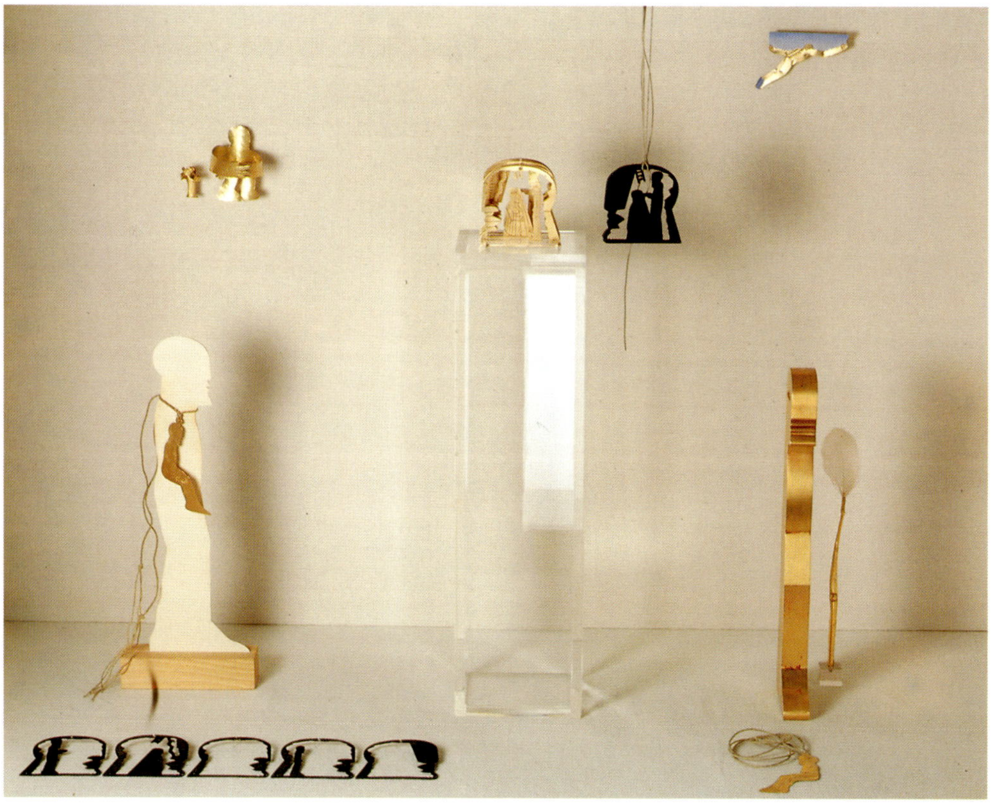

›Schmuckstücke‹
Gold, Messing, Feder, Schnur, Aquatec

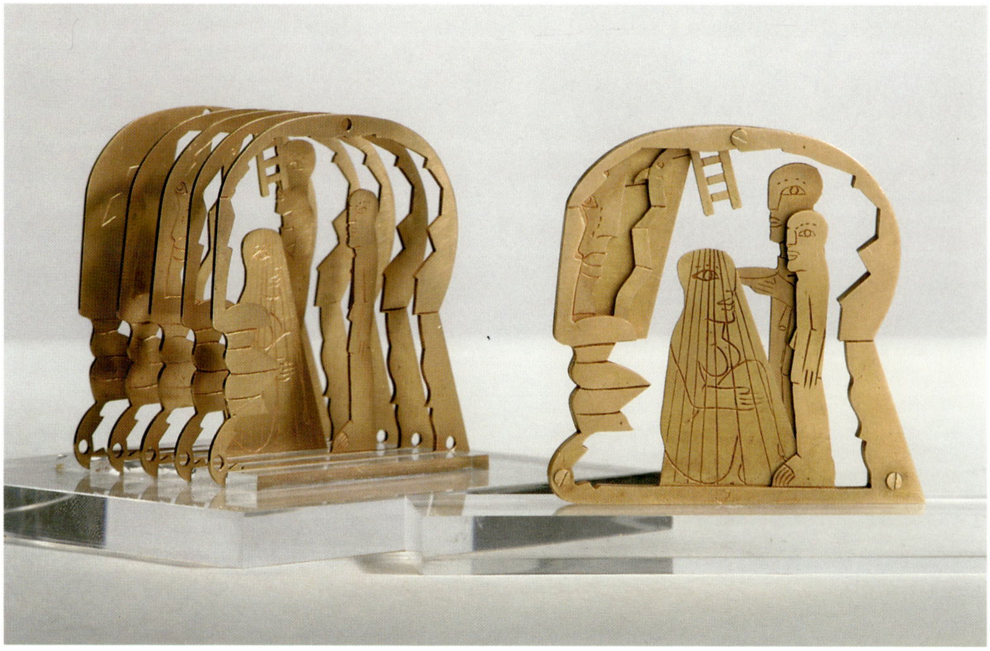

Kopf für I.B.K., 1984
Goldguß, graviert, 5 Teile
6,9×5×0,8 cm,
Sockel Acrylglas 11×10×1,3 cm

Figur mit Anhänger, 1982
Figur: Pappe, Holz
Höhe 33 cm
Anhänger: Gold, Schnur
Höhe 9,5 cm

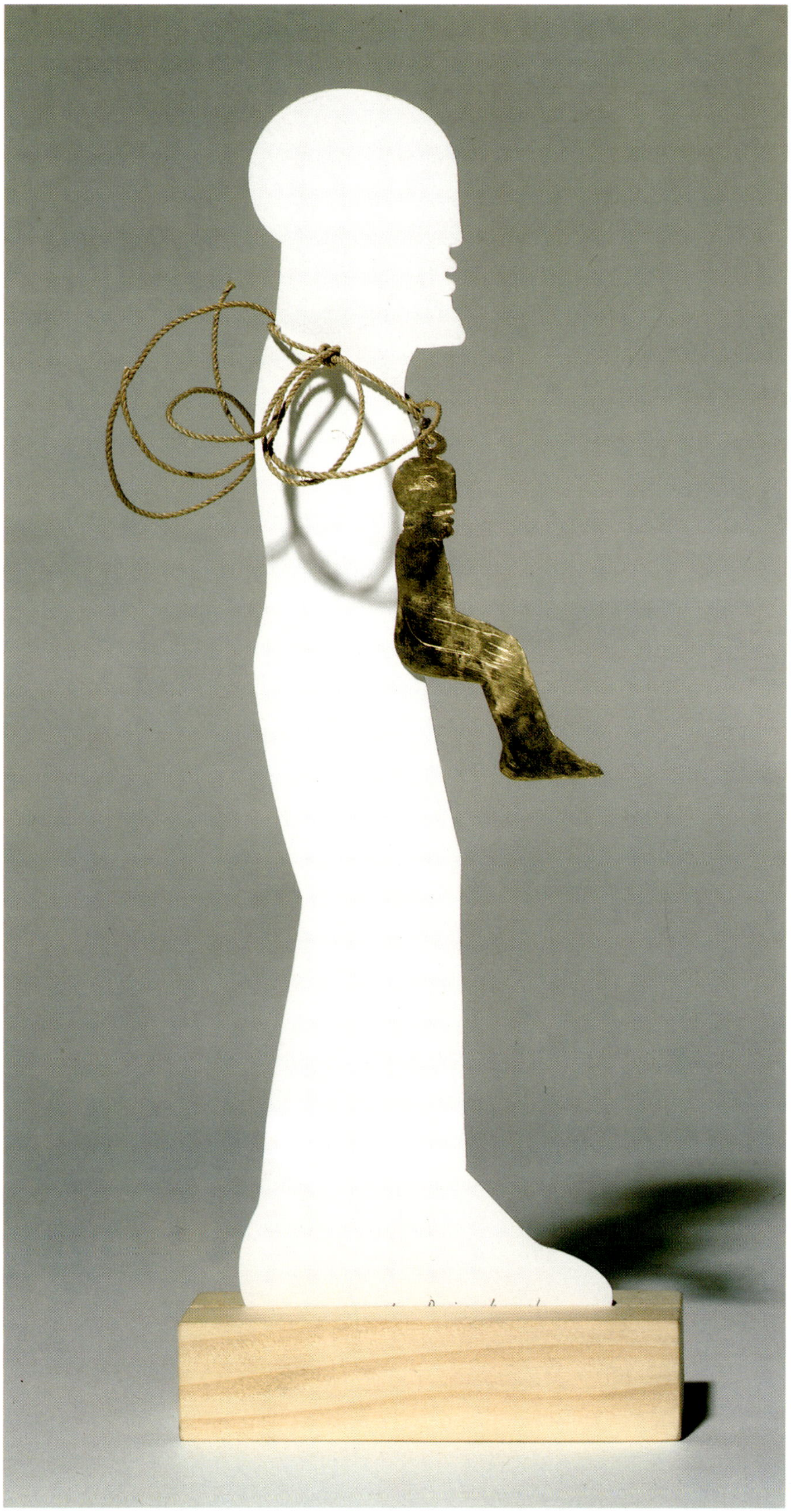

›Mit Feder‹, 1983
Gold, Feder, Plexiglassockel
Höhe mit Sockel 25 cm

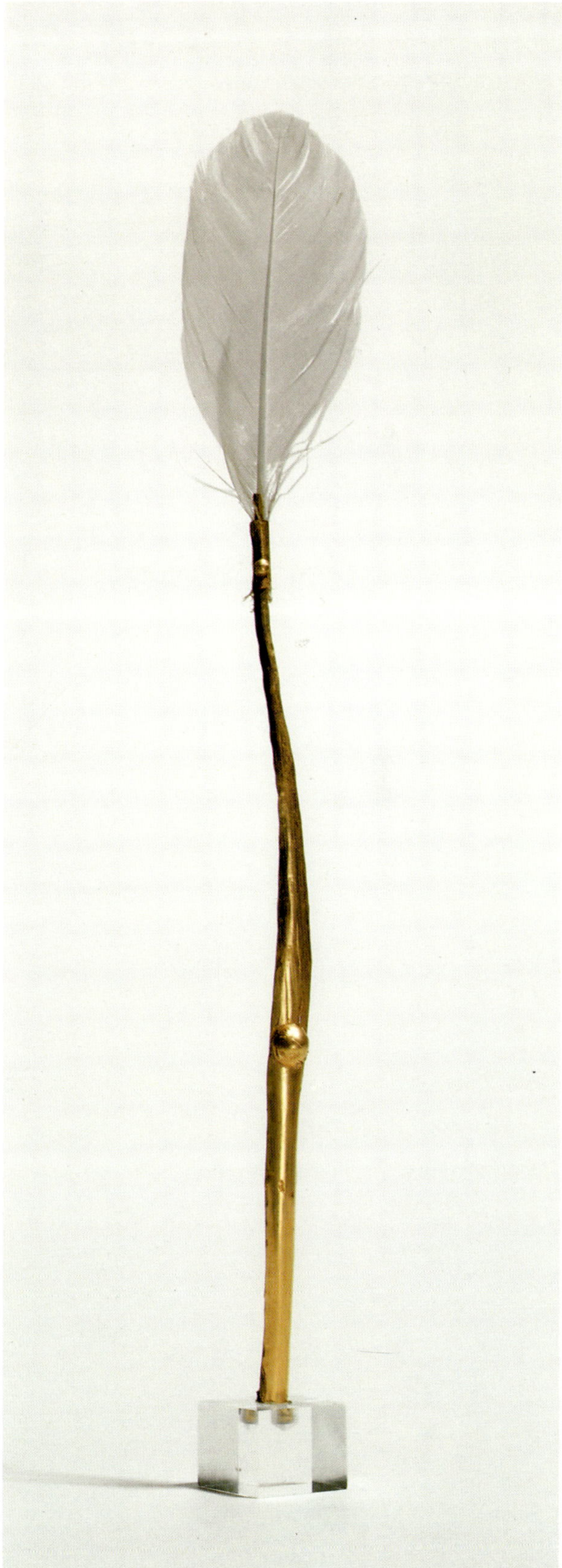

Klaus Arck

Köln, Bundesrepublik Deutschland
geboren 1956 in Bonn

Goldschmiedelehre in Pforzheim

Studium an der Fachhochschule Köln

Beteiligung an zahlreichen Ausstellungen, u. a. ›Zeitgenössische Schmuckkunst aus der Bundesrepublik Deutschland‹ des Instituts für Auslandsbeziehungen Stuttgart 1989

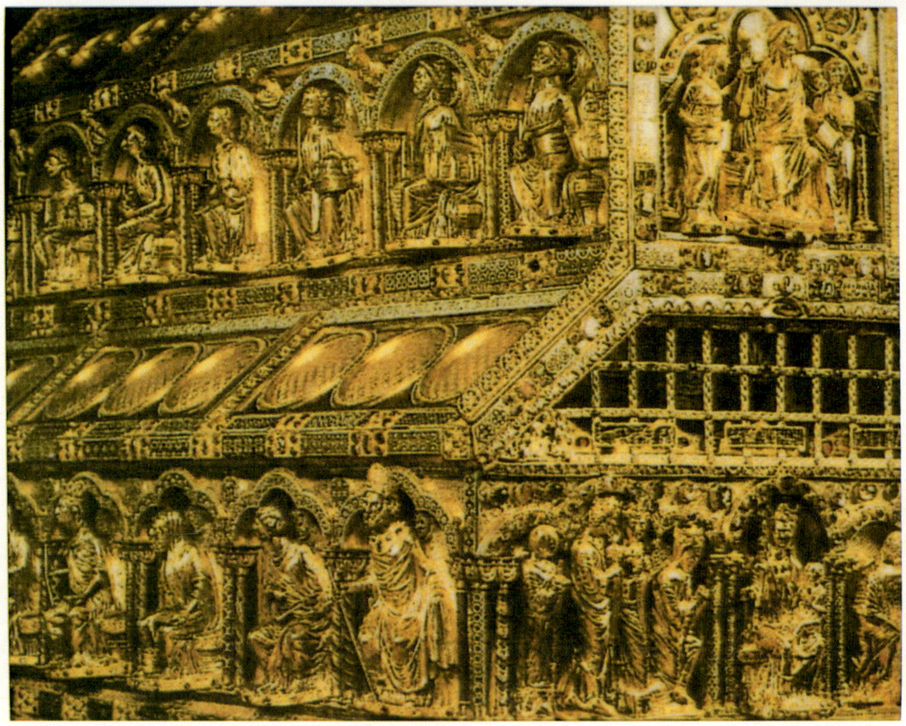

›Wo ist der vierte König?‹

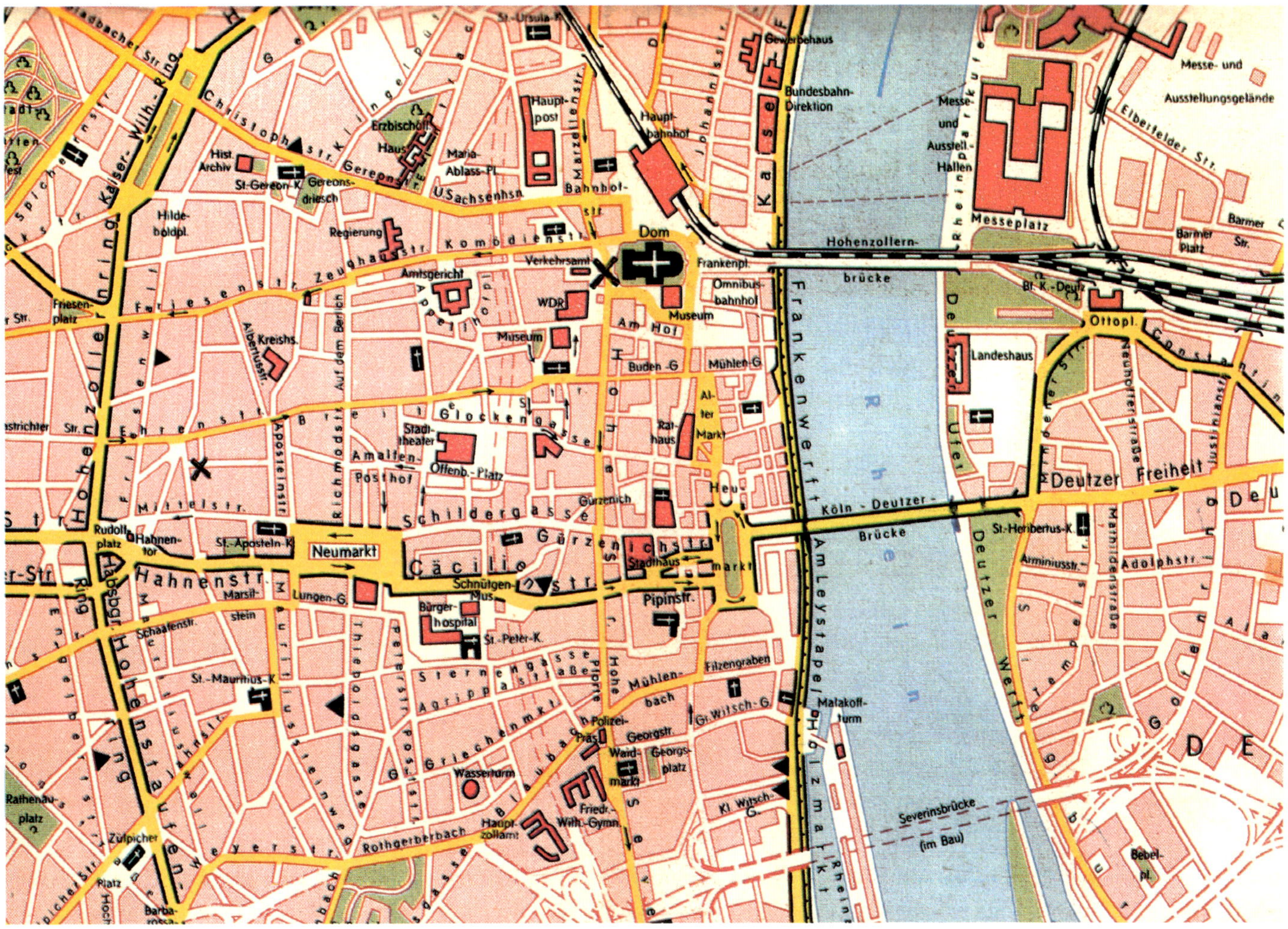

Stadtplan von Köln

Onno Boekhoudt

De Hoeve, Niederlande
geboren 1944 in Hellendoorn

Dozent an der Gerrit Rietveld Akademie Amsterdam und an der Constantijn Huygens Kunstakademie Kampen

Studium an der Goldschmiede-fachschule Schoonhoven, an der Academie Artibus Utrecht und der Kunst+Werkschule Pforzheim

Seit 1975 Einzelausstellungen in Enschede, Den Haag, Amsterdam und Leeuwarden

Seit 1968 Beteiligung an Ausstellungen in den Niederlanden, Belgien, Frankreich, Spanien, in der Bundesrepublik Deutschland, Italien, Österreich, Jugoslawien, Großbritannien, Japan, Australien und in den USA

Arbeiten in Museen in Arnheim, Leeuwarden, Utrecht, Herzogenbusch; Ankäufe durch die Provinz Friesland und durch den Rijksdienst beeldende Kunst

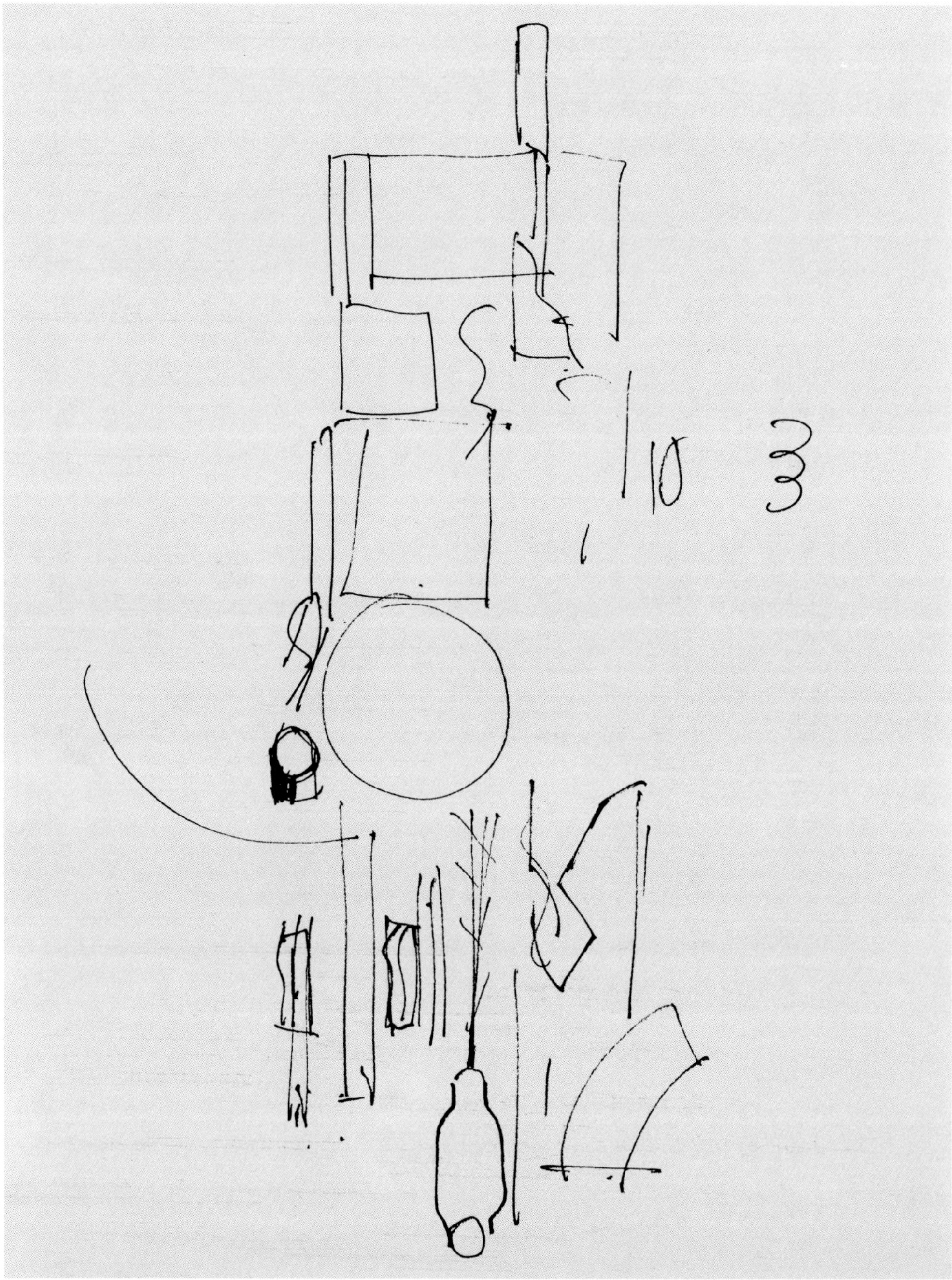

›in progress‹ – Vorstufe für eine Installation
Blei, Papier, Farbe, Holz, Metall, Silber u. a.

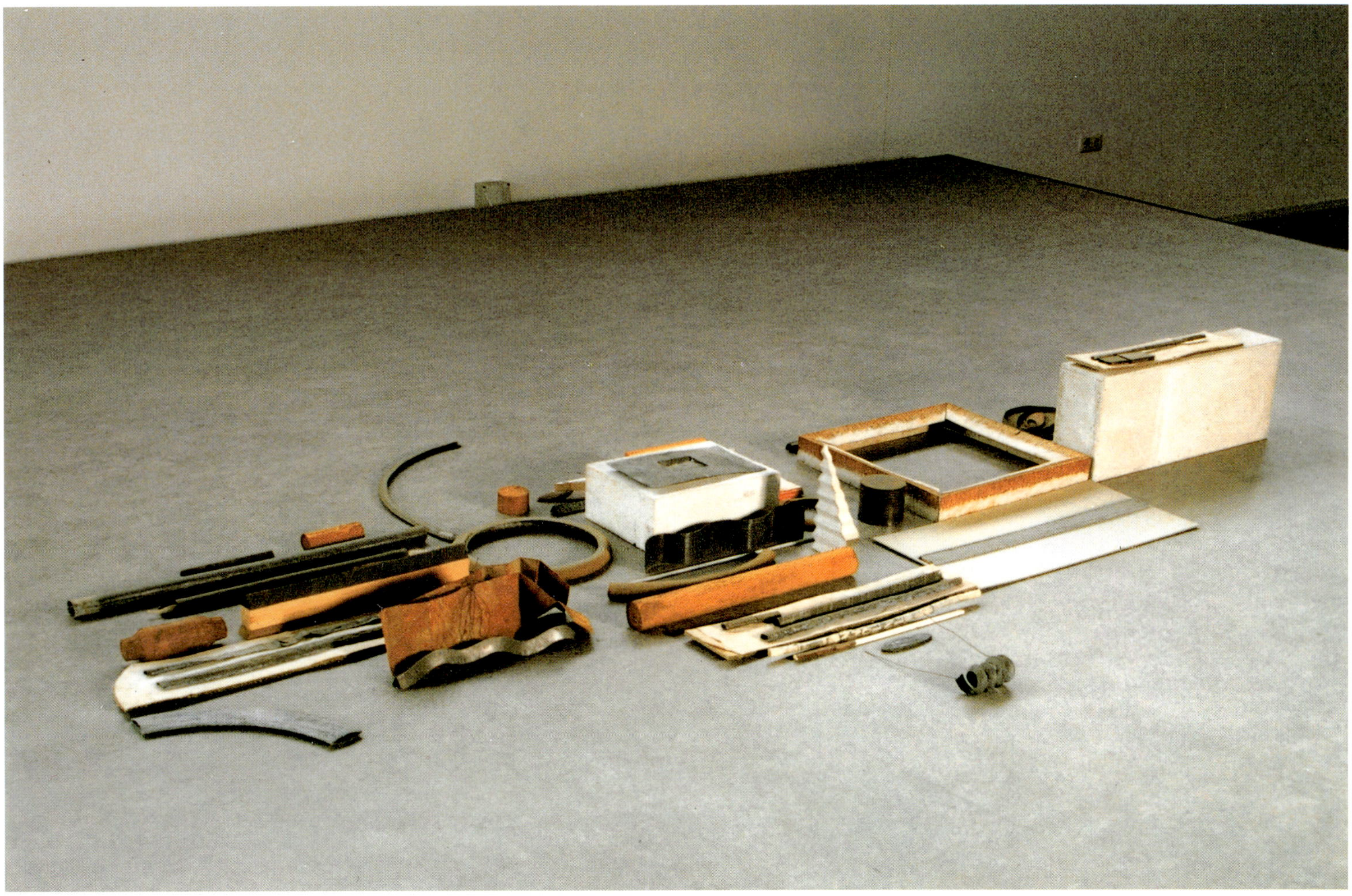

Andrea Branzi

Mailand, Italien
geboren 1938 in Florenz

Architekt und Designer
Vizepräsident der Domus Akademie für Design in Milanofiori

Beteiligung an der XIV., XVI. und XVII. Triennale Mailand und an den Biennalen Venedig 1976, 78, 80 und 84

Einzelausstellungen im Museum of Modern Art New York, Lijnbaan Centrum Rotterdam, Cayc Buenos Aires, Museum St. Pierre Lyon, Palazzo dei Diamanti Ferrara, documenta Kassel, Musée des Arts Décoratifs Paris; Beteiligung an zahlreichen Ausstellungen in aller Welt

Ausgezeichnet mit zahlreichen Preisen

Plan und Installation mit Serienschmuck aus Metall und Email

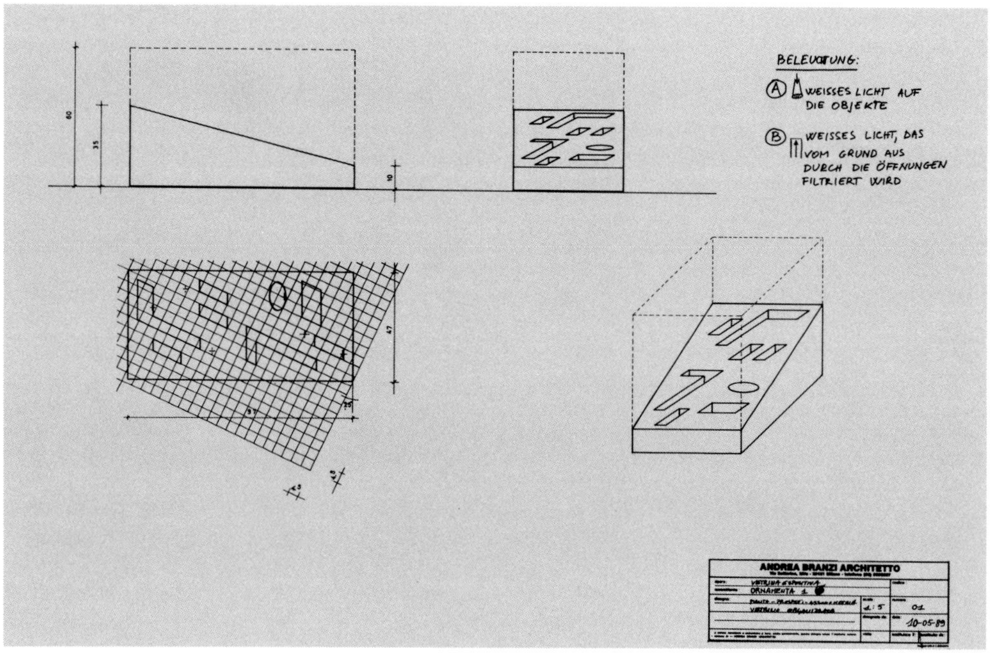

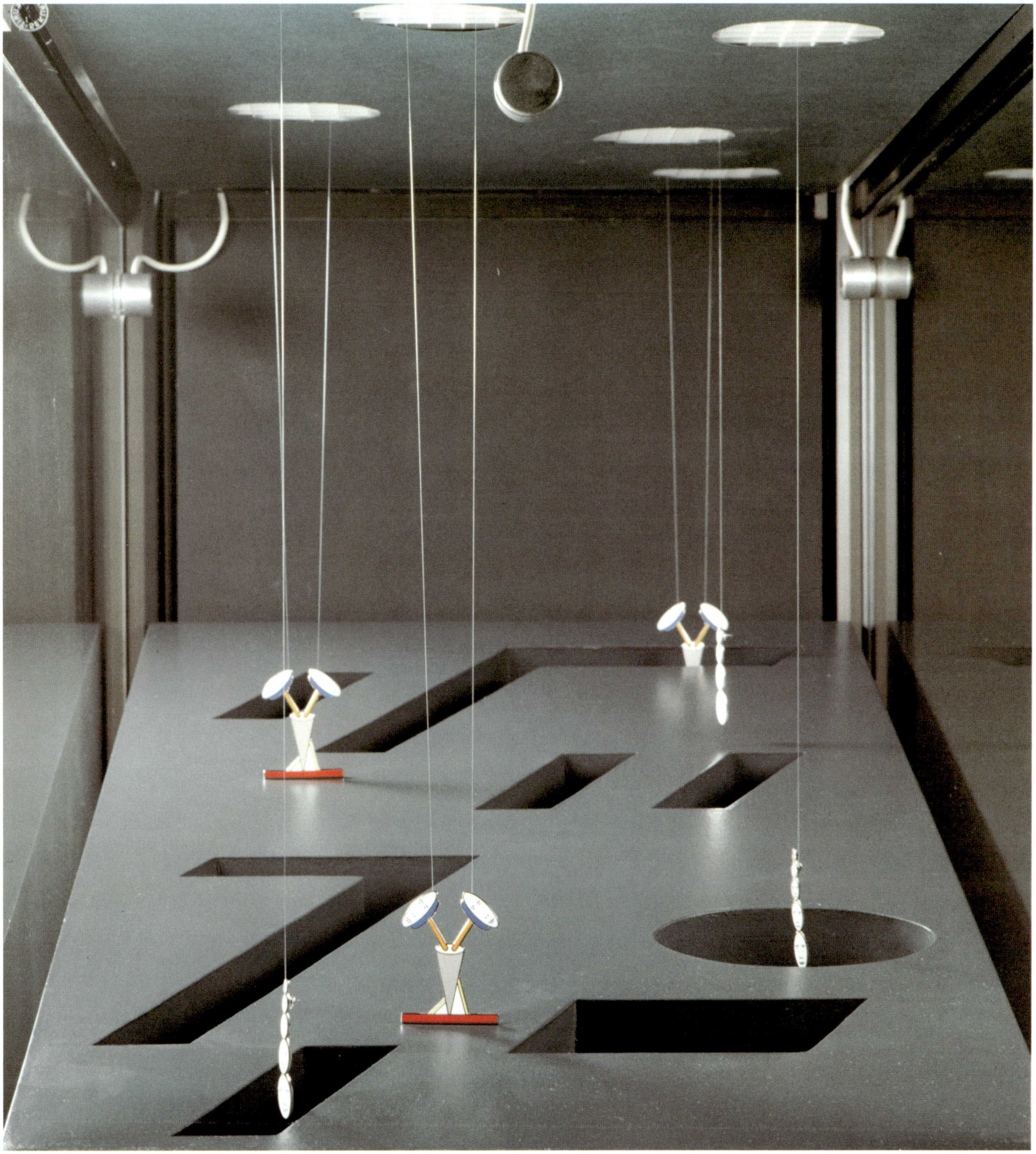

Jürgen Brodwolf

Malsdorf-Vogelbach, Bundesrepublik Deutschland
geboren 1932 in Dübendorf/Zürich, Schweiz

Professor für Bildhauerei an der Staatlichen Akademie der bildenden Künste Stuttgart

Ausbildung als Zeichner und Lithograph
1959 Entdeckung der Tubenfigur

Seit 1962 55 Einzelausstellungen in der Bundesrepublik Deutschland, in der Schweiz, in Italien, den Niederlanden, Großbritannien und Frankreich

Seit 1969 Beteiligung an 49 Ausstellungen in der Bundesrepublik Deutschland, Ungarn, Iran, Italien, Japan, Korea, Singapur, Österreich, Frankreich, Polen, in der Schweiz und in der Deutschen Demokratischen Republik

Stipendium der Akademie der Künste Berlin 1968, Förderpreis der Reinhold-Schneider-Stiftung Freiburg 1970, Kunstpreis der Böttcherstraße Bremen 1975, Hans-Thoma-Preis des Landes Baden-Württemberg 1981, Kunstpreis der Stadt Darmstadt 1986

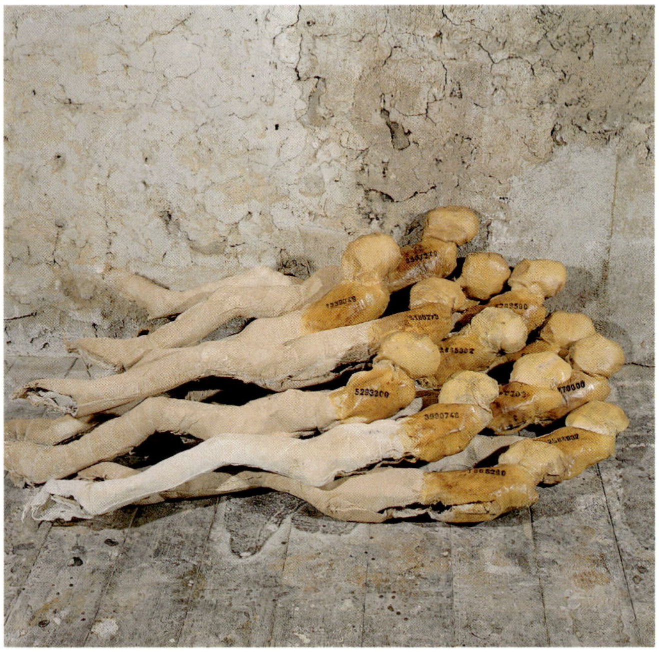

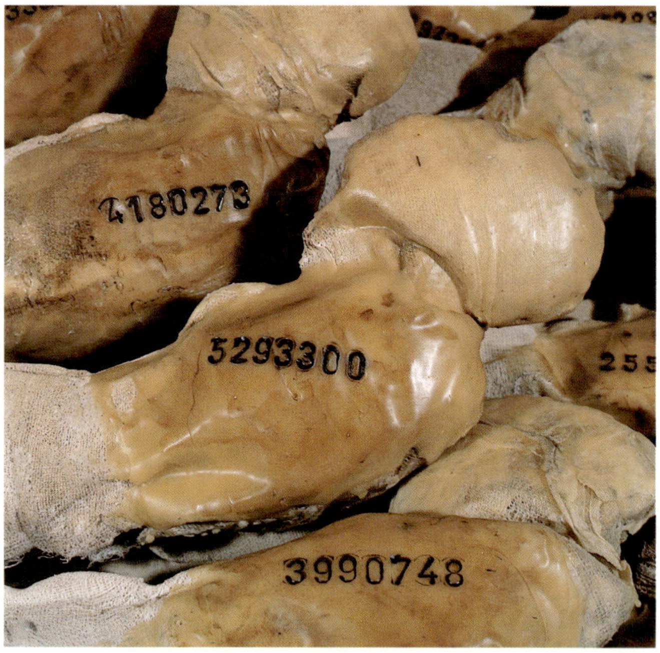

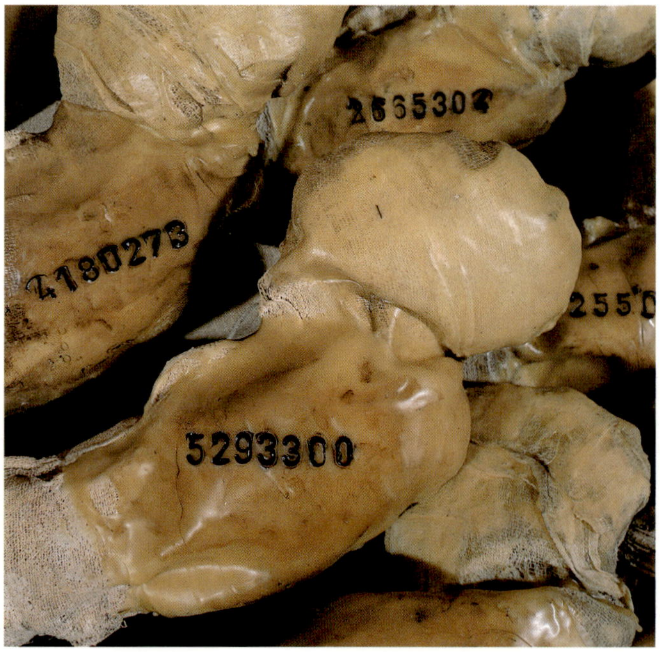

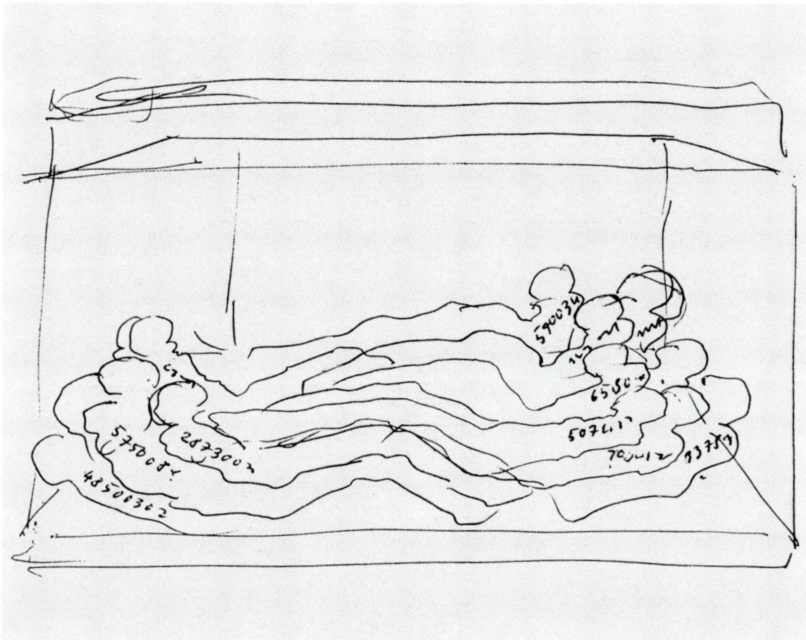

›Numerierung‹, Installation 1989
Pappe, Gaze, Wachs, Asphalt,
Brandstempelung

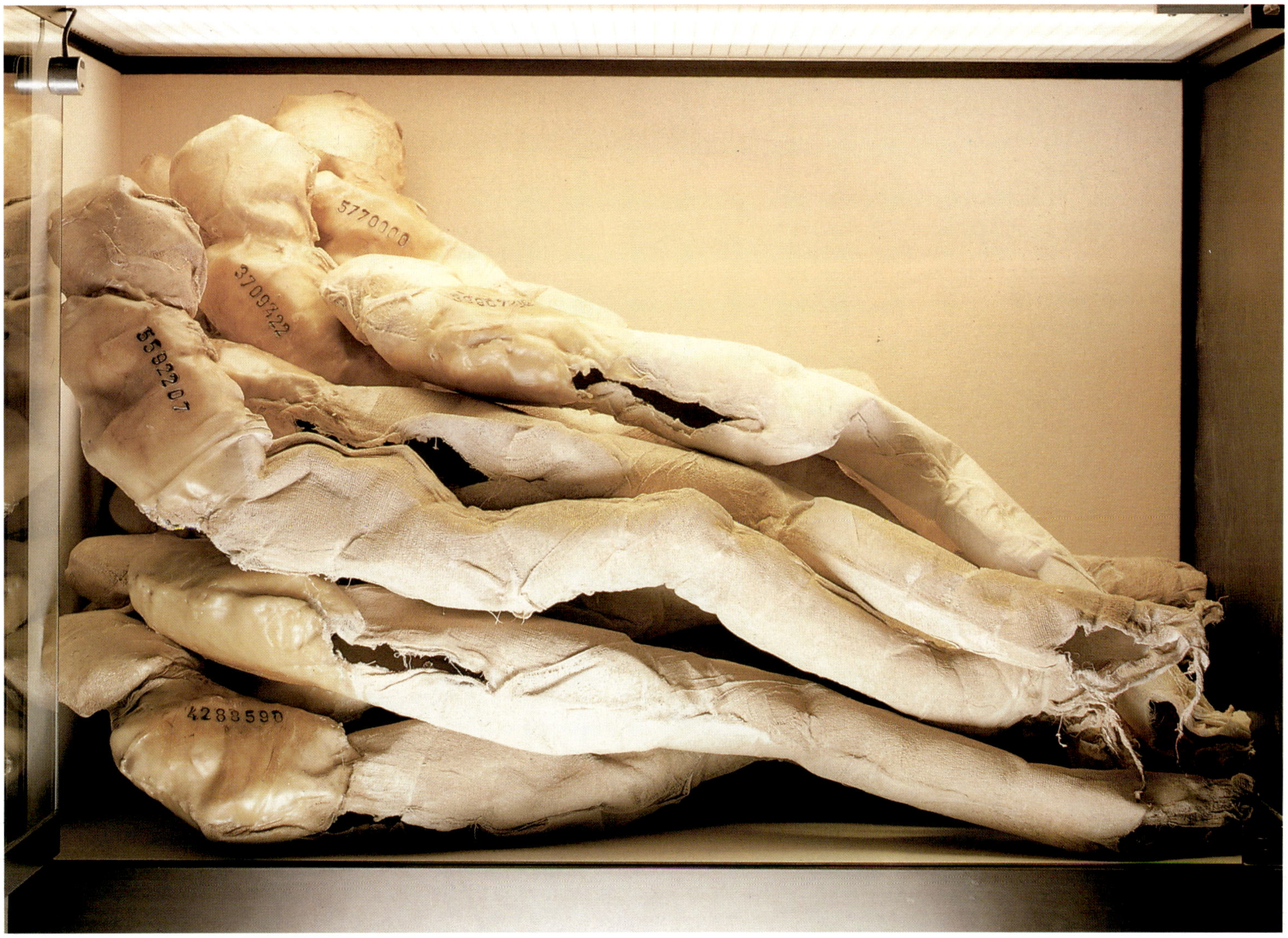

Pierre Degen

London, Großbritannien
geboren 1947 in der Schweiz

Dozent am Middlesex Polytechnic London

Studium an der Ecole d'Art Appliqué La Chaux-de-Fond, am Technicum Neuchâtelois und an der Kunstgewerbeschule Luzern

Seit 1972 Einzelausstellungen in London, Bristol, Gateshead, Belfast, Den Haag, Middelburg, Tilburg, Maastricht, Amsterdam, Adelaide und Perth

Seit 1970 Beteiligung an Ausstellungen in der Schweiz, in Großbritannien, Norwegen, in der Bundesrepublik Deutschland, Belgien, in den Niederlanden, Österreich, den USA, Kanada und Japan

Ausgezeichnet mit Stipendien in der Schweiz, in Holland und Australien, Diamonds International Award 1973

Arbeiten in Museen und Sammlungen in Edinburgh, London, Gateshead, Apeldoorn, Amsterdam, Naarden/NL, Perth, Adelaide und Kyoto

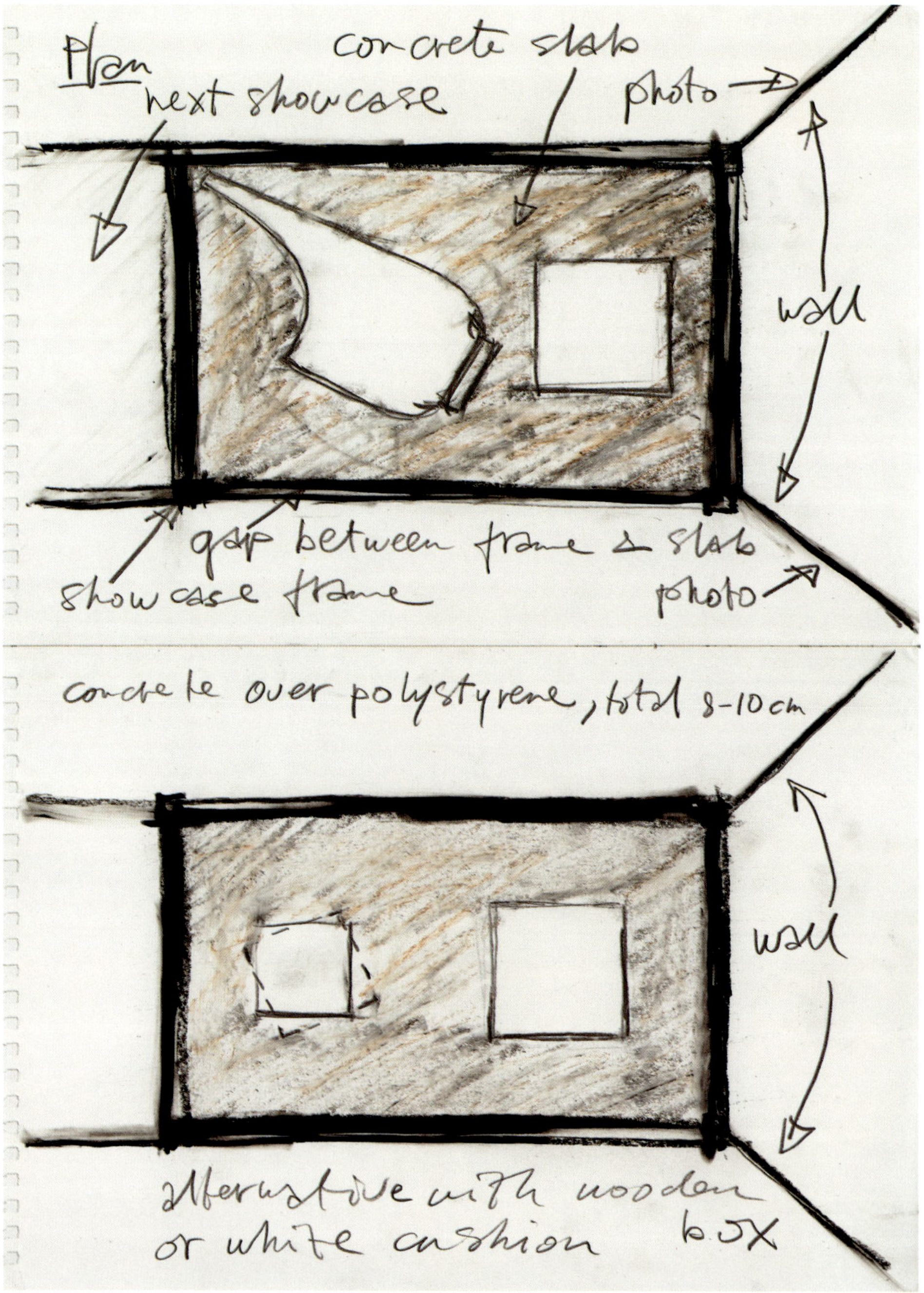

›Boxinggloves‹
Beton, Holz

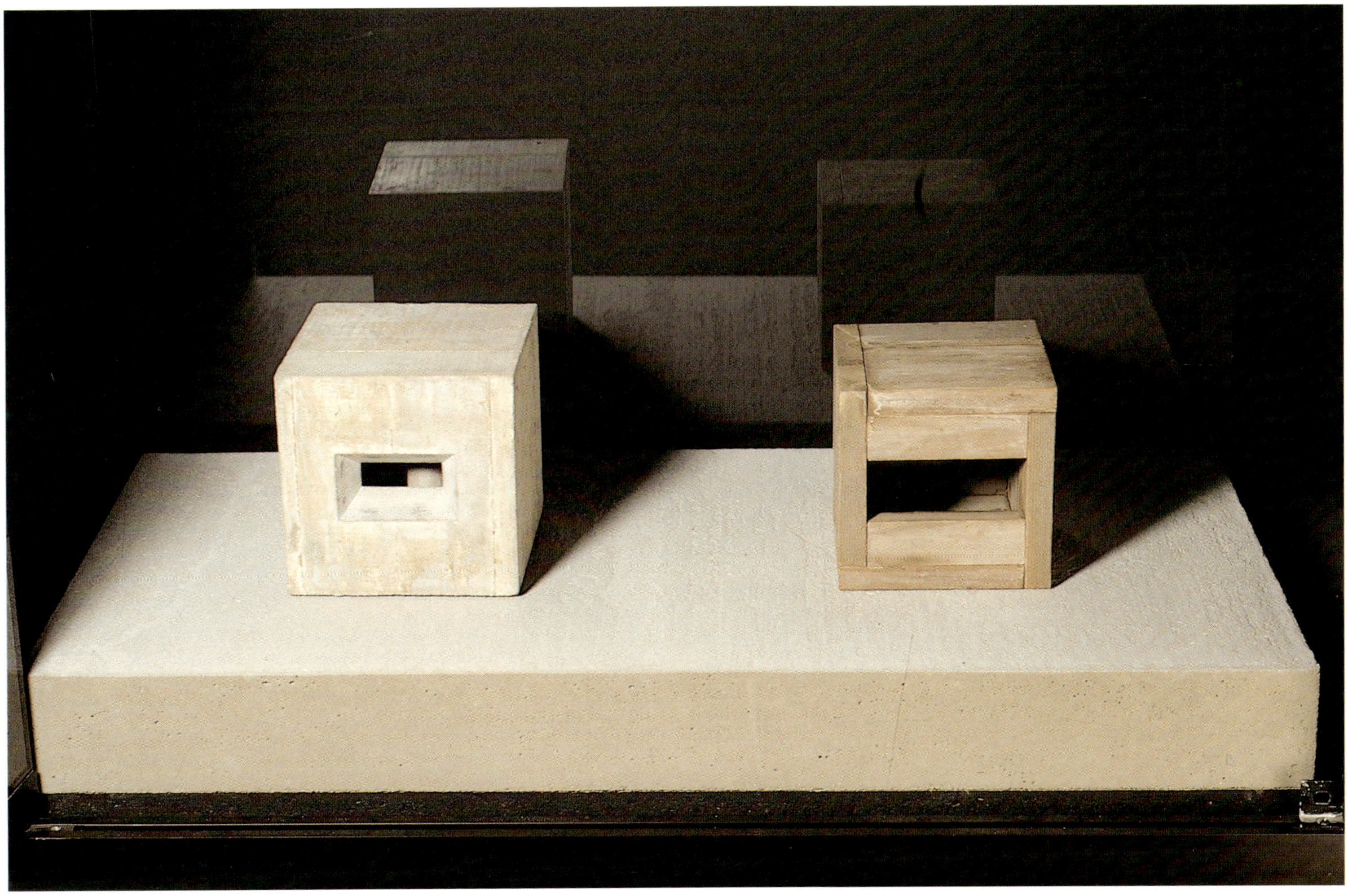

Sinje Dillenkofer

Stuttgart, Bundesrepublik Deutschland
geboren 1959 in Neustadt/Weinstraße

Haute-Couture-Schneiderlehre in Wiesbaden, Grafik-Design-Studium an der Staatlichen Akademie der bildenden Künste Stuttgart

Beteiligung an zahlreichen Ausstellungen

Ausgezeichnet mit einem Graduiertenstipendium des Ministeriums für Wissenschaft und Kunst Baden-Württemberg

Arbeiten in der Staatsgalerie Stuttgart

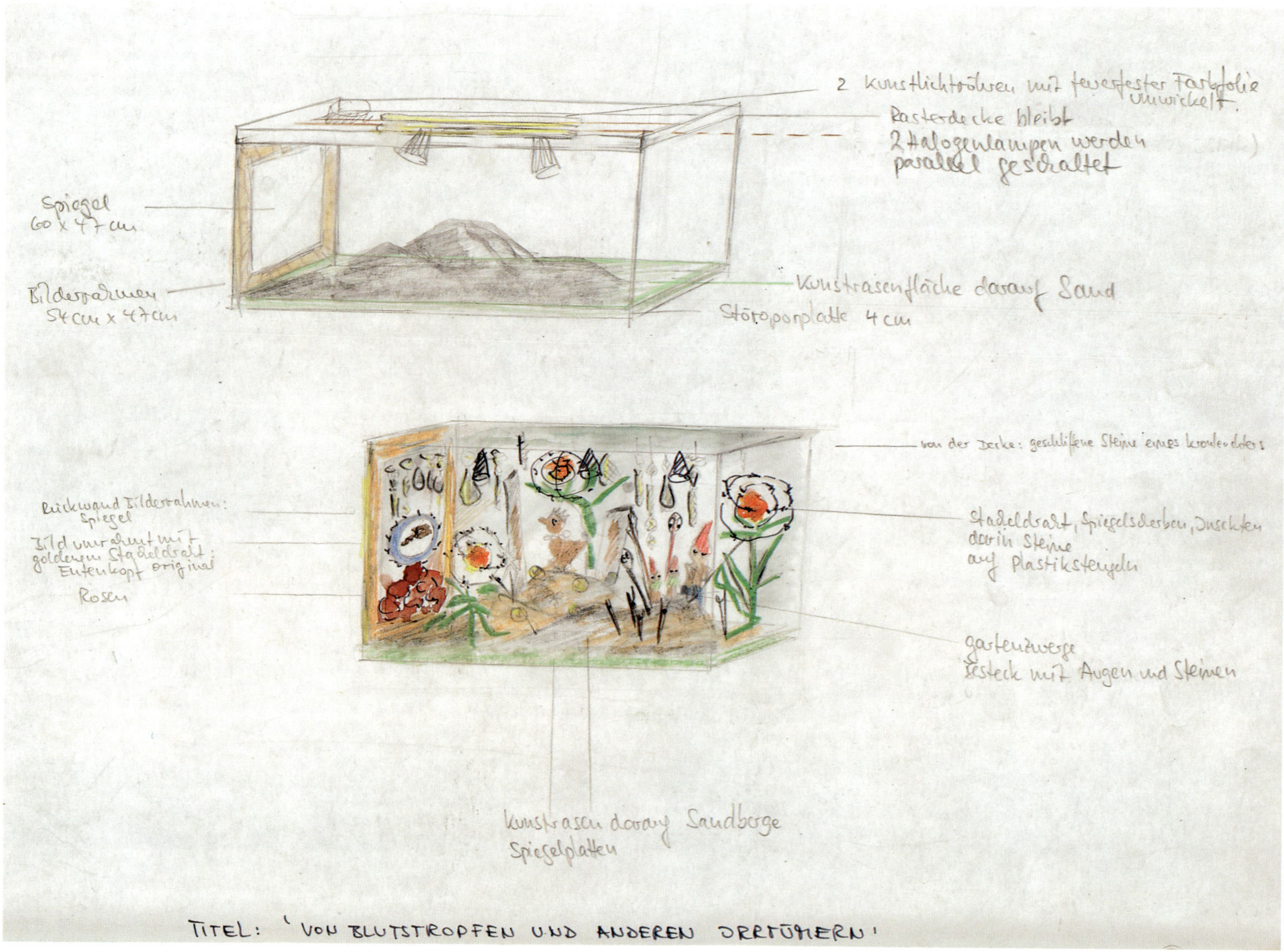

›Uniformierte Eitelkeit‹
›Von Blutstropfen und anderen Irrtümern‹
verschiedene Materialien

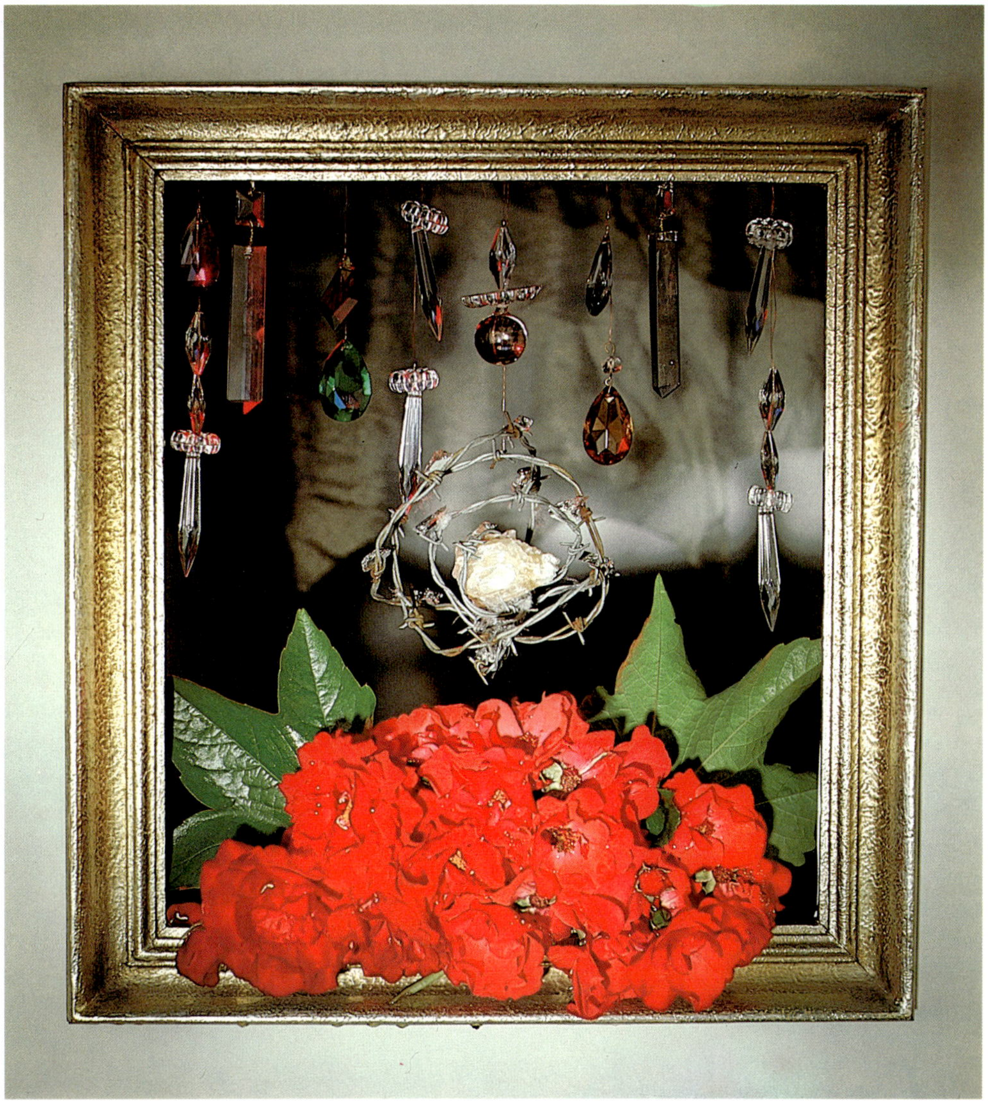

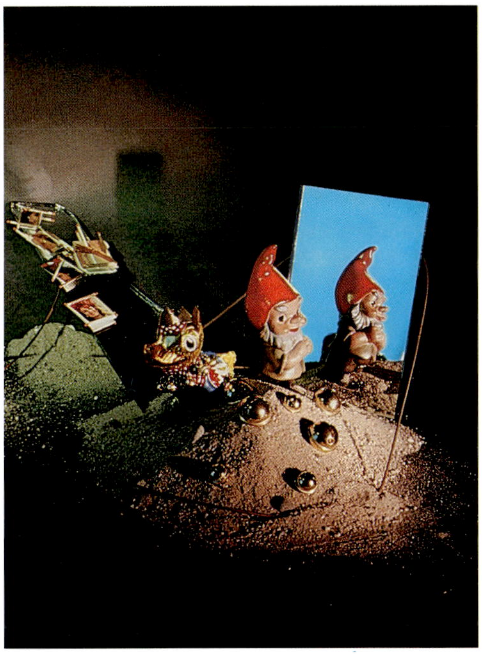

Morio Funakushi

Yokohama, Japan
geboren 1950

Studium an der Rikkyo Universität Tokio und an der Staatlichen Zeichenakademie Hanau

Seit 1983 Beteiligung an Ausstellungen in der Bundesrepublik Deutschland, Japan, in den Niederlanden und in Finnland

Ausgezeichnet mit dem Großen Preis der Japan Jewellery Exhibition 1979 und dem Großen Preis des Modern Jewellery Design Contest 1982

Arbeiten im Nationalmuseum für moderne Kunst Kyoto und in einer niederländischen Privatsammlung

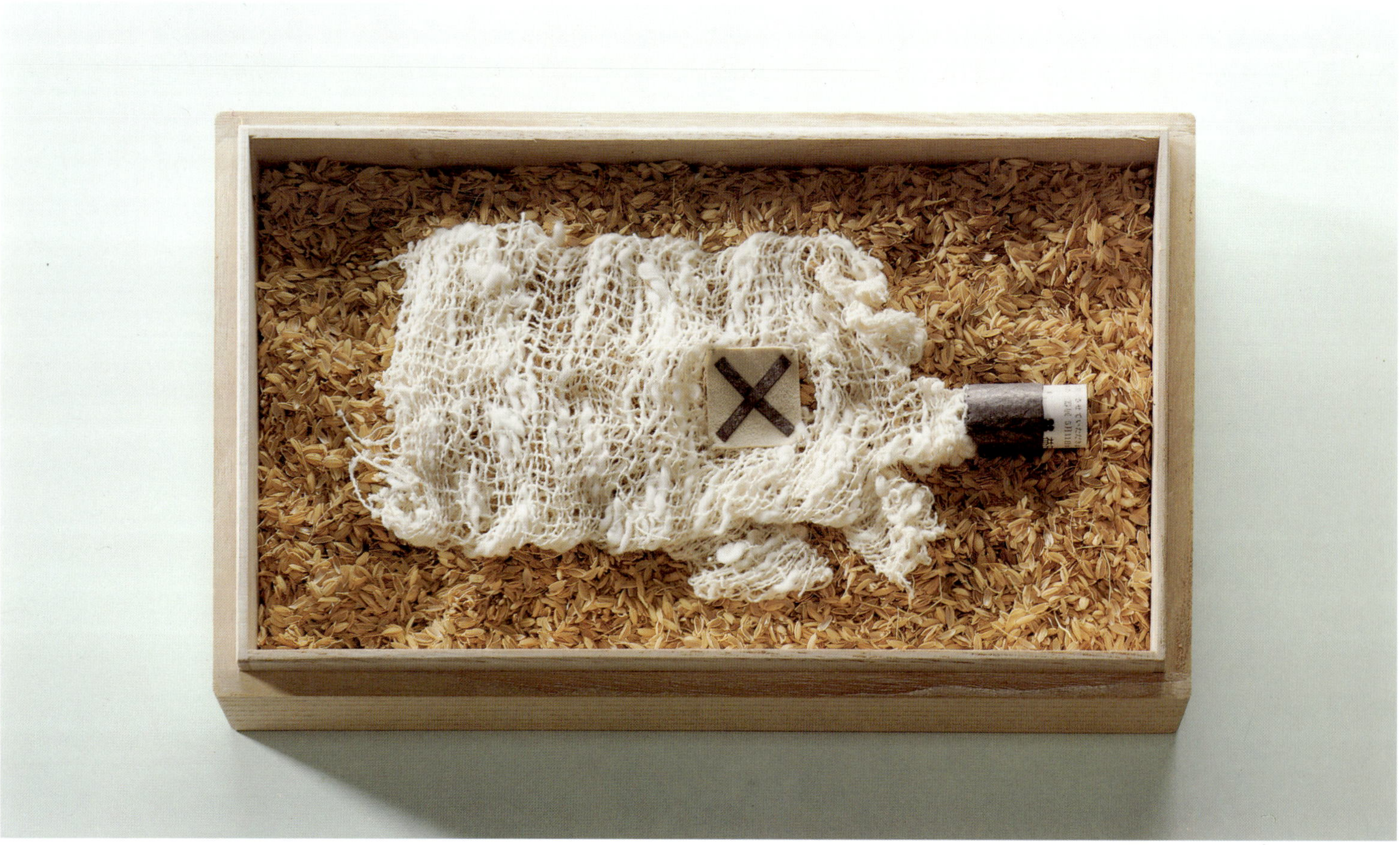

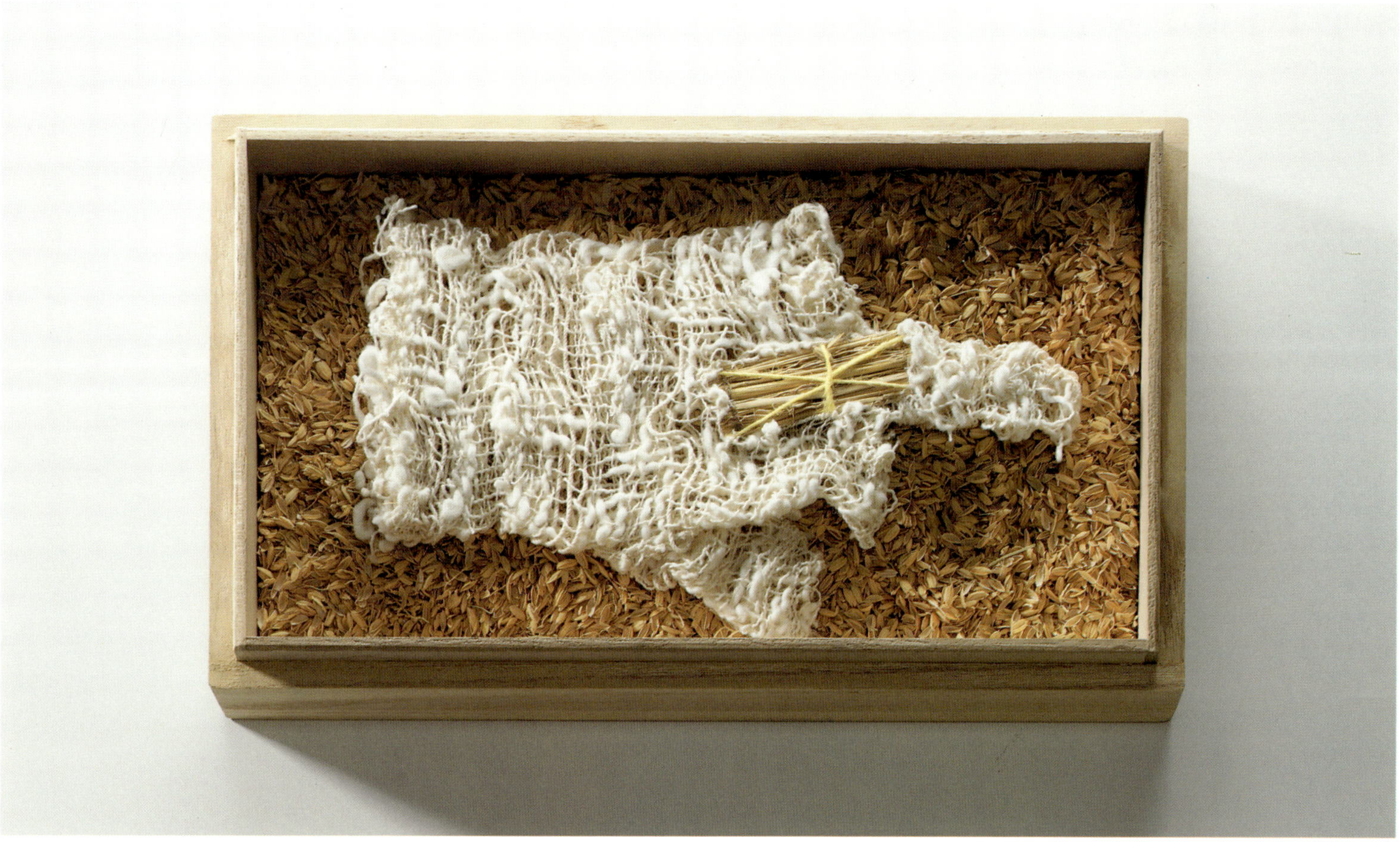

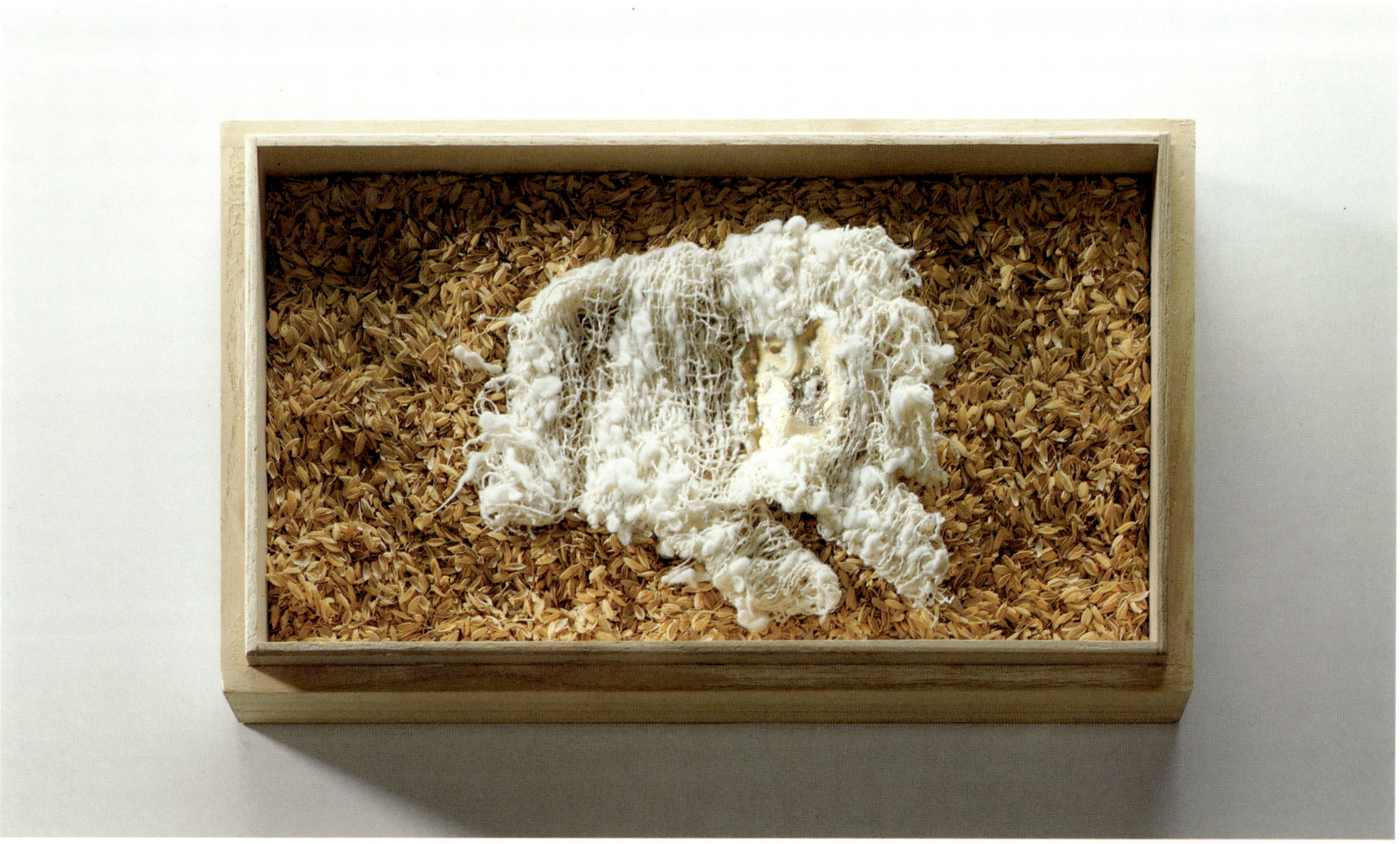

›Glove for him, her and their child‹,
1986 / 1989
Ägyptische Baumwolle, Reisspelzen,
Holz, Blei

Bernd Hennig

Neuenbürg, Bundesrepublik Deutschland geboren 1952 in Heilbronn

Lehrbeauftragter an der Fachhochschule für Gestaltung Pforzheim

Studium an der Fachhochschule für Gestaltung Pforzheim und an der Staatlichen Akademie der Bildenden Künste Karlsruhe

Seit 1978 Einzelausstellungen in Baden-Baden, Stuttgart, Heilbronn, Pforzheim und Köln

Seit 1977 Beteiligung an Ausstellungen in der Bundesrepublik Deutschland und in Japan

Ausgezeichnet mit einem Bildhauerstipendium der Staatlichen Akademie der Bildenden Künste Karlsruhe 1978–82, mit dem Kunstpreis der Jugend 1977, einem Stipendium der Kunststiftung Baden-Württemberg 1980, einem Preis für Großplastik Hommage à Baden-Baden, einem Stipendium der Casa Baldi Olevano Romano, Italien 1986 und dem Villa Massimo Stipendium Rom 1990

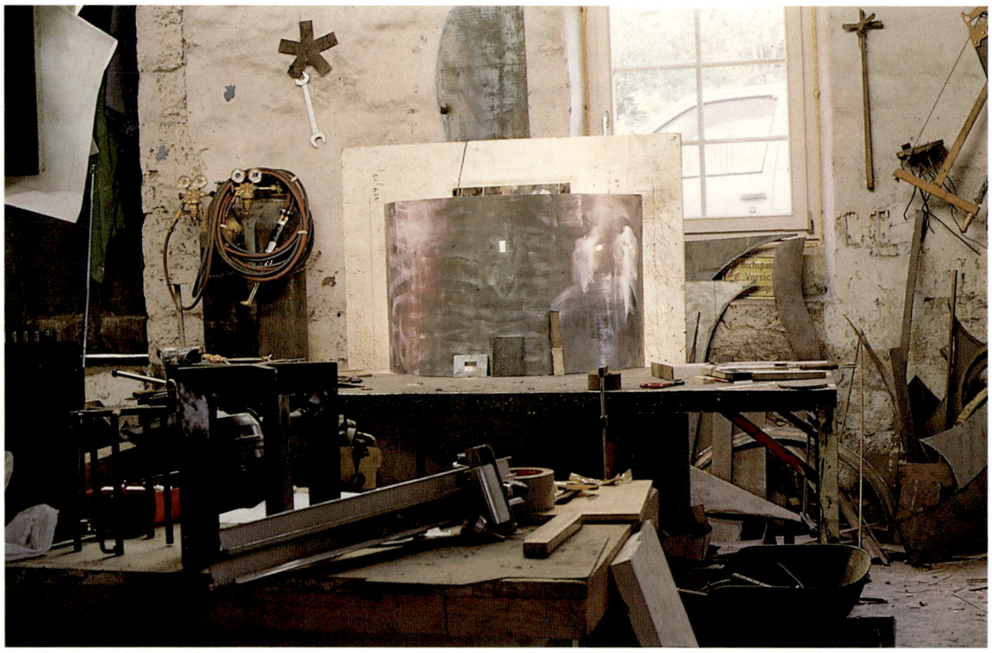

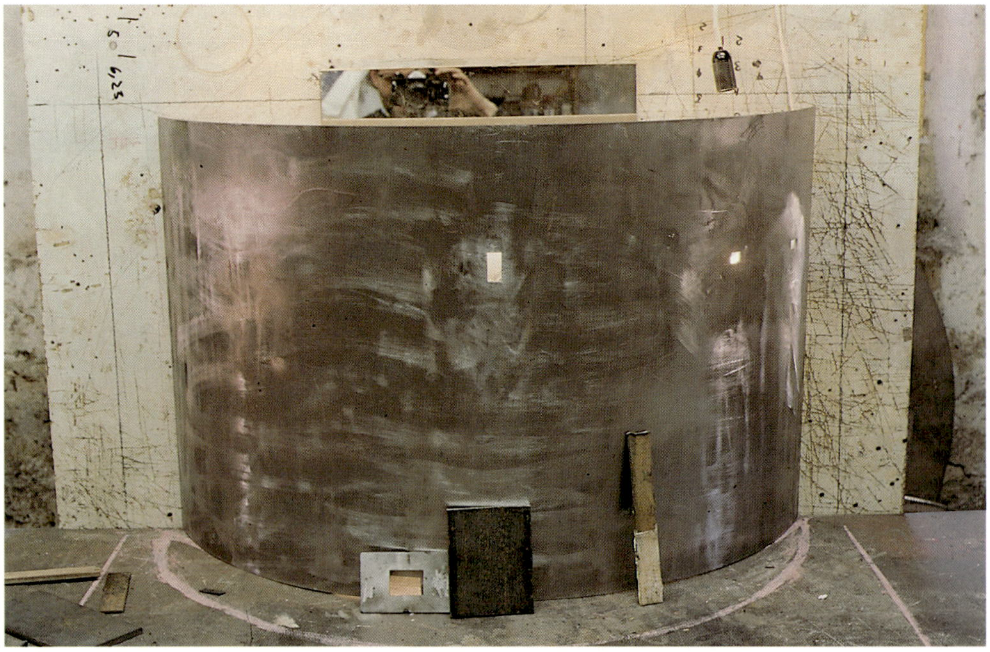

›Yin-Yang-Museum 1989‹
Stahl, verschiedene Materialien

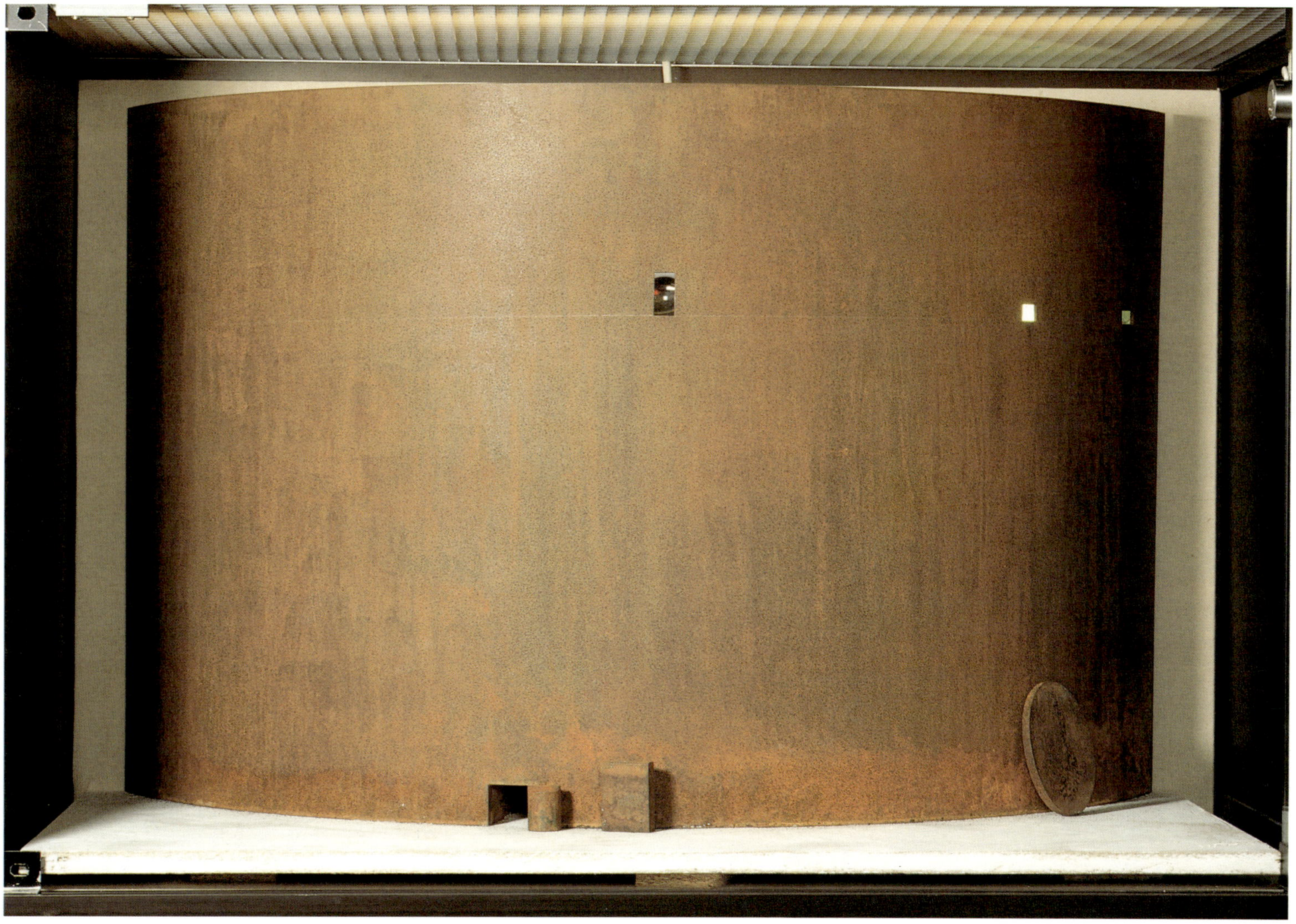

Marion Herbst

Veen, Niederlande
geboren 1944 in Lingen an der Ems, Bundesrepublik Deutschland

Dozentin an der Gerrit Rietveld Akademie Amsterdam

Studium an der Kunstnijverheidsschool Amsterdam (Gerrit Rietveld Akademie)

Beteiligung an Ausstellungen in Europa, den USA, Kanada, Australien und Mexiko

Ausgezeichnet mit dem Françoise van den Bosch-Preis 1982

Arbeiten in Museen und Sammlungen in Europa und Mexiko

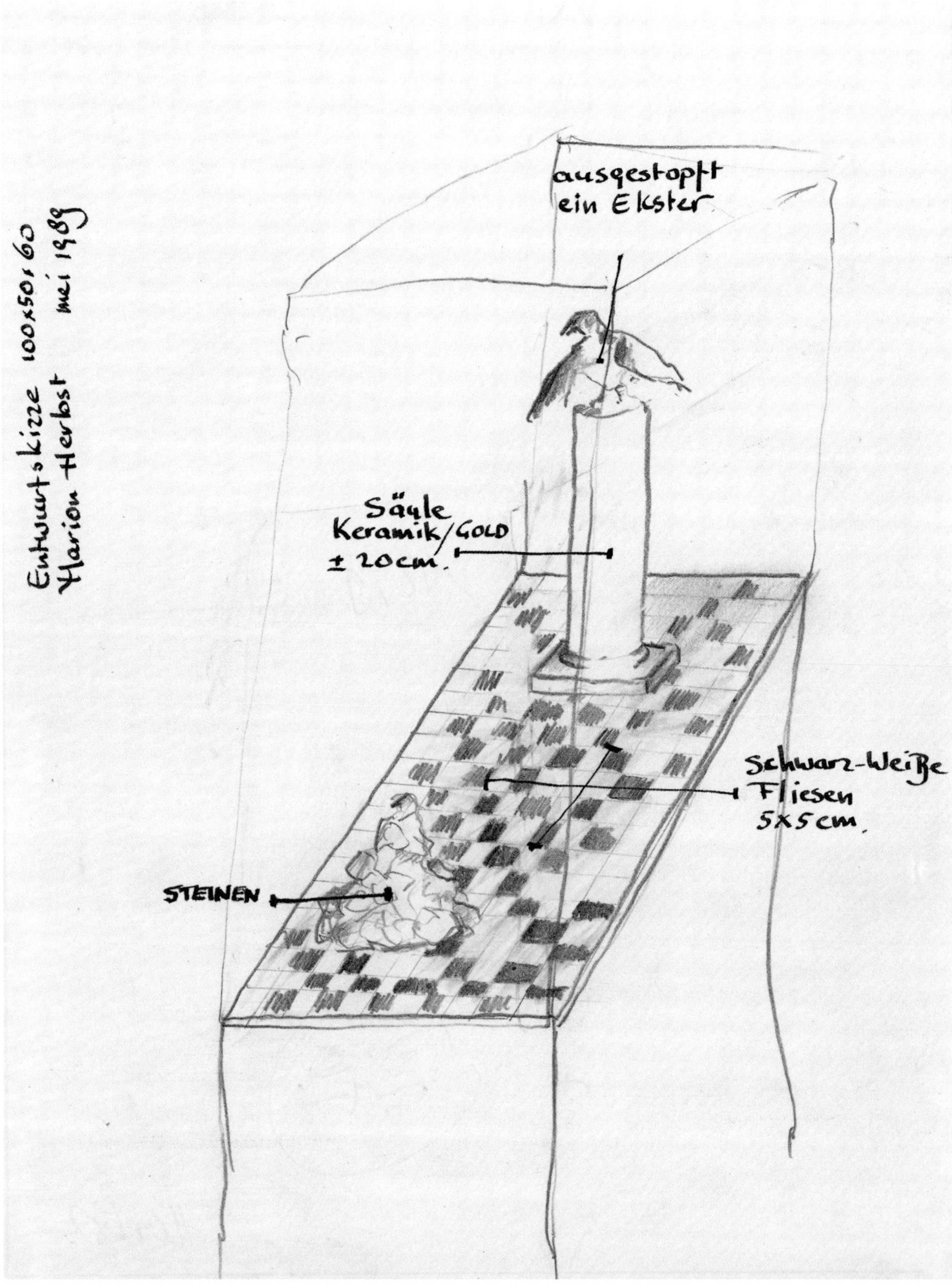

›Ausgestopfte Elster‹
Keramik, präparierter Vogel

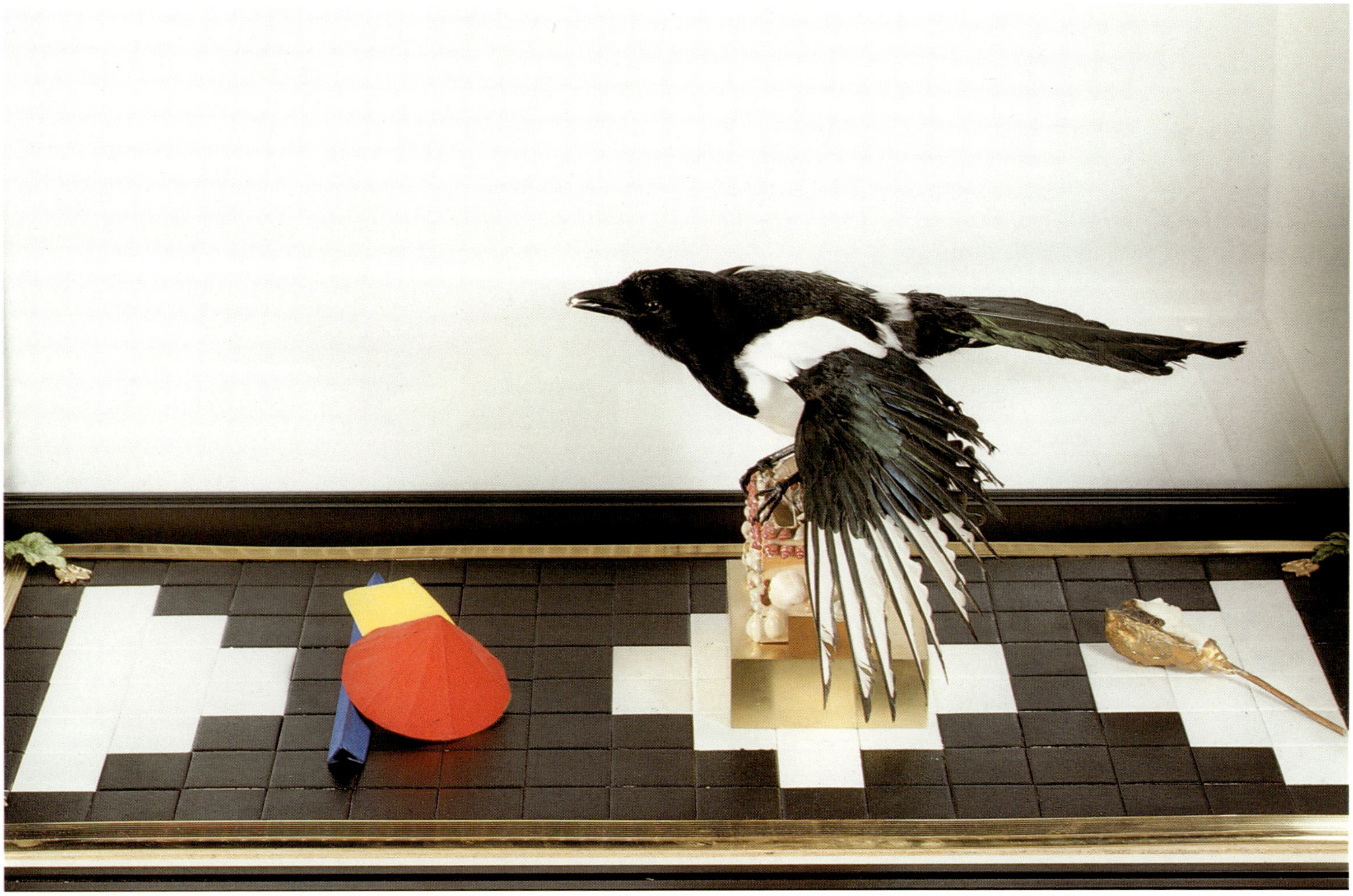

Hans Hollein

Wien, Österreich
geboren 1934 in Wien

Architekt, Designer und freier Künstler
Leiter der Meisterklasse für Industrial Design und des Instituts für Design an der Hochschule für angewandte Kunst in Wien
Leiter einer Meisterklasse für Architektur an der Hochschule für angewandte Kunst in Wien

Ausgezeichnet u. a. mit dem Reynolds Memorial Award USA 1966 und 1984, mit dem Österreichischen Staatspreis für Umweltgestaltung 1968, dem Bard Award for Excellence in Architecture and Urban Design New York 1970, dem Preis der Stadt Wien 1974, dem Großen Österreichischen Staatspreis 1983, dem Deutschen Architekturpreis 1983 und dem Pritzker Architecture Prize USA 1985

Arbeiten in Museen und Sammlungen in New York, Wien, Barcelona, Mönchengladbach, Frankfurt, Paris, Amsterdam, Kyoto und London

Wichtige Bauten u. a. Retti Kerzenladen Wien, Richard L. Feigen Gallery New York, Städtisches Museum Abteiberg Mönchengladbach, Museum für Moderne Kunst Frankfurt und ›Haas-Haus‹ Wien

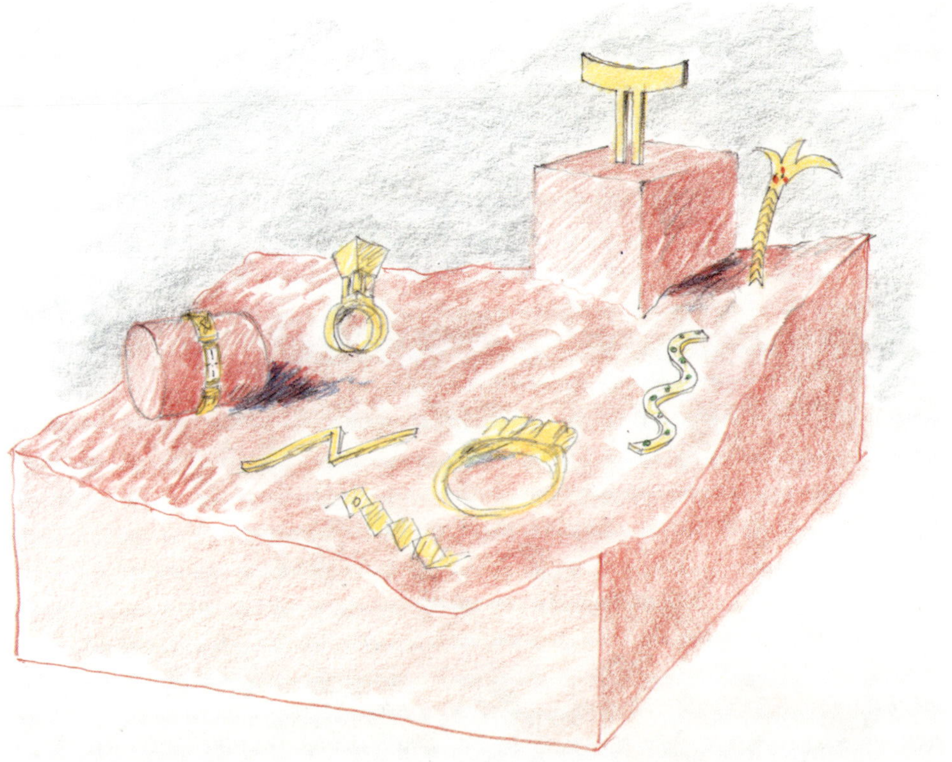

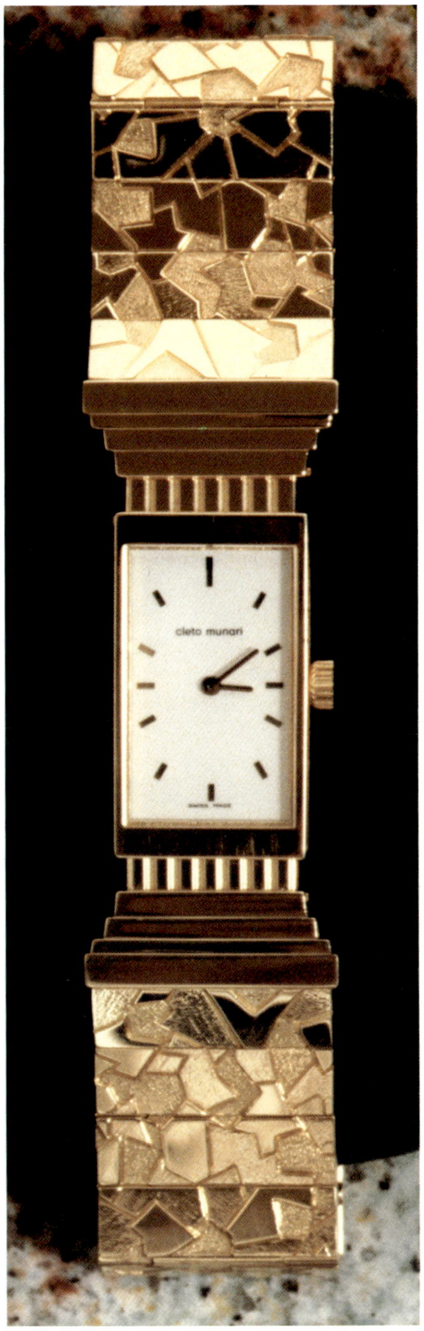

Armbanduhr, 1987
Gold
Collezione Cleto Munari, Vicenza

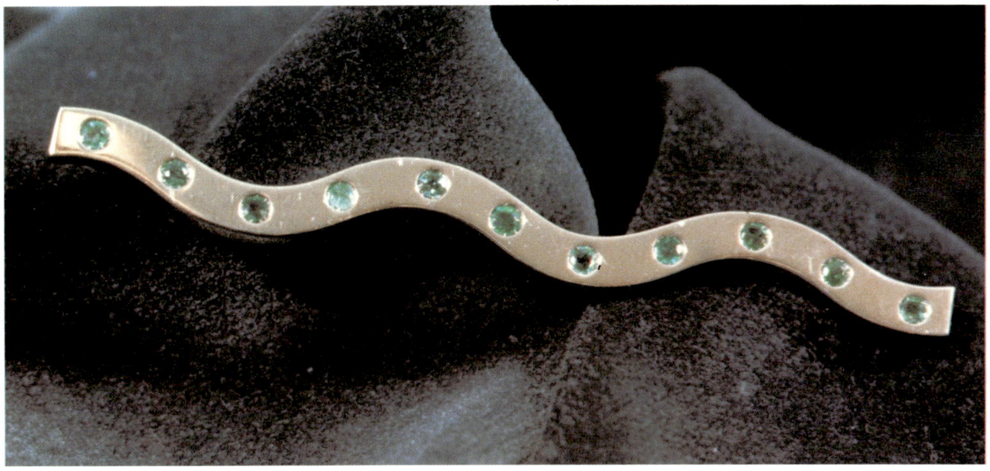

Brosche, 1987
Länge 7,8 cm
Weißgold mit Smaragden
Juwelier Köchert, Wien

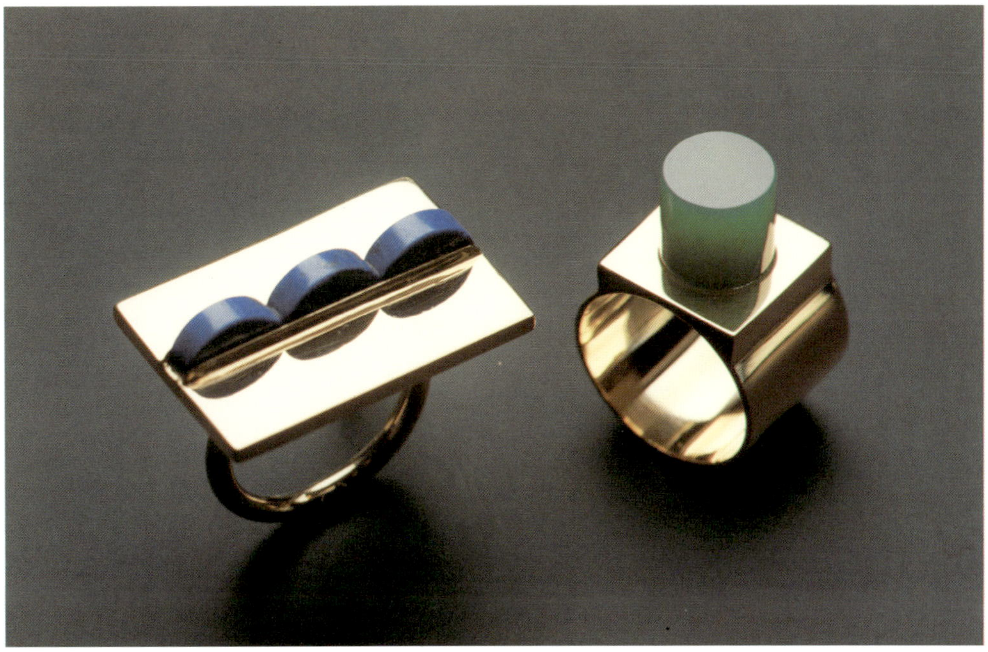

zwei Ringe, 1985
Höhe je 3,7 cm
Gold, Lapislazuli
Collezione Cleto Munari, Vicenza

Birgit Jürgenssen

Wien, Österreich
geboren 1949 in Wien

Lehrbeauftragte an der Akademie der bildenden Künste Wien

Studium an der Hochschule für angewandte Kunst in Wien

Seit 1972 Einzelausstellungen in Graz, Wien, Linz, New York, Düsseldorf, Southampton, Birmingham, Bristol und Edinburgh

Seit 1970 Beteiligung an Ausstellungen in Frankreich, Österreich, in der Bundesrepublik Deutschland, Dänemark, Australien, Italien, Belgien, Luxemburg, in der Schweiz und in Finnland

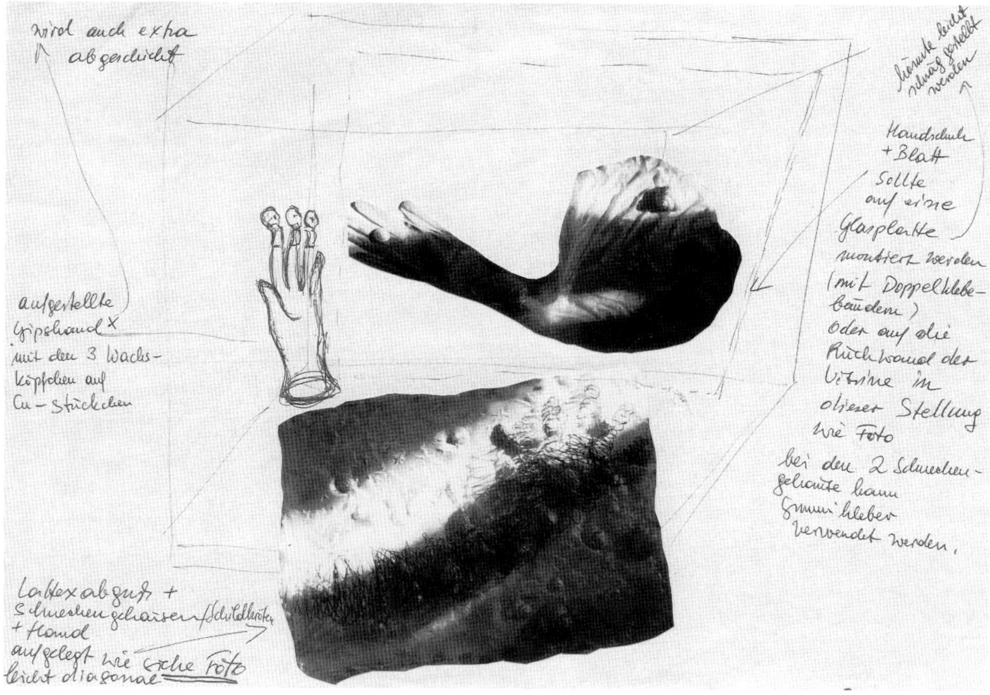

›Drei Fingerlinge, „Handschuh" mit Schnecken und Schildkröten, Früchte- und Samen-Armschmuck, Schmuckblatt für Arm‹
Latex, Eisendraht, Kupfer, Gips Wachs, Farbfoto

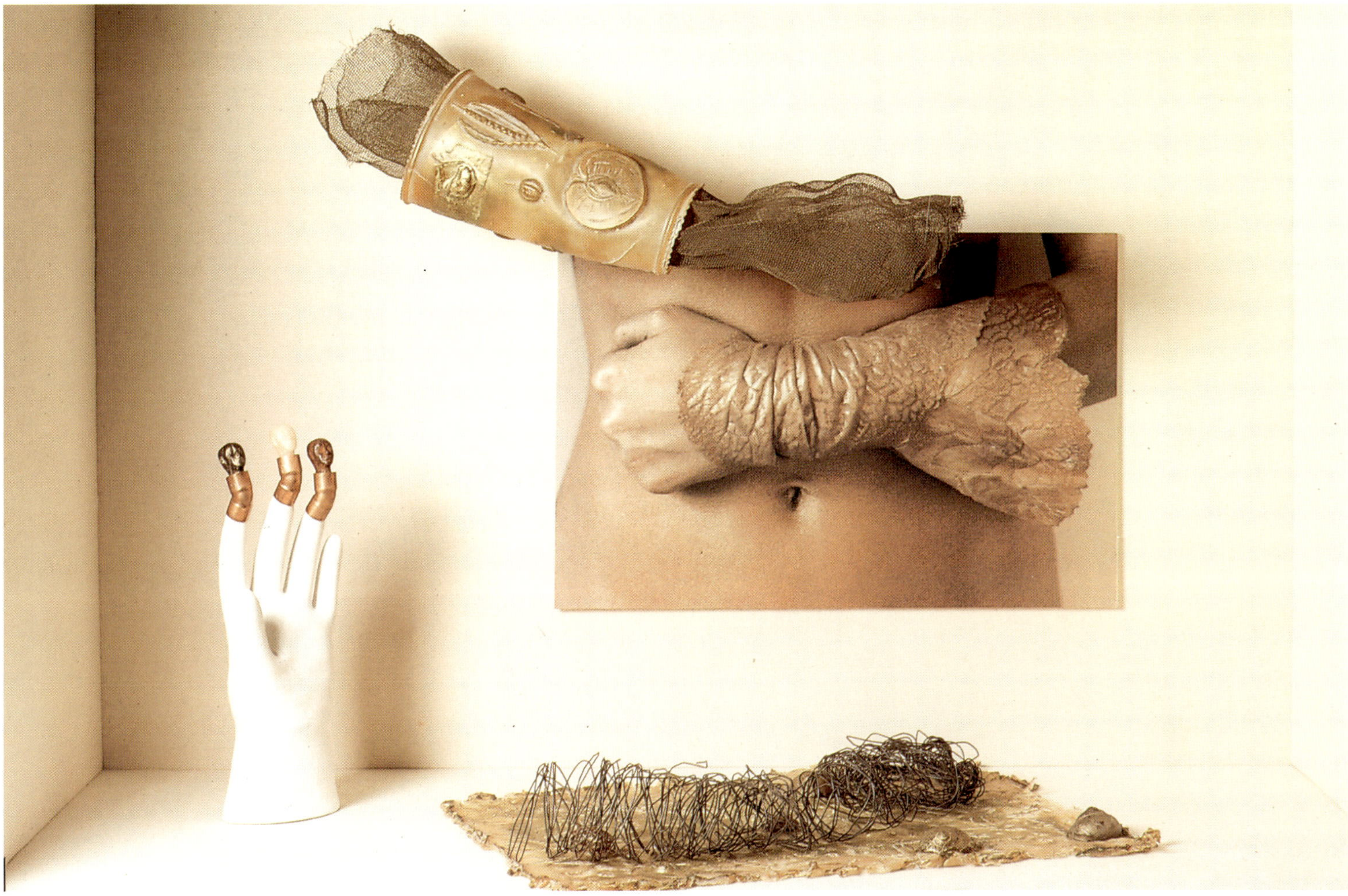

Wolfgang Lieglein (Wolli the kid)

›Intergalaktischer Zufall‹
Holz, Papier, Karton, Farbe, Glassteine, Madonnenbildchen, Schmuck, Kassettenrekorder, Lämpchen und vieles mehr

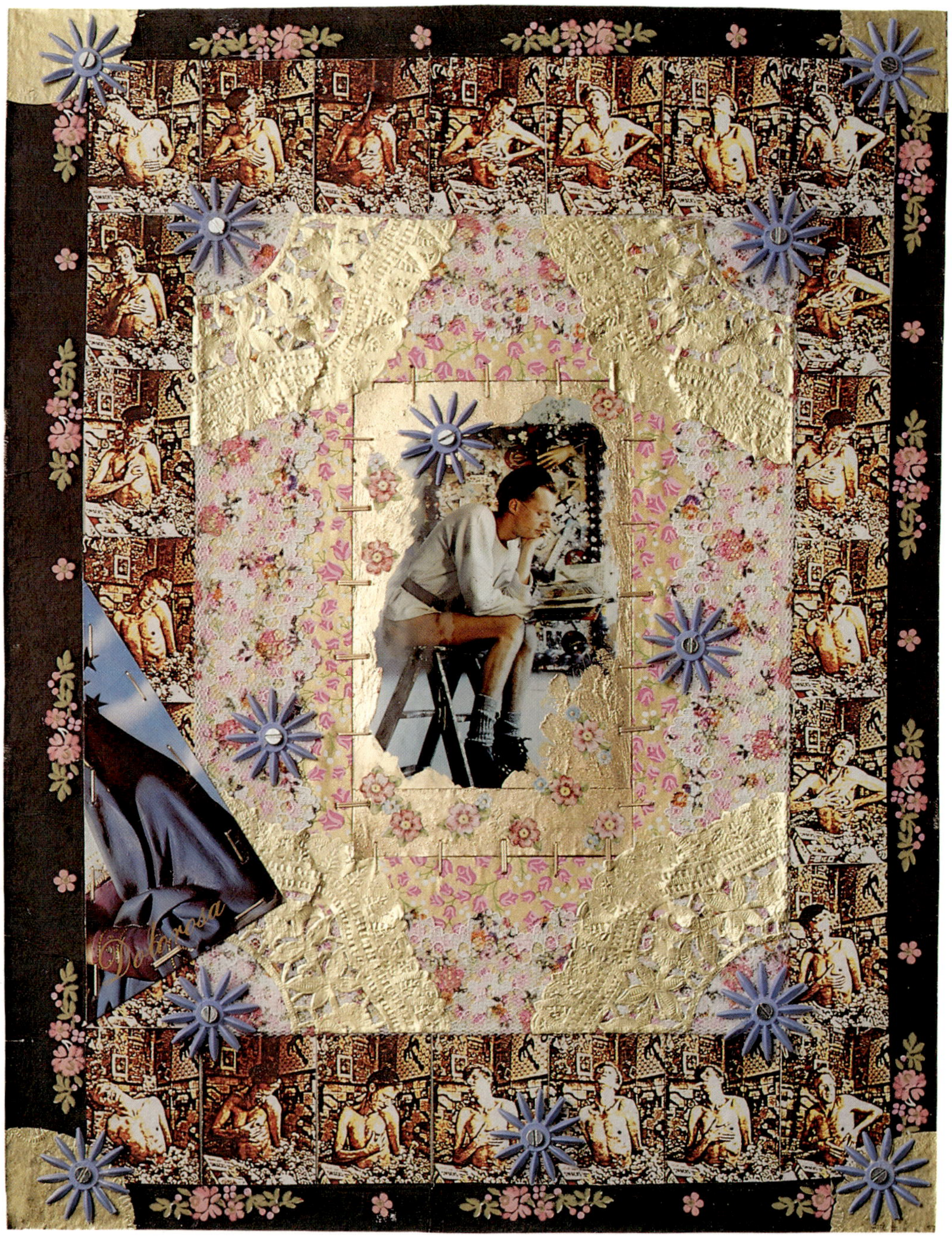

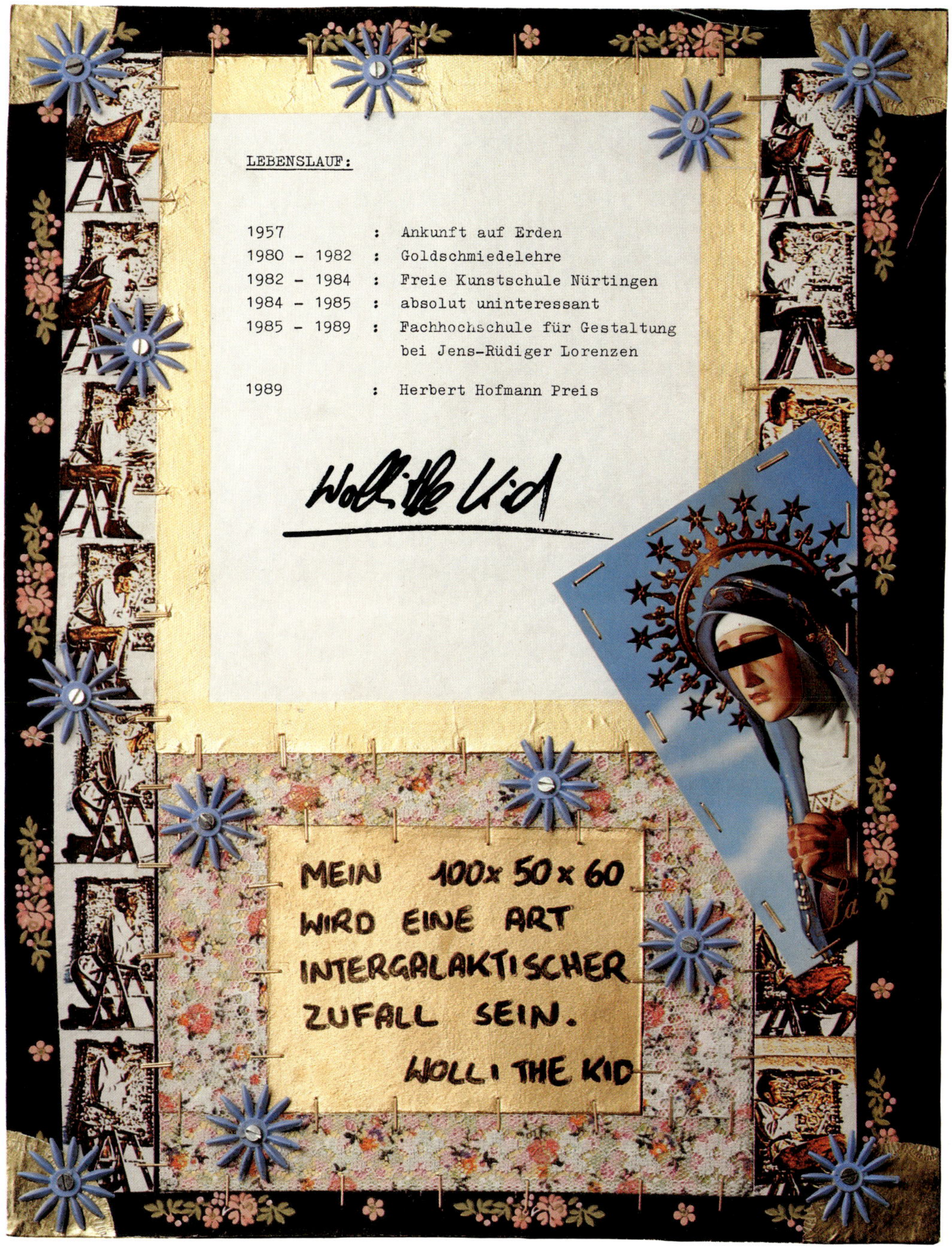
LEBENSLAUF:
1957 : Ankunft auf Erden
1980 - 1982 : Goldschmiedelehre
1982 - 1984 : Freie Kunstschule Nürtingen
1984 - 1985 : absolut uninteressant
1985 - 1989 : Fachhochschule für Gestaltung bei Jens-Rüdiger Lorenzen
1989 : Herbert Hofmann Preis
MEIN 100x 50 x 60 WIRD EINE ART INTERGALAKTISCHER ZUFALL SEIN.
WOLLI THE KID

Julia Manheim

London, Großbritannien
geboren 1949 in London

Studium am Hornsey College of Art und an der Central School of Art & Design London

Seit 1978 Einzelausstellungen in Kendal, Gateshead, Apeldoorn, Sunderland, London, Amsterdam, Wien und Southampton

Beteiligung an Ausstellungen in Großbritannien, in den USA, Japan, Kanada, in den Niederlanden, der Schweiz, Schweden, Belgien, Österreich, in der Bundesrepublik Deutschland, Spanien, Frankreich und Norwegen

Ausgezeichnet mit einem Reisestipendium des British Council 1988

Arbeiten in Museen und Sammlungen in London, Kendal, Gateshead, Melbourne, Apeldoorn, Amsterdam, Cleveland, New York, Trondheim, Zutphen und Paris

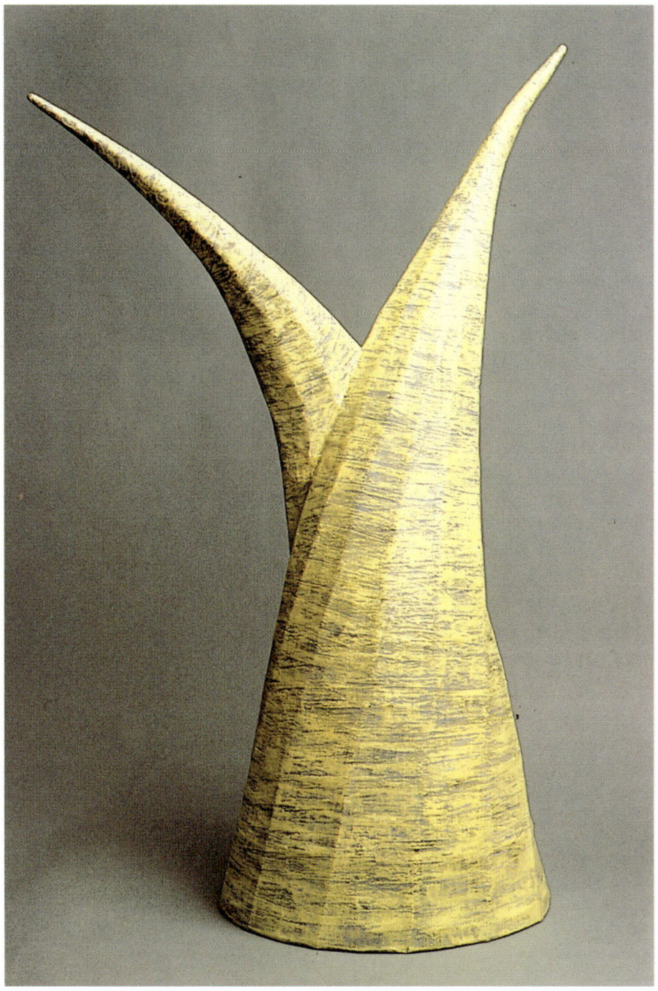

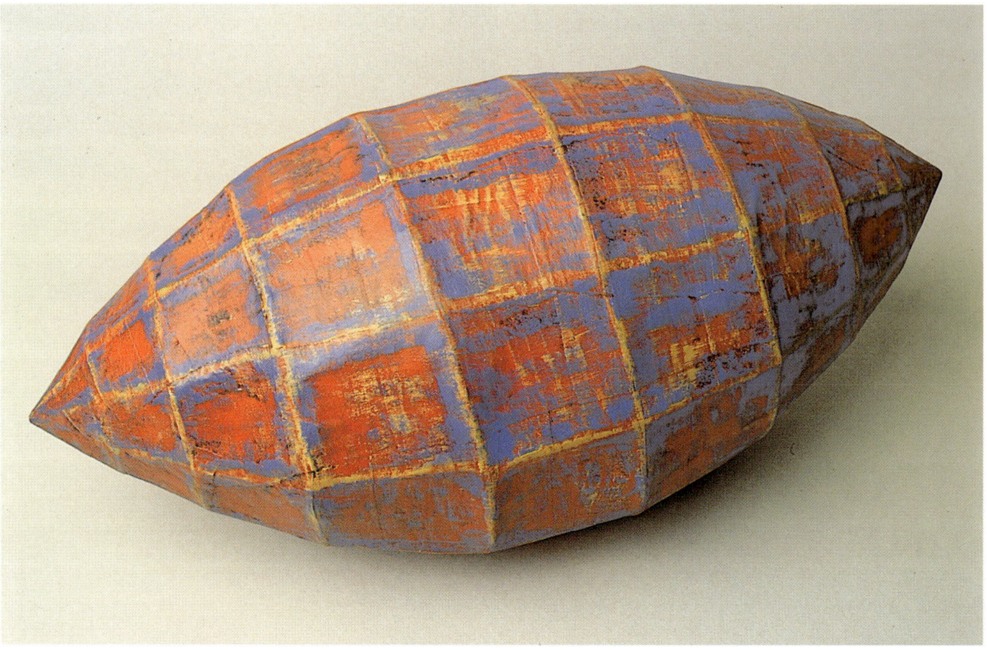

Objekte für die Installation
›One day in the outback‹
Draht, bemaltes Papier

Skizze zu ›One day in the outback‹

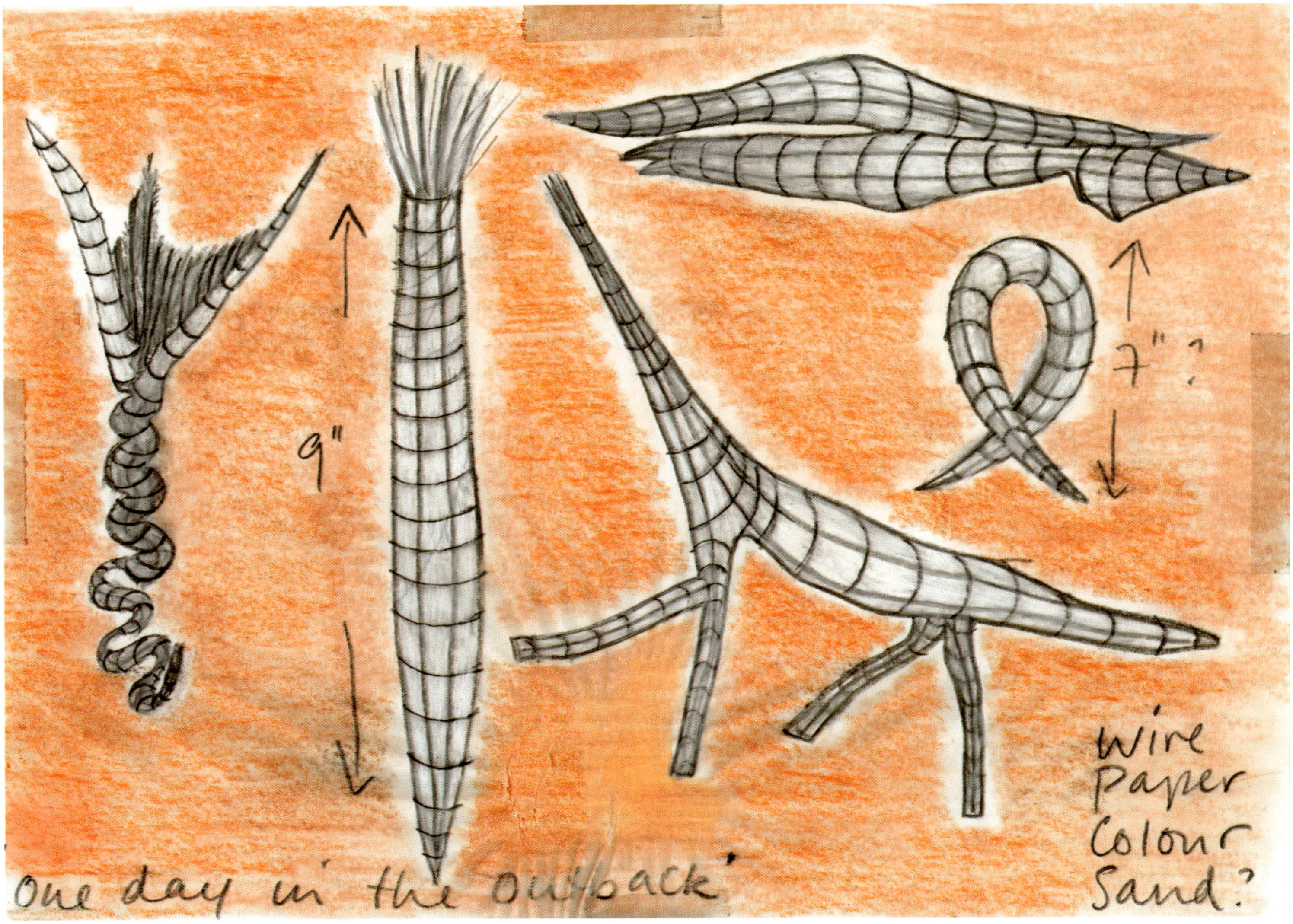

Alessandro Mendini

Mailand, Italien
geboren 1931 in Mailand

Architekt und Designer für Möbel, Mode, Dekorationen, Bühnenbilder u. a. Gastdozent bei ›Les Ateliers‹, Paris Ehrenmitglied der Bezalel Akademie Jerusalem und ›Chevalier de l'ordre des arts et des lettres‹; ausgezeichnet mit dem ›Compasso d'Oro‹ 1979 und von der Architectural League New York

Als Maler Beteiligung an der documenta 8 und an zahlreichen Ausstellungen

Arbeiten in den Sammlungen des Museum of Modern Art New York, der Universität Parma, des Centre Pompidou Paris und in vielen anderen Museen

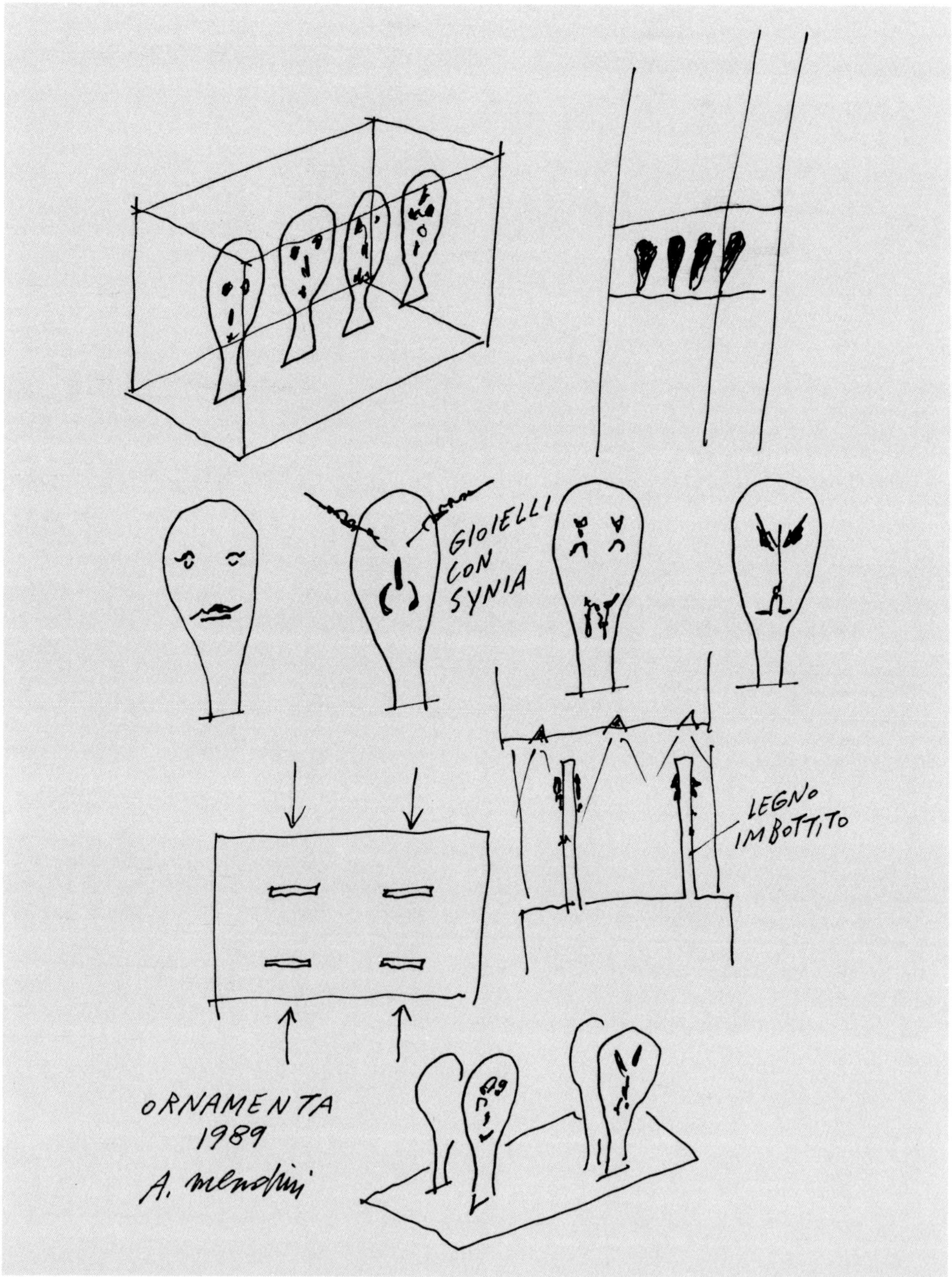

Skizzen zu ›Seven + Seven‹,
Schmuck aus Stahl, in Zusammenarbeit
mit Sinya Okayama

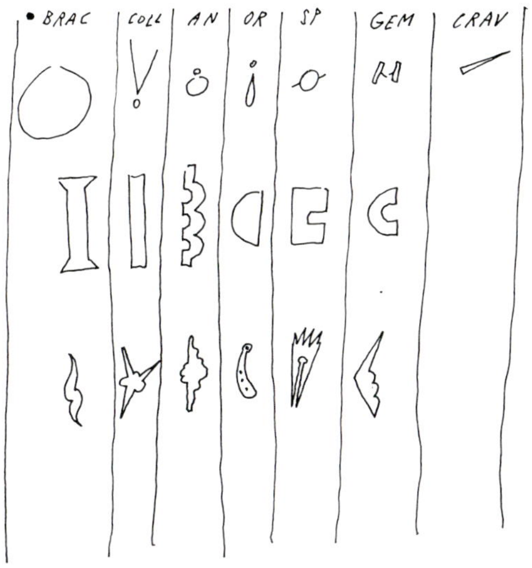

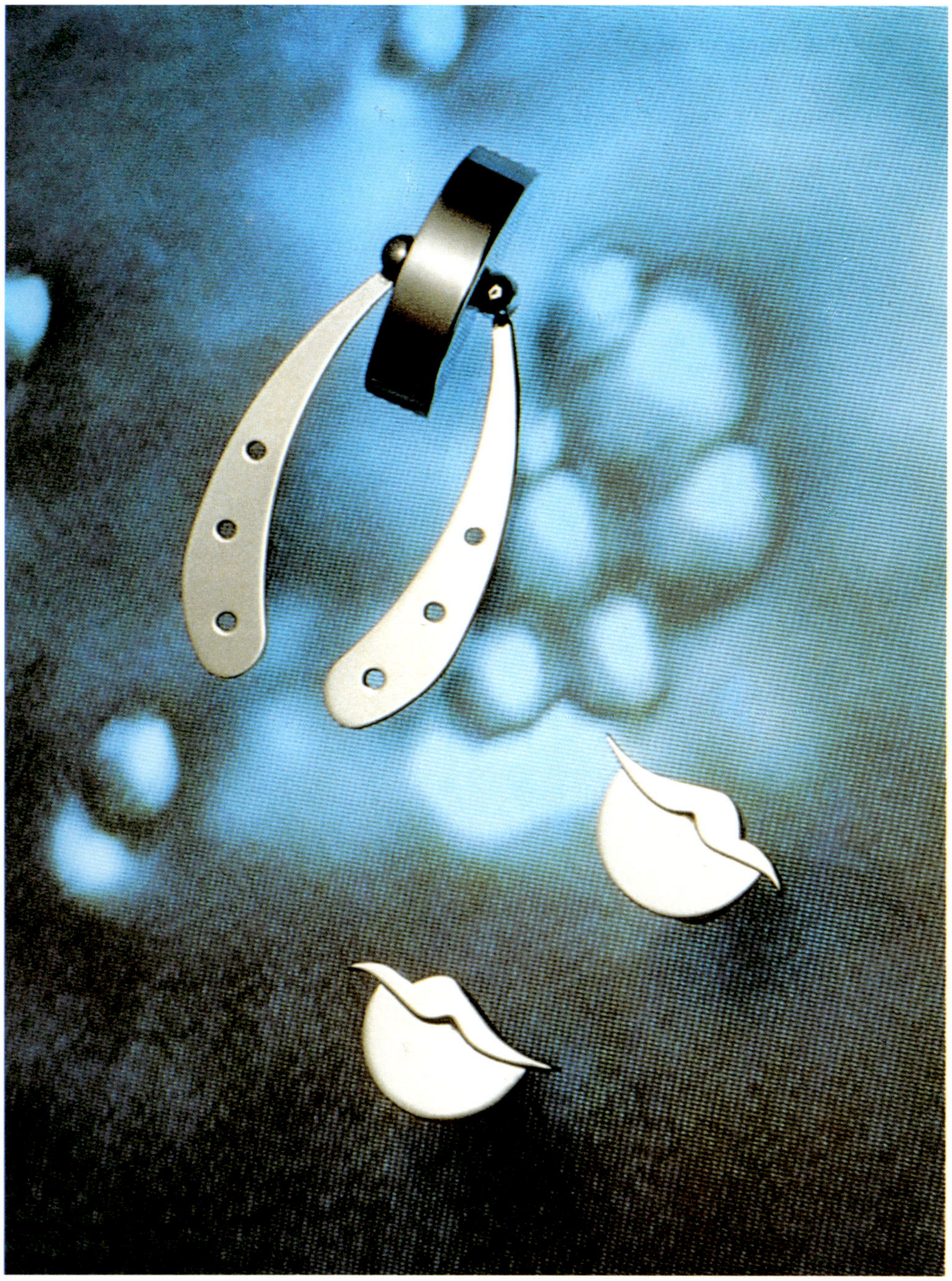

Takao Mitsuyasu

Tokio, Japan
geboren 1944 in Tokio

Studium an der Musashino Art Universität Tokio

Seit 1969 Beteiligung an Ausstellungen in Tokio, London, Pforzheim, New York, Wien, Köln, München und Karlsruhe

Ausgezeichnet mit dem Diamonds International Award 1970

We Japanese say "Jewelry" in Japanese 装身具 (sou-shin-gu). The meaning of 装身具 (sou-shin-gu) is "the implement" had not been developed into the same direction taken by developed foreign countries, because of our very poor economy during 200 years of seclusionism under the control of the Tokugawa Shogunate and then 100 years of our very poor economic condition after opening country. In Japan this "implement" had been required to develop only as rather "the implement to ornament mind" than "the implement to ornament body".

But today, Japan has thrown away the old constitution and became surprisingly rich. Both of makers and consumers are more concerned about "the implement to decorate body" rather than "the implement to decorate mind".

Anyway I have still been in the very poor economic condition restriced by the past system unconciously.

When I think and make this "implement", I have found out more meaning in "the implement to decorate mind" than "the implement to decorate body".

Wir Japaner bezeichnen ›Schmuck‹ als ›sou-shin-gu‹. Aufgrund unserer sehr schlechten wirtschaftlichen Lage während der 200 Jahre der Isolation unter dem Schogunat der Tokugawa und der in ökonomischer Hinsicht ebenfalls sehr schlechten darauf folgenden 100 Jahre nach der Öffnung des Landes hatte sich die Bedeutung von ›sou-shin-gu‹ als ›das Werkzeug zum Schmücken‹ lange Zeit hindurch nicht in die Richtung entwickelt, die die entsprechenden Begriffe für Schmuck in wirtschaftlich höher entwickelten Ländern genommen hatten. In Japan hatte dieses ›Werkzeug‹ weniger die Bedeutung von ›Werkzeug zum Schmücken des Körpers‹ als vielmehr von ›Werkzeug zum Schmücken des Geistes‹.

Heute jedoch hat Japan die alten Herrschaftsverhältnisse überwunden und ist erstaunlich reich geworden. Sowohl den Produzenten als auch den Konsumenten von Schmuck geht es heute mehr um ›Werkzeug zum Schmücken des Körpers‹ als um ›das Werkzeug zum Schmücken der Seele‹.

Ich jedoch lebe unbewußt noch immer unter den sehr schlechten wirtschaftlichen Bedingungen des vergangenen Systems.

Wenn ich eine Idee für ein Schmuckstück entwickle und verwirkliche, hat für mich ›das Werkzeug zum Schmücken der Seele‹ größere Bedeutung als ›das Werkzeug zum Schmücken des Körpers‹.

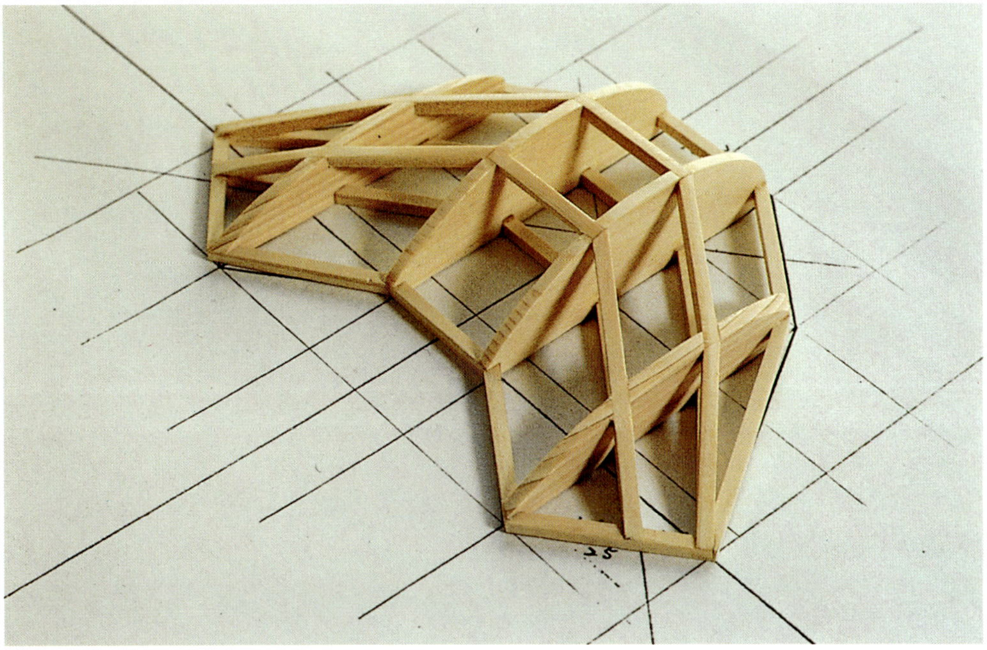

Objekt für die Installation
›Implement – sou-shin-gu‹
Holz, Papier

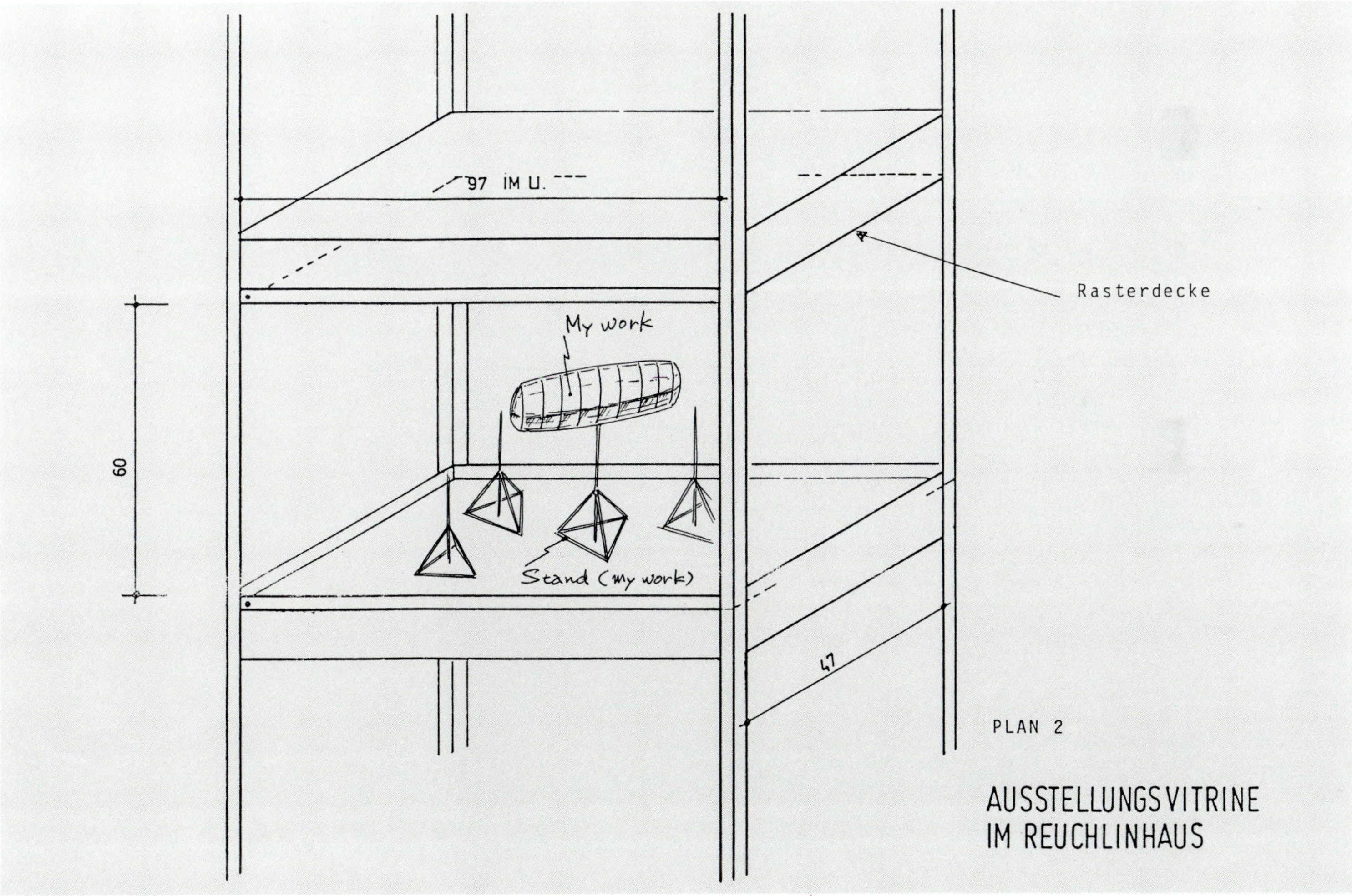

Plan zu ›Implement – sou-shin-gu‹

Erico Nagai

München, Bundesrepublik Deutschland
geboren 1947 in Tokio

Studium an der Kunstgewerbeschule Basel und an der Akademie der Bildenden Künste München

Seit 1981 Einzelausstellungen in Graz, Wien, München, Oldenburg, Passau, Köln, Basel und Zürich

Seit 1975 Beteiligung an Ausstellungen in der Bundesrepublik Deutschland, in der Schweiz, in Österreich, Japan, Neuseeland, in den Niederlanden, in den USA und in Australien

Zahlreiche Auszeichnungen, u. a. Bayerischer Staatspreis 1976 und Herbert Hofmann-Gedächtnispreis München 1976 und 1985, Auszeichnung beim internationalen Wettbewerb ›10g Gold‹ der Gesellschaft für Goldschmiedekunst 1976, Ehrenpreis des Hauptverbandes des Österreichischen Buchhandels ›Die schönsten Bücher Österreichs 1981‹ und Förderpreis der Stadt München 1982

Arbeiten im Schmuckmuseum Pforzheim

Modellfotos zu ›Schmuck, Stoff, Körper‹
Seide, Papier, Holz
Schmuck aus Gold mit Stein

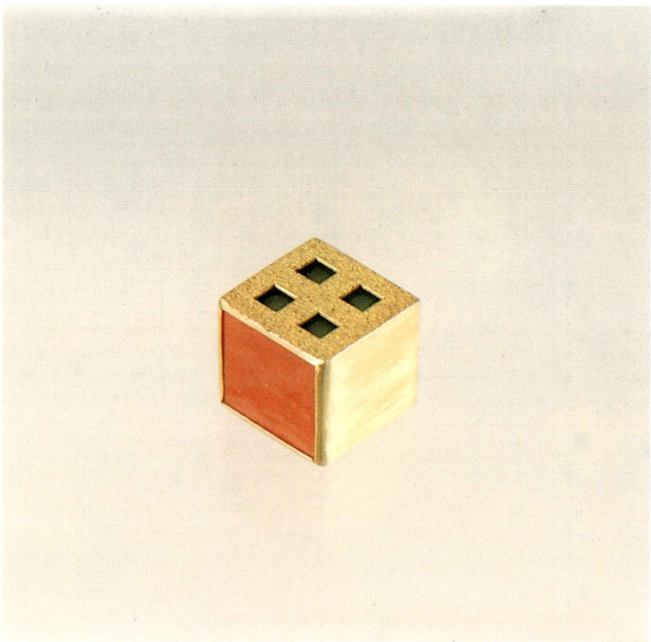

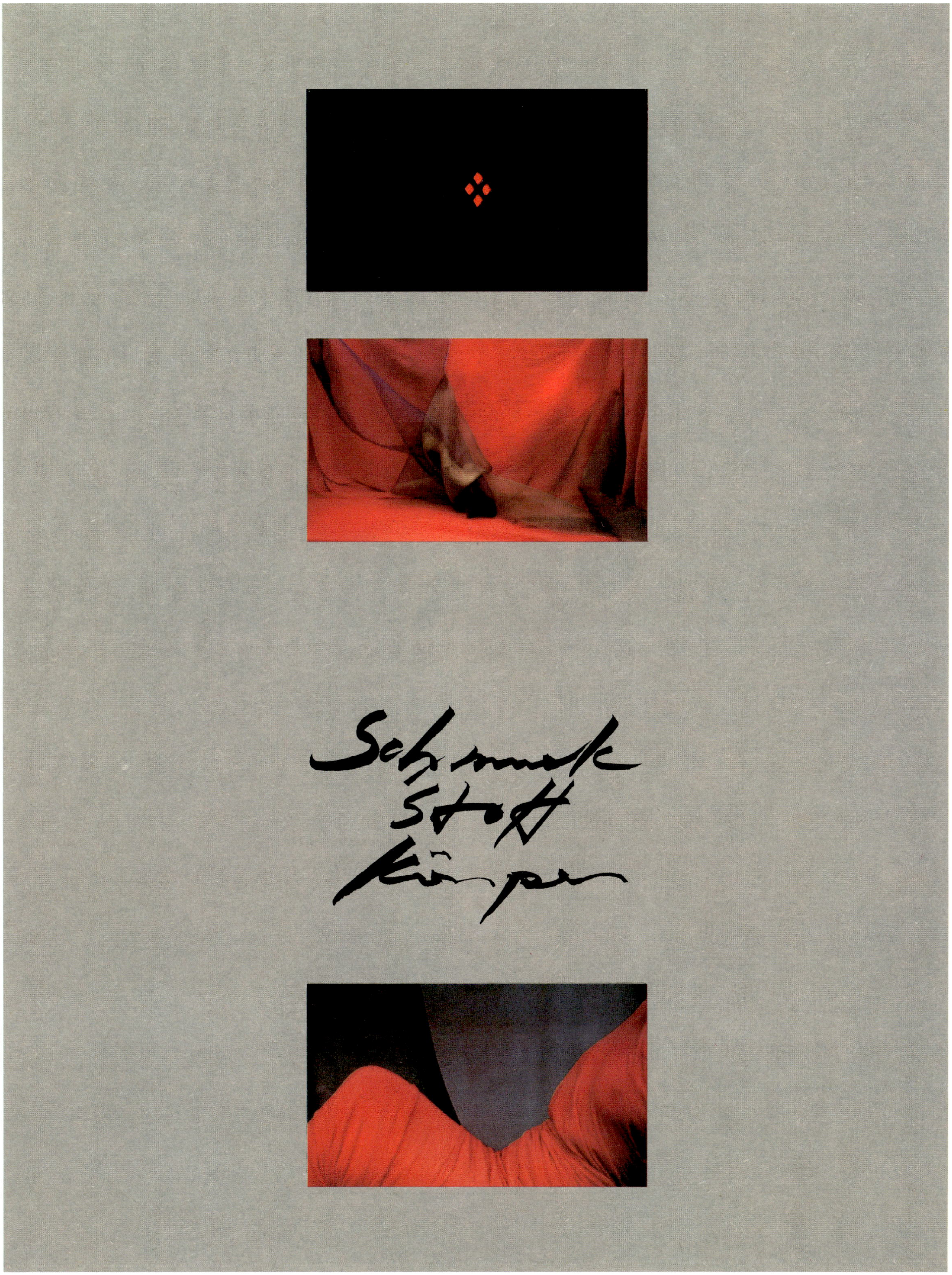
Schmuck
Stoff
Körper

Michael Ody

Hamburg, Bundesrepublik Deutschland
geboren 1955 in Marpingen

Professor für Mode-Design an der Fachhochschule Hamburg, Fachbereich Gestaltung

Studium der Bildhauerei an der Akademie der Bildenden Künste München

Ausgezeichnet mit dem Förderpreis des Bundesministeriums für Bildung und Wissenschaft 1984, dem Förderpreis der Stadt München für angewandte Kunst und dem Debütantenförderpreis des bayerischen Kultusministeriums 1985, 3. Preisen der Avantgarde München und beim Münchner Förderpreis für Mode-Design 1986 und dem 1. Preis ›I & I '88‹ Internationaler Design-Wettbewerb für Textil und Mode des Design Center Stuttgart

Offizieller Kulturbeitrag der Bundesrepublik Deutschland zu den Olympischen Spielen in Seoul für die Gestaltungsbereiche Kunst und Mode: ›Neue Mode aus Deutschland‹

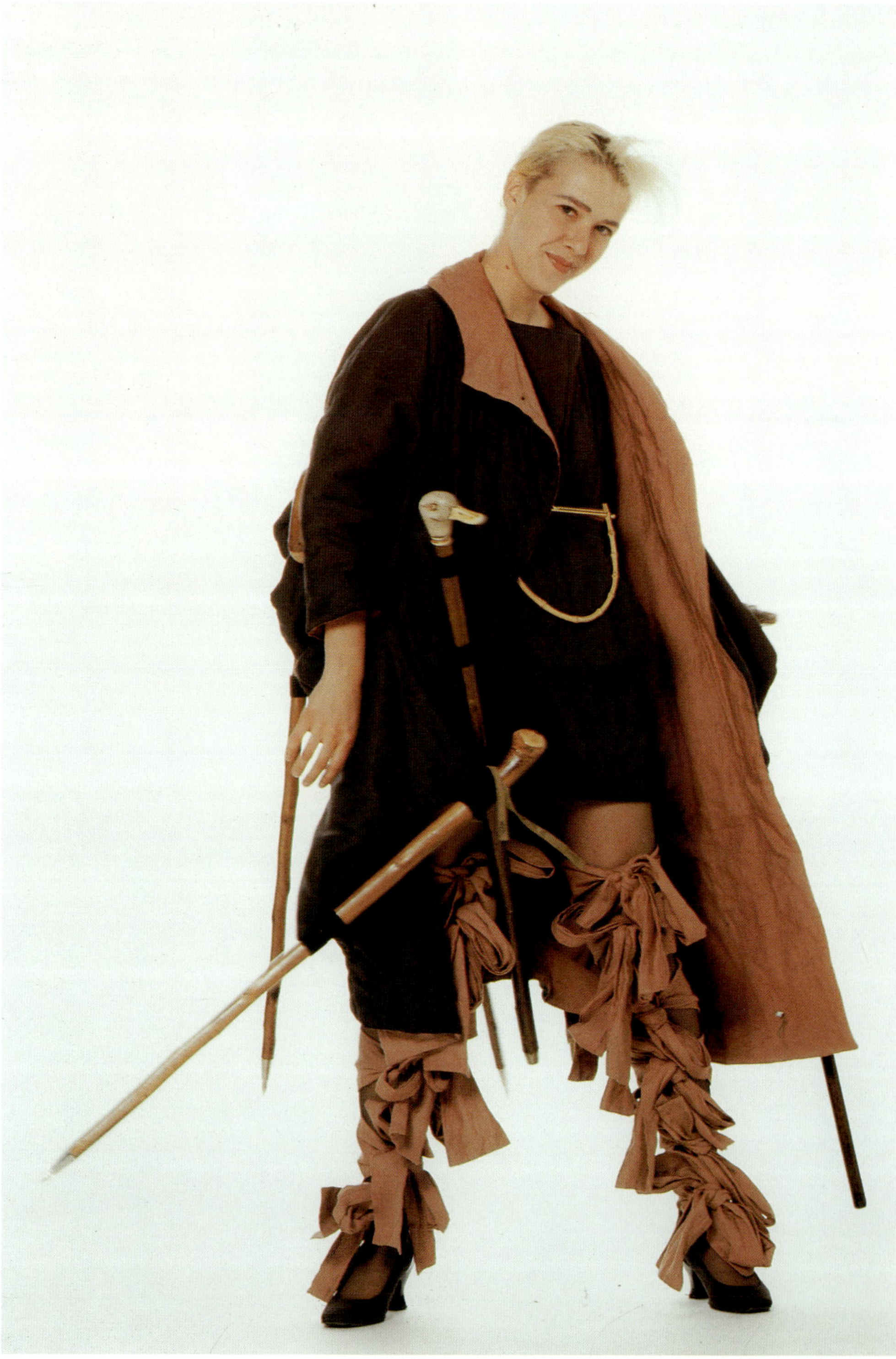

›Stockmantel‹
Materialcollage

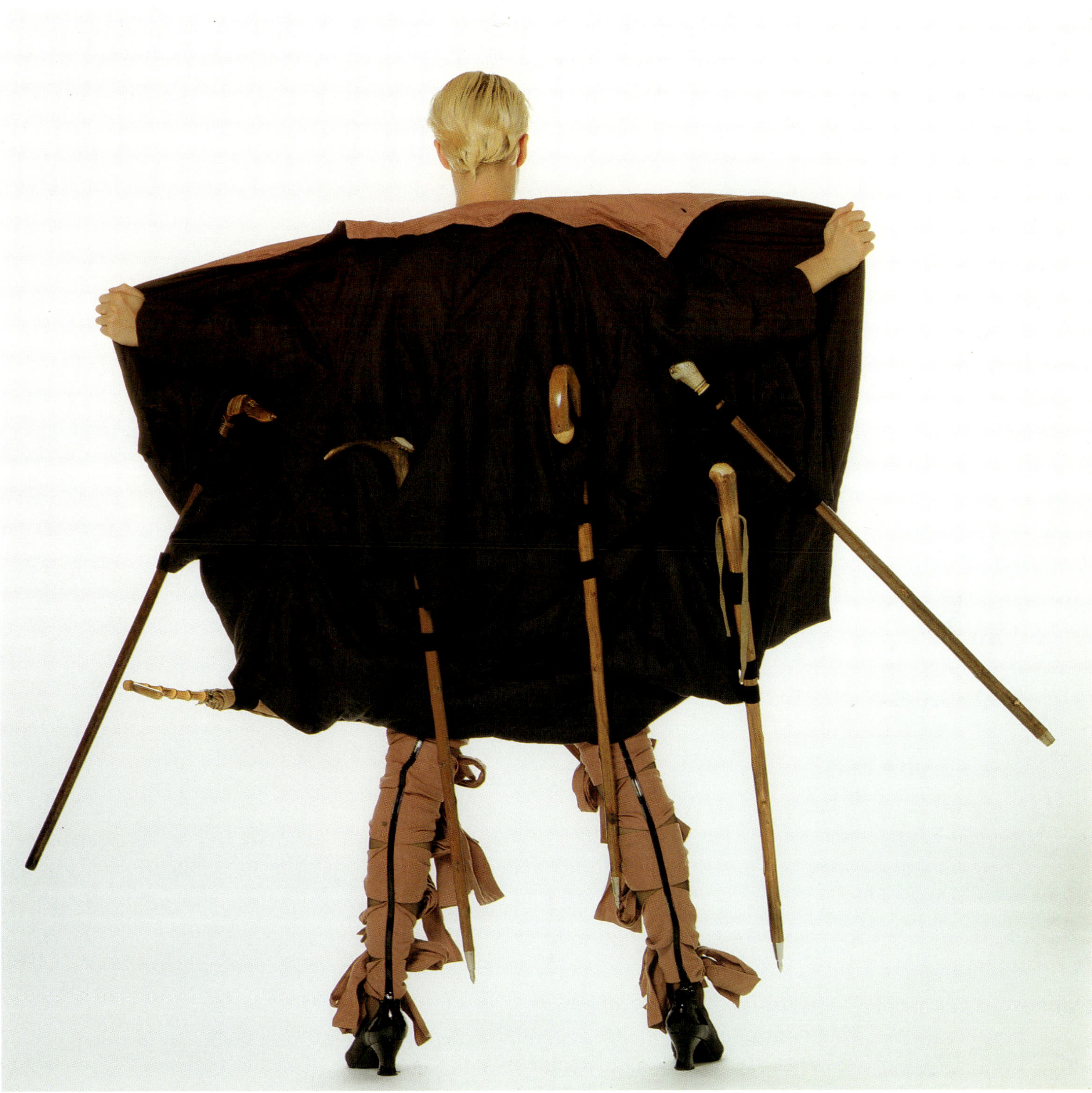

Wolfgang Rahs

Graz, Österreich
geboren 1952 in Vorau

Studium an der Fachschule für gestaltendes Metallhandwerk Graz

Seit 1978 Beteiligung an Ausstellungen und Performances in Österreich, in der Bundesrepublik Deutschland, in Großbritannien, Australien, Italien, in den Niederlanden, in der Schweiz, in Belgien und den USA

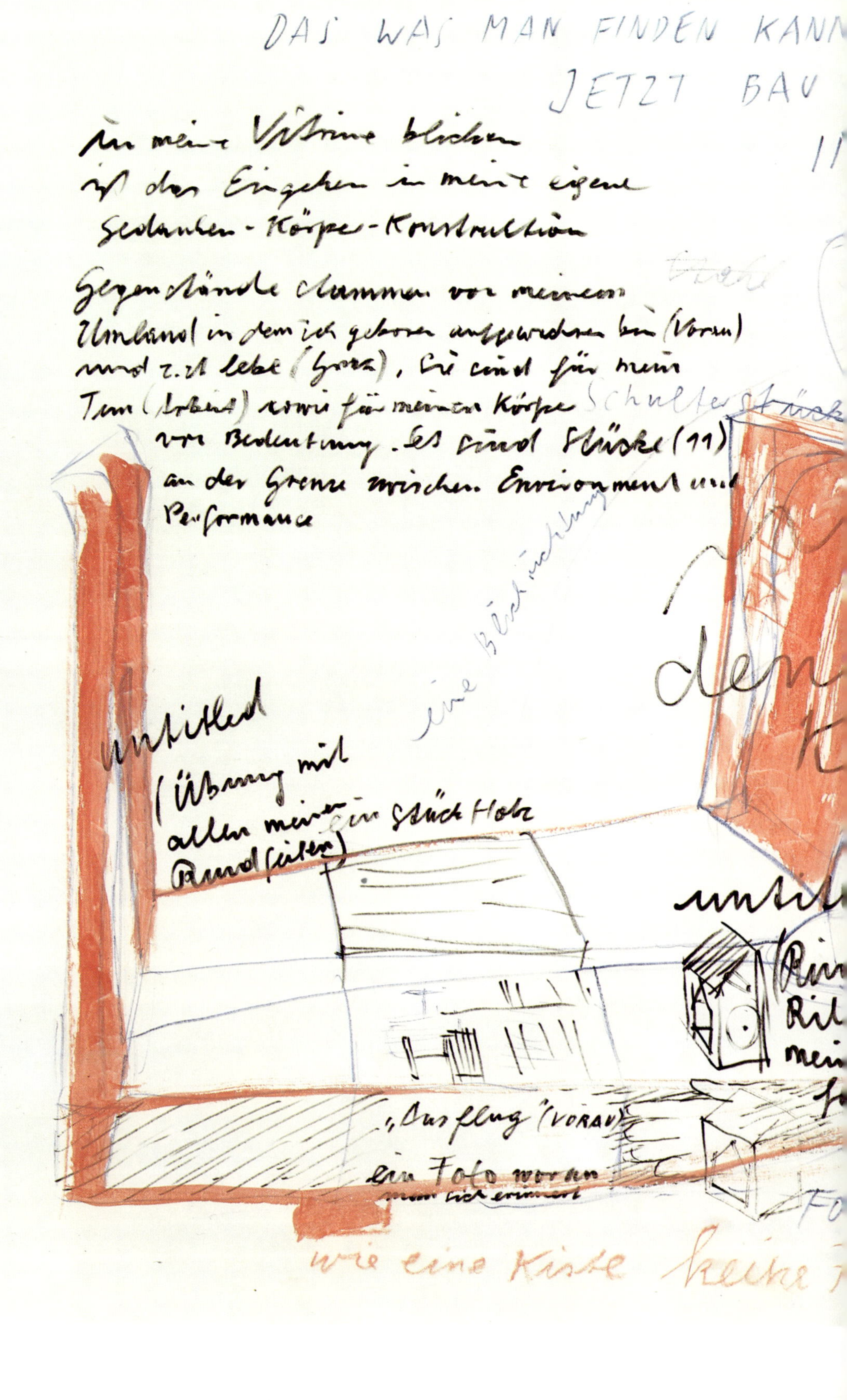

Studie zu ›Gedanken – Körper – Konstruktion‹
Silber, Messing, Holz, Schweinehaut, Aluminium, Taschenbücher, Alpacca, Tombac, Borste, Leinen, Schaumstoff

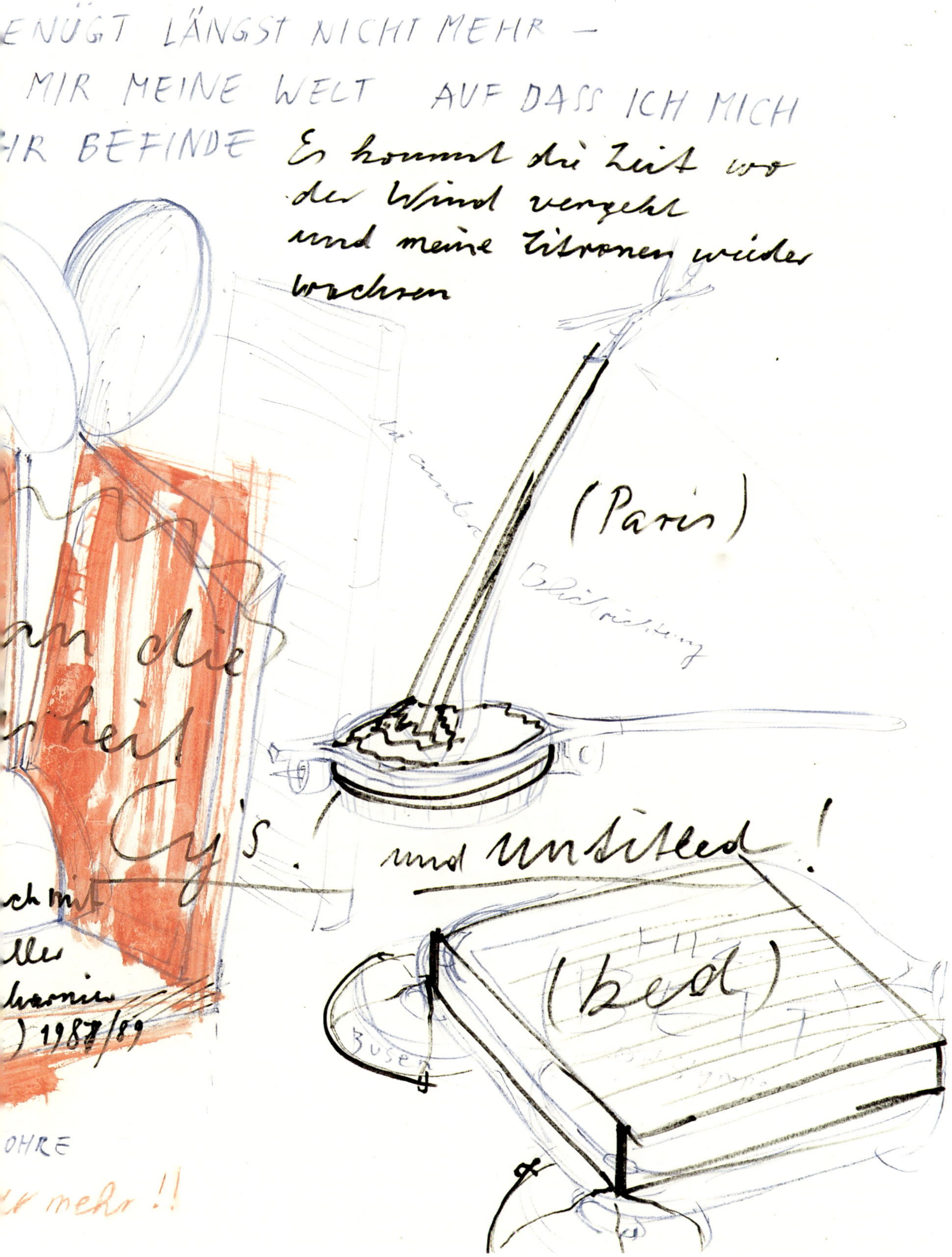
ENÜGT LÄNGST NICHT MEHR –
MIR MEINE WELT AUF DASS ICH MICH
HR BEFINDE
Es kommt die Zeit wo
der Wind vergeht
und meine Zitronen wieder
wachsen
(Paris)
und untitled!
(bed)
) 1987/89
OHRE
mehr !!

Ofelia Rodriguez

London, Großbritannien
geboren 1946 in Barranquilla, Kolumbien

Studium an der Kunstakademie der Universität Barranquilla, der Universidad de Los Andes in Bogotá und an der Yale University New Haven, Connecticut

Seit 1978 Einzelausstellungen in Cartagena/Kolumbien, Le Touquet/ Frankreich, Bogotá, Freiburg und Stockholm

Seit 1970 Beteiligung an Ausstellungen in Kolumbien, Großbritannien, in den USA, Frankreich, Brasilien, in der Bundesrepublik Deutschland, Monaco, in der Schweiz und in Italien

Ausgezeichnet mit dem Druckgrafik-Kunstpreis der Landesbank Stuttgart 1985 und mit dem 2. Preis des XXXI Salon de Artistas Colombianos, Medellin/Kolumbien

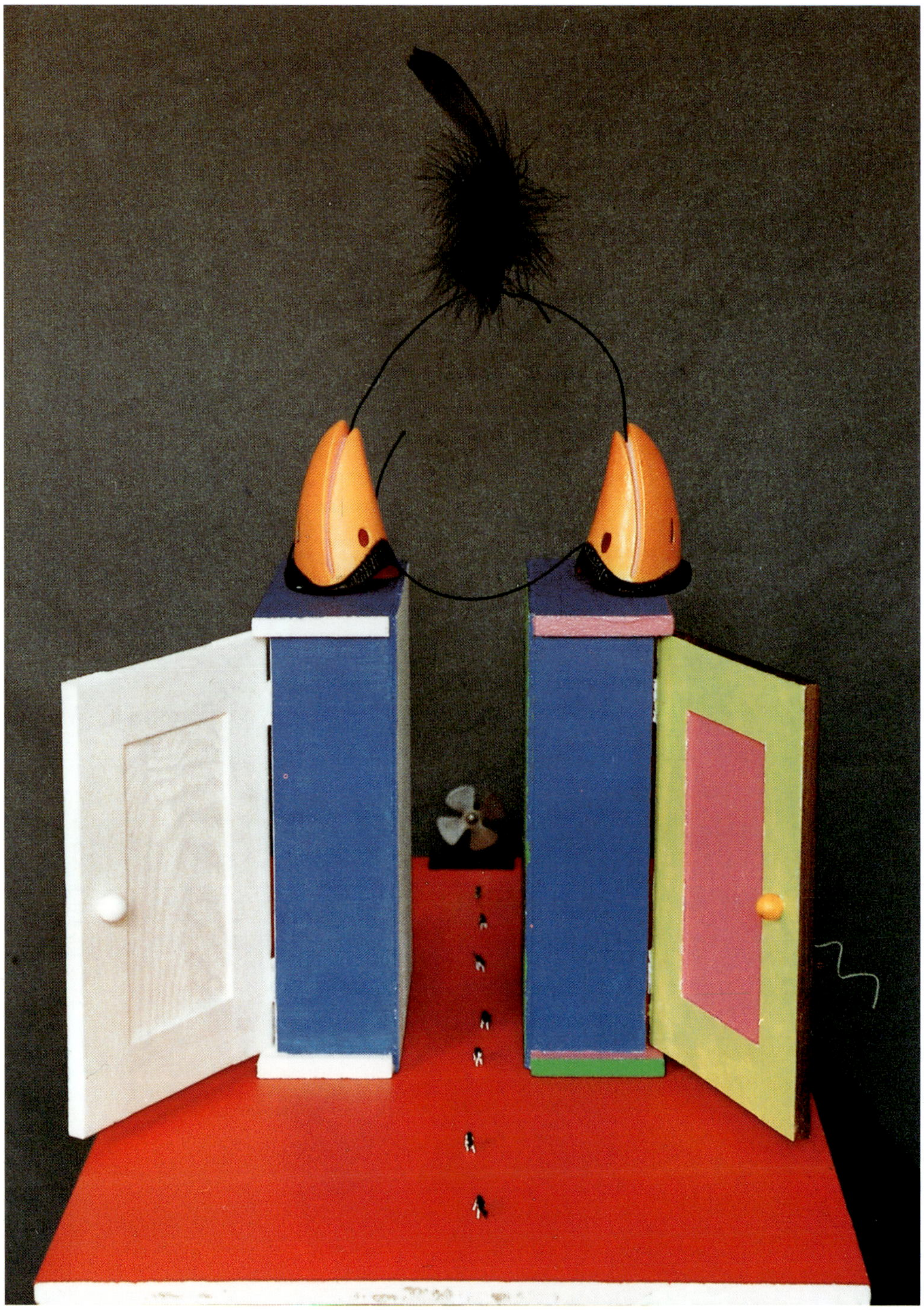

›Plumed magic boxes over red sea‹
Holz, Acryl, Farbe, Federn, Spiegel, Nadeln, Accessoires aus Plastik, Spielzeug

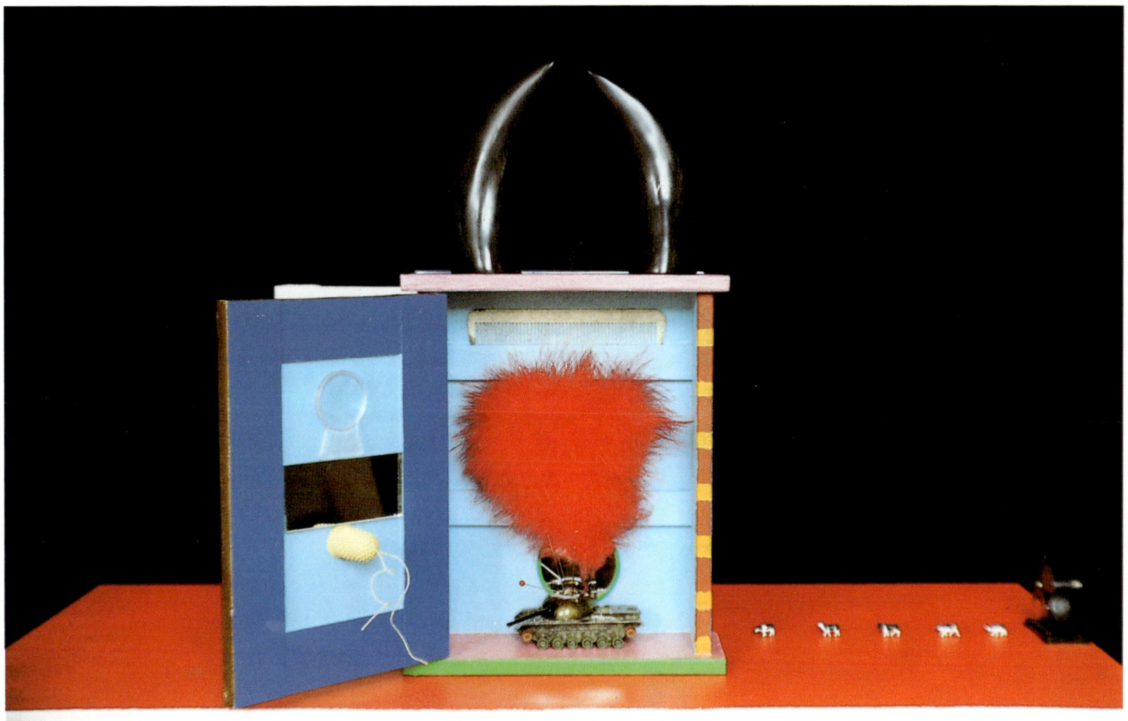

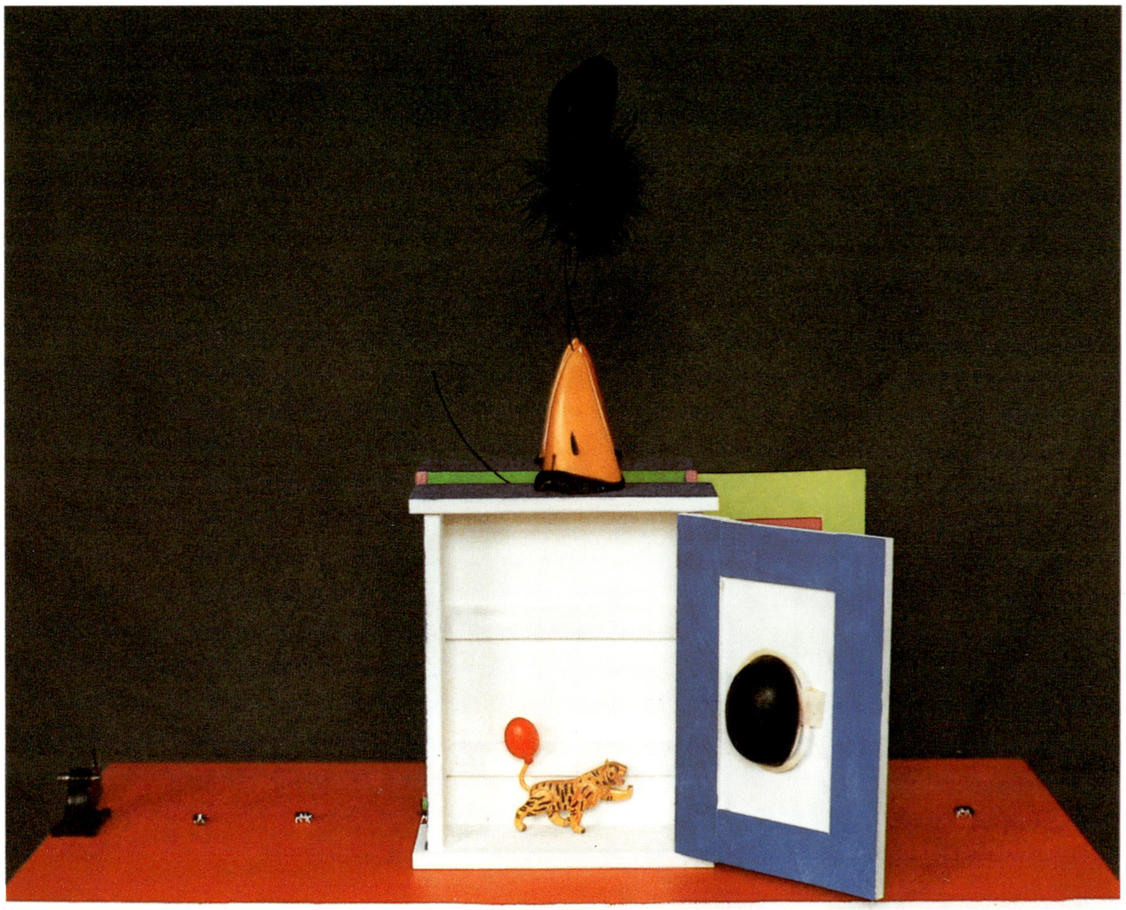

Hubertus von Skal

1942
in Ostböhmen geboren

1957/61
Ausbildung zum Goldschmied

1961
Gesellenprüfung

1962
Silberschmiedeschule

1963
Akademie der Bildenden Künste, München, bei Franz Rickert

1969
Abschlußdiplom der Akademie

1970
selbständig als Goldschmied

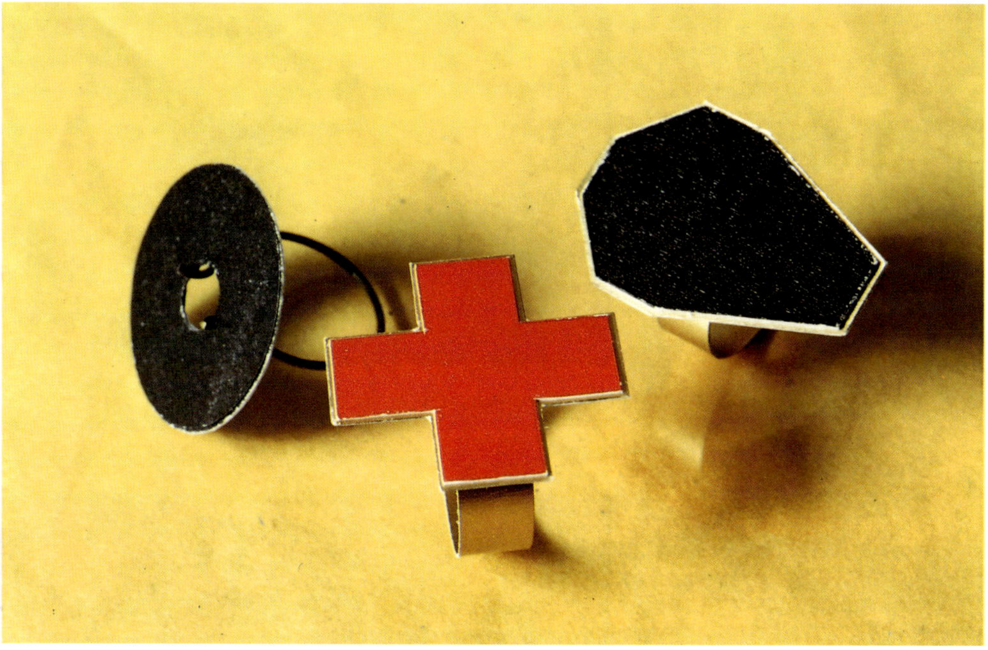

drei Papiermodelle

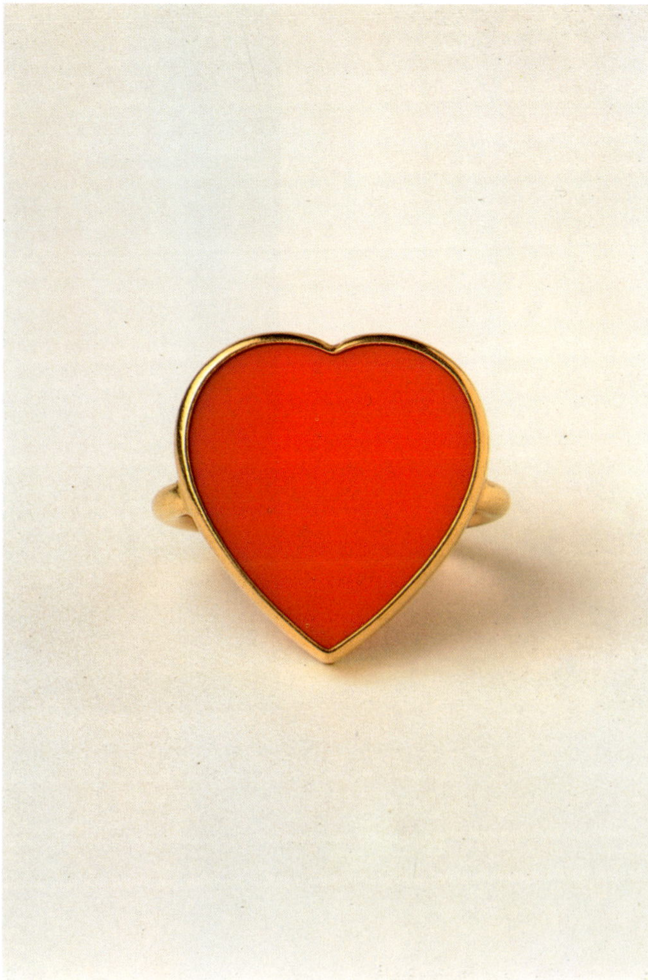

Ring, 1989
∅ 2,8 cm
Gold, rotes Selenglas

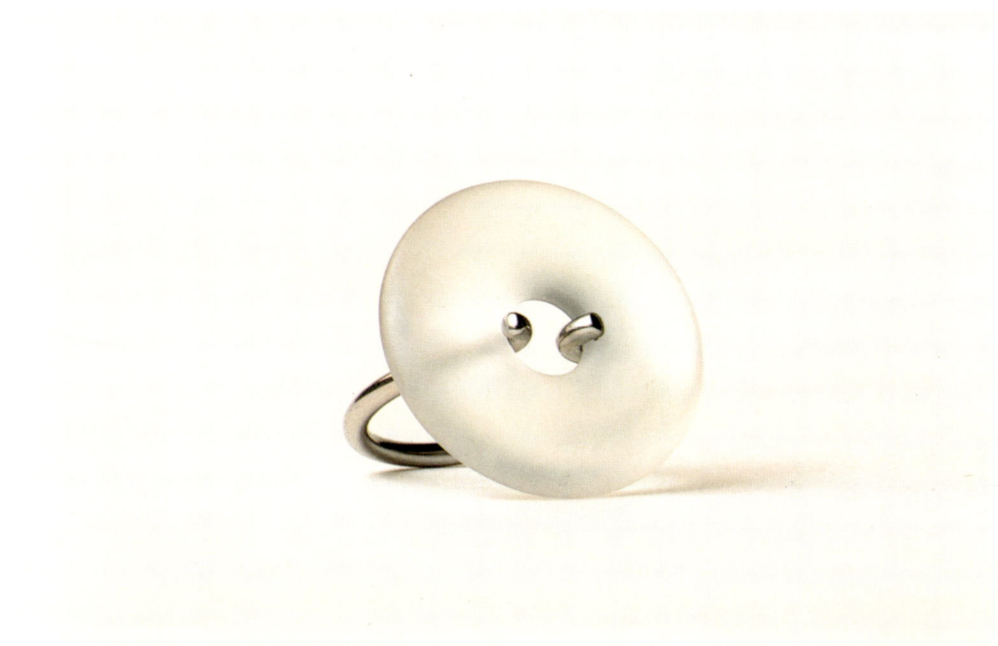

Ring, 1989
∅ 2,8 cm
Stahl, Bergkristall

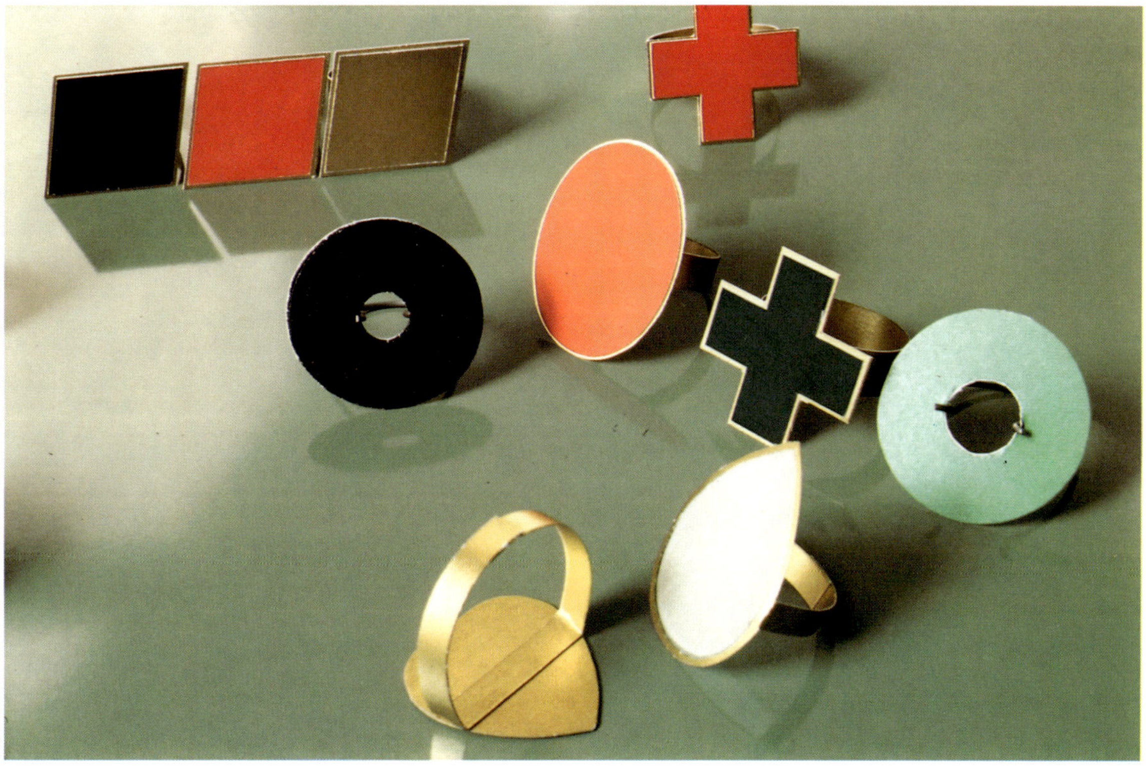

zehn Papiermodelle

Ingeborg Strobl

Wien, Österreich
geboren 1949 in der Steiermark

Seit 1972 Beteiligung an Ausstellungen im Bereich der bildenden Kunst in diversen Museen in Österreich und im Ausland

Präsentationen zum Thema Schmuck: ›Ingeborg und Strobl bei Vau und Vau‹, Wien 1987 ›Schmuck-Zeichen am Körper‹, Linz 1988 und ›schau wie schön…‹, Design und Objekte aus Österreich, Wien

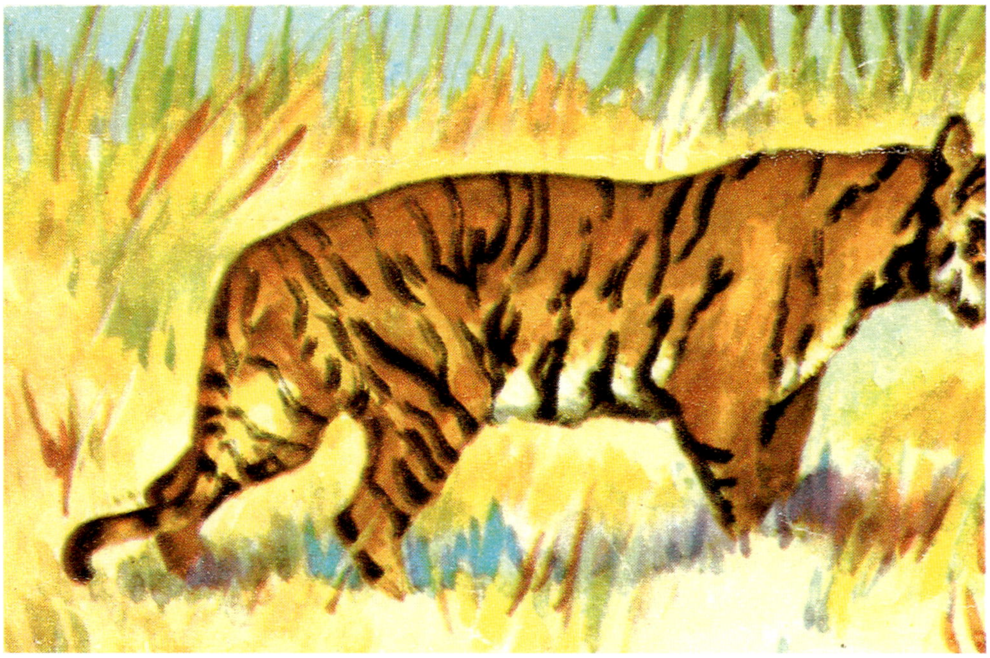

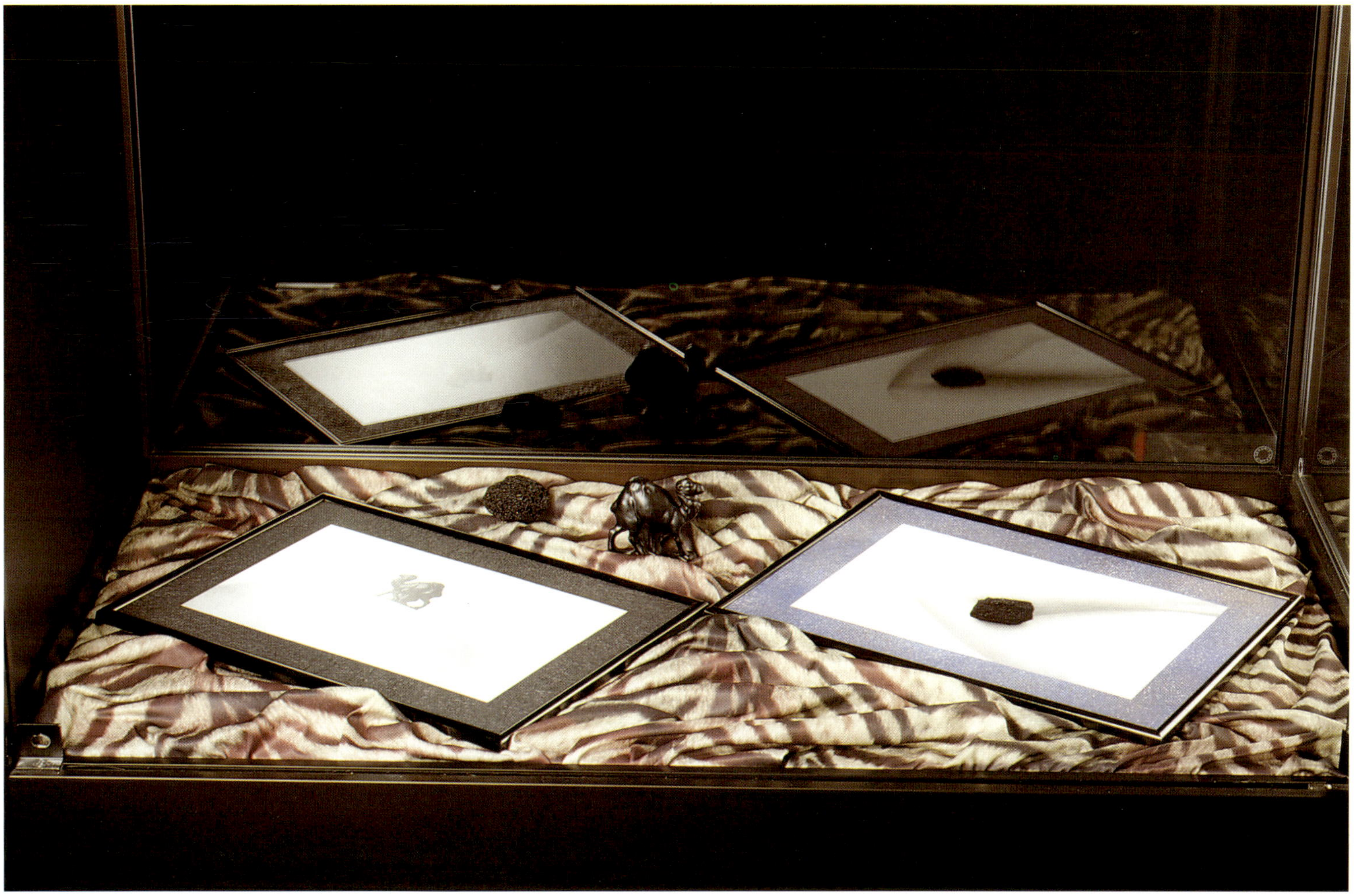

›Ingeborg Strobl mit schwarzem Kamel
und mit schwarzem Schwamm‹
Keramik, Plastikmaterial lackiert,
Fotos in Holzrahmen, Stoff

Ulrich Teige

Pforzheim, Bundesrepublik Deutschland
geboren 1959 in Würzburg

Studium der Kunstgeschichte an der Universität Würzburg und der Schmuckgestaltung an der Fachhochschule für Gestaltung Pforzheim

Beteiligung an Ausstellungen in der Bundesrepublik Deutschland, in der Schweiz, der Tschechoslowakei und an der Ausstellung ›Zeitgenössische Schmuckkunst aus der Bundesrepublik Deutschland‹ des Instituts für Auslandsbeziehungen Stuttgart

Arbeiten im Museum für Kunst und Gewerbe Hamburg und im Schmuckmuseum Pforzheim

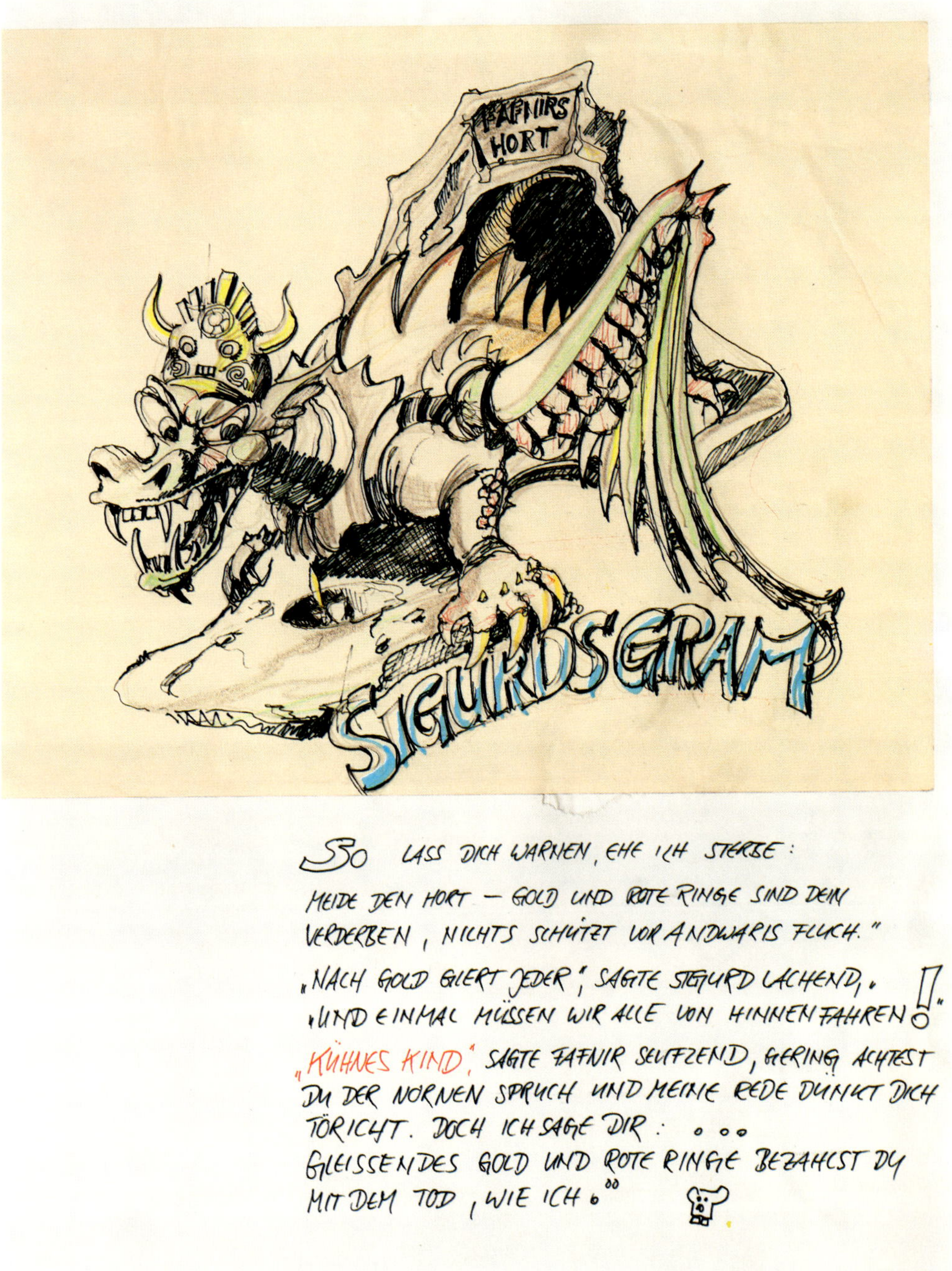
FAFNIRS HORT
SIGURDSGRAM
SO LASS DICH WARNEN, EHE ICH STERBE:
MEIDE DEN HORT – GOLD UND ROTE RINGE SIND DEIN VERDERBEN, NICHTS SCHÜTZT VOR ANDWARIS FLUCH."
„NACH GOLD GIERT JEDER", SAGTE SIGURD LACHEND, „UND EINMAL MÜSSEN WIR ALLE VON HINNEN FAHREN!!"
„KÜHNES KIND", SAGTE FAFNIR SEUFZEND, GERING ACHTEST DU DER NORNEN SPRUCH UND MEINE REDE DÜNKT DICH TÖRICHT. DOCH ICH SAGE DIR: ...
GLEISSENDES GOLD UND ROTE RINGE BEZAHLST DU MIT DEM TOD, WIE ICH."

›Schmuck und Verhängnis‹
Email auf Kupfer, Silber, Messing,
Aluminium, Kupfergalvanoplastik,
Holz, Stoff, Styropor etc.

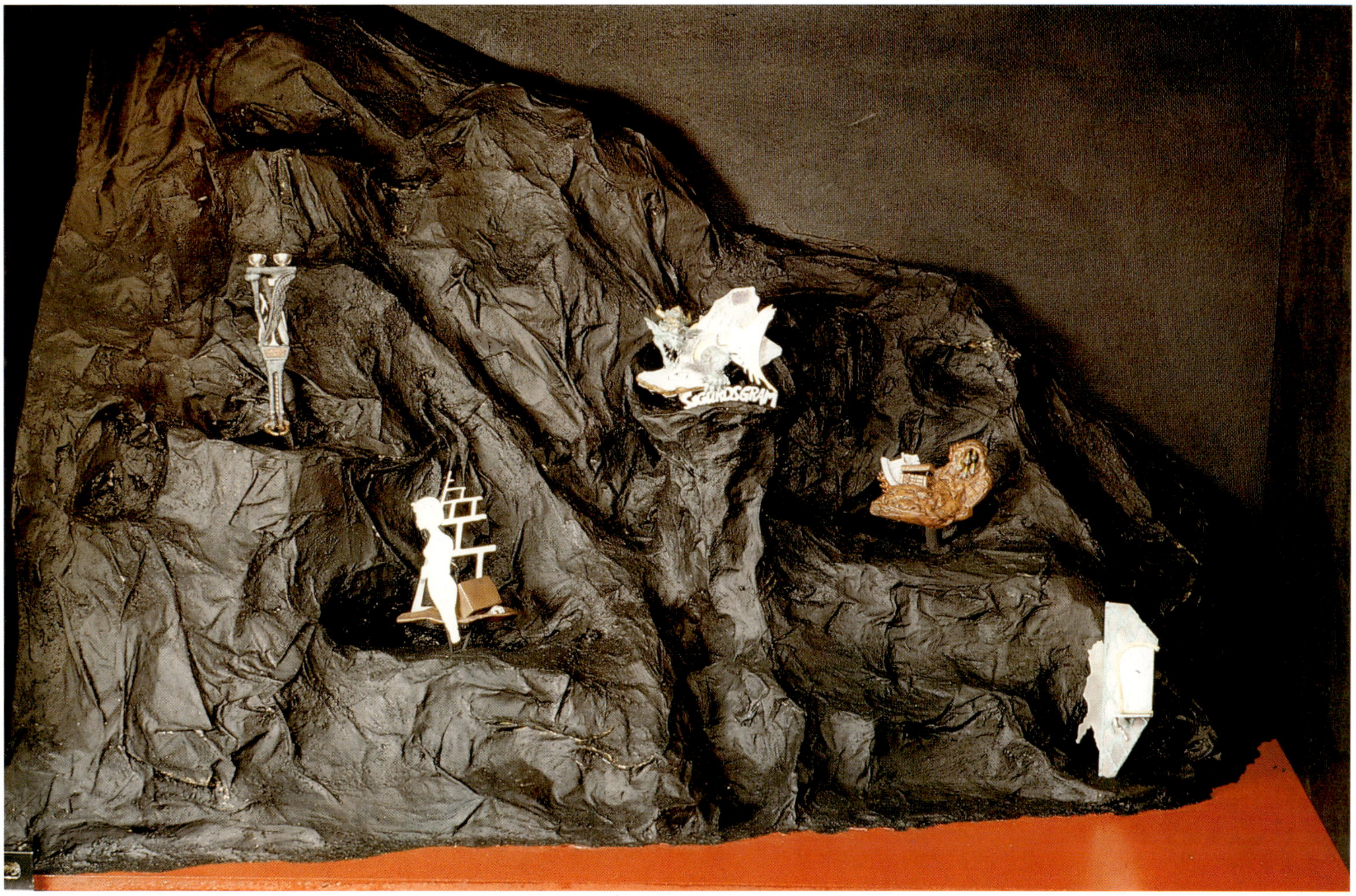

Timm Ulrichs

Hannover, Bundesrepublik Deutschland
geboren 1940 in Berlin

Professor an der Kunstakademie Münster

Architekturstudium an der Technischen Hochschule Hannover

Seit 1961 Einzelausstellungen u. a. in Hannover, Berlin, Frankfurt, Köln, Wien, Aachen, Bremerhaven, Krefeld, Kiel, Hamburg, Wiesbaden, Wildeshausen, Bielefeld, Celle, Bonn, Bremen, Nürnberg, Bergkamen, Freiburg, Braunschweig, Hagen, Modena, Rottweil, Bremen, Lüdenscheid, Nordhorn, Tuttlingen, Ludwigshafen, Quakenbrück, Essen, München und Gladbeck

Zahlreiche Beteiligungen an Ausstellungen im In- und Ausland, z. B. ›Projekt '74‹ Köln, ›documenta 6‹ Kassel 1977, ›1945–1985 Kunst in der Bundesrepublik Deutschland‹ Berlin 1985

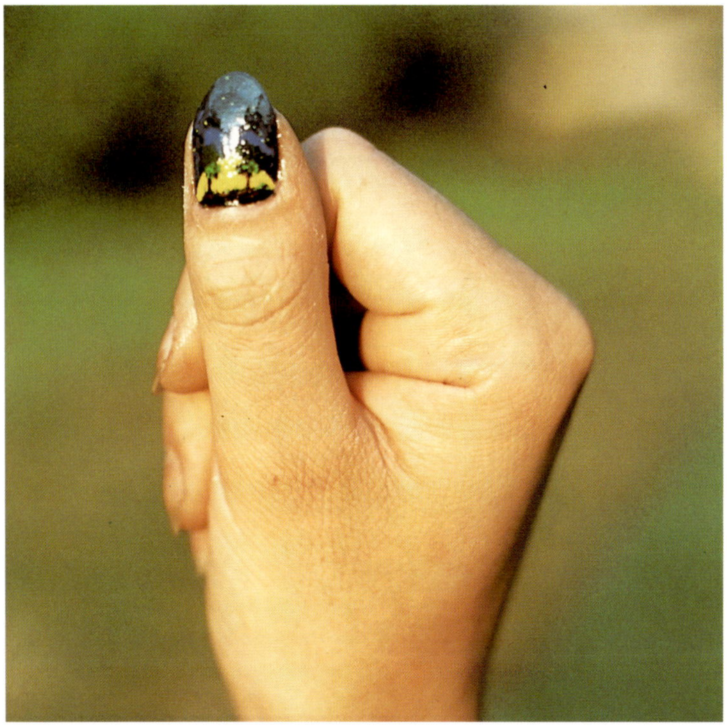

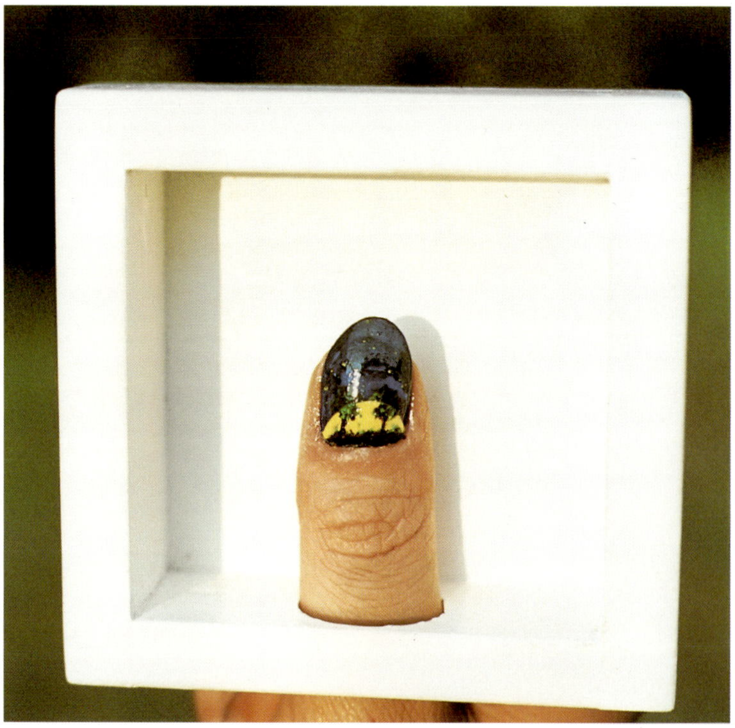

›Selbstdarstellung‹
Holz, Bronze, Foto, Positivtransparente

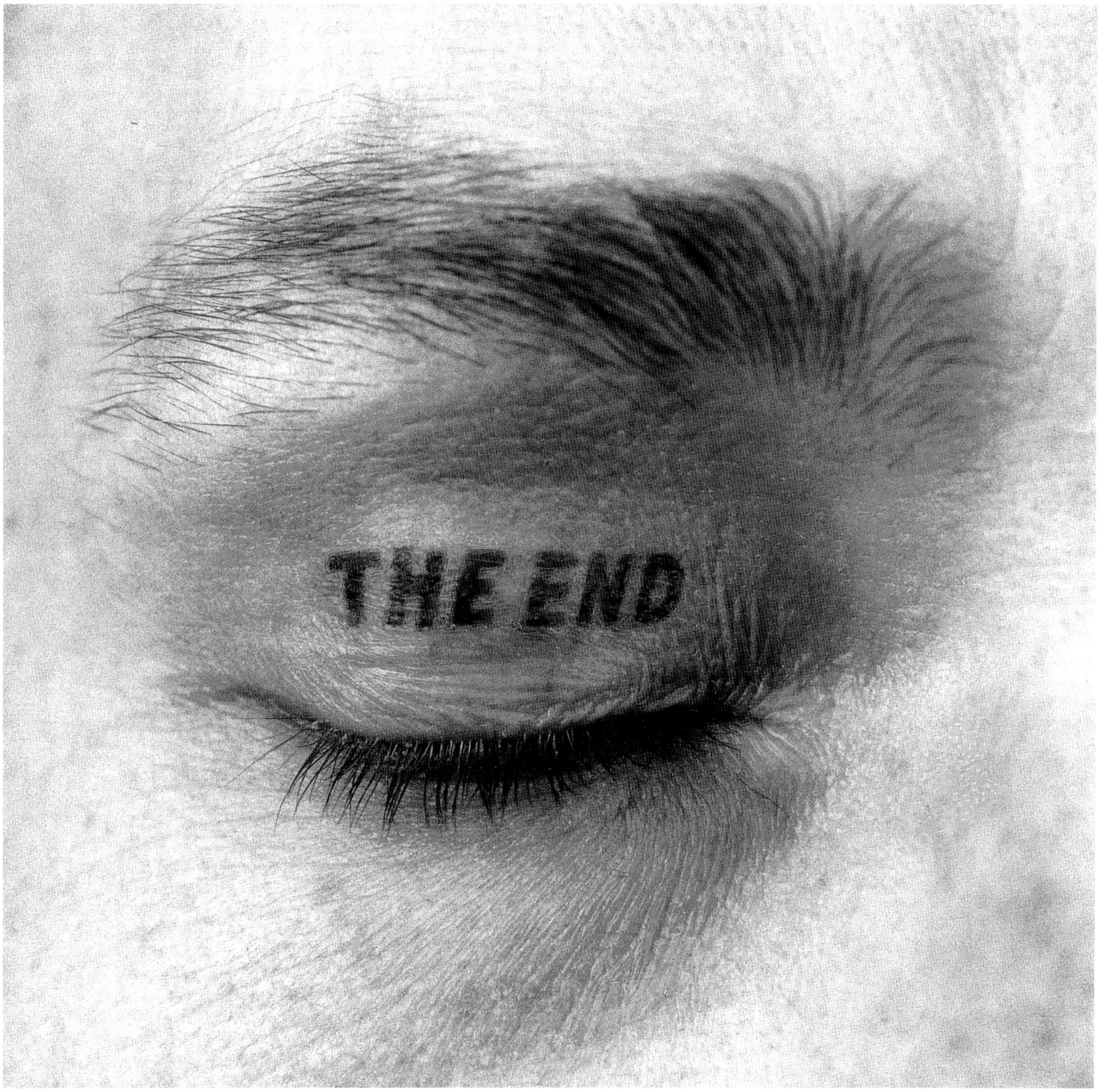
THE END

Uta Brandes

Von Schmugglern, Geliebten und narzißtischen Spielen

Sich den seltsamen Windungen und Verwicklungen einer Logik durch die Geschichte hindurch zu überlassen, kann zu wundersamen Perspektivwechseln und erstaunlichen Synthesen von Doppeldeutigkeit führen. Jäh tun sich der Erkenntnis dunkle Abgründe auf, wo lichte Täler erwartet wurden.

Zum Beispiel der Schmuck und das Schmücken. Kultur- und sozialgeschichtlich sowie ethnologisch betrachtet, ein höchst interessantes Phänomen, dem unzählige Untersuchungen und Publikationen gewidmet wurden und werden. Den vielfältigen gesellschaftlichen Funktionen, die das Sich-Schmücken in den verschiedenen Kulturen erfüllt, könnte eine andere Perspektive beigegeben werden, die die Gemengelage möglicherweise verändert oder zumindest noch einmal konturiert. So ist auch in diesem Zusammenhang die Entwicklungsgeschichte der Wörter und ihrer Bedeutungen verräterisch; denn sie verrät einiges über kulturelle Kontexte, über die Beziehung der Subjekte zu den Dingen, über die emotionale Besetzung und Aufladung der Gegenstandswelt durch die Menschen ebenso wie über Regelwerke und normative Sanktionierungen.

Vorerst ohne Überraschung präsentiert sich der Schmuck als Zier, er verschönert durch Beiwerk. Im Kleinen wie im Großen wächst sich die Zier zur Pracht aus, sie ist schön und kostbar. Im ästhetischen Moment des Schönen schimmert zugleich ein ökonomischer Wert auf, denn ein Ding, das kostbar ist, birgt Wert in sich, hat viel gekostet und ist dadurch außergewöhnlich, selten, hebt den Besitzer oder die Besitzerin aus dem Gewöhnlichen heraus. Nur allzu verständlich, daß solche Pracht Ruhm und Ehre einbringt, der materielle Wert den ökonomischen Ausgangs- und Bezugspunkt bildet, sich nachfolgend indes in Höheres, Ideelles transformiert, welches wiederum durchaus handfeste Auswirkungen hat: Ansehen und Macht. Mit der rühmlichen und ehrenvollen Zier ist Staat zu machen, man putzt sich mit großem Aufwand heraus und ist so unversehens von der lediglich privaten Verschönerung durch Kostbarkeit in die öffentliche Ebene des Staatstragenden erhoben.

Andererseits verweist das Sich-Schmücken ganz prosaisch auf banale Alltäglichkeit. Anziehen und Ankleiden sind gewohnt-gewöhnliche und notwendige Tätigkeiten, die nichts über Pracht oder Armut des Kleides aussagen, sondern allein das Faktum kundtun, den Leib zu bedecken. Etwas wird an den Körper geschmiegt oder, sofern diesem ein Ding appliziert wird, ist es an ihn gedrückt. Dem Körper wird eine schmiegsame Hülle angepaßt. Daß dieser Schmuck als Körperhülle offenbar wortgeschichtlich alsbald sich mit dem Weiblichen verknüpft, läßt das angelsächsische ›smock‹ – Weiberhemd – erahnen. Im Gegensatz zum Männlichen scheint – neben dem Alltäglichen – das Kleine betont zu werden, denn, phonetisch sofort hörbar, ist Schmuck dem englischen ›smug‹ nahe, dem Zierlichen. Was aber hat ›smug‹ mit der sofort sich einstellenden Laut-Assoziation von ›smuggle‹ und Schmuggel zu tun? Nun, das Zierliche wird noch einmal anders zum Sich-Anschmiegen, Sich-an-etwas-Drücken, diese Person macht sich klein, um nicht aufzufallen, nicht gesehen zu werden, oder um ›durch etwas hindurchzukriechen‹, einen Schmuggler-Tunnel zum Beispiel. Schmuggelndes Schmiegen verbirgt immer den Nebensinn der Heimlichkeit, was zum heimlichen, offenbar verbotenen Genuß führt. Denn das niederländische Schmuggeln ›tut sich insgeheim gütlich‹. Die Kleinheit heimlichen Schmuggelns also benennt die der prunksüchtig zur Schau gestellten Zier entgegengesetzte Zierde, denn die ist ein Kleinod, das sich unter unglücklichen Umständen zur Armut auswachsen kann: Das Kleinod als feines, zierliches Ding, was erst später auch zu Schmuck und Kostbarkeit gereichte, versteckt in sich ein ›ôt‹, dessen Armut durch die Einöde vorherbestimmt ist. In der Ödnis gedeiht nichts, und selbst Kooperation und Kommunikation mit anderen Menschen – und damit Austausch und Handel – finden nicht statt. Doch wer in der Einöde zu leben gewillt oder gezwungen ist, dem bedeutet diese doch ein Stück Heimat, denn im Heim immerhin läßt es sich sicher wohnen und sorglos weilen. Das Heim bietet Schutz vor der Natur und vor allem Fremden. Das Fremde ist das Unbekannte, von dem Unsicherheit und Gefahr ausgehen. Das Heim ist dagegen heimelig, es schließt die Öffentlichkeit aus, sichert Privatheit. Die häuslichen

Angelegenheiten geschehen im Verborgenen, Heimlichkeiten können in schützender Intimität allemal besser ausgetauscht werden. Sigmund Freud hat die psychischen Dimensionen des Unheimlichen sehr genau in seiner Interpretation von E. T. A. Hoffmanns Erzählung ›Der Sandmann‹ nachgezeichnet. Auch Freud erkannte die immanente Logik des vordergründig Widersprüchlichen zwischen heimlich und unheimlich: »Das deutsche Wort ›unheimlich‹ ist offenbar der Gegensatz zu heimlich, heimisch, vertraut und der Schluß liegt nahe, es sei etwas darum schreckhaft, weil es nicht bekannt und vertraut ist... Wir haben es leicht zu urteilen, daß diese Kennzeichnung nicht erschöpfend ist, und versuchen darum, über die Gleichung unheimlich = nicht vertraut hinauszugehen.«[1] Nach weitergehenden Überlegungen kommt er zu dem Schluß: »Also heimlich ist ein Wort, das seine Bedeutung nach einer Ambivalenz hin entwickelt, bis es endlich mit seinem Gegensatz unheimlich zusammenfällt.«[2] Der öffentlichen Moral und der öffentlichen Kontrolle entzogen, mag da zugleich etwas Hämisches entstehen, denn heimisch und hämisch sind (gewiß nicht nur) etymologisch identisch. Leicht entsteht eben aus verborgener heimlicher Häuslichkeit tückische Hinterlist.

Und so könnte denn schließlich behauptet werden, daß jene Pracht und Zier, mit denen sich einige schmücken, und die ihnen zu Ruhm und Ehre verhelfen, auf unerlaubten Schmugglerwegen zustande kamen. Das Kostbare wurde klamm-heimlich im Verborgenen angeeignet, im Heim gehortet, um es dann durch tückisch-hinterlistige Strategie, durch Verschleierung der Umstände, die zu seiner Besitznahme führten, öffentlich zur Schau zu stellen. Folgt man diesen verschlungenen Gedanken, wird man zu der Entdeckung gezwungen, daß harmloser Spaß oder ästhetischer Reiz, sich zu schmücken, aus verbotenen Quellen gespeist wurde. Und wer sich dieser Interpretation zu entziehen sucht, wird zumindest zur Kenntnis nehmen müssen, daß Wortbedeutungen und Wortverwandtschaften, die um den Schmuck-Begriff kreisen, nichts weniger als eindeutig sind. Der Widerspruch zwischen zierlichen Dingen oder alltäglicher Gewohnheit und Prunk oder Kostbarkeit jedenfalls ist nicht wegzuzaubern.

Der Konflikt und innere Zusammenhang zwischen dem Banalen und dem Außergewöhnlichen ist erst recht nicht stillgestellt, wenn der Blick auf Schmuck und Schmücken aus einer noch anderen Perspektive fällt: der des Geschlechterverhältnisses. Die Entwicklungen der neueren abendländischen Kulturgeschichte scheinen eine eindeutige Geschlechtsspezifik aufzuweisen. Die Männer geben den Schmuck, tragen ihn aber nicht, die Frauen nehmen und tragen ihn. Unzählig sind – höchst unterschiedlich dabei auch im Niveau – Dramen, Romane, Filme und Witze, in denen dem Schmuck als Medium eine tragische, melancholische, böse oder lustige – in jedem Fall aber erhebliche – Bedeutung zukommt. Und immer sind Männer die Überbringer der kleinen oder großen Kostbarkeiten, mit denen sie die Adressatinnen zu gewinnen suchen. In aller erdenklicher Absicht und Weise: um ihre Herzen oder Körper zu erobern, um zu beeindrucken, Macht zu demonstrieren, zu besänftigen, um Fehltritte zu entschuldigen, als Investition in die eigene Karriere (die Frau als Repräsentations- und Ausstellungsstück) oder als Liebesbeweis. Und die Frauen reagieren komplementär: sie zieren sich, lassen sich beeindrucken oder überwältigen, sind raffgierig und berechnend, spielen mehrere Gönner gegeneinander aus, erpressen, treiben die Preise in die Höhe, lassen sich als Repräsentationsobjekt mißbrauchen oder halten die kostbare Großzügigkeit des edlen Spenders für wirkliches Gefühl. Zumeist beziehen die Geschichten ihre jeweilige Spannung aus der Inkompatibilität der Motive (männlichen) Gebens und (weiblichen) Nehmens. Wenn auch Statistiken fehlen, so dürfte doch anzunehmen sein, daß die häufigste und damit offenbar attraktivste Rollenverteilung jene ist, in der der Mann lautere Motive hegt und die Frau ihn ausnutzt und ins Verderben stürzt.

In dieser Geschlechterkonstellation entlarvt sich der Schmuck, die kostbare Ware, als Kuppler; er stiftet schöne, nützliche oder katastrophische Beziehungen, und diese Beziehungen sind allemal sexueller Natur. Nicht nur, daß kostbare Accessoires als Lock- und Tauschmittel eingesetzt werden, um Sexualität als Ziel durchzusetzen, nicht nur, daß Juwelen, Brillanten, Diamanten, Parfüm den sexuellen Reiz zusätzlich stimulieren

(Marilyn Monroe soll auf die Frage eines Reporters, was sie nachts trage, geantwortet haben: »Chanel No. 5.«); darüber hinaus werden Schmuckbegriffe in sexuellen Kosewörtern symbolisiert: Liebespaare etwa titulieren sich mit ›Schatz‹ und ›Schätzchen‹. Der kostbarste Schatz eines Mädchens ist seine Jungfräulichkeit, und Sigmund Freud interpretiert in seinen ›Vorlesungen zur Einführung in die Psychoanalyse‹ das »Schmuckkästchen« als »Symbol des weiblichen Genitales«.

Gerade diese Verknüpfung von weiblicher Sexualität mit Schmuck und Kostbarkeit unterschied in der bürgerlichen Gesellschaft des 18. und vor allem des 19. Jahrhunderts nach guten und schlechten Frauen. Der gute Charakter war unabdingbar gebunden an Tugend und Anständigkeit, und das war die sparsame, bescheidene, altruistisch sich aufopfernde Ehefrau und Mutter. Selbst in wohlhabenden Kreisen wäre es streng verpönt gewesen, wenn solch eine Frau sich mit auffälligem Schmuck behängt hätte. Dies galt als ›dégoutant‹ und legte den Verdacht nahe, daß ihre Moral oder ihre Herkunft zweifelhaft seien. Mit Schmuck überhäuft zu werden, blieb den Mätressen der Patriarchen vorbehalten, hier durfte sich der bürgerliche Ehemann austoben und dem Reiz des Schrillen oder dem offen zur Schau gestellten Prunk verfallen. Für die einfachen Straßenmädchen allerdings blieb bestenfalls billiger Tand übrig.

Wie genau bigotte männliche Moralapostel den Zusammenhang von Schmuck und Amoralität durchzusetzen versuchten – und damit selbstverständlich bestehende gesellschaftliche Hierarchien legitimierten –, mag ein Beispiel verdeutlichen. 1882 veröffentlichte eine Kommission der Arbeiterwohlfahrt ›Das häusliche Glück‹, eine von einem Seelsorger geschriebene Anleitung für Proletarierinnen. Darin heißt es: »Ist der Anzug sauber, bescheiden, nicht zu auffallend in Farbe oder Schnitt, dann ist er auch immer anständig. Hat ein Kattunkleid diese Eigenschaften, dann ist es schöner als ein Kleid von Thibet oder Caschemir, dem diese Beschaffenheit fehlt. Eine anständige Kleidung kann also recht gut mit geringen Kosten beschafft werden, und sie bringt auch der Hausfrau in diesem Falle viel mehr Achtung bei den Leuten ein, als wenn diese sehen, daß sie sich über ihren Stand und ihre Verhältnisse hinaus kleidet.«[3]

An dieser Stelle lohnt noch einmal der Hinweis auf die Etymologie und deren Fortgang in der Geschichte: Während in der vorbürgerlichen Zeit der Schmuck mit Putz, das Schmücken mit Sich-Putzen identisch war, also Bestandteil der aus dem Alltag Herausgehobenen, verkümmerte der Putz für die bürgerliche und proletarische (Haus)Frau im Kleinen und Unangenehmen: statt sich selbst kostbar zu schmücken, mußte nun die Wohnung ›schmuck‹ sein, und das bezeichnete lediglich noch den Hausputz zur Demonstration von Tugend durch Sauberkeit.

Das Schreckensbild der maßlosen Frau, die aus Prunksucht und Repräsentationsgier das Geld zum Fenster hinauswirft, unersättlich ist und Mann und Kinder ins Elend stürzt, ist ein eindeutig männliches Hirngespinst. Dieses Frauenbild männlicher Alpträume aber hat seine Kehrseite in begierlichen Männerphantasien: Die verschwenderische und mit Kostbarkeiten beschenkte Frau in Gestalt der ›femme fatale‹ oder der Mätresse ist immer der andere, mehr oder minder heimliche Anziehungspunkt gewesen. Im männlichen Alltag bedarf es der umsichtigen, sparsamen, anständigen, entsexualisierten Wirtschafterin und Mutter, am Sonntag und in der Phantasie wird die laszive, verruchte, die andere Frau als Luxusweib und Verführerin zum Objekt der Begierde. So, wie Männer die Limousine, das praktische Familienauto, kaufen, um desto ausgiebiger vom Sportwagen zu träumen.

Diese noch sehr nahe Vergangenheit ebenso dichotomischer wie verlogener Moralvorstellungen, lustvoller und abgewehrter Phantasien bildet ein eigenartiges widersprüchliches Gefüge aus Anziehung und Abstoßung, das seine Spuren im heutigen Frauenbild und in den Frauen selbst hinterlassen hat. Weiterhin wird die Überfülle einer geschmückten Frau als unpassend empfunden, löst Unbehagen aus bei gleichzeitigem zwanghaften Bedürfnis, die derart Aufgetakelte – wie sie abfällig genannt wird – unverwandt anzustarren. Wenn Frauen sich schmücken, hat dies immer noch nicht aufdringlich zu sein oder es muß – in kompensatorischer Sublimierung – als verrückt und exotisch zu in-

1 S. Freud, ›Das Unheimliche‹, in: *Werke*, Bd. XII, London 1947, S. 231
2 Ebd., S. 237
3 *Das häusliche Glück* (Faksimile der Ausgabe von 1882), München 1975, S. 97

terpretieren sein. Selbstverständlich nur an Orten und zu Zeiten, wo der männliche Blick sich leisten kann, das zu goutieren. Keinesfalls aber im Berufs- und Geschäftsleben und erst recht nicht, wenn die eigene Frau zu Zwecken der Repräsentation vorgeführt wird. Dezent soll es dann sein, und wieder einmal wird der schrille Reiz ins private Dunkel der Entspannungszeit verbannt, oder ihm wird als heimliches Laster bei der anderen Frau gefrönt.

Unter diesen Auspizien geschlechtsspezifischer Verhaltenszumutungen läßt sich die von Männern den Frauen zugeschobene angeborene Eitelkeit von diesen nur mit einem strategischen Pragmatismus beantworten: »Diamonds are a Girl's best Friends«, um noch einmal Marilyn Monroe, jene Inkarnation von Weiblichkeit aus männlicher Sicht, zu zitieren. In der Tat: Was nützt es den Frauen, ihre Unabhängigkeit dadurch zu demonstrieren, sich für den Abend grünes Spray in die Haare zu sprühen, um der Begehrlichkeit der Männer zu genügen, wenn sie es am nächsten Bürotag wieder herausbürsten müssen. So bleibt ihnen nichts, weder Unabhängigkeit noch aber materielle Werte, wenn der Männerrausch vorüber ist. Nur dann könnte ihnen Eitelkeit in des Wortes wahrem Sinn vorgeworfen werden, denn Eitelkeit ist leer, nichtig, unnütz, wertlos, kurzfristig glänzender Schein, der wie das Grün der Haare am nächsten Tag zerstoben ist.

Daß das weibliche Schmücken im zeitgenössisch-abendländischen Kulturkreis möglicherweise eine ganz andere Qualität aufweisen könnte, wäre eine so kränkende Einsicht, daß sie noch kaum wahrgenommen wurde. Denn alle Vorstellungen über eine Begründung des Sich-Schmückens – gleichgültig, ob kostbar, phantasievoll oder dem schönen Schein ergeben – gehen bislang unproblematisch von der Prämisse aus, das Schmücken geschehe selbstverständlich für den anderen, um zu beeindrucken, ihn zu erfreuen, oder damit dieser andere am Glanz der einen teilhaben könne. Vielleicht aber gibt es bei Frauen mittlerweile eine Ahnung, die sich hinterrücks als List der Geschichte entpuppt, daß alles Schmücken zur Ehre der Männer nichts taugt, fragil und kurzlebig ist. Das Sich-im-anderen-Spiegeln perpetuiert lediglich Unsicherheit und Abhängigkeit. Die weibliche Freude am Schmücken – und viele Beobachtungen sprechen dafür – könnte sich neuerdings vom Spiegel, der den männlichen Blick zurückwirft, zu einer Spiegelung der Selbstverliebtheit gewandelt haben. Das narzißtische Moment, in der Betrachtung des geschmückten Selbst sich allein und für sich zu genügen, scheint bei der Frau weit deutlicher ausgeprägt als bei ihrem männlichen Widerpart. So wäre denn der den Frauen nachgesagte Wunsch des Blicks in den Spiegel kaum der kritischen Überprüfung und Kontrolle ihrer äußeren Erscheinung geschuldet, sondern dem Bedürfnis nach innerer Selbstvergewisserung.

Wenn Schmuck statt äußerer Repräsentation für andere der inneren Befriedigung für sich selbst diente, veränderten sich seine Funktion und Bedeutung gewaltig. Dann wäre er nurmehr Versatzstück, Ausdruck noch virulenter Konventionen und könnte in Zukunft abgeschafft oder durch Immaterielles ersetzt und damit erstmalig wirklich und befreit werden.

›SCHATZHÜGEL‹

Wilhelm Mattar

Prominente zeigen ihr Lieblingsstück
Künstler schmücken Prominente

Zum ersten Mal ist auf einer internationalen Schmuckausstellung Schmuck aus der Privatsphäre einzelner Persönlichkeiten zu sehen, und zwar nicht, um diese Ausstellung aus privaten Sammlungen zu komplettieren, sondern ausschließlich, um eine besondere Dimension des Sich-Schmückens aufzuzeigen.

Diese Dimension ist verknüpft mit dem Begriff ›Unikat‹. Im Schatzhügel der ORNAMENTA 1 treffen zwei verschiedene Sichtweisen dieses Begriffes aufeinander: zum einen das Unikat, das speziell für eine bestimmte Person von einer ausgesuchten Künstlerin oder einem ausgesuchten Künstler hergestellt worden ist und zum anderen das Unikat als Zeugnis der Einzigartigkeit von Geschichten und Erinnerungen, die verbunden sind mit den Gegenständen, die als Lieblingsstükke in die Ausstellung gegeben wurden. Prominente Persönlichkeiten aus unterschiedlichen Bereichen gesellschaftlichen Lebens wurden gebeten, ein Schmuckstück oder ein Objekt für die ORNAMENTA zur Verfügung zu stellen, das ihnen etwas Besonderes bedeutet, besonders lieb ist. So sieht man hier Gegenstände, die eine mit der Person verknüpfte und an bestimmte Umstände gebundene Geschichte haben. Sei es, daß sie an die Kindheit, eine Freundin, einen Freund, eine spezifische Situation erinnern oder, daß sie spirituelle bzw. magische Kräfte vermitteln. Es sind Dinge, die die betreffenden Menschen gern in ihrer Nähe mögen.

Diese Lieblingsstücke, die verbunden mit entsprechenden Anekdoten Gefühle wachhalten und wiederbeleben, erzählen von den Begebenheiten, wie sie zu ihren Besitzern gelangten. Man kann sie schlicht als Andenken oder Souvenirs bezeichnen.

Andere Lieblingsstücke erfahren ihre Wertschätzung durch die besondere Kraft, die von ihnen für den Benutzer in seinem alltäglichen Umgang mit ihnen ausgeht. Sie helfen auf imaginäre Weise der Trägerin oder dem Träger bei der Arbeit oder bei außerordentlichen Herausforderungen. Solche Objekte sind Glücksbringer oder Talismane.

Beide Kategorien von Lieblingsobjekten findet man in jedem Privathaushalt, sei es im ›Schmuckkästchen‹ oder auf dem privaten ›Hausaltärchen‹. Diese Orte sind nicht nur voller Gegenstände, sondern bergen auch Geschichten und Geheimnisse, die nur ganz speziellen Freunden erzählt und offenbart werden. Hierbei spielt sich ein wiedersprüchlicher Mechanismus ab: Das Geheimnis wird gehütet wie ein Schatz, und gleichzeitig wird eine ausgesuchte Öffentlichkeit über den Besitz dieses Schatzes informiert. Nur so entwickelt sich das Geheimnis zum besonderen schmückenden Besitz der Persönlichkeit.[1)]

Analog dazu verhält sich auch der Schmuck. Man verbirgt ihn und muß ihn doch zeigen, damit er seine eigentliche Wirkung erhält.

Diese Widersprüchlichkeit vermittelt der Schatzhügel der ORNAMENTA 1 vortrefflich, indem er Versteck und Ausstellungsort zugleich ist. Er versinnbildlicht darüber hinaus auch die sprachliche Verbindung von Schatz/Liebling und wird so zu einem Hügel voller Lieblingsstücke, dies auch im Hinblick auf die Künstler, die vor allem kurz nach der Fertigstellung sich noch mit ihren Produkten verwandt fühlen und sich ungern von diesen ›Lieblingen‹ trennen.

Schmuck für eine bestimmte Person zu fertigen gehört zu den klassischen Aufgaben des Goldschmieds. Die Regel ist, daß vom Auftraggeber eine Schmuckmacherin oder ein Schmuckmacher mit dieser Aufgabe betraut wird, deren bzw. dessen Arbeits- und Ausdrucksweise ihm bekannt ist; er versteht diese Sprache und akzeptiert sie.

Für das Projekt ›Künstler schmücken Prominente‹ ging die ORNAMENTA 1 als Auftraggeberin in ähnlicher Weise vor und brachte Künstler und die zu schmückende Person als Partner zusammen. Die Künstler ihrerseits sammelten dann mit großem Einsatz Informationen und nahmen, falls dies möglich war, Kontakt mit ihrem Partner auf. Sie machten sich ein Bild von dem Menschen, dem sie eine persönliche Botschaft anvertrauen wollen. Mit der ihnen eigenen ausgeprägten Sprache lieferten die Schmuckmacher ihre Interpretation der von ihnen zu schmückenden prominenten Persönlichkeit.

Interpretationen und Botschaften der Schmuckmacher begegnen im Schatzhügel privaten Geschichten und Erinnerungen, die die ›Lieblingsstücke‹ der Prominenten vermitteln. Sie rücken so den Menschen in seiner Einzigartigkeit in den Mittelpunkt der ORNAMENTA.

[1)] Siehe hierzu: Georg Simmel, ›Exkurs über den Schmuck‹, in: ders., *Soziologie, Untersuchungen über die Formen der Vergesellschaftung*, Leipzig 1908, S. 365–372

Ulrike Bahrs für John Neumeier

München, Bundesrepublik Deutschland
geboren 1944 in Grevesmühlen, Wismar

Studium an der Fachschule für Gold- und Silberschmiede Neugablonz und an der Akademie der Bildenden Künste München

Seit 1978 Einzelausstellungen in Regensburg, Düsseldorf, Brüssel, München, auf Lanzarote und in London

Seit 1969 Beteiligung an Ausstellungen in der Bundesrepublik Deutschland, in den Niederlanden, in der Schweiz, in Jugoslawien, Großbritannien, Japan, Italien, in der Sowjetunion, in Österreich, Australien, Hongkong, Neuseeland, Singapur, Ungarn und in den USA

Ausgezeichnet mit dem 1. Preis der Danner-Stiftung München 1969, dem Hamburgischen Staatspreis 1970 und dem Bayerischen Staatspreis 1972

Arbeiten im Museum für Kunst und Gewerbe Hamburg und im Schmuckmuseum Pforzheim

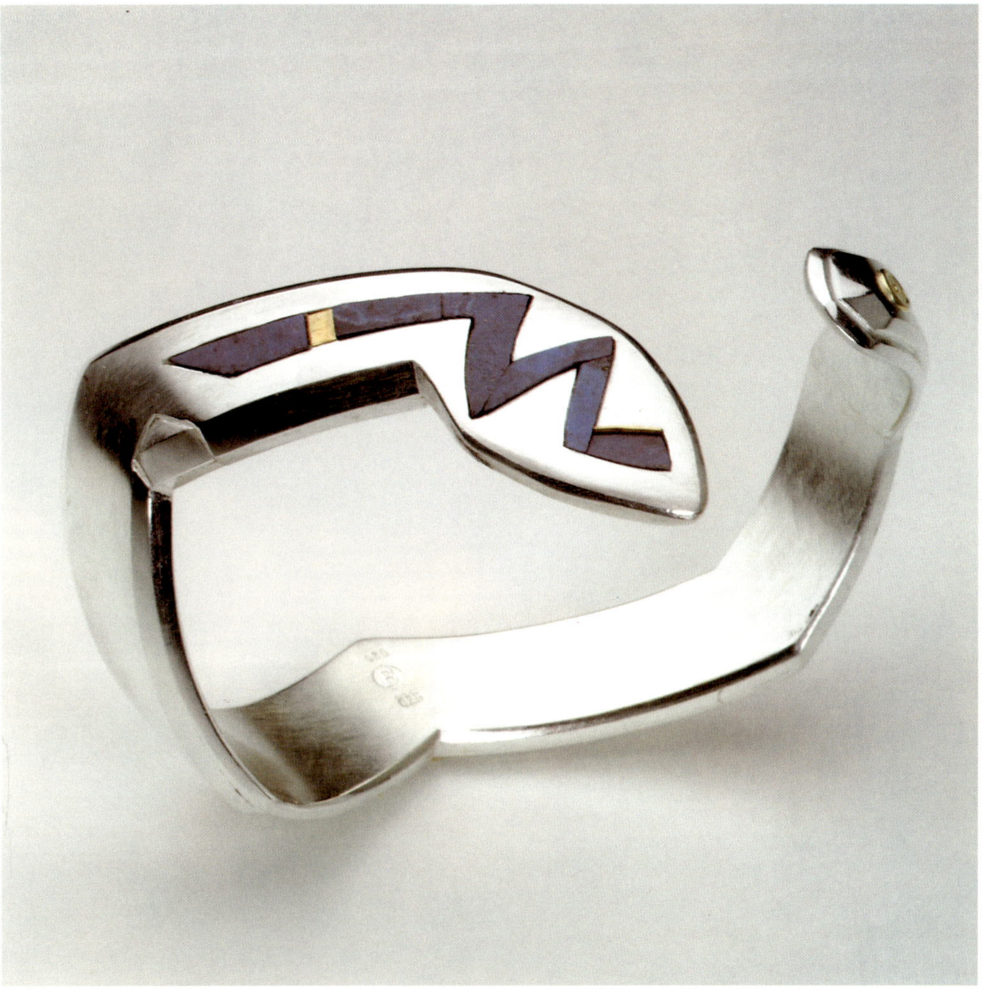

Armreif ›Energieschlange‹, 1989
Breite 8,3 cm
Silber, Lapislazuli, Gold

Silberdose mit Amethyst

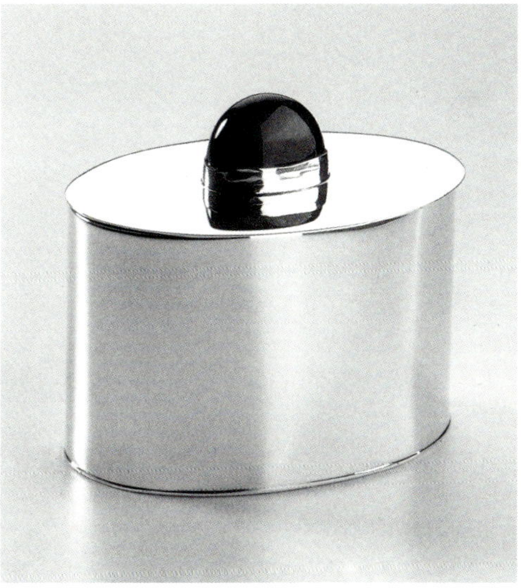

Ulrike Bahrs:

»Ich wollte ein Armband für John Neumeier machen und fuhr extra zu ihm nach Hamburg, um einen Gipsabdruck seines Handgelenks abzunehmen. Aus dem unmittelbar gewonnenen Eindruck habe ich einen Armreif konzipiert, den er häufig tragen kann, was er sich auch wünschte. Das Schmuckstück soll John Neumeier Kraft geben und seine Kreativität bewahren. Deshalb verwendete ich das energetische Symbol der Zickzacklinie. Sie bildet die Grundgestalt des Armreifs, der wegen des ungehinderten Energieflusses auch nicht geschlossen ist. Das Symbol wiederholt sich im Kopf der Schlange, diesmal in Lapislazuli – das Ende der Schlange bildet das ägyptische Sonnenzeichen.«

John Neumeier:

»Ich mag diese Silberdose so gerne, da sie speziell für mich angefertigt wurde. Joan Schwartz aus Wisconsin hat es verstanden, durch die klare Linienführung und Schlichtheit der Form, durch den Griff, welcher akzentuiert ist durch einen intensiv-violetten Amethyst, eine Beziehung zu schaffen zwischen mir und der Dose.«

Gijs Bakker für Hans van Manen

Amersfoort, Niederlande
geboren 1942 in Amersfoort

Dozent an der Akademie für Industrielle Formgebung Eindhoven

Studium am Institut voor Kunstnijverheidsonderwijs Amsterdam und an der Kunstfackskolan Stockholm

Seit 1966 Ausstellungen zusammen mit Emmy van Leersum und Einzelausstellungen in Amsterdam, Gent, London, Amersfoort, Groningen, Arnheim, Apeldoorn, Wien, Middelburg, München, Graz, Krefeld, Philadelphia, New York und Utrecht

Beteiligung an Ausstellungen u. a. in den Niederlanden, Großbritannien, in der Bundesrepublik Deutschland und in Australien

Ausgezeichnet mit dem Van de Rijn-Preis für Bildhauerei 1965, mit Gold- und Silbermedaillen in Jablonec 1968 und mit dem Françoise van den Bosch-Preis 1988

Arbeiten in Museen und Sammlungen in Amsterdam, Den Haag, Apeldoorn, Cleveland/GB, Sydney, Kyoto, Rotterdam, Utrecht, Arnheim, Trondheim und Pforzheim sowie beim Rijksdienst voor beeldende Kunst

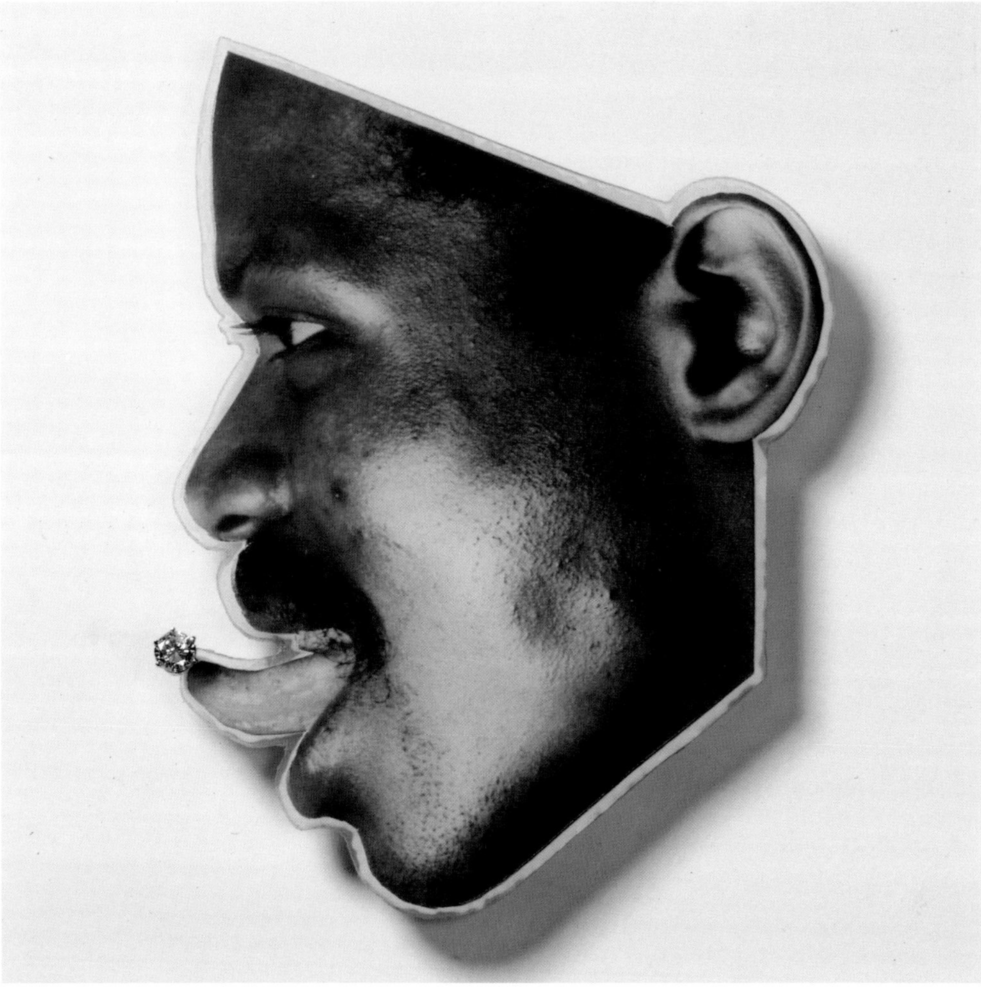

Brosche ›The tongue‹, 1989
11×8,4 cm
Foto in Kunststoff, Diamant

›Coco de Mer‹ von den Seychellen

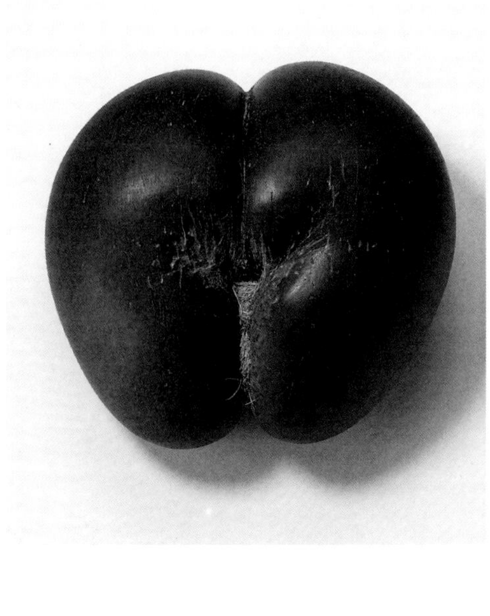

Gijs Bakker:

»Hans van Manen ist nicht nur ein international bekannter Choreograph, sondern auch ein professioneller Fotograf. Seine Arbeiten werden in Museen und Kunstgalerien ausgestellt und waren erst kürzlich im Centre Pompidou in Paris zu sehen. Ich freue mich, daß Hans van Manen für mich ausgewählt worden ist, weil ich in meiner Schmuckgestaltung seit fast 15 Jahren Fotografie verwende. Ich habe versucht, beide Kunstformen in einer Brosche zu verbinden und auch auf die Welt des Balletts und seinen Bezug zum menschlichen Körper hinzuweisen.«

Hans van Manen:

»Ich habe natürlich nicht nur ein Lieblingsstück, sondern viele, so wie ich auch nicht ein Lieblingsballett habe. Ich wollte kein Kunstwerk ausstellen, daher wählte ich die Gegenüberstellung ›Natur zu Kultur‹.

Die ›Coco de Mer‹ stammt von den Seychellen. ›Mer‹ leitet sich ab von ›Meer‹, nicht – wie man vielleicht denken könnte – von ›mère‹ wie ›Mutter‹. Sie ist allerdings von einer weiblichen Palme, denn es gibt auch männliche.

Die ›Coco‹ sieht aus wie von einem Bildhauer geschaffen, sie ist sehr erotisch und zeigt die Vielfalt der Natur auf, ohne eine Interpretation zu sein.«

Esther Knobel für Reinhold Messner

Jerusalem, Israel
geboren 1949 in Polen

Dozentin an der Bezalel Academy of Arts and Design Jerusalem

Studium am Plastic Art Institute Bat Yam, an der Bezalel Academy Jerusalem und am Royal College of Art London

Seit 1978 Ausstellungen in Amsterdam, Eien Karem/Israel, Köln, London, Bristol, zum Teil als Zwei-Personen-Ausstellungen mit Pierre Degen, Deganit Schoken, Vered Kaminski und Norbert Wolters

Seit 1976 Beteiligung an Ausstellungen in Israel, Frankreich, in der Schweiz, Großbritannien, in den Niederlanden, Österreich, in der Bundesrepublik Deutschland, Japan, den USA, Australien, Kanada, Spanien und Dänemark

Ausgezeichnet mit dem Bezalel Prize of Excellence 1974, einem Stipendium des British Council zum Studium am Royal College of Art London 1975–1977 und dem Alix-de-Rothschild-Preis für Schmuck 1986

Arbeiten in Museen in Amsterdam, Jerusalem, Cleveland, Kyoto sowie in öffentlichen Sammlungen in England und Australien

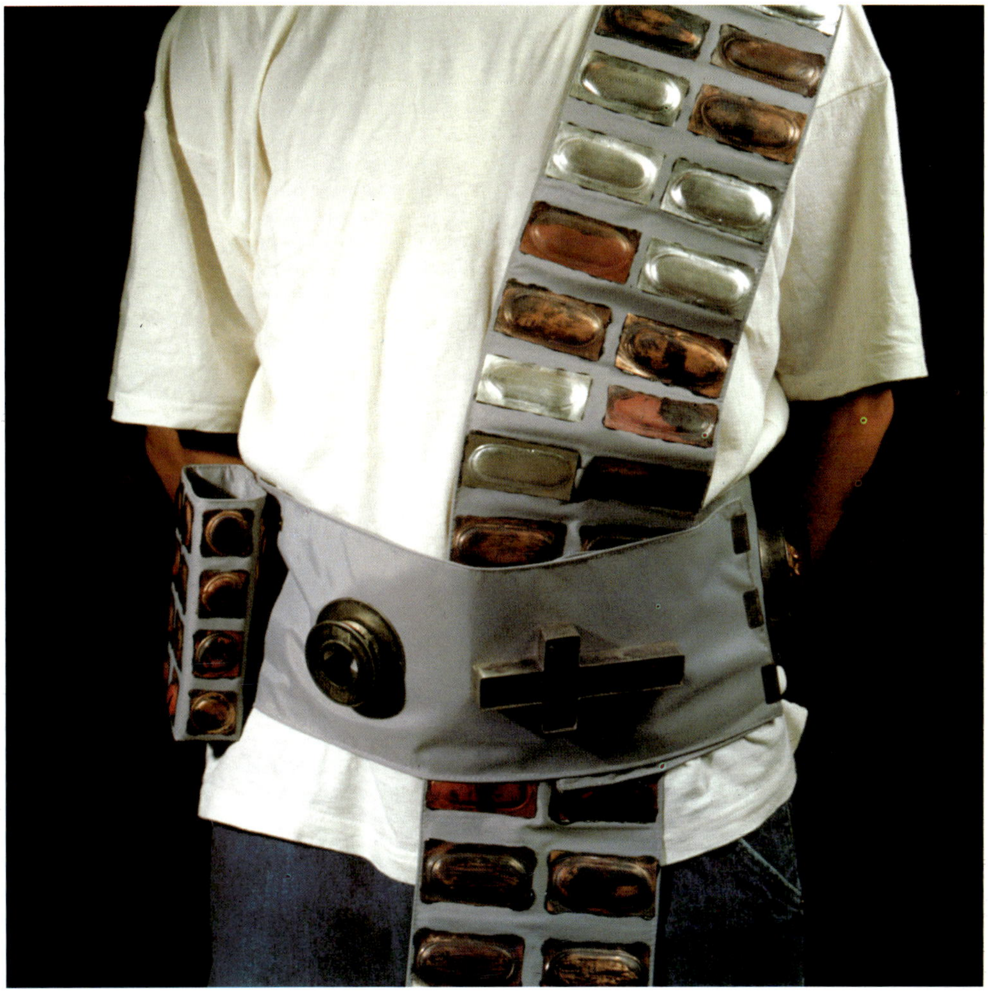

Gürtel ›Waistband and sash‹, 1989
Gesamtlänge 107 cm
Länge des Kreuzes 12 cm
Nylon, Nickel, Messing, Kupfer, versilbertes Kupfer

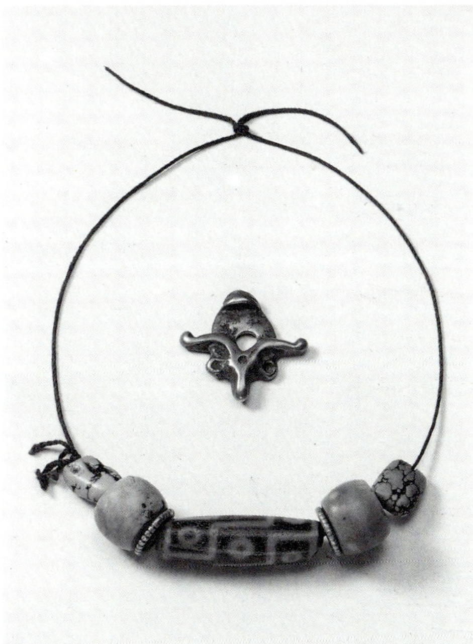

Xi-Stein mit Korallen und Türkisen
und eine Tokscha

Esther Knobel:

»Ich habe mich entschieden, das Bergsteigen als Metapher zu verwenden.

›Ein kleines Kind wacht auf und bringt das maskenhafte Gesicht eines alten Mannes zum Weinen ... eine Hoffnung, die er lange tot glaubte, glüht in seinem Herzen.‹
René Daumal, Mount Analogue

Ich habe meine Arbeit auf einer Berg-Legende aufgebaut, die den Titel ›The History of the Hollow Men and the Bitter Rose‹ trägt.«

Reinhold Messner

Reinhold Messner stellt zwei Stücke zur Verfügung, einen Xi-Stein (neun Augen) mit versteinerten Korallen und Türkisen aus Tibet, ein ehemaliges Zahlungsmittel, das heute Schmuck ist. Außerdem eine Tokscha, die Reinhold Messner ebenfalls aus Nepal mitgebracht hat. Es sind seine Lieblingsstücke aufgrund seiner besonderen Beziehung zum Herkunftsland.

Kai Chan für Karl Lagerfeld

Toronto, Kanada
geboren 1940 in China

Studium der Biologie in Hongkong, Interior Design am Ontario College of Art Toronto und an der Banff Centre School of Fine Arts

Seit 1975 Einzelausstellungen in Brampton, Toronto, Amsterdam, North Bay und Montreal

Seit 1972 Beteiligung an Ausstellungen in Kanada, den USA, Großbritannien, Spanien, in der Bundesrepublik Deutschland, Japan, in der Schweiz, Schweden, in den Niederlanden, Australien und Österreich

Seit 1983 mehrere Stipendien des Ontario Arts Council und des Canada Council

Arbeiten in Museen in Cambridge/Ontario, Trondheim, bei der Canada Council Art Bank und im Ontario Craft Council

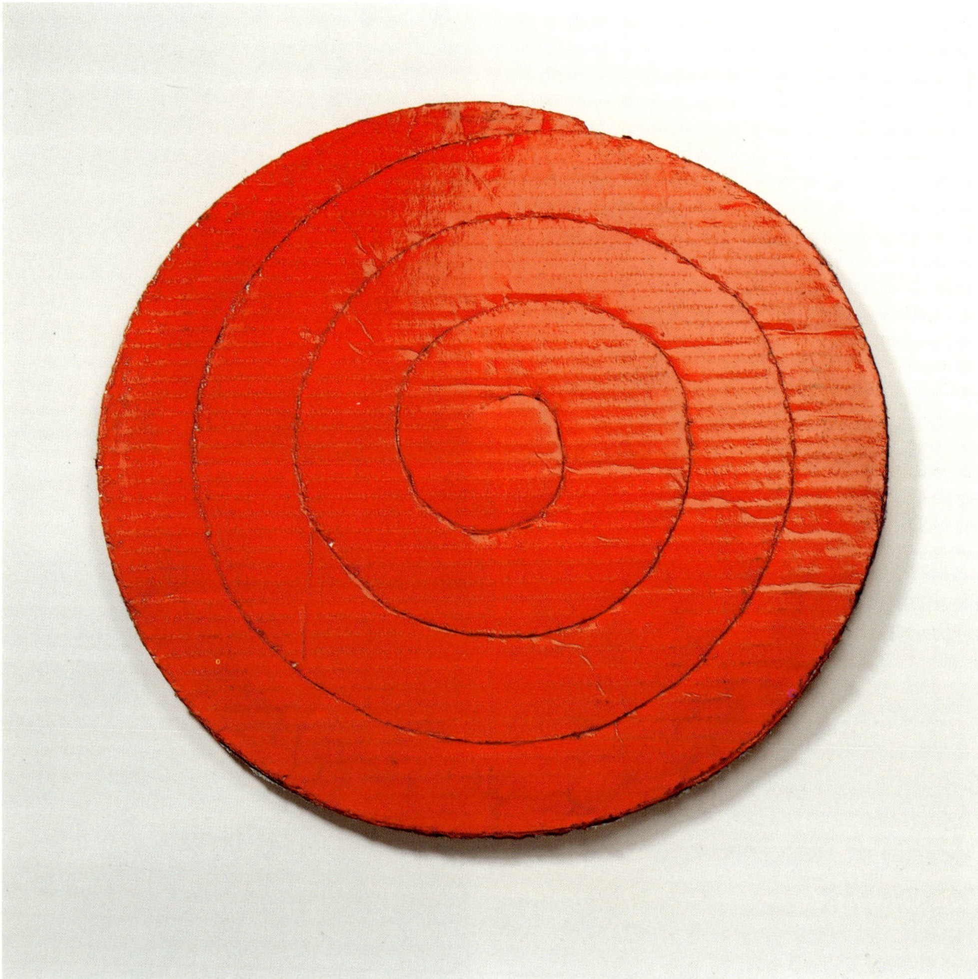

›Ornament‹, 1989
∅ 34 cm
Pappe, Farbe

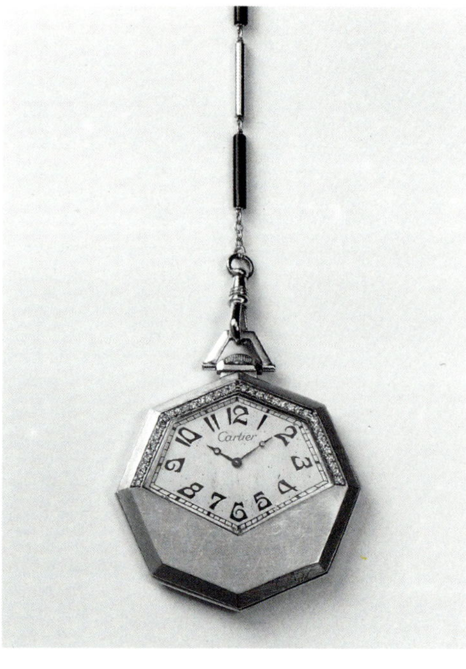

Taschenuhr von Cartier

Kai Chan:

»Es ist ein Ornament, hergestellt aus sehr alltäglichem Material, von Hand verziert, durch Berührungen, durch Ideen und durch Gedanken; sie können Kreativität, Poesie, Liebe und vielleicht sogar das Leben anregen.«

Beate Gänssle für Karl Lagerfeld

Karlsruhe, Bundesrepublik Deutschland
geboren 1962 in Stuttgart

Studium an der Freien Kunstschule Nürtingen und an der Staatlichen Akademie der Bildenden Künste Karlsruhe

Einzelausstellung in Karlsruhe 1986
Beteiligung an Ausstellungen in Stuttgart und Karlsruhe

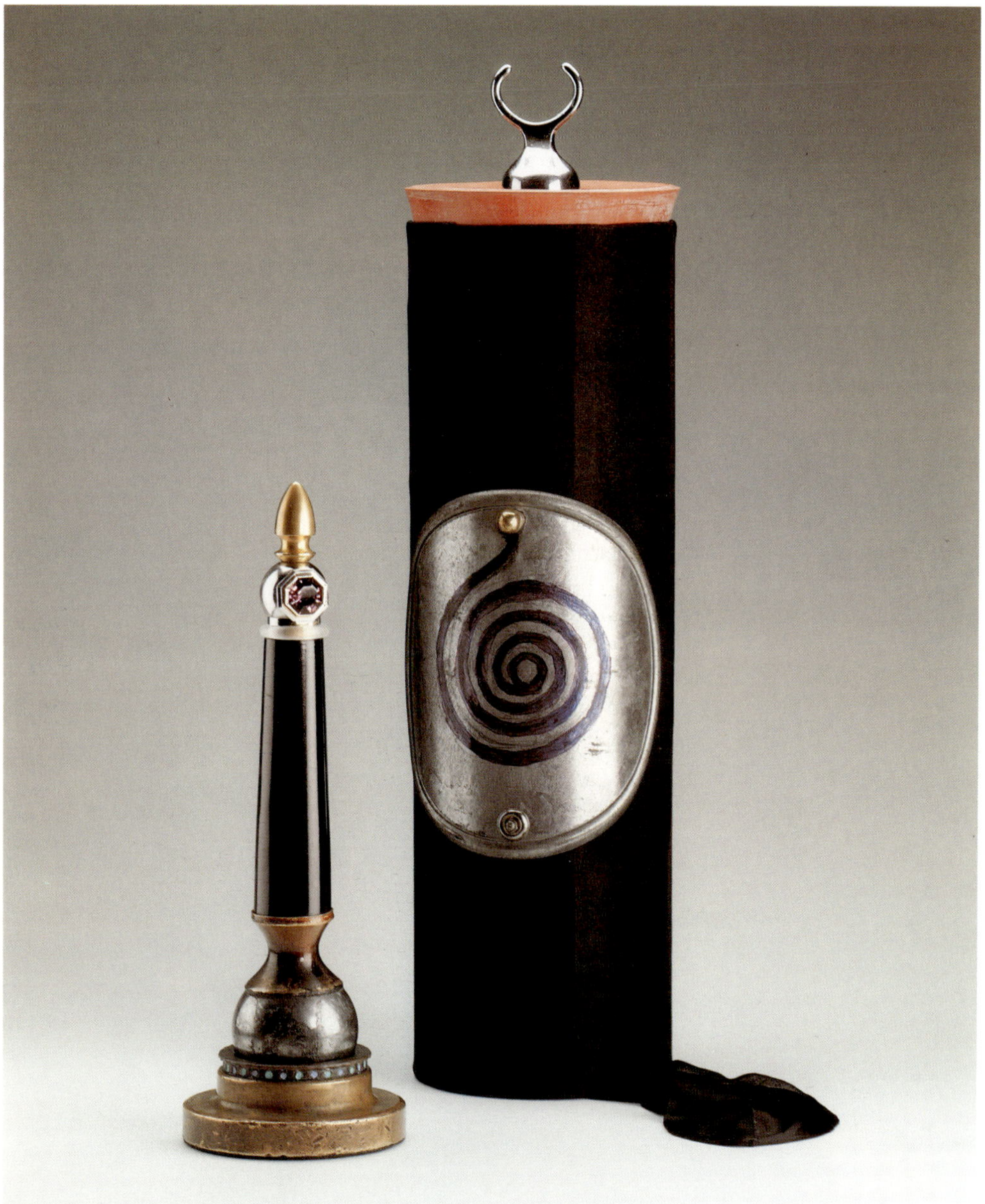

Zepter auf Sockel mit Köcher
›Dem König sein Zepter‹, 1989
Höhe mit Sockel 29 cm
Silber, Gold, Buntmetall, Holz, Amethyst, Bergkristall
Köcher: Höhe 42 cm
Textil, Metalle, Gummi, Karton

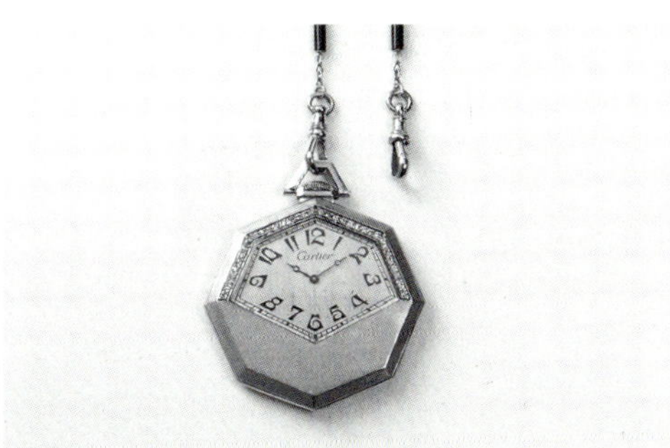

Taschenuhr von Cartier

Beate Gänssle:

»Dem König sein Zepter«

Karl Lagerfeld:

»Cartier aus Paris – die Stadt, deren Flair mein Leben bestimmen sollte.«

Falko Marx für Katarina Witt

Köln, Bundesrepublik Deutschland
geboren 1941 in Köln

Studium an der Fachhochschule Köln

Seit 1970 Einzelausstellungen und Beteiligung an Ausstellungen in Köln, Bern, Bonn, Bochum, Wien, Antwerpen, Nicosia, Amsterdam, Leverkusen, New York, Chikago, Frankfurt und Düsseldorf

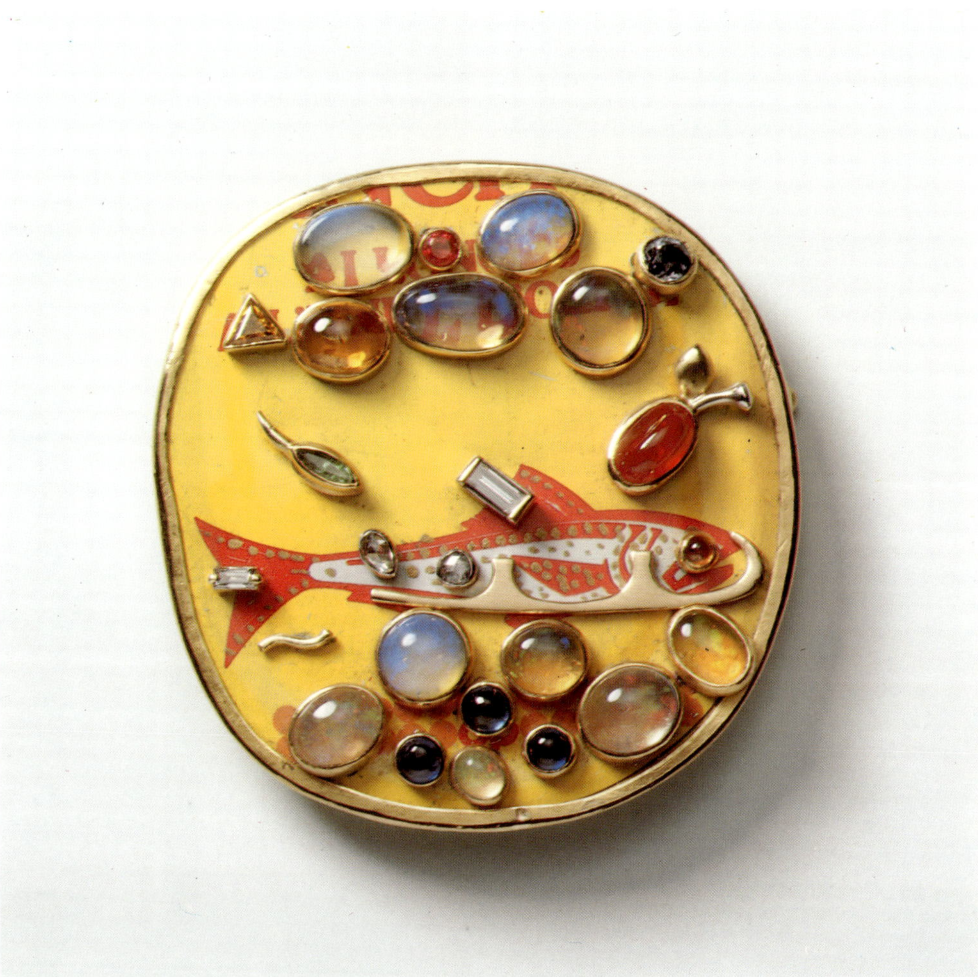

Brosche ›Wasser ... Eis ... Holiday on Ice‹, 1989
4,7×4,3 cm
Dosenblech, Gold, Wasseropale, Mondsteine, Saphire, Rubin, Smaragd, Diamanten, gelber Saphir

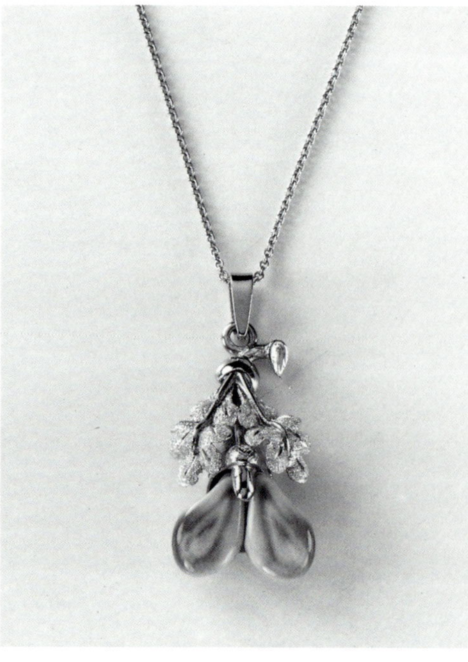

Grandl-Anhänger

Katarina Witt

Es nimmt sich bescheiden aus, gehört aber zum Lieblingsschmuck von Katarina Witt, verehrt von einem passionierten Jäger im Erzgebirge, der Heimat von Katarina.

Die Grandln eines Zwölfenders sind es, die nach Jägerbrauch im Erzgebirge nur an die Dame des Herzens vergeben werden dürfen, zumal diese spezielle Jagd besonders dramatisch verlaufen war.

Falko Marx:

»Wasser... Eis... Holiday on Ice«

Robert Lee Morris für Steffi Graf

New York/N.Y., USA
geboren 1947 in Nürnberg, Bundesrepublik Deutschland

Studium am Beloit College, Department of Art, Beloit/Wisconsin

Einzelausstellungen in New York, Caracas und Boston

Beteiligung an mehreren Schmuckausstellungen in den USA

Ausgezeichnet mit dem Coty Award für Zusammenarbeit mit Calvin Klein 1981, dem Council of Fashion Designers Award (für Schmuck-Design) 1986 und dem International Gold Award des World Gold Council 1987

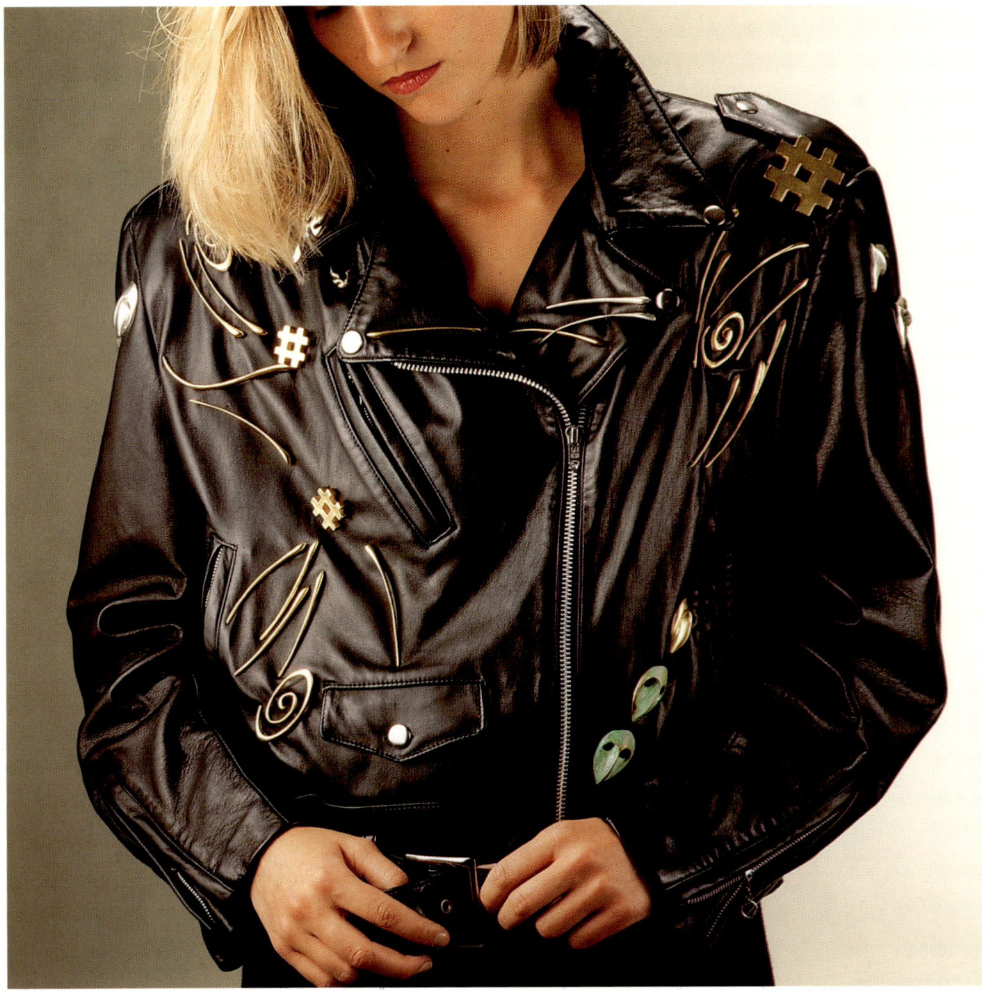

Lederjacke mit 44 Broschen
›Speed jacket‹, 1989
Länge der größten Brosche 9,5 cm
Leder, Silber, Messing, vergoldetes Messing
Jacke von Andrew Marc

Robert Lee Morris

Robert Lee Morris war fasziniert von der Dynamik, die Steffi Graf in einem ihrer Interviews zeigte. Er ließ extra eine Lederjacke für sie anfertigen und brachte eine Reihe von Broschen an, die in einer ganz besonderen Anordnung über die Jacke wirbeln und Steffi Grafs Dynamik vermitteln.

Tennisschläger-Kollier aus Gold mit Diamanten

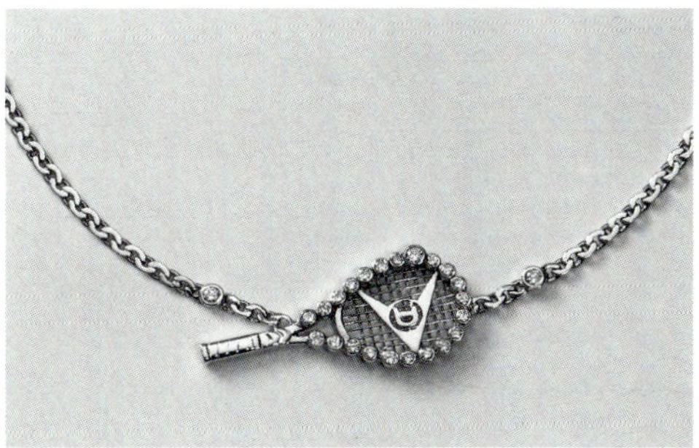

Steffi Graf

Zu ihrem 17. Geburtstag bekam Steffi Graf eine goldene Halskette mit einem Anhänger geschenkt, der die typischen Merkmale ihres Erfolgsschlägers hat. Dieser Schläger war zusätzlich mit vier Brillanten versehen worden, die Steffis vier Grand-Prix-Siege, die sie bis zu ihrem 17. Geburtstag errungen hatte, symbolisieren.

Bei der Übergabe des Kolliers wurde Steffi versprochen, daß für jeden weiteren Grand-Prix-Sieg je ein Brillant hinzugefügt würde, bis der Schlager vollständig besetzt sei.

Norbert Muerrle für Wolfgang Joop

»Der Lebenslauf – scheinbar obligatorisch – ist mir zuwider. Er ist meist nur positiv ausgelegt.
Wer schreibt schon die wichtigsten, einschneidenden Erlebnisse und macht daraus einen Lebenslauf in Kurzform mit persönlicher Aussage.«

Norbert Muerrle, Sta. Eulalia del Rio, Ibiza, Balearen

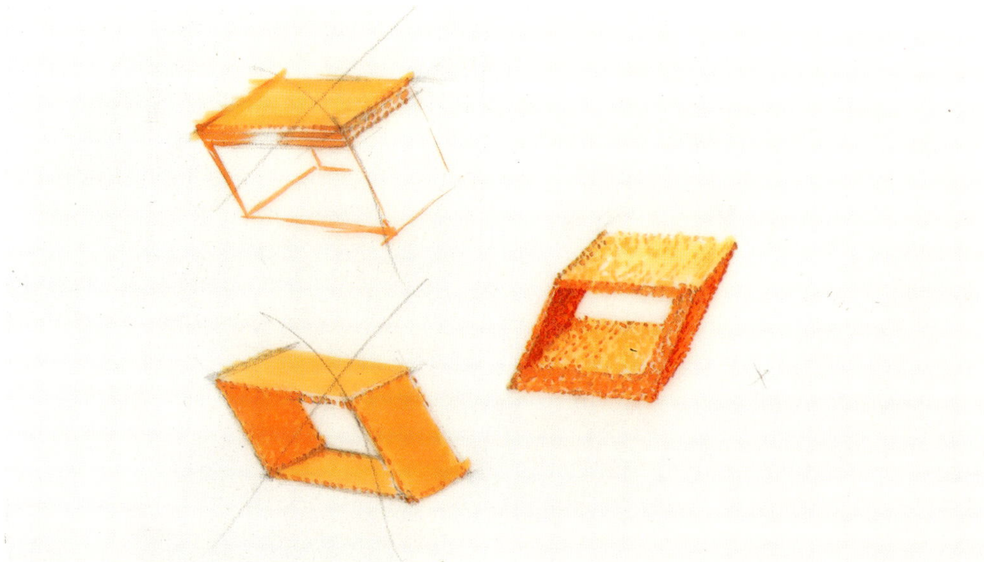

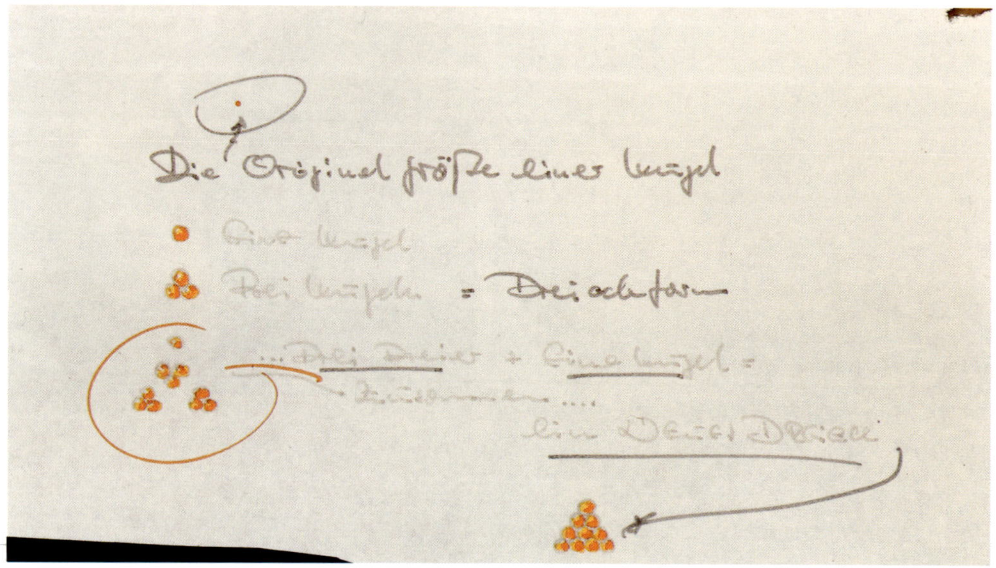

Norbert Muerrle:

»Aus mehr als 3000 Goldkugeln einen Ring zu ›bauen‹ ist eine schöne Idee.

Ein Haus aus teilgegossenen Wänden ist eine Geschichte der Zeit, ein ›Haus bauen‹ eine andere.

Viele Steine und Mörtel als Verbindung – viele Kugeln wie Steine, Lote wie Mörtel. Einen Ring ›bauen‹ – die Form wird abhängig, sie ergibt sich aus der Anordnung der Kugeln: eine wird durch zwei andere zu einem Dreier verbunden – es ergibt ein Dreieck.

Ohne Richtschnur gebaut, wird eine Mauer nicht exakt aussehen, aber vielleicht interessanter.

Mit etruskischer Goldschmiedetechnik soll meine Idee nichts gemein haben. Auch nicht das Ornament auf einer Fläche mittels diffundierter winziger Kugeln. Sondern das sich durch Anfügen von Kugeln ergebende Sichtbare – ein Innen und Außen, ein Mauerbild, und kein Relief.

Durch winzige Verschiebungen, Ungenauigkeiten ergibt sich ein zufälliges Ornament. Ich bin der Meinung, daß dieser Ring von seinem ersten Erscheinungsbild nichts Besonderes oder gar Neues darstellt.

Nur durch die Neugierde und Hinterfragung des Betrachters wird er einmalig – ein Erstling!«

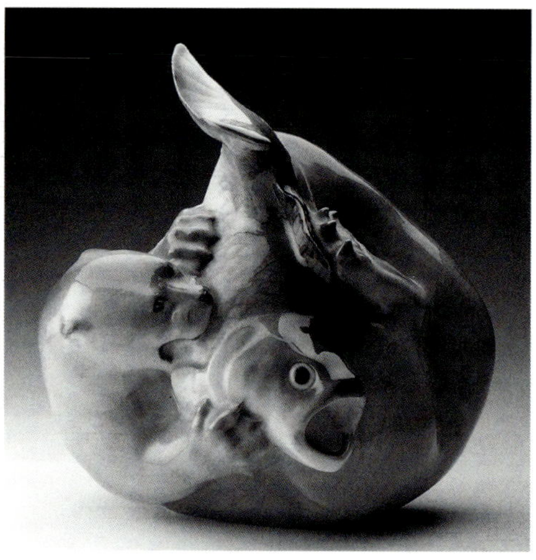

›Fisch und Fischotter‹, Kopenhagener Porzellanfigur

Wolfgang Joop

Wolfgang Joop hat die Figur 1975 bei einem Antiquitätenhändler in Hamburg gekauft. Obwohl er kein Sammler von Kopenhagener Porzellan ist, verliebte er sich spontan aus formal-emotionalen Gründen in die Figur.

Die Verbindung von Opfer und Täter in zärtlicher Umarmung hat für ihn Symbolkraft.

Fisch und Fischotter gehören zudem zu seinen Lieblingstieren.

Patrik Muff für Klaus Maria Brandauer

Köln, Bundesrepublik Deutschland
geboren 1962 in Hochdorf, Schweiz

Studium an der Fachhochschule Köln

Seit 1982 Beteiligung an Ausstellungen in der Bundesrepublik Deutschland, Österreich, Frankreich, in der Schweiz und in den Niederlanden

Ausgezeichnet im internationalen Berufswettbewerb in Linz 1982

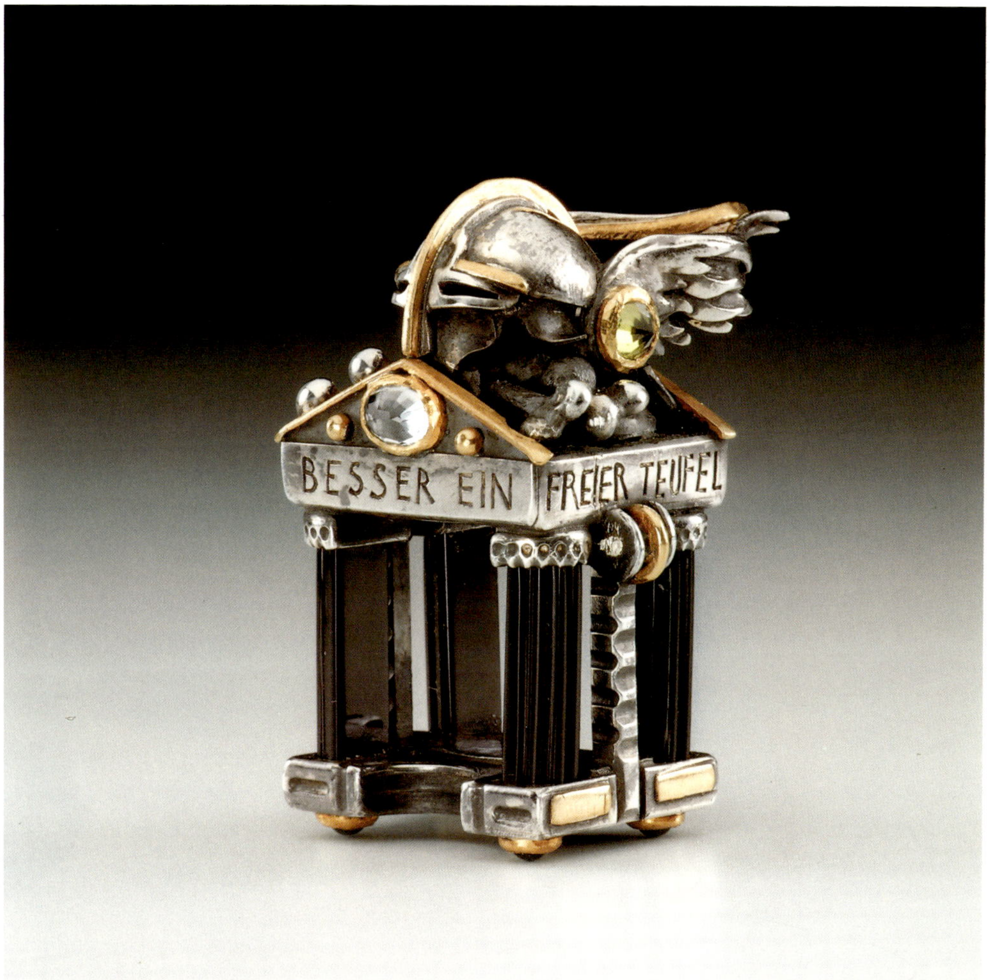

Ring-Objekt ›Besser ein freier Teufel als ein gebundener Engel‹, 1989
Höhe 5 cm
Silber, Gold, Onyx, Aquamarin, Peridot, Opal, Chrysopras, Bein

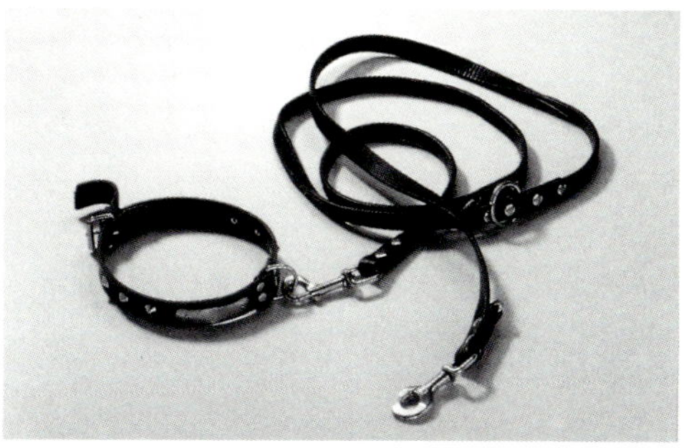

Halsband und Leine von ›Daniel Düsentrieb‹

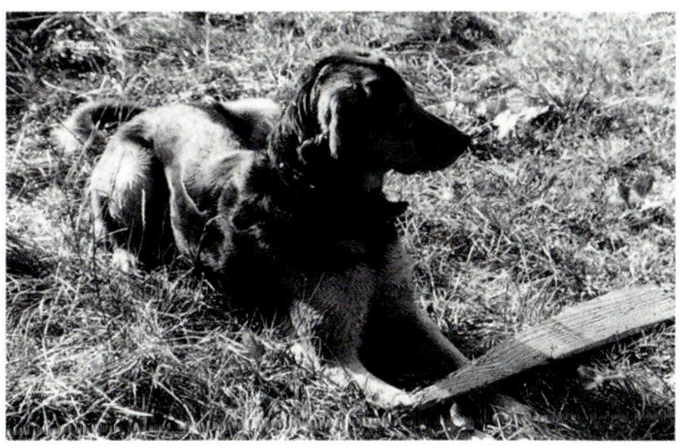

Patrik Muff:

»Besser ein freier Teufel als ein gebundener Engel«

Klaus Maria Brandauer

Halsband und Leine stehen für ›Daniel Düsentrieb‹, den Hund von Klaus Maria Brandauer.

Ruudt Peters für Philip Rosenthal

Amsterdam, Niederlande
geboren 1950 in Naaldwijk

Dozent an der Kunstschule Kampen, Niederlande
Studium an der Gerrit Rietveld Akademie Amsterdam

Seit 1983 Einzelausstellungen in Amsterdam, Den Haag, London, Nimwegen, Linz, Padua, Mailand, Florenz und Wien

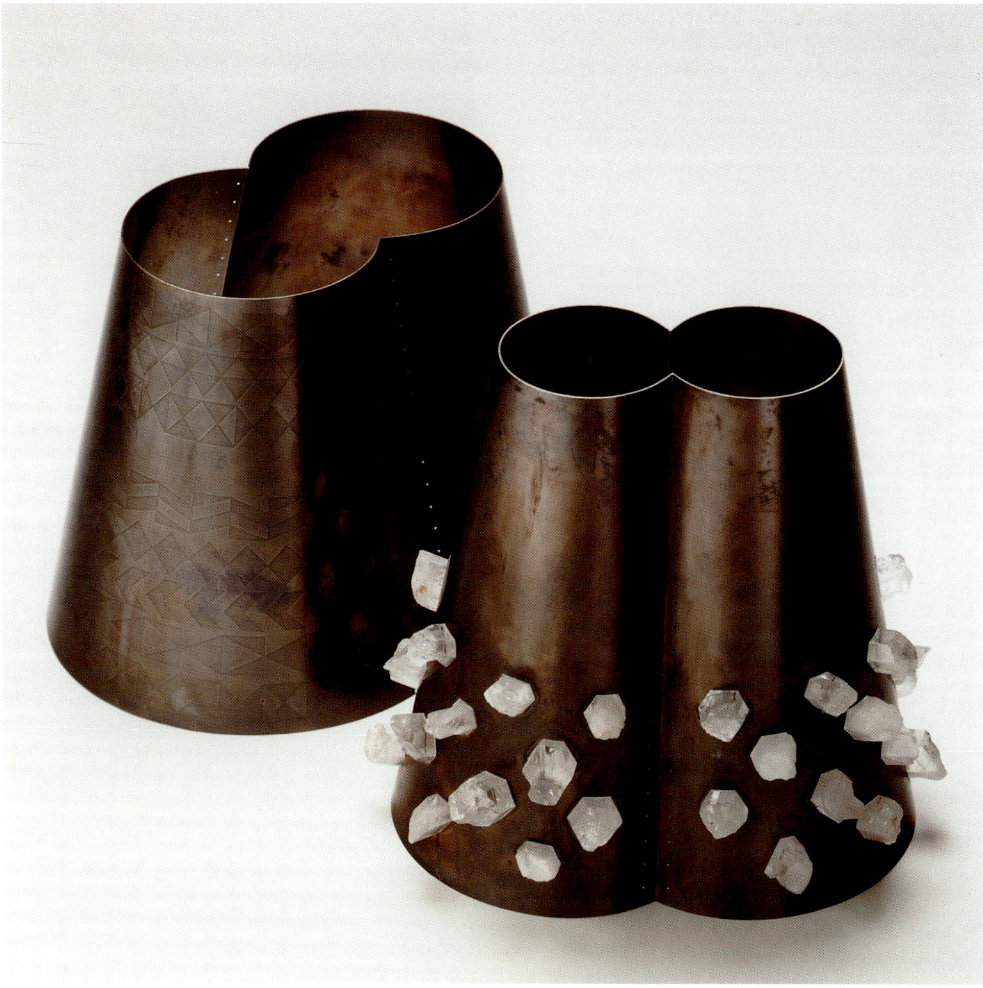

zweiteiliges Objekt ›Prometheus‹, 1989
23 × 17 × 21 cm
Messing, Bergkristalle

Ruudt Peters:

»Ich möchte nichts über Philip Rosenthal sagen, da ich ihn nicht persönlich kennengelernt habe und aus diesem Grunde nichts über ihn sagen kann. Ich denke, meine Arbeit, die ich für ihn gemacht habe, spricht für sich selbst.«

Teeservice, entworfen von Walter Gropius

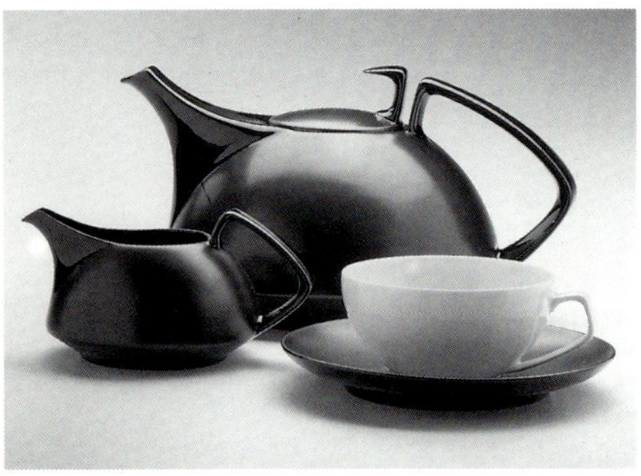

Philip Rosenthal:

»Ich habe natürlich viele Lieblingsstücke. Aber bei dem ›Gropius-Service TAC 1‹ von Walter Gropius ist es nicht nur das Objekt, sondern wie es entstand.

Mitte der 60er Jahre stand der Bau eines neuen Porzellanwerkes an. Ich sagte zu Josef Müller-Brockmann, der grafisch mit uns zusammenarbeitet: ›Warum muß eine Fabrik ein Stadtbild verderben – könnte sie es nicht verschönern? Können Sie uns einen Architekten empfehlen?‹ Müller-Brockmann darauf: ›Walter Gropius.‹ Ich: ›Da kann ich ja auch den Papst bitten, meine Tochter zu taufen.‹ Er: ›Versuchen Sie es!‹ Walter Gropius sagte nicht nur zu, sondern hat dann nach der Porzellanfabrik am Rothbühl noch für uns das Glaswerk in Amberg entworfen. Ausgehend von der Notwendigkeit der Glasarbeiter nach frischer Luft und keiner Hitzebelästigung entstand ein wunderschöner Bau, den man heute die Glaskathedrale nennt.

Und dann hat Walter Gropius noch dieses Teeservice entworfen. Die Verbindung mit den Materialien (weißes und durch und durch schwarzes Porzellan); dann die ruhige Grundform; aber dann der funktionelle Pfiff, der ausdruckskräftiger, aber sinnvoller Teil der Form ist, daß man beim Ausschenken des Tees nicht mehr die zweite Hand zum Halten des Deckels braucht, macht sie zu einem meiner Lieblingsstücke.«

Paul Preston für Ursula Späth

Whitby, Großbritannien
geboren 1943 in Leeds

Architekturstudium in Leeds und Oxford
als Schmuckmacher Autodidakt

Seit 1978 Einzelausstellungen in Düsseldorf, London, Köln, Oxford, Kiel und Oldenburg

Seit 1975 Beteiligung an Ausstellungen in Österreich, Dänemark, in der Bundesrepublik Deutschland, in Großbritannien, Frankreich, den USA und in der Schweiz

Ausgezeichnet vom Crafts Advisory Committee 1975 und mit dem ›Sotheby's First Contemporary Jewellery Award‹ 1982

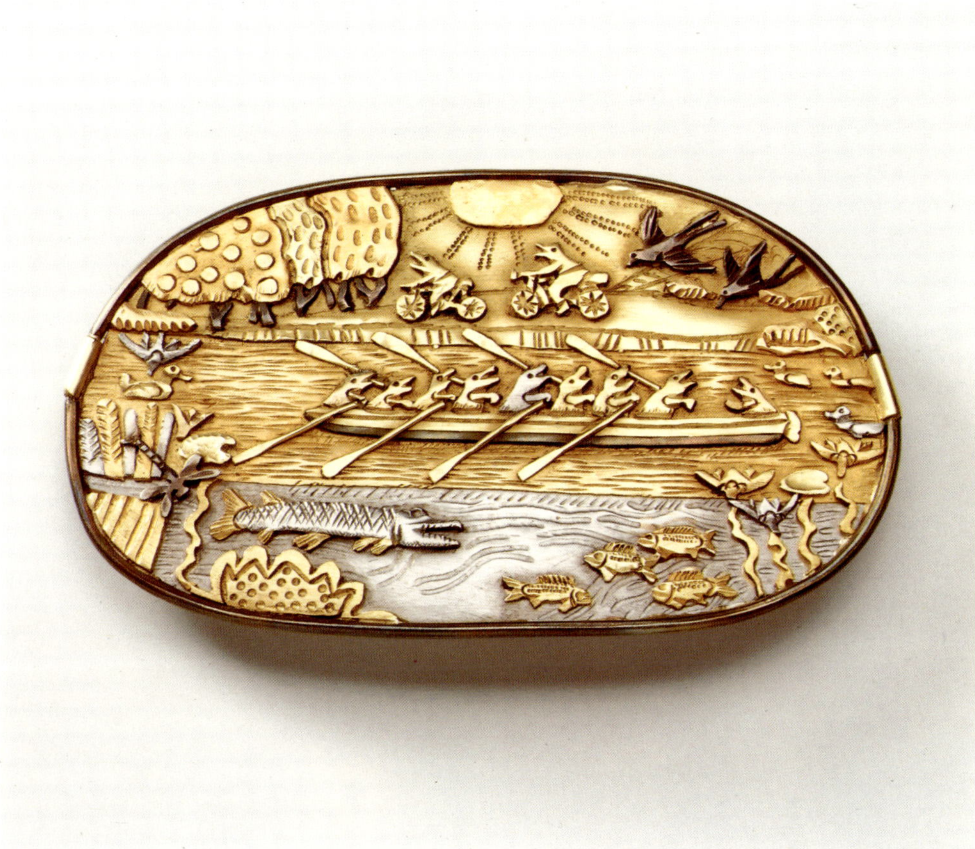

Brosche ›Mole coxed eight‹, 1989
4,3×7 cm
Gelb-, Weiß-, Grün- und Rotgold

Paul Preston:

»Ich habe Frau Späth nicht persönlich kennengelernt, aber ich sah sie kürzlich im britischen Fernsehen während der Nachrichten über den Besuch Gorbatschows in Stuttgart. Dieser Augenblick, verbunden mit dem Foto, das ich habe, vermittelt den Eindruck einer freundlich lächelnden Frau, voller Humor, Vitalität und der Fähigkeit, öffentliche Auftritte zu meistern. Ich habe mich entschlossen, eine Brosche für etwas privatere Stunden in ihrem Leben zu machen, wenn sie sich mit der Familie oder Freunden entspannt. Dieses Stück hat den Charakter einer Kinderbuch-Illustration (meine Spezialität!!).

Eine solche Arbeit kann leicht das Liebste einer Familie werden, auf stille Weise, und könnte so eine besondere Bedeutung bekommen, wenn sie über Generationen weitergereicht wird. Auf der Rückseite der Brosche bringe ich eine ›AMSEL‹ an, um Frau Späths Einsatz für Menschen, die an Multipler Sklerose leiden, zu würdigen.«

Ursula Späth

Bei dem Lieblingsstück von Frau Späth handelt es sich um ein altes indisches Hochzeitsarmband. Herr und Frau Späth haben es bei einer gemeinsamen Reise nach Indien in einem Geschäft entdeckt, und da es beiden so gut gefiel, machte es Herr Späth seiner Frau spontan zum Geschenk. Für Frau Späth ist das Armband ein besonderes Erinnerungsstück geworden; sie verbindet damit nicht nur die Schönheiten dieser Reise, sondern auch die damit verknüpften zahlreichen Termine und Anstrengungen.

Indisches Armband aus Gold, Perlen, Diamanten und Rubinen

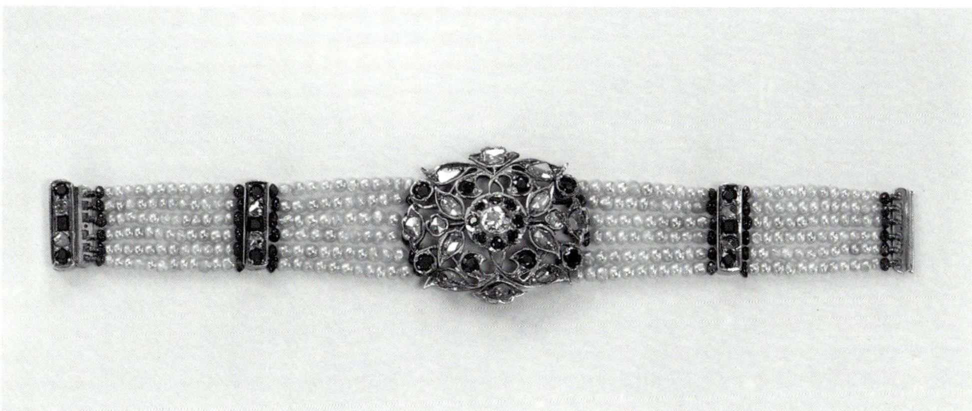

Verena Sieber-Fuchs für Oleg Popow

Zürich, Schweiz
geboren 1943

Studium an den Kunstgewerbeschulen Basel und Zürich

Beteiligung an Ausstellungen in Großbritannien, in der Schweiz, Frankreich, in der Bundesrepublik Deutschland, in den USA, Österreich, Spanien, Japan und in den Niederlanden

Ausgezeichnet mit Eidgenössischen Stipendien für angewandte Kunst 1967, 1968 und 1969, mit dem Leistungspreis KGSZ 1973, mit dem 1. Preis (Textil) Burgdorf 1985 und mit dem 1. Preis der 6th International Jewellery Exhibition Tokio 1986

Arbeiten in Museen in Amsterdam, Den Haag und Lausanne sowie in der Eidgenössischen Sammlung angewandter Kunst und bei der Swissair

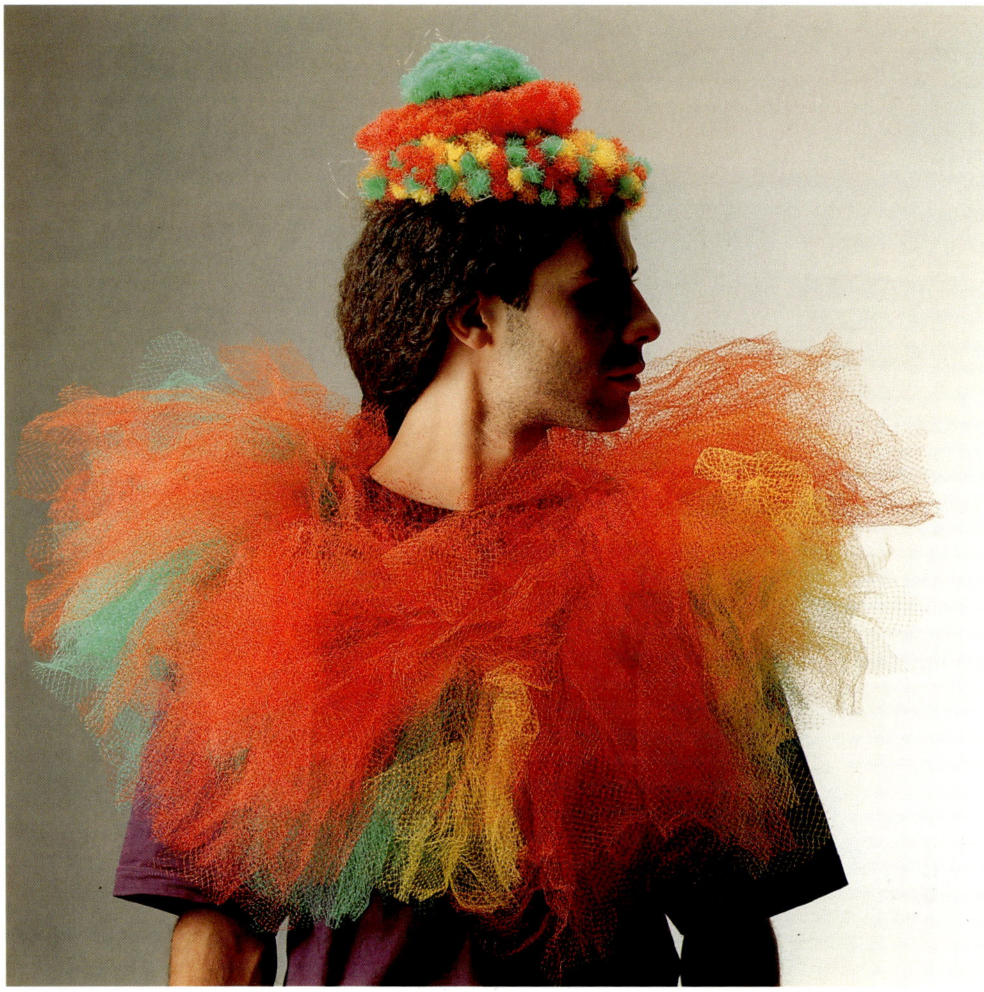

dreiteilige Mütze und Kragen
›Perestroika – Zaffaraya‹, 1989
∅ des Kragens ca. 80 cm
gefärbter Netzkunststoff, Draht

Verena Sieber-Fuchs:

»Ein ›Schmuck‹ für Oleg Popow:
Ein farbiges Gespinst für Oleg Popow, spielerische Träumerei für den Clown aus dem ›zumal in seiner derzeitigen fast traumhaften Bewegung‹ so sympathischen Rußland.

Auf daß der Traum vom Aufbruch nicht als Träumerei sich herausstelle, schließlich zum Trauma werde!

Eine Bemerkung zum Objekt:
Zaffaraya
Es handelt sich dabei um den Namen einer von obdachlosen Jugendlichen der Stadt Bern phantasievoll errichteten ›autonomen‹ Siedlung auf ungenutztem Stadtterrain. Dem sympathischen Versuch wurde nach monatelanger stillschweigender Duldung mit eiserner Polizeifaust der Garaus gemacht.

So ist ›Zaffaraya‹ seither symbolisch geworden für zerschlagene, niedergewalzte, verbrannte Hoffnung junger Menschen.«

Clownsmütze von Oleg Popow

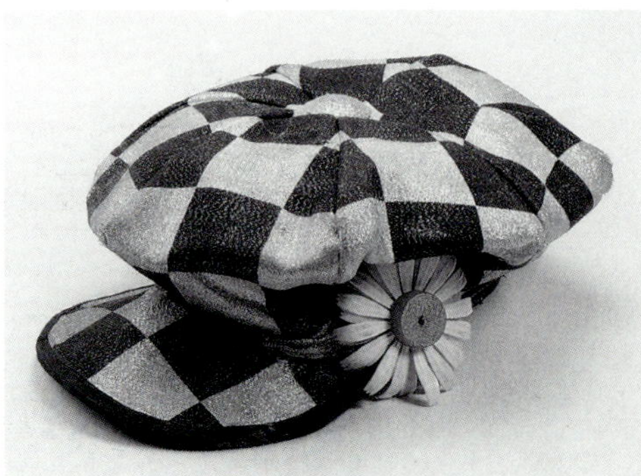

Oleg Popow

Oleg Popow, der Welt berühmtester Clown und Direktor des Moskauer Staatszirkus, überreichte nach dem letzten Auftritt in Erlangen seine mit Manegenstaub und Schweiß bedeckte Mütze, die er während der mehrmonatigen Deutschlandtournee täglich getragen hatte.

David Watkins für Boris Becker

London, Großbritannien
geboren 1940 in Wolverhampton

Professor am Royal College of Art London

Bildhauerstudium an der Universität von Reading

Seit 1973 Einzelausstellungen zum Teil mit Wendy Ramshaw u. a. in Philadelphia, London, Bristol, Oxford, Melbourne, Wien, Amsterdam und Pforzheim

Seit 1967 Beteiligung an Ausstellungen in Großbritannien, in den Niederlanden, in den USA, in der Bundesrepublik Deutschland, Australien, im Iran, Österreich, Japan, in der Schweiz und Spanien

Ausgezeichnet mit der Crafts Council Bursary 1977

Arbeiten in Museen und Sammlungen in London, Edinburgh, Bristol, Kendal, Perth, Adelaide, Melbourne, Sydney, Canberra, Wien, Pforzheim, Amsterdam, Cleveland/GB, Bath, Maidstone, Kyoto, Trondheim u. a.

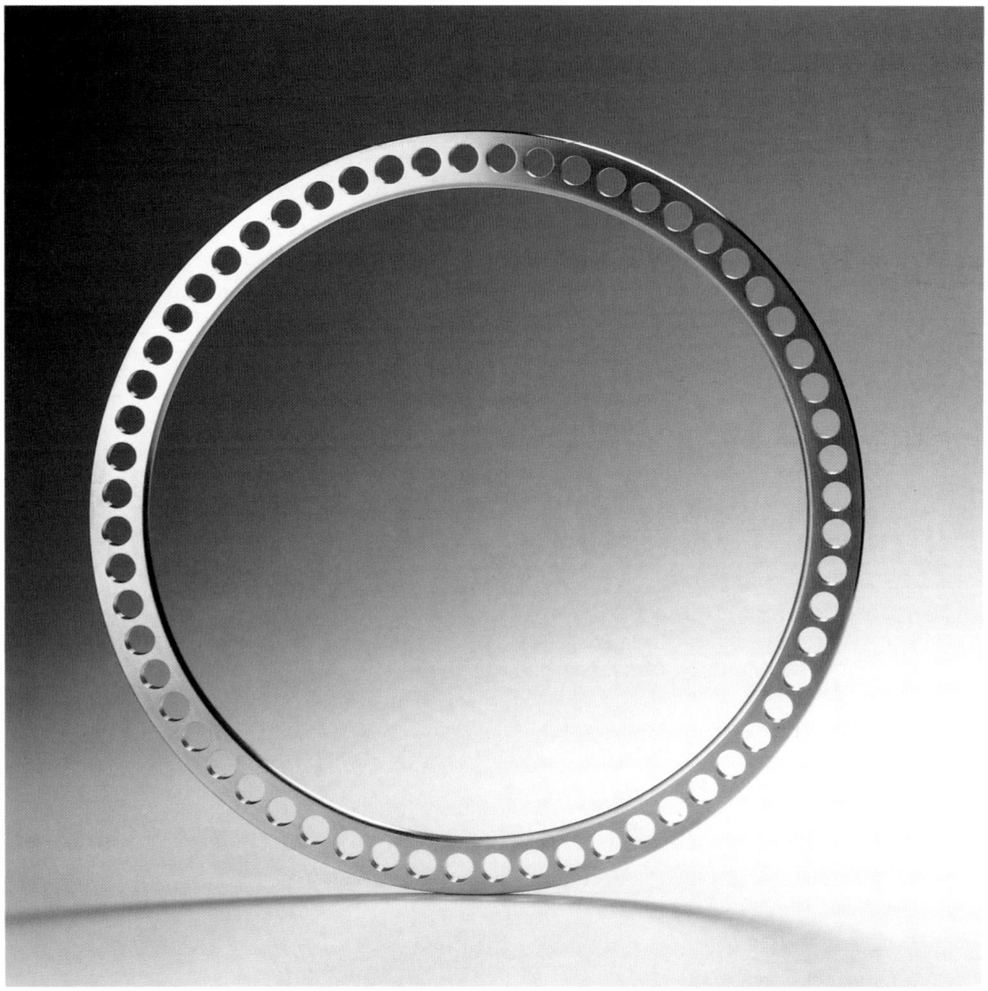

Halsreif ›Torus‹, 1989
∅ 26,5 cm
Titanium

Wimbledon-Schläger 1989

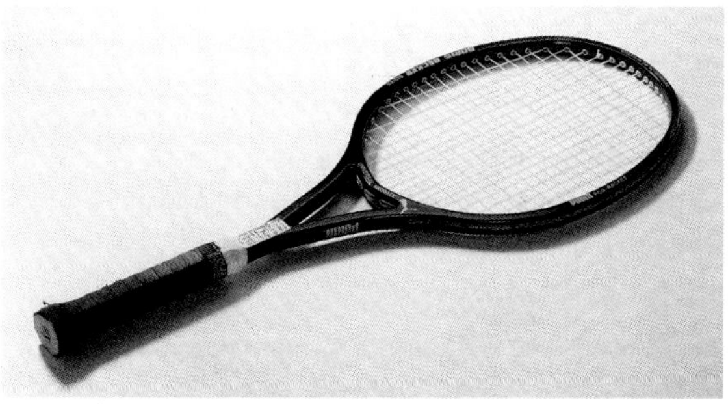

Boris Becker

Der Tennisschläger ist das wichtigste und liebste Handwerkszeug von Boris Becker, sozusagen die Verlängerung seines Armes. Daß der Wimbledon-Schläger sein Lieblingsstück ist, beweist auch die Tatsache, daß er keinerlei Werbegelder von der Herstellerfirma mehr bekommt und ihn trotzdem weiterhin spielt.

David Watkins:
»Torus«

Stanley Lechtzin

CAD/CAM und der Schmuckgestalter

Man hat mir einmal die Frage gestellt, ob es sich bei der historischen Entwicklung von den primitiven Bedingungen ursprünglicher Handarbeit zur intellektuellen Produktion unserer Zeit um einen ›wahren Fortschritt‹ handelte.[1] Ich glaube, daß eine zwangsläufige Evolution stattgefunden hat, die auf der Weiterentwicklung unserer Werkzeuge und Arbeitsmethoden basiert: vom Höhlenmenschen ... über die industrielle Revolution ... zum Zeitalter der Kybernetik.

Ein neues Jahrzehnt steht unmittelbar bevor, wir stehen an der Schwelle eines neuen Jahrhunderts, und ich denke, es ist an der Zeit, an eine Einschätzung unserer historischen Rolle als Goldschmiede heranzugehen. Ein Blick in unsere Geschichte als Künstler ist aufschlußreich für das Verständnis dessen, was wir heute tun und wie wir dahin gekommen sind.

Eine entscheidende Epoche für die Künste war die Renaissance. Das Leben, die Werke und die Philosophie Leonardo da Vincis, des ›Renaissancemenschen‹ par excellence, können für die heute arbeitenden Künstler sehr lehrreich sein. Am Ende seines Buches über Leonardo faßt Ritchie Calder diese Lektion wie folgt zusammen:

> »Heute haben wir es mit einer Erweiterung der Sinne zu tun. Spezialmikrophone sind empfindlicher als das menschliche Ohr; die Fernsehkamera verfeinert das Wahrnehmungsvermögen für Farbwellenlängen und ist unermüdlicher als das menschliche Auge; es gibt maschinelle Abtastverfahren, die unendlich viel empfindlicher sind als der menschliche Tastsinn. Diese technischen Sinnesorgane können – telemetrisch – die Grenzen des Universums erreichen und kosmische Ereignisse hören, sehen und messen, die Milliarden Jahre zurückliegen. Der Computer verfügt über die logischen Fähigkeiten des menschlichen Gehirns. Sein ›Gedächtnis‹ ist so ungeheuer groß, daß ein allwissender Computer, der das Wissen aller Bibliotheken der Welt in einem Kästchen von der Größe eines Schädels speichert, uns kaum noch überraschen würde. Phantasie jedoch kennt der Computer nicht. Er kann keine Werturteile treffen, es sei denn, wir geben der Gefahr nach, Ja-Nein-Urteile als Tatsachen zu akzeptieren. Im Gegensatz zu Leonardo kann er die Lebensbedingungen der Menschheit nicht beklagen, noch kann er zwischen schön und häßlich unterscheiden oder einem Bild die Subtilität der *Mona Lisa* verleihen. ›Ich werde über mein Unterseeboot nichts verraten, weil die Menschen so schlecht sind, daß sie es auf dem Meeresgrund als Werkzeug der Zerstörung benutzen würden‹, kann er nicht sagen. Das Denken und Urteilen kann der Computer uns nicht abnehmen, und auch die Verantwortung für den Umgang mit wissenschaftlichen Erkenntnissen kann er nicht übernehmen. Auch die Vertreter und Verbände der einzelnen Fachdisziplinen sind mit dieser Aufgabe überfordert. Ein Kreis denkender Menschen jedoch, eine ›Academia Leonardi Vinci‹, könnte für unsere Zeit das leisten, was Leonardo für die seine verwirklicht hat: die Wissenschaft in ihrer dritten Dimension zu sehen – der von Sinn und Bedeutung.«[2]

Die Künstler sollten erneut eine führende Rolle in der Interpretation von Wissenschaft und Technik übernehmen und die humanistischen Werte bereitstellen, mit deren Hilfe wir unsere neuen Möglichkeiten zum Wohle aller nutzen können. Wir Schmuckgestalter können wieder die Rolle des Künstlers übernehmen, der die zeitgenössischen Technologien beherrscht und anderen die positiven Potentiale der Wissenschaften verständlich macht. Wir können den Renaissancemeistern folgen – Lorenzo Ghiberti, Donatello, Botticelli, Domenico Ghirlandaio, Antonio Pollaiuolo und Albrecht Dürer, die alle ihre Laufbahn als Goldschmiede begannen und die ihren Zeitgenossen neue Visionen eröffneten.

In den späten sechziger und frühen siebziger Jahren, als es nur die riesigen Großrechner gab, war es den Künstlern noch nicht möglich, Computer für ihre Zwecke zu nutzen. Der Zugang zu diesen Computern war zu teuer, außerdem gab es nur sehr wenige und es hätte einfach zu lange gedauert, diese Computer programmieren zu lernen. 1978 kamen die ersten kleinen Personal Computer auf den Markt, die seither die Welt von Grund auf verändert haben und nicht mehr wegzudenken sind.

Man hat geschätzt, daß in den fünfzehn Jahren zwischen 1970 und 1985 etwa 20000 ›konventionelle‹ rechnerunterstützte Entwurfssysteme – Computer-Aided-Design- oder CAD-Systeme – mit insgesamt vielleicht 100000 Arbeitsplatzrechnern installiert wurden. CAD für kleinere Computer gibt es seit 1982, und in den folgenden drei Jahren wurden weitere 100000 Arbeitsplatzrechner installiert. Dieser enorme Zuwachs ist unmittelbar darauf zurückzuführen, daß CAD-Systeme für Kleinrechner relativ preiswert und leicht zu begreifen sind und überall angeboten werden. Ein Schmuckgestalter bekommt ein CAD-System für weniger als DM 10000. Auch

1 Michael Dunas, ›Conversations on Technology, Philosophy of the Physical‹, in: *Metalsmith*, Sommer 1988

2 Ritchie Calder, *Leonardo and the Age of the Eye*, London 1970

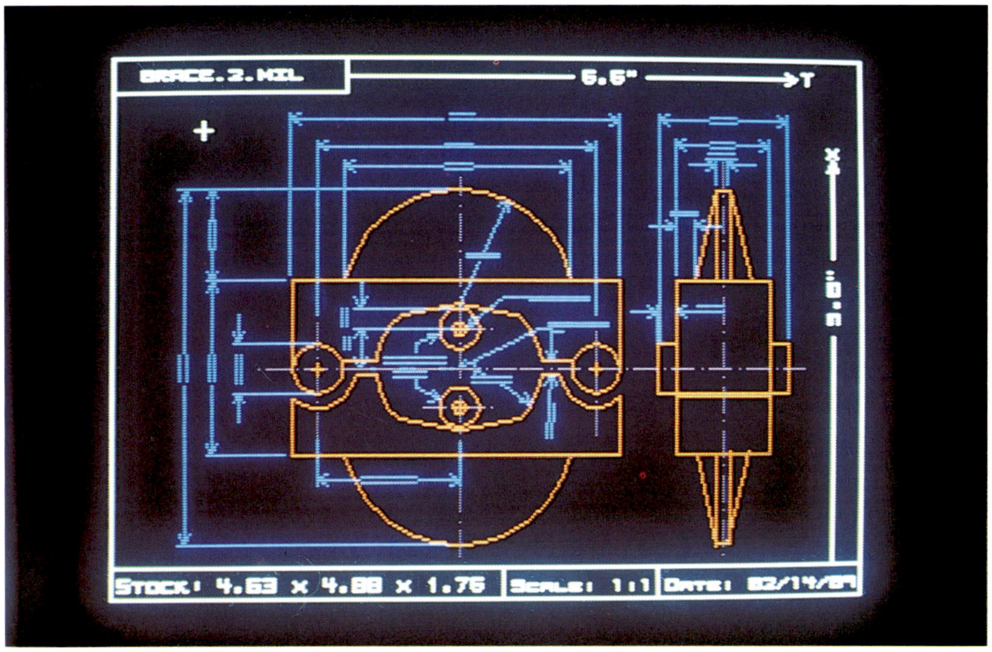

Der Armreifentwurf auf dem Computerbildschirm. Anhand dieser CAD-Zeichnung stellt der Computer das numerische CAM-Steuerprogramm zusammen.

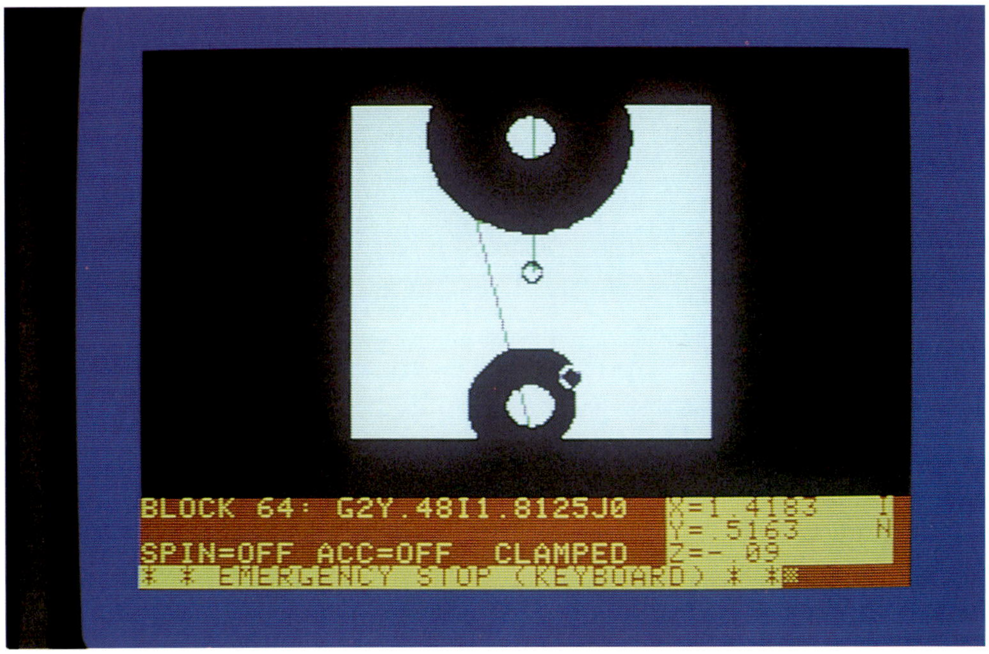

Die Werkzeugwegüberprüfung. Der Computer überprüft das fertiggestellte numerische Steuerprogramm, um sicherzustellen, daß der Fräser keine unvorhergesehenen Bewegungen macht.

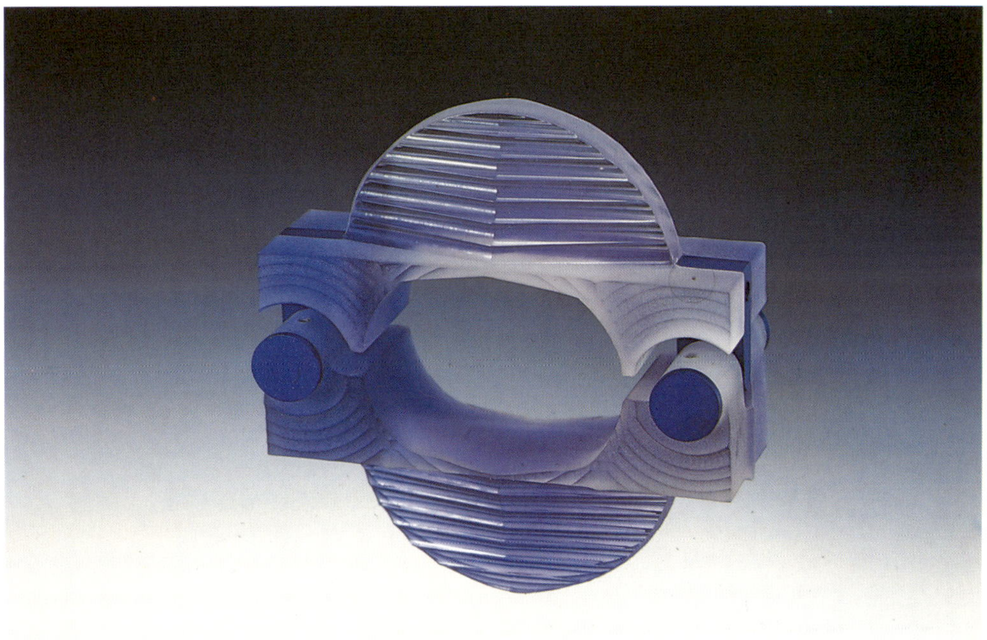

Der von der computergesteuerten Fräsmaschine gefertigte Armreif

wenn es sich dabei um ein beschränktes System handelt – Computer, CAD/CAM-Software (s. u.), Drucker oder Plotter –, noch zu Beginn dieses Jahrzehnts hätte die gleiche Zusammenstellung ein Vielfaches gekostet.[3]

Damit sind dem Goldschmied ganz neue Möglichkeiten an die Hand gegeben, Möglichkeiten, die auch philosophische Probleme aufwerfen. Kann der – kunsthandwerklich ausgebildete – Goldschmied mit Hilfe dieser neuen Technologie Objekte von gleich hohem ästhetischen Wert hervorbringen? Ist ein Schmuckstück, das ohne Handarbeit angefertigt worden ist, von gleich großer Bedeutung wie eines, das manuell hervorgebracht wurde? Die Geschichte wird diese Fragen beantworten. Im Augenblick gibt es für den Künstler, dem es um die entscheidenden Fragen unserer Zeit geht, kein besseres Medium als das computerisierte Werkzeug.

Stephen Wilson hat seine Ansicht über den Künstler und den ›Zeitgeist‹ so formuliert:

> »Im Laufe der Geschichte haben die Künste viele verschiedene Funktionen erfüllt. Eine der wichtigsten war immer die, an der kulturellen Grenze Wache zu halten. Das heißt, die Künstler haben Wahrnehmungsfähigkeiten und Ausdrucksmöglichkeiten entwickelt, die es ihnen ermöglichten, kulturelle Trends vorwegzunehmen und zu deuten. Oft ist es ihnen gelungen, verborgene Aspekte ihrer Zeit ans Licht zu bringen und Wege zu einer menschlicheren Zukunft zu weisen.
>
> In unserem technologischen Zeitalter sehen sich die Künstler einer beispiellosen Herausforderung gegenüber. Als Kulturinterpreten sind sie unverzichtbarer als je zuvor. Die stürmische Entwicklung der Entdeckungen in den Naturwissenschaften und in anderen Bereichen hat zu einer einseitigen kulturellen Entwicklung beigetragen. Es ist nicht genug, wenn Künstler mit der Technik herumspielen und dann und wann mal ihre Nase in die Ideen der Wissenschaft und Technik stecken. Um die Implikationen unserer Zeit entflechten zu können, müssen die Künstler sich tiefere Kenntnisse aneignen. Sie müssen sich die Weltbilder, die Arbeitsweisen und Traditionen der Wissenschaften zu eigen machen und gleichzeitig den Holismus, den Bildersturm und die festliche Attitüde der Künste lebendig erhalten.
>
> Zur Zeit versagen die Künste in ihrer Rolle als Wächter der Kultur. Sie nehmen diese Veränderungen kaum wahr, geschweige denn, daß sie sich bemühten, sie zu deuten. Der Computer ist ein anschauliches Beispiel. Sicherlich haben die Künstler ihn inzwischen in ihre Arbeit einbezogen. Doch diese wohlbekannten Formen ›zeitgenössischer Kunst‹ sind ein Versuch, den Computer in den traditionellen Kontext der Musik und der bildenden Kunst der Vergangenheit zu integrieren. Sie bringen faszinierende Bilder hervor, erweitern die Künste um interessante Aspekte, machen sich um die Verbreitung der Kunst verdient – zu einem neuen Verständnis der Bedeutung des Computers für unsere Zeit haben sie jedoch nichts beigetragen.«[4]

Amy Slaton, die frühere Mitherausgeberin der Zeitschrift ›Art in America‹, spricht sich für eine neue Ästhetik aus, »die die Präsenz des Computers in der Welt und seinen Einfluß auf die Lebensbedingungen der Menschheit aufgreift und die auch die Hervorbringung neuer Kunstformen phantasievoll in Angriff nimmt«.

Sie widerspricht denen, die glauben, der Computer sei nur ein – durchschaubares – Werkzeug. Konfrontiert mit Computerkunst, die wie manuell gefertigte Kunst aussieht, fragt sie: »Was soll das?«[5]

Ein anderer Künstler, der sich intensiv damit beschäftigt, wie er den Computer in seine Arbeit einbeziehen kann, gibt einen weiteren Einblick darin, was der Computer für den Künstler von heute bedeutet.

> »Computerkunst ist Konzeptkunst mit einem Unterschied ... der Unterschied liegt darin, daß man über ein Mittel verfügt, das zu visualisieren, was einem durch den Kopf geht. Man muß allerdings logisch denken, um die Dinge irgendwie präzise anzugeben, obwohl das im Laufe der Zeit immer weniger der Fall ist.
>
> Man mag an dieser Methode einen Mangel an Emotionalität kritisieren, aber das stört mich nicht ... nicht jeder ist ein abstrakter Expressionist.«[6]

Ich glaube, es hat eine Zeit begonnen, in der die Arbeitsintensität kein sinnvolles Wertkriterium mehr ist. Bisher haben die Leute ein Objekt unter dem Gesichtspunkt der Arbeitsintensität bewertet; je mehr Arbeit in einem Objekt steckte, desto höher war der ästhetische Wert, der ihm zugewiesen wurde. Sind wir nicht alle schon gefragt worden, »Wie lange haben Sie daran gearbeitet?«, und hat nicht jeder schon in einer Ausstellung die Bemerkung mitbekommen, »Herrlich, er muß monatelang daran gesessen haben!«?

Das, was ein Schmuckgegenstand dem Betrachter heute als ›Gehalt‹ mitteilt, ist nicht zuletzt – und oft genug wohl ausschließlich! – ein geradezu verschwenderischer Aufwand an Zeit. Und

3 ›The Personal Computer in Manufacturing‹, in: *American Machinist and Automated Manufacturing*, Juni 1987

4 Stephen Wilson (San Francisco State University), ›Artists as Explorers of the Technological Frontier‹, in: *Academic Computing*, September 1987

5 Zitiert in: Arielle Emmett, ›Computers and Fine Arts‹, in: *Computer Graphics World*, Oktober 1988

6 James VerHague, ›Computer Graphics in Art‹, in: *Three Graduate Seminars*, Rochester Institute of Technology, Rochester, New York, 1980

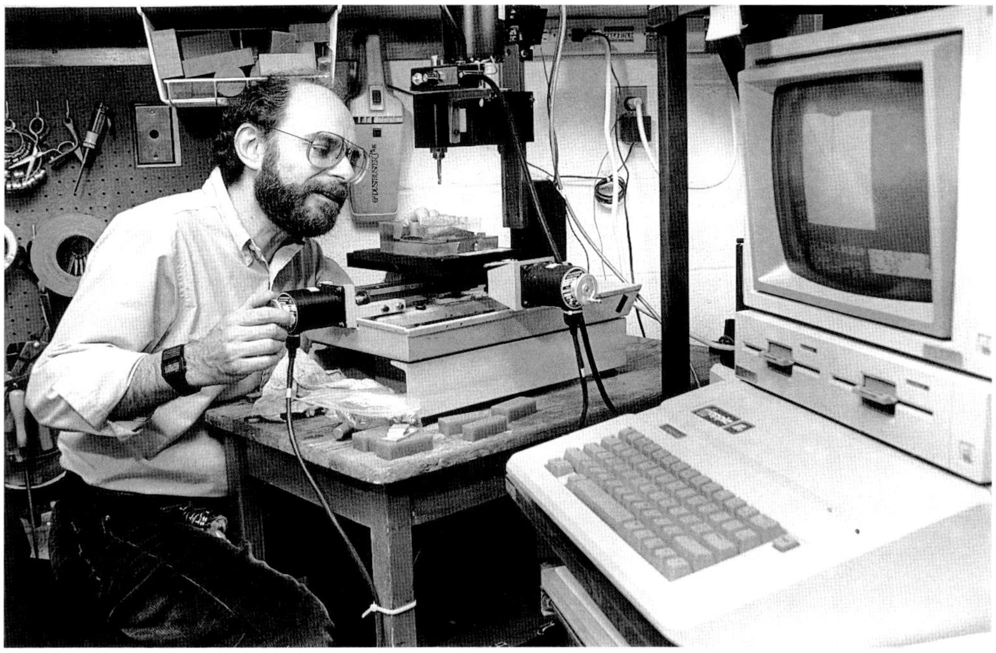

Stanley Lechtzin bei der Arbeit mit seinem CAD/CAM-System.

das ist für unsere Zeit denn doch wohl ein wenig zu dürftig. Die Wertschätzung der Handarbeit ist eine romantische Haltung, die um die Jahrhundertwende als Reaktion auf die vielen negativen sozialen Begleiterscheinungen der Industrialisierung von William Morris propagiert wurde.

Der Computer dagegen ist eine befreiende Kraft, die uns zu Freiheit und Unabhängigkeit verhelfen kann. Er ist preiswert, überall zu haben und unbeschränkt in seinen Anwendungsmöglichkeiten.

Jahrhunderte hindurch wurden Maschinen dazu benutzt, die Handarbeit zu rationalisieren und zu beschleunigen, nicht jedoch dazu, sie überflüssig zu machen. Das erste Beispiel für die automatisierte Steuerung einer Maschine dürfte der 1801 erfundene Jacquard-Webstuhl sein. Dieser Webstuhl wurde mit Lochkarten gesteuert, um komplizierte Webmuster anzufertigen.

Die frühen Computer nahmen ganze Räume in Beschlag und brachen der von den Vakuumröhren erzeugten Hitze wegen oft zusammen. Als der Transistor an die Stelle der Vakuumröhre trat, gehörten diese Probleme der Vergangenheit an. Die Geräte wurden sehr viel kleiner, die Montage konnte automatisiert werden, und damit fielen auch die Preise. Der Transistor hat den Computer der Allgemeinheit zugänglich gemacht.

Immer mehr Computer halten Einzug in die Goldschmiedewerkstätten. Im allgemeinen wird der Computer für die Textverarbeitung und für geschäftliche und graphische Anwendungsbereiche benutzt, weil entsprechende Programme schon sehr früh für die kleineren Computer angeboten wurden. Der technische Fortschritt hat es inzwischen möglich gemacht, auch dreidimensionale Objekte mit Hilfe des Computers zu produzieren. Diese Technologie gewinnt für das Handwerk immer größere Bedeutung. Das Stichwort lautet ›CAD/CAM‹ – Computer Aided Design und Computer Aided Manufacture (rechnerunterstützter Entwurf und rechnerunterstützte Fertigung). CAD ermöglicht es dem Künstler, ein Objekt direkt auf dem Computer zu entwerfen. Das Computerprogramm übersetzt dann diesen Entwurf in numerische Codes – in maschinenlesbare Anweisungen. Anhand dieser Anweisungen steuert dann das CAM-Programm die Maschine, die das Objekt fertigt, zum Beispiel eine Fräsmaschine oder eine Drehbank.

Gäbe es nur CAD, hätten wir allenfalls so etwas wie einen Skizzenblock mit allen Schikanen. Zu Anfang schien mir das auch völlig genug zu sein. Inzwischen erstreckt sich meine Begeisterung auch auf die rechnerunterstützte Fertigung; ich habe erkannt, daß CAM mindestens genauso wichtig ist wie CAD.

Was CAM für die Industrie so interessant macht, ist die Vorstellung von riesigen Mengen identischer Gebilde, die in endloser Folge von Maschinen produziert werden. Ich betrachte dies von einem anderen Standpunkt aus, und zwar sehe ich in CAD/CAM eine Möglichkeit, in endloser Folge Unikate zu produzieren. Mich fasziniert also nicht die ökonomische Effizienz, sondern die künstlerische Effektivität. Ist der erdrückende physische Aufwand der manuellen Arbeit hinfällig geworden, eröffnet sich uns die Möglichkeit, sämtliche Permutationen einer Idee in aller Ruhe auszuforschen. Mein Kopf arbeitet jedenfalls normalerweise sehr viel schneller als meine Hand. Wenn ich mit der Ausführung einer Idee beschäftigt bin, dauert es meist nicht lange, bevor sich neue Ideen ins Bewußtsein drängen, und zwar mit solcher Wucht, daß ich ihnen einfach nachgeben muß. Deshalb hat die intensive Auseinandersetzung mit einem Objekt, die ich eigentlich so gerne vorgenommen hätte, tatsächlich nie stattgefunden. Die neuen Ideen lassen mir keine Ruhe. CAM wird mir, wie ich glaube, den Luxus dieser intensiven Auseinandersetzung ermöglichen, ohne den Druck, neuen Gedanken zu folgen, verleugnen zu müssen.

CAD/CAM fördert die Fähigkeit, einen Einfall schnell hervorbringen und ausdrücken zu können. Und gerade das ist für die Arbeit eines Künstlers von zentraler Bedeutung. Ist diese Technologie erst einmal wirklich ausgereift, werden wir unsere Ideen sehr schnell verarbeiten und damit auch gleichzeitig mehr – und möglicherweise qualitätsvollere – Objekte hervorbringen können. Ich betrachte das als einen Fortschritt.

Autoren, die einmal mit einem Textverarbeitungsprogramm gearbeitet haben, haben die Erfahrung gemacht, daß sie nicht mehr davon loskommen können. Sie wissen, daß ein solches Programm den kreativen Prozeß ungemein erleichtert. Und jeder weiß, wie schwierig es ist, Kinder im Schulunterricht dazu zu bringen, ihre Aufsätze zu überarbeiten und zu korrigieren. Man braucht ihnen nur ein Textverarbeitungssystem zu geben, und schon erledigen sie diese Aufgaben mit einer bisher kaum für möglich gehaltenen Bereitwilligkeit. Die gleichen Vorteile stehen jetzt auch denen offen, die mit dreidimensionalen Objekten arbeiten.

Früher mußte ich mich damit zufrieden geben, meine Vorstellungen nur in Annäherungen verwirklichen zu können. Jetzt kann ich meine Ideen so lange ausarbeiten, bis ich wirklich zufrieden bin. Da mir die eigentliche Arbeit weitgehend abgenommen wird, kann ich mich auf die innovativen Aspekte der Objektgestaltung konzentrieren. Mit CAD können Formen fortwährend geändert und vervollkommnet werden. Wenn ein beachtenswertes Objekt dabei herauskommt, um so besser! Wenn nicht, gibt es eben noch mehr Schund, was dann aber nicht dem Computer angelastet werden kann. Die Verantwortung für den ästhetischen Wert liegt selbstverständlich nach wie vor bei den Künstlern. Ich erwarte eine Zukunft, in der kreative Menschen eine sehr viel größere Wirkung auf unsere Gesellschaft ausüben können.

Die Tatsache, daß der Computer es so einfach macht, einen Entwurf zu ändern, wirft eine höchst interessante Frage auf, nämlich die nach dem Wert des Unikats. Wenn es fast genauso einfach ist, Objekte nach neuen Entwürfen zu produzieren wie nach vorhandenen zu reproduzieren, werden wir das Unikat dann noch so hoch bewerten wie bisher? Wir haben gelernt, das Unikat hochzuschätzen. Verglichen mit in größeren Mengen produzierten, jeweils identischen Gegenständen ist das Einzelobjekt begehrter und kann dem Künstler größere Anerkennung verschaffen. CAD/CAM versetzt uns jetzt in die Lage, einen Entwurf mit größter Leichtigkeit zu ändern. Jedes einzelne Stück kann einzigartig sein. Es macht genausowenig Mühe, ein ›einmaliges‹ Schmuckstück anzufertigen, wie zwei oder mehr identische Objekte. Die Umgestaltung übernimmt der Computer. Man kann ihn anweisen, den Maßstab oder die Proportionen eines Entwurfs zu ändern, und anhand dieser Angaben berechnet er dann sein Steuerprogramm neu. Wird in dieser neuen Welt die Einzigartigkeit eines Objektes noch ein Wertkriterium sein?

Ich bin von diesen ungemein einfachen Bearbeitungsmöglichkeiten fasziniert. Das mag auf meine alten, tief eingewurzelten Erfahrungen zurückzuführen sein. Wie dem auch sei, zunächst einmal werde ich diese neuen Freiheiten eifrig sondieren. Ich habe entdeckt, daß CAD/CAM Formen ermöglicht, die bisher einfach nicht realisierbar waren. Die CAD/CAM-Technologie eröffnet maschinelle Bearbeitungsmöglichkeiten, die für die menschliche Hand unerreichbar sind. So kann der Fräser zum Beispiel in Richtung dreier oder mehrerer Achsen gleichzeitig geführt werden. Der Computer ist in dieser Hinsicht sehr viel vielseitiger als der Mensch, der sich nur auf jeweils eine Achse konzentrieren kann.

Der Begriff ›Unikat‹ wird im Bereich der ›Schmuckkunst‹ wohl hinfällig werden oder zumindest neu definiert werden müssen. Dafür aber konfrontiert CAD/CAM den Künstler mit vielen neuen Herausforderungen. Ich jedenfalls werde weiterhin mit der Technologie meiner Generation arbeiten und möchte mit ihr so vertraut werden wie mit den traditionellen Arbeitsmethoden. Mit Hilfe dieser Technologie möchte ich ästhetisch wertvolle Objekte hervorbringen und neue Ausdrucksmöglichkeiten finden. Ich möchte unsere Zeit ansprechen und kommentieren, und dafür kann ich kein geeigneteres Medium finden als die von dieser hoch industrialisierten Gesellschaft entwickelte Technologie.

Axel Wirths

Das Video-Ornament

Der allgemeine gesellschaftliche Kommunikationswandel, der eine extreme Verlagerung zum visuellen Kommunizieren mit sich gebracht hat, eröffnet gerade für Ausstellungsprojekte neue Einsatzmöglichkeiten der elektronischen Medien. Den audiovisuellen Medien kommt somit im Ausstellungs- und Präsentationsbereich eine immer größere Bedeutung zu. Bei fast jeder Form der Vermittlung können sie eine wichtige Rolle und Funktion übernehmen. Der Einsatz der Technik muß jedoch sensibel auf Inhalt und Architektur der Ausstellung abgestimmt werden, so daß der Besucher bzw. Zuschauer nicht durch technische Bilderwelten erschlagen wird. Das Ausstellungsthema muß begleitet und ergänzt werden, um mit Hilfe der der Technik entgegengebrachten Faszination seitens der Besucher einen homogenen Zusammenhang zu schaffen.

Eine Strategie, die schönen Künste innerhalb der Kommunikationsrevolution zu manifestieren, bedeutet Metadesign – das Schaffen eines Kontextes und nicht eines spezifischen Inhalts. Nur eine soziale Gesamtsituation kann eine alternative Medienerfahrung kreieren, nämlich da, wo sich tatsächlicher elektronischer Raum und die Kunst der Simulation treffen.

So muß die Frage nach der Form dieses Einsatzes bei einer Schmuckkunst-Ausstellung abhängig von der auszuübenden Funktion gestellt werden. Vordergründig hat eine Ausstellung von zeitgenössischer Schmuckkunst nicht viel mit künstlerischem Video zu tun. Greift man jedoch den zentralen Begriff der Ornamentik auf, so findet man im gesamten Spektrum der audiovisuellen Kunst Beispiele für angewandte Ornamentik. Sei es in der Video-Kunst bei Nam June Paik, Klaus vom Bruch oder John Sanborn oder in der Musik bei Brian Eno, dessen Klang-Skulpturen und Klang-Räume die Ornamentik zum zentralen Thema haben.

Der Einsatz von Video innerhalb der Ausstellung ORNAMENTA 1 ist mehr auf eine thematische Funktion ausgerichtet als auf ein freies elektronisches Experimentierfeld. Anders als bei üblichen Veranstaltungen der Video-Kunst steht hier ein konkretes Aufgabengebiet zur Debatte, das bearbeitet werden soll und für das Ideen, Konzepte und Lösungen gefunden bzw. vorhandene Materialien gesammelt werden müssen. Diese Themengebundenheit ist wiederum auch für die Video-Kunst interessant, die damit einen weiteren Schritt aus dem imaginären Randbereich der Kunst machen kann. Die Videographie kann in dieser konkreten Auftragssituation als Vermittler in einer situations- und raumbezogenen Funktion gesehen und eingesetzt werden.

Die Resonanz auf die internationale Ausschreibung war überraschend zahlreich und vielseitig. Berge von Video-Arbeiten und Konzepten für Video-Installationen zum Thema Ornamentik wurden eingesandt, so daß es schwierig war, die leider begrenzte Anzahl von zu realisierenden Arbeiten auszusuchen. Ein Thema, das vielleicht nicht zuletzt durch die Verwandtschaft zur Kinetik und seiner Möglichkeit, zeitliche Bewegungsabläufe darzustellen, so große Resonanz hervorgerufen hat. Die nicht-narrative Ausrichtung hat hier einen noch stärkeren nicht-begrifflichen Zweig kreiert, der auf noch subtileren Ebenen kommuniziert. Die freien künstlerischen Video-Arbeiten erweitern die enge Vorstellung von einer Schmuckkunst zu einer alltäglichen, überall vorhandenen Form des Schmückens. Ornament ist Schmuck für das Auge – somit kommt das Betrachten eines Ornaments einem inneren Schmücken gleich, wie es die altorientalischen Religionen beim Betrachten und Meditieren der Mandalas benutzten (Video Ornament, zu deutsch = Ich sehe das Ornament). Oder wie Jürgen Claus es beschreibt: Es geht um visuelle, sichtbar gemachte Ordnungskategorien, die das Erlebnis des Menschen bestimmen, indem sie ihm Struktur geben. Sie sind Teil seiner Selbstdarstellung.

Eine Auseinandersetzung mit der elektronischen Ornamentik kommt nicht ohne einen geschichtlichen Rückblick aus, der einen roten Faden zu den präsentierten Arbeiten bildet. Ein elektronisches Ornament ist vor allem erst einmal ein immaterielles Ornament, geschaffen mit einem neuen Werkstoff, dem Licht. Licht als neuer Werkstoff, Licht als neues Thema. Bereits in den zwanziger Jahren schufen Richter, Eggeling, Walter Ruttmann und dessen Schüler Oskar Fischinger eine Filmkunst, die sich direkt aus der kinetischen Schaukunst bzw. Lichtkunst ableitete. Sie erkannten die Bedeutung der Dynamik des optischen Geschehens und schufen in ihren Filmen eine abstrakte Ornamentik, die sich inhaltlich mit der sich verändernden gesellschaftlichen Situation der Industrialisierung und Maschinisierung auseinandersetzte (siehe hierzu auch die Entwicklung des Futurismus und Konstruktivismus).

Der von Oskar Fischinger 1950 erfundene ›Lumigraph‹, ein Apparat zur Erzeugung von Lichteffekten, ist in der Kette der bilderzeugenden Maschinen als direkter Vorläufer des von Paik und Abe erfundenen Video-Synthezisers von 1965 zu sehen, dessen Nachfolger die heutigen digitalen Bildbearbeitungsmaschinen sind.

Die Anfang der fünfziger Jahre entstandene Op-art (Optical art) ist als nächster wichtiger Zweig in diesem Zusammenhang zu nennen. Die Op-art basiert auf einem konstruktivistisch-geometrischen Aufbau des Bildes und geht zurück auf die konstruktivistische Abstraktion (Malewitsch, De Stijl, Bauhaus) und ihre Weiterentwicklung seit den dreißiger Jahren durch Vasarely. Die historischen Vorläufer dieser abstrahierenden Kunst finden sich jedoch schon in der altorientalischen Ornamentik, im geometrischen Mystizismus der Araber und den symbolischen Mandala-Formen des Fernen Ostens.

Die Anfang der sechziger Jahre sich entwickelnde Video-Kunst steht also in einer klaren geschichtlichen Tradition. So war es nicht verwunderlich, daß sie zunächst ebenfalls als ein Ableger der Kinetik betrachtet wurde, bevor sie ihre Eigenständigkeit unter Beweis stellte.

Der wesentliche Unterschied zwischen Video und Kinetik liegt darin, daß jede mechanische Bewegung der Schwerkraft unterliegt, die elektronische Bewegung jedoch nicht. Diese immaterielle Form eines Kunstwerks hat es der Video-Kunst auch immer schwer gemacht, sich einem materiell ausgerichteten Kunstpublikum zu nähern, oder konkreter gesagt, sich auf dem Kunstmarkt als reproduzierbares Medium zu verkaufen. Erinnern wir uns an den Anfang der sechziger Jahre, als die ersten Video-Kunstarbeiten entstanden. Vorreiter waren hier vor allem Wolf Vostell und Nam June Paik, die aus der Fluxus-Bewegung heraus anfingen, Fernsehgeräte zu bearbeiten bzw. mit Fernsehbildern zu experimentieren. Die Video-Kunst von beiden war eng mit sozialen Zusammenhängen verbunden, deren zukunftsweisende Thematik und auch inhaltliche Kritik vielleicht erst jetzt, in den achtziger Jahren, entsprechend verstanden werden können. Beispielhaft sollen in diesem Zusammenhang die Arbeiten von Wolf Vostell *TV für Millionen* (1959–67) und die Arbeit *Dancing Patterns* (1966) von Nam June Paik erwähnt werden. Diese *Tanzenden Figuren* von Paik beruhen auf der Erzeugung sich bewegender geometrischer Figuren durch akustische Signale und einem Magnetfeld. Der Kathodenstrahl zeichnet und wird zur Matrix einer allgegenwärtigen Gesetzmäßigkeit. In *TV Trichter* (1984) zeigt sich Paik als Meister der modernen elektronischen Ornamentkunst. 99 Fernseher hängen in einer sich nach oben bewegenden Spirale von einer Hallendecke und erzeugen bewegte ornamentale Muster. Das elektronische Ornament wird hier zur Supermatrix, zum Superzeichen, entstehend durch die Anordnung vieler Einzelbilder zu einem geometrischen Gefüge, dessen einzelne Bildaussagen sich bis zur Bedeutungslosigkeit einer inhaltlichen Auseinandersetzung widersetzen. Noch deutlicher wird dies in der bisher größten Monitorinstallation von Paik, *Tricolor Video* (bezogen auf die französische Fahne), mit 384 Monitoren im Centre Pompidou (1982). Hier werden acht Videobänder in einem komplizierten Rhythmus und Muster über die gewaltige Monitorfläche gejagt. Die Bedeutungslosigkeit des einzelnen Bildes ist zu offensichtlich und eine Deutung nur in der Komplexität und dem Gesamtzusammenhang möglich.

Die Eigenständigkeit der Video-Kunst entwickelte sich schließlich erst in den achtziger Jahren durch eine veränderte gesellschaftliche Akzeptanz der technologischen Kommunikationsprozesse. Die rasend schnell stattfindende Kommunikationsrevolution hin zu einer Informationsgesellschaft hat einen dringenden Bedarf an Alternativen und Antworten auf die inhaltliche Leere, die innerhalb der allgemeinen elektronischen Bilderwelt herrscht, hervorgerufen. Diese Entwicklung hat der Video-Kunst mittlerweile einen breiten Einstieg in den allgemeinen Kunstzusammenhang geebnet. So ist sie aus fast keiner größeren aktuellen Kunstausstellung mehr wegzudenken, und Hunderte von neuen Video-

Festivals auf der ganzen Welt untermauern ihre Bedeutung.

Den ornamentalen Gesamtzusammenhang der neuen Medien der Gegenwart beschreibt Wolfgang Preikschat so: »Ob BTX, Computerspiele oder Workstations, ob Musikvideos, Videokunst oder interaktives Video – in jedem Fall werden wir mit Symbolen und Symbolkomplexen konfrontiert, die insofern über unser begriffliches Sprachverständnis hinausreichen, als uns für sie synonyme Bezeichnungen, für ihre Anwendung präzise Regeln und für das, was sie zeigen, angemessene Umschreibungen fehlen.«

Die elektronischen Zeichen, mit denen wir uns und unseren gesamten städtischen Lebensraum schmücken, angefangen von der digitalen Armbanduhr, über Watchman, mobiles Video-Spiel, Reklame-Monitorwände, Animationsmonitore in Lokalitäten und Verkaufsräumen bis hin zum Heimfernseher, ergeben einen sozialen Zusammenhang, in dem wir uns nur unwissend wie in einem schwebenden Zustand bewegen. Insofern ist auch der Heimfernseher in seiner millionenfachen Verbreitung im Moment der simultanen Ausstrahlung mehrerer Zeichen (sprich mehrerer Programme auf verschiedenen Kanälen) in seiner Gesamtheit ein Superzeichen, in seiner potentiellen Möglichkeit eine Supermatrix und im Idealfall die größtmögliche soziale Skulptur im Beuysschen Sinne. Dieses Potential aufzuzeigen, die Gesetzmäßigkeiten zu entschlüsseln und es mit Inhalten zu füllen ist die eigentliche Aufgabe des Medien-Künstlers.

Ein wichtiger Schritt auf dem Weg zu dieser Entschlüsselung ist das audiovisuelle Sampling. Sampling ist zuerst im Audio-Bereich der Musikindustrie aufgetaucht und heißt Analysieren, Synthetisieren und anschließendes Modulieren von instrumentalen, elektronischen Tönen, Klängen und Bildern. Also nach dem Werkstoff ›Licht‹ haben wir hier den Werkstoff ›Bilder mit Tönen‹, benutzbar als Readymade im Sinne Duchamps oder als audiovisuelles Recycling eines sehr aufwendig und teuer hergestellten Rohstoffes. Nach der Bearbeitung durch das Samplen kann das entstandene audiovisuelle Werk ein Abbild des ursprünglichen Materials – also des Inputs – sein, es kann jedoch auch nach einer neuen Struktur geordnet einen vollkommen neuen Zusammenhang geben. Die Parallele zum Goldschmied wäre, wenn er/sie einen alten Goldring einschmelzt, einen neuen kreiert und ihn mit einem Detail einer Brosche aus dem 19. Jahrhundert vervollständigt. Sampling ist die aktuelle Form des Ornaments, eine Widerspiegelung gesellschaftlicher Zusammenhänge, ihre Gesetzmäßigkeiten entlarvend und ihre Inhalte ad absurdum führend. Für das Verständnis entscheidend ist dabei jedoch nicht das neu entstandene Bild, sondern die Transformation, die Metamorphose der Erscheinungsform. Beste Beispiele hierfür sind die sozialpolitischen Arbeiten der englischen Produzenten ›Gorilla Tapes‹, die humananalytischen von Rafael Montanez Ortiz und die Arbeit *Rotorama* von Ingo Günther, die sowohl Inflation als auch Deflation der Bilder und ihrer Zusammenhänge darstellt.

Damit kommen wir wieder zurück zum Thema ›Video auf der ORNAMENTA‹, das ich mit einem Zitat von Wolfgang Preikschat aus ›Video – Die Poesie der Neuen Medien‹ weiterführen möchte: »Video ist der flackernde Schein des elektronischen Feuers an den gläsernen Wänden des transurbanen Tunnels, den wir in die Zeit gebaut haben.«

Die grundsätzliche Gliederung nach Art und Funktion von Video auf der ORNAMENTA 1 ist in die drei Bereiche Dokumentationen, Freie künstlerische Arbeiten und Installationen eingeteilt.

Um ein möglichst umfangreiches und repräsentatives Auswahlprogramm zu gestalten, wurde eine internationale Ausschreibung und Einladung zur Teilnahme vorgenommen. Insgesamt wurden 1230 Produzenten und Künstler, 616 Institutionen und 124 Fachmagazine und Journalisten auf allen fünf Kontinenten angeschrieben. Darüber hinaus wurde eine Anzahl von namhaften Künstlern persönlich angesprochen und zur Teilnahme eingeladen.

Der Umfang der zu präsentierenden Video-Arbeiten ist natürlich aus den eingangs erwähnten Gründen begrenzt. Die einzelnen lokalen Einsatzorte wie Eingangssäulenallee, Massiv Zentral, Foyer, Hof und Café werden vom Besucher mit einer unterschiedlichen Aufnahmehaltung durchgangen und haben dadurch eine unterschiedliche Präsentationsfunktion. Darüber hinaus dienen der Ein-

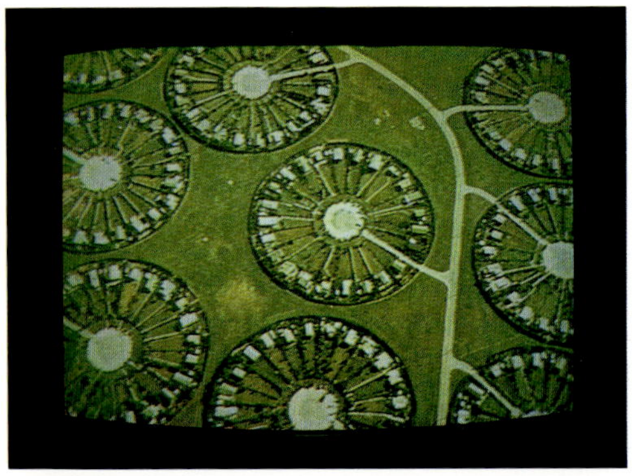
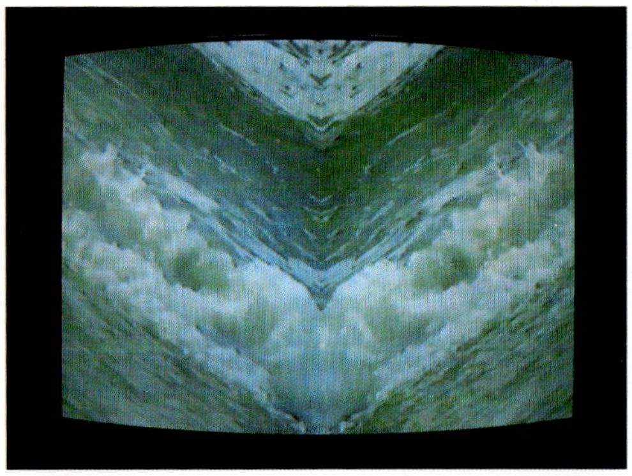
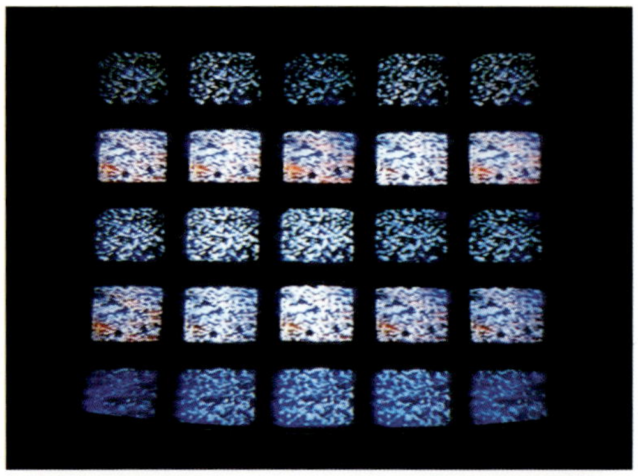
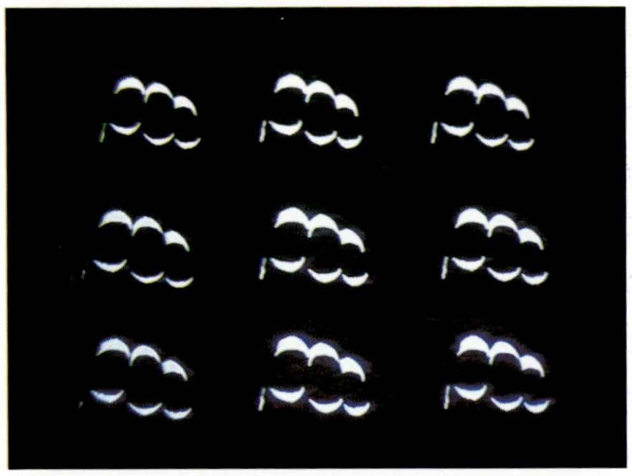
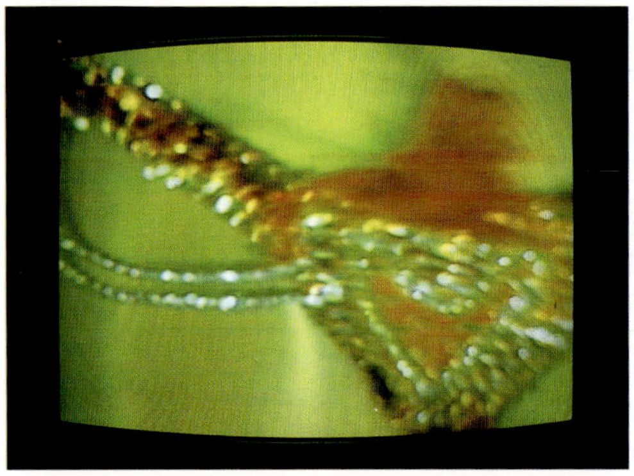
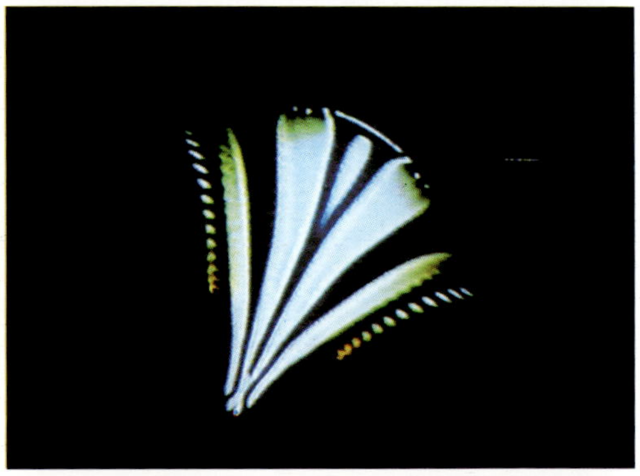
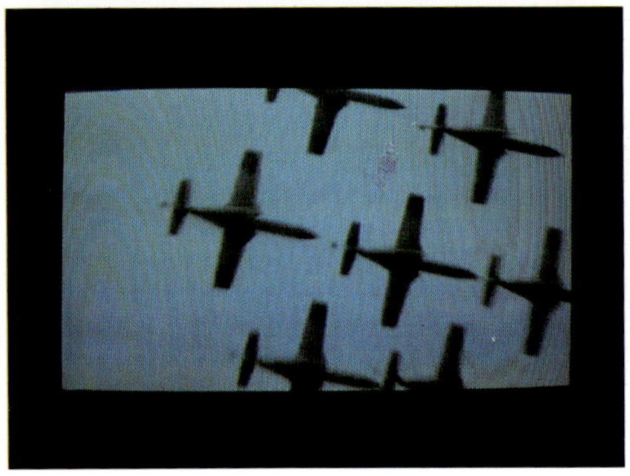

Peter Russel, *The Global Brain*

Eickel / Nowarra, *Körperklänge*

Franz Schneider, *One millionth happy customer*

Peter Dargel, *Stille Wasser*

Alicia Nogueira, *Ornamenta*

D. Belloir, *TV Murals*

Ole Hyldegaard, *Lys Spor 3*

gangsbereich, das Foyer und der Innenhof innerhalb des Ausstellungsgebäudes als Vermittler zwischen den eigentlichen Ausstellungsräumen der Schmuckkunst, wodurch sich eine räumliche Aufteilung der Video-Funktionen ergibt.

Video-Dokumentationen

In Zusammenarbeit mit den Beiratsmitgliedern der ORNAMENTA 1 wurde ein Programm dokumentarischer Arbeiten zusammengestellt, die einen Einblick in die Bereiche Schmuck-Performance, Schmuck-Objekte, Künstlerporträts und die unterschiedliche Benutzung von Schmuck in den verschiedenen Kulturkreisen geben.

Diese Dokumentationen erfordern ein konzentriertes Zusehen und Zuhören des Publikums. Hierfür eignen sich der untere Bereich des Foyers, der Hof, das Café und, inhaltlich den Ausstellungsstücken angepaßt, Museum und Massiv Zentral. Um die Ruhe der Ausstellung nicht übermäßig durch verschiedenste Kommentare und Klänge zu stören, ist der Einsatz von Hörstäben angebracht, die ausgeliehen werden können.

Freie künstlerische Video-Arbeiten

Von den eingesandten freien künstlerischen Video-Arbeiten zum Thema ›Ornamentik‹ wurde eine Auswahl und nachfolgend eine Einteilung in vier

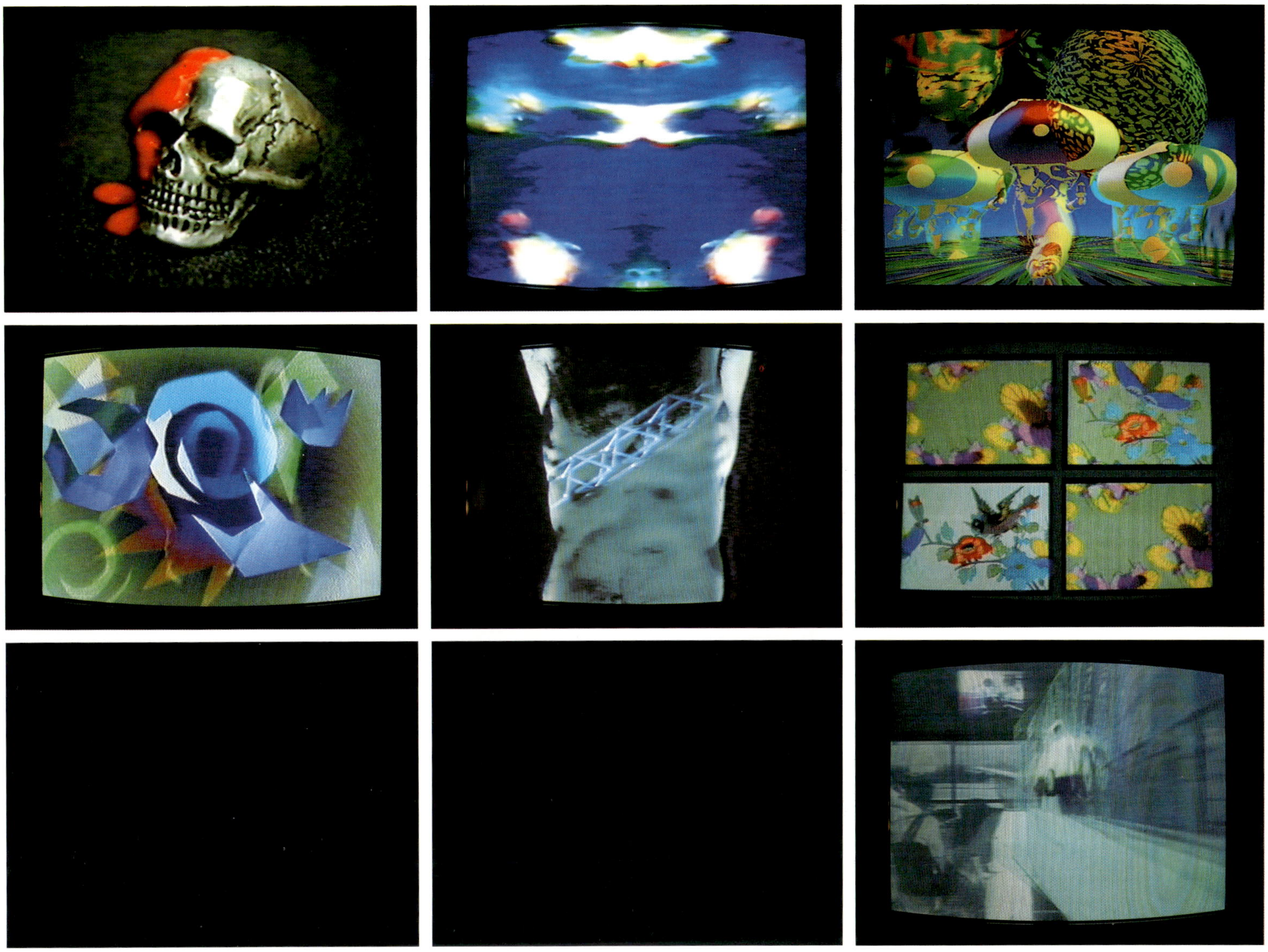

Josenrique M. Reus, *Vil Metal*

Inge Graf / Zyx, *Art Killer*

Peter Dargel, *Hinter den Augen*

Klaus vom Bruch, *Kobold's Gesänge*

Yoishiru Kawaguchi, *Origin*

Peter Callas, *Style II*

Ingo Günther, *Rotorama*

Programmblöcke vorgenommen. Diese Programmblöcke werden innerhalb des Foyers, des Massiv Zentral und im Innenhof zu sehen sein. Die meist sehr kurzen Arbeiten mit einer Länge zwischen drei und acht Minuten können leicht und vor allem schnell vom Publikum aufgenommen werden. Die Wirkung auf den Zuschauer ist assoziativ und auf den Gesamtzusammenhang bezogen. Die Inhalte der Arbeiten sind nur indirekt mit dem Thema Schmuck verbunden und geben einen gesamtgesellschaftlichen Bezug zwischen Besucher, täglicher Umwelt und der Thematik der Ausstellung.

Video-Installationen

Video-Installationen bzw. Video-Skulpturen haben eine große Publikumswirkung und sollen im Rahmen der Gesamtkonzeption den Zuschauer in die Ausstellung integrieren. Sie sind sowohl eine den Raum schmückende Skulptur als auch eine Manifestation des Inhalts. Um bei dem vorhandenen Platzangebot den Videobereich insgesamt nicht zu dominant werden zu lassen, können nur sehr wenige Installationen realisiert werden.

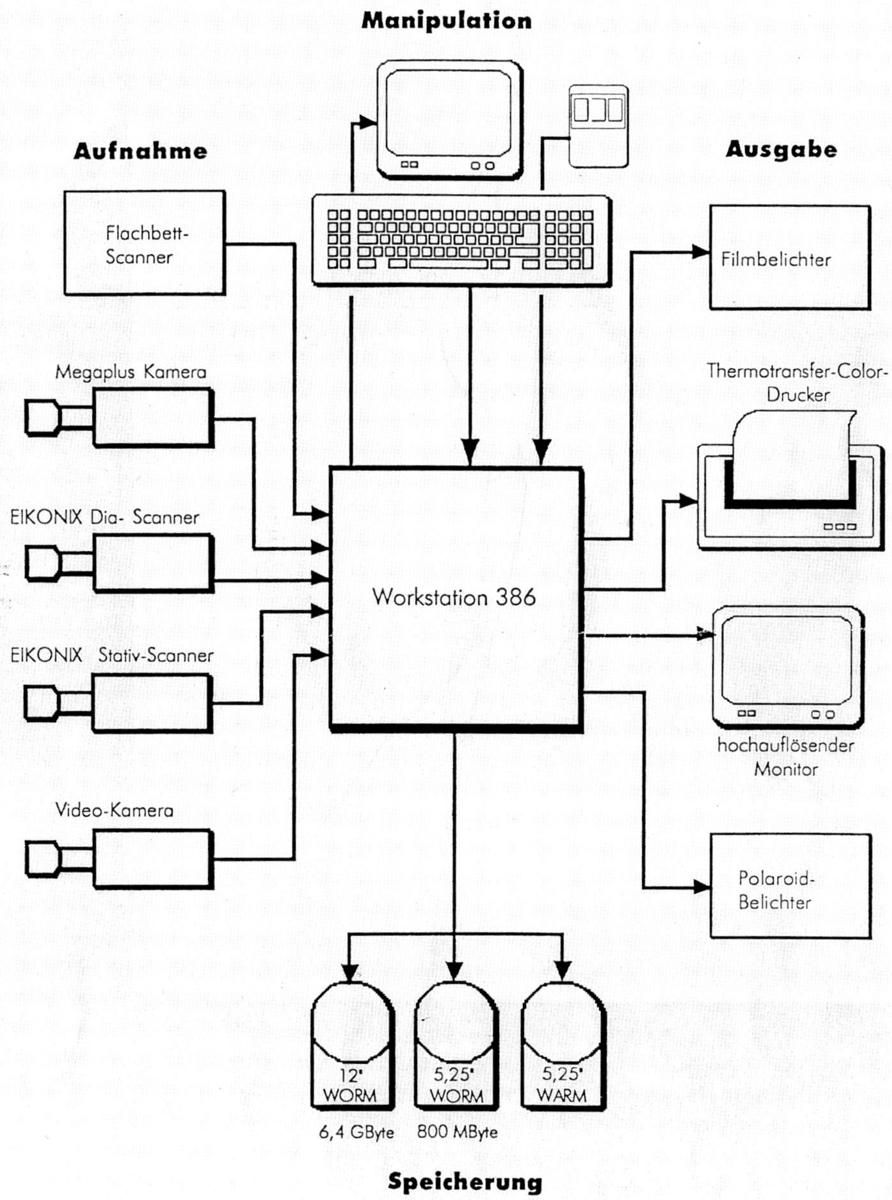

1. *Das elektronische Schmuckstück*
Ausgehend von der Überlegung, daß ein Besucher einer Schmuckkunst-Ausstellung den Wunsch hegt, diesen Schmuck zu berühren oder zu tragen, wurde die Installation von mir entwickelt. Die verschlossenen und gesicherten Vitrinen schaffen eine Distanz zwischen Ausstellungsobjekten und Besucher, die aus Sicherheitsgründen notwendig ist, aber im Grunde sowohl der Intention der Aussteller als auch den Bedürfnissen der Besucher widerspricht. Der Wunsch des Besuchers, das eine oder andere Objekt zu tragen oder zu besitzen, ist real nicht erfüllbar, kann jedoch mit Hilfe der Computer- und Video-Technik simuliert werden.

Die ausgestellten Schmuckstücke werden, soweit sie tragbar sind, mit einer Video-Kamera aufgenommen und digital abgespeichert (digital library). Mit der Katalognummer versehen, können sie in minimaler Zugriffszeit auf einem Monitor aufgerufen werden.

In einem Installationsaufbau kann sich nun der Besucher auf eine vorher markierte Stelle vor eine Kamera stellen (oder setzen) und ein gewünschtes Schmuckstück aussuchen. Der für diese Installation notwendige Operator bringt mittels einer Stanze das Schmuckstück elektronisch auf dem Körper des Besuchers an. Der Besucher kann diesen Vorgang auf einem Monitor beobachten. Ist das Stück auf dem Monitor an gewünschter Position, wird mittels eines Video-Printers oder Polaroid-Belichters ein Farbfoto ausgedruckt, das der Besucher mit nach Hause nehmen kann.

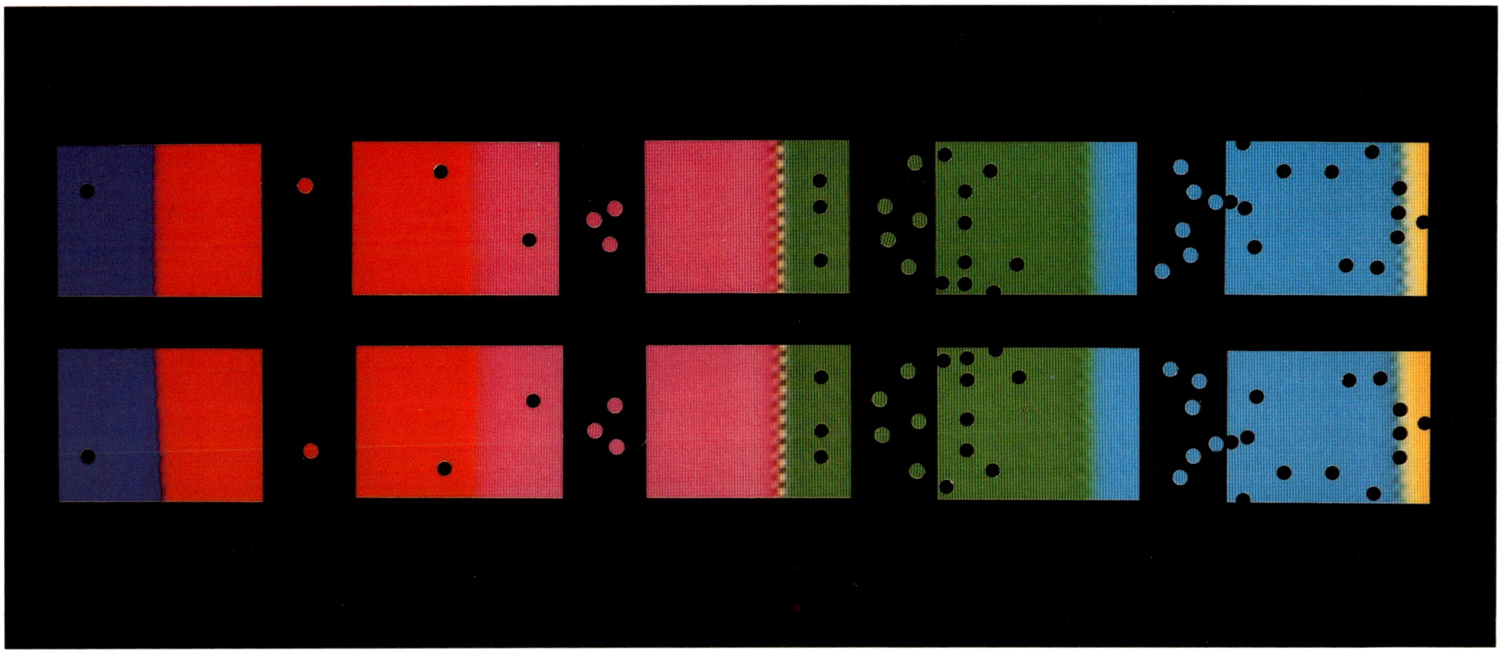

2. *Glanz und Feuer*
Eine fließende, ornamental-graphische Installation von der deutschen Video-Künstlerin Maria Vedder in Zusammenhang mit einer Klangskulptur von Brian Eno. Diese Installation wurde speziell für die ORNAMENTA entwickelt und wird auf insgesamt zehn Monitoren in der Säulenallee des Eingangs zum Museum präsentiert. In den ersten zehn Säulen, die dem Eingang am nächsten stehen, befinden sich die Monitore. Nun rollen von den beiden vom Eingang am entferntesten stehenden Säulen bzw. Monitoren von rechts nach links verschiedenste Edelsteine, Perlen, Diamanten, Kohlen etc. von Monitor zu Monitor dem Eingang zu. Die Rollgeschwindigkeit ist dem Gang der Besucher angepaßt und begleitet sie bis zur Eingangstür in die Ausstellung hinein. Als konsequente Fortsetzung seines musikalischen Konzepts entwickelte Brian Eno Audio-Installationen, die seine Musik in die jeweilige Umgebung integrieren können. Diese Audio-Konzeptionen erinnern an natürliche Geräuschsituationen: Eine Anzahl von Einzeltönen wirkt in der Summe als akustisches Environment, das zwar in seinem Charakter konstant ist, sich aber in keinem Augenblick wiederholt. An jedem Ort und zu jeder Zeit innerhalb dieses Systems entsteht eine einmalige Klangsituation.

3. *The Creation*
Der Japaner Keigo Yamamoto hat diese Video-Installation speziell für die sehr schöne rechteckige Wasserfläche im Innenhof gestaltet. Sie basiert auf einer ähnlichen Thematik wie *The Burning Sea* und andere ältere Arbeiten von ihm, in denen er stets den Zuschauer in seine Installationen integriert. Zwei bzw. drei Kameras nehmen die vor der Installation stehenden Betrachter auf und mischen sie zusammen mit vorgefertigten Videobändern zu einem Bild zusammen, so daß der Zuschauer sich nun selbst auf dem Monitor sieht, jedoch in einer völlig veränderten Umgebung wie Wasser, Feuer, Luft, glühende Kohlen etc. Die Monitore bei *The Creation* sind in große Sandsteinblöcke eingearbeitet, die sich auf der Wasserfläche befinden.

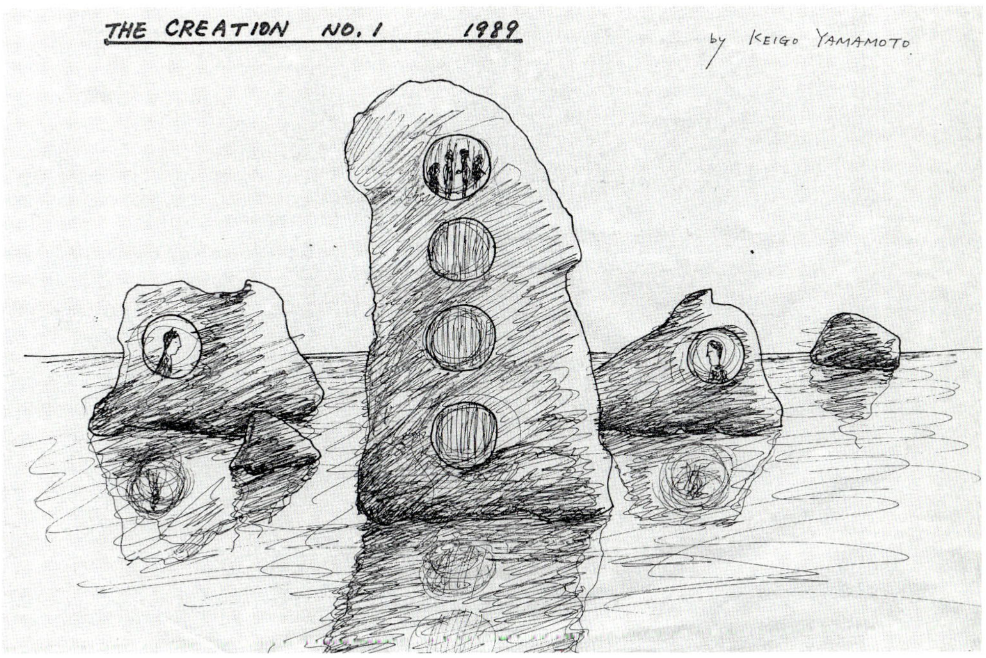

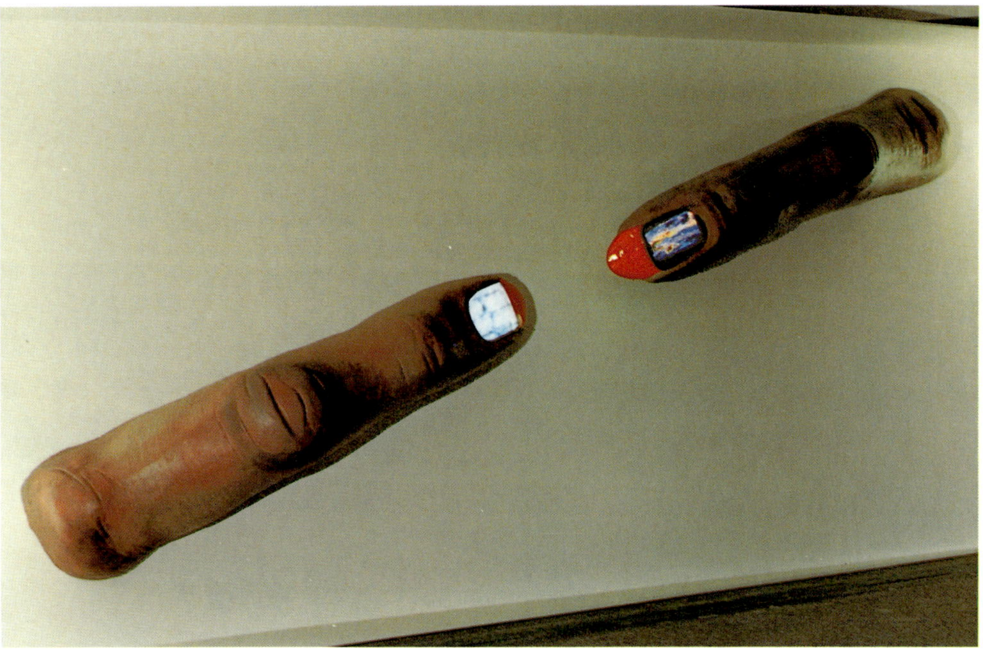

4. *Zwei Finger*
Von dem Österreicher Franz Xaver. Zwei aus Polyester gefertigte Zeigefinger mit den Maßen 2,20 m x 0,45 m, die an der Wand befestigt sind, zeigen aufeinander. An der Stelle der Fingernägel ist jeweils ein Monitor angebracht, auf dem der unterschiedlichste Schmuck zu sehen ist.

Günter Zamp Kelp

Architektonische Konzeption

ORNAMENTA 1 ist eine Ausstellung, die Schmuck vor allem als künstlerische Miniatur präsentiert und zugleich den Anspruch auf konzeptionelle Offenheit hat, wie sie einer ›Weltausstellung des Schmucks‹ entspricht.

Räumliche Kleinteiligkeit als Voraussetzung für die Präsentation von Schmuckstücken bedarf also in diesem Fall eines Ausstellungskonzeptes, das sich über bestehende Grenzen hinwegsetzt.

Aus diesen Überlegungen und auch aus der Begrenztheit der verfügbaren Ausstellungsräume des Reuchlinhauses entsteht der Entwurf für die Ausstellungsstruktur. Diese ergibt sich aus einer Formation von blauen Kuben, die das Ausstellungsgebäude durchdringt und überlagert. Die meisten dieser Kuben sind unterschiedlich mit Guckkästen und Vitrinen für Schmuckpräsentation oder aber Monitoren für Video-Filme ausgestattet.

Im Vorfeld des Ausstellungsgebäudes liegt das Wahrzeichen der Ausstellung, der Schatzhügel, ein Erdkegel von 25 m Durchmesser und 8 m Höhe. Sein Inneres birgt eine begehbare Kammer, in der Schmuck und Lieblingsutensilien prominenter Zeitgenossen ausgestellt werden.

Der Schatzhügel bestimmt zusammen mit den blauen Kuben das Vorfeld des Ausstellungsgebäudes. Die blauen Kuben wiederum prägen auch die Atmosphäre der Ausstellungsräume im Inneren.

So präsentiert sich die Erscheinung der Ausstellung zusammengesetzt aus drei Elementen: dem Schatzhügel als Signet, dem Reuchlinhaus und seinem Umfeld als Ort und der Formation blauer Kuben, welche diesen Ort überlagert.

Der ›Schatzhügel‹: betretbarer Mythos

Pablo Picasso versteckte seine jeweilige Geliebte vor seinen Freunden und den Teilen der Gesellschaft, in der er sich zu bewegen pflegte. Er hatte offensichtlich Angst davor, die ihm liebste Person an andere zu verlieren. Diese Verhaltensweise ist durchaus menschlich. Indem er seinen größten Schatz verborgen hielt, bewahrte er ihn sicher gegen potentielle Räuber.

Ähnlich verhalten wir uns nicht nur in unserer Beziehung zu Menschen, sondern auch bei Gedanken, Erfindungen und Strategien, die im Tresor unseres Gehirns gespeichert sind und die wir erst im dramaturgisch richtigen Augenblick freigeben. Und so ist es auch mit Gegenständen, die uns wichtig sind, zu denen wir ein besonderes Verhältnis haben, weil sie möglicherweise unsere Persönlichkeit aufwerten, wie zum Beispiel Schmuck.

Mit solchen Dingen leben wir oft im Zwiespalt. Der Notwendigkeit, Gegenstände von Wert an sicheren Orten zu verwahren, steht unser Bedürfnis gegenüber, sie in der Öffentlichkeit zu zeigen und so unsere Persönlichkeit aufzuwerten. Schmuckstücke als Dinge dieser Kategorie legen Emotionen frei. Bewunderung und Neid produzierend, schweben sie an unseren Körpern durch gesellschaftlichen Raum oder liegen in der Dunkelheit geheimgehaltener Orte.

Der Schatzhügel als Identitätsmerkmal der ORNAMENTA 1 macht den unbekannten, von Mythen umrankten Ort, wo Dinge und Fiktion unerreichbar verborgen zu Schätzen werden, erlebbar. Dabei wird die Vorstellung von Bergen aus Gold, Geschmeide und Edelsteinen, die es zu suchen und zu finden gilt, in Frage gestellt. Die Besonderheit der dort ausgestellten Objekte nämlich liegt nicht in ihrem Materialwert oder ihrer kunstvollen Machart. Vielmehr handelt es sich bei den gezeigten Objekten meist um Gegenstände des täglichen Gebrauches. Um Lieblingsutensilien, die Bedeutung erst aus der Tatsache erhalten, daß sie bekannten oder berühmten Zeitgenossen oder Zeitgenossinnen gehören, von ihnen benutzt werden oder benutzt worden sind. Sie sind also Teile des unerreichbaren Mythos der Persönlichkeiten, zu denen sie in Beziehung stehen.

Obwohl wir den Schatzhügel leicht finden und begehen können, bleibt Unerreichbarkeit der dort vorgefundenen Dinge seine wesentliche Botschaft. Unerreichbarkeit, eine Eigenschaft von Schätzen, nach denen wir immer nur suchen sollten. Finden sollten wir sie nicht, denn wenn wir sie gefunden haben, verlieren sie an Wert. Ihr Besitz beendet unsere Sehnsucht danach.

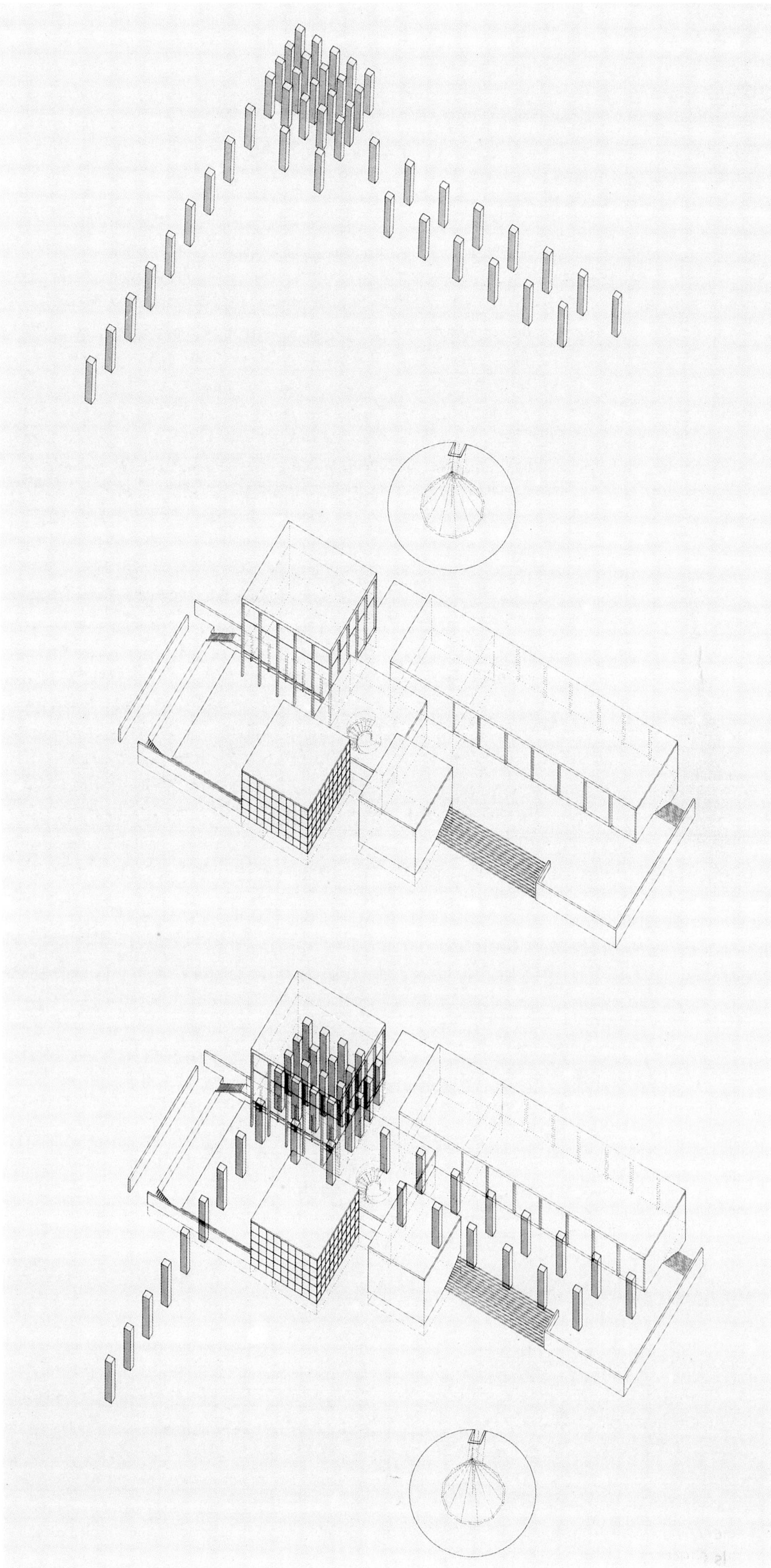

Schatzhügel und
Formation blauer Kuben

Reuchlinhaus

Ausstellungsstruktur ORNAMENTA 1

Das Reuchlinhaus: Botschaft aus der Moderne

Im Jahre 1961 durch den Architekten Manfred Lehmbruck im Stadtgarten der Stadt Pforzheim erbaut, beherbergt das Haus die Stadtbücherei, das Schmuckmuseum, den Kunstverein und einen Vortragssaal.

Das aus einfachen quaderförmigen Volumen zusammengesetzte Gebäude dient neben den genannten permanenten Einrichtungen der Abwicklung kultureller Ereignisse und Aktivitäten.

Die sorgfältige Auswahl und Anordnung der im Bauwerk verwendeten Materialien, die einfache Schlüssigkeit der architektonischen Details sowie die intensive Beziehung zwischen Innenraum und Parklandschaft machen das Reuchlinhaus zu einem Repräsentaten seiner Entstehungszeit voller Qualitäten.

Die Formation blauer Kuben: Sehnsucht als gebaute Fiktion

Aktueller gesellschaftlicher Alltag ist geprägt vom Einfluß medialer Projektionen, welche die in Augenblicke geteilte Gegenwart, die wir durchleben, überlagern, sich in unseren Gedanken festsetzen und unser Handeln mitbestimmen. Wahrnehmung ist zu einem Phänomen geworden, das von projizierten Realitäten und Fiktionen bestimmt wird und den statisch trägen Raum von urbanen und natürlichen Landschaftsteilen vorübergehend überlagert und in ein sich ständig erneuerndes Verhältnis zur Gesellschaft setzt. Überlagerung als Stück fiktiver Alltäglichkeit ist das gestalterische Thema des wesentlichen Ausstellungsteiles.

In Goethes Farbenlehre mit »passiv schwindend« charakterisiert, ist es neben den zur Schau gestellten Schmuckstükken vor allem die blaugetönte Atmosphäre der Innenräume, die im Empfindungsspektrum des Besuchers Sehnsucht auszulösen vermag.

Hier im Inneren des Reuchlinhauses wirkt die Formation blauer Kuben, die das Bauwerk zu durchdringen scheinen, als Verdichtung der vorherrschenden blauen Stimmung. Die im Innenraum bestehende Anordnung der Kuben setzt sich im Vorfeld des Gebäudes fort und definiert die Gesamtsituation unverkennbar als Ornamenta 1.

Die Pilaster haben alle dieselben Maße (h = 7,38 m, b = 1,40 m, t = 1,20 m) und sind systematisch innerhalb eines rechtwinkeligen Netzwerkes angeordnet, das auf das Maßsystem des Reuchlinhauses ausgerichtet ist.

Konzeptionell von den Gesetzen der Gravitation befreit, scheinen sie in der urbanen Situation zu schweben.

Die blauen Kuben umreißen Volumina, die in ihrer inneren Räumlichkeit von unbestimmten Dimensionen sind und sich dem Ausstellungsbesucher über Öffnungen in der Außenhaut erschließen oder ihre imaginären und konkreten Inhalte über Video-Monitore nach außen projizieren. Schmuck präsentiert sich in den Pilastern schwerelos, schwebend, als eine große Zahl kunstvoll gestalteter Glanzlichter für unseren Kosmos der Alltäglichkeit.

Analog zu dem Monolithen aus Stanley Kubricks Film ›2001 Odyssee im Weltraum‹, der jenen, die ihn berühren, Intelligenz vermittelt, gibt sich die Formation blauer Kuben als Erscheinung, die zu unterschiedlichen Zeiten an unterschiedlichen Orten auftreten kann, um ihren Betrachtern die Botschaft einer durch Schmuckkultur aufgewerteten Zivilisation zu verkünden.

SCHMUCK IM STADTRAUM

Innerhalb des urbanen Lebens vermischen sich das Innen und das Außen und gerät potentiell jede Oberfläche zum Ornament. Dabei sind es eben diese Oberflächen, die weite Bereiche der Wahrnehmung von Urbanität definieren, Wege weisen, Verhalten steuern, Augenblicke informieren und sich als Lebenswelt darstellen.

Jeder Eingriff in diesen Prozeß verändert radikal den Raum selbst und damit die Verhaltensweisen. Aber erst diese Eingriffe machen die Stadt erfahrbar. Schmuck in seiner weitesten Bestimmung erscheint gerade hier im städtischen Raum als eben nicht beliebiges Anhängsel, sondern als substantielles Partikel des Lebens.

Selbstverständlich gibt es unzählige Beispiele für solche Veränderungen des Stadtraums und für das Schmücken der Urbanität. Die ORNAMENTA nun hat einige jüngere Designer und Künstler eingeladen, unter dem Aspekt von Schmuck in sehr bestimmter Form und sehr aktuell Eingriffe in den städtischen Raum zu gestalten. *M. E.*

Ildebrando

Lugano, Schweiz
geboren 1956 in Lugano

Gastdozent an der Escola Massana Barcelona

Ausbildung an der Goldschmiedeschule Pforzheim
Industriedesignstudium an der Fachhochschule für Gestaltung Pforzheim

Organisator der ersten schweizerischen Biennale für zeitgenössische Schmuckkunst in Lugano 1988

Seit 1987 Projektierung und Realisierung großräumiger Skulpturen

Beteiligung an Ausstellungen

Aktion:

Ildebrando nella città d'oro – intervento – ezimir ezeph

Der Wert einer Handlung oder eines Werkes liegt nicht im Endprodukt, sondern in der Zeitspanne, welche vom Gedanken zum Produkt verstreicht und erlebt wird; das heißt, in stofflichen Intervallen.

Florian Borkenhagen

Hamburg, Bundesrepublik Deutschland
geboren 1959 in Frankfurt

Studium an der Hochschule für Bildende Künste Hamburg

Beteiligung an Ausstellungen in Hamburg, Hannover und an der documenta 8 in Kassel 1987

Gestaltung eines Bühnenbildes in Berlin und des Café Sinop in Pforzheim

Übernahme der documenta-8-Arbeit in das Stedelijk Museum Amsterdam

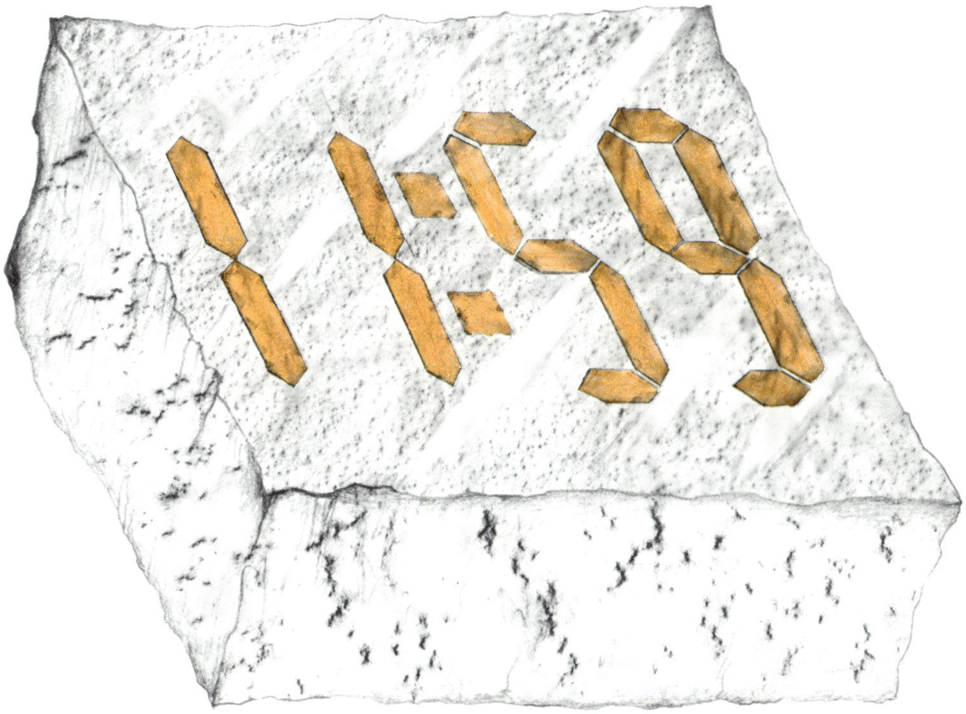

Kronos:	Watch!
Kairós:	What?
Kronos:	Stone!
Kairós:	Ah! – (looks)
Kronos:	How much watch?
Kairós:	No watch.
Kronos:	Such much.

TEMPUS NON FUGIT

Harald Falkenhagen

Delmenhorst, Bundesrepublik Deutschland
geboren 1956 in Delmenhorst

Studium an der Gesamthochschule Kassel, Studio Kramer

Seit 1984 Einzelausstellungen u. a. in Kassel, Wolfsburg, Kiel, Köln, Bremen, Paris, Bremerhaven, Finsterwolde, Essen, Schwäbisch-Hall, Delmenhorst und Frankfurt

Seit 1984 Beteiligung an Ausstellungen in der Bundesrepublik Deutschland, Italien, Großbritannien, Belgien, Polen, Ungarn, Österreich und in der Schweiz

Ausgezeichnet mit einem Preis des Forums junger Kunst Stuttgart 1983 und mit einem Arbeitsstipendium des Kunstfonds e. V. 1986

Für die Dauer der Ausstellung sind an folgenden Orten acht großformatige Fotoarbeiten (2,60×3,80 m) angebracht:
Neues Rathaus, Hauptbahnhof, Schloßberg, Roßbrücke, Leopoldplatz.

Michael Petry

London, Großbritannien
geboren 1960 in El Paso/Texas, USA

Studium an der Irvin High School El Paso/Texas und an der Rice University Houston/Texas, USA

Seit 1981 Performances und Installationen in London, Coventry, Houston, Düren und Glasgow

Seit 1985 Einzelausstellungen in London, Köln, Zürich und Los Angeles

Seit 1983 Beteiligung an Ausstellungen in Großbritannien, Österreich, in der Bundesrepublik Deutschland und in den USA

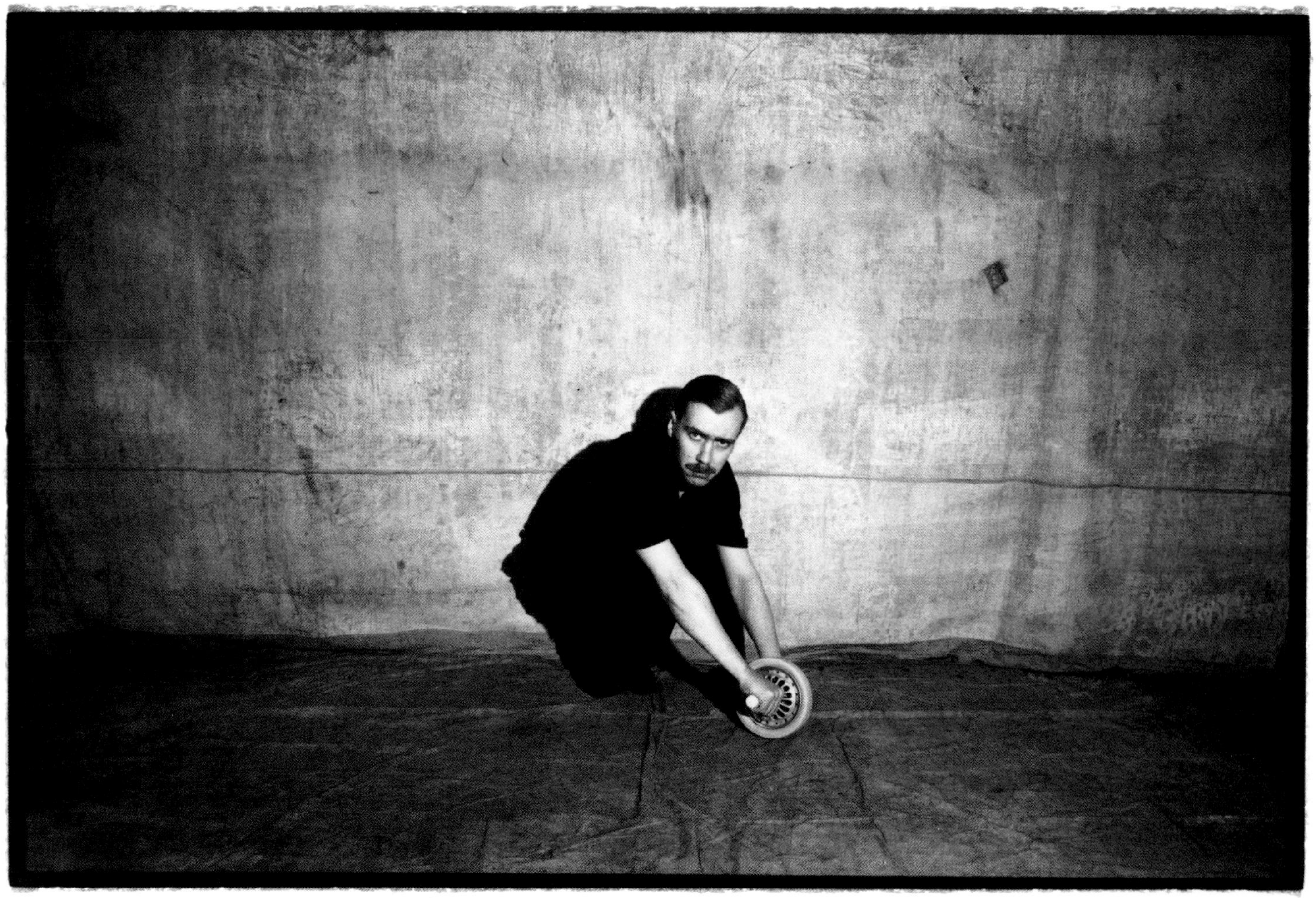

International Monument to the Unknown Civilian: Pforzheim

Internationales Denkmal für den Unbekannten Zivilisten: Pforzheim

Aufruf an die Bürger!

Der Schmuckmacher, Maler, Performance- und Installationskünstler Michael Petry ruft alle Mitbürger Pforzheims auf, sich an der zweiten Installation des Internationalen Denkmals für den Unbekannten Zivilisten zu beteiligen. Es wird sich aus Tausenden von abgelegten Kleidern und einem großen schwarzen Podest zusammensetzen. Der Soundtrack (von Greenaway, Petry und Powell), der aus diesem Podest heraus die Installation begleitet, ändert sich ebenso kontinuierlich wie das Denkmal selbst. Jedes Kleidungsstück wird mit einem Stempel als Bestandteil des Denkmals gekennzeichnet. Alle Besucher der ORNAMENTA können einen Teil der Installation kostenlos mit nach Hause nehmen, solange der Vorrat reicht und bis nur noch das Podest übrig ist.

In der ersten Phase der Denkmalsinstallation müssen jedoch die Kleidungsstücke zunächst einmal gesammelt werden, und deshalb bittet Petry die Bürger von Pforzheim, der Kunst zuliebe Selbstlosigkeit zu üben und alles, was sie nur an Kleidung erübrigen können, bis zum 29. September bei der Stadtinformation Pforzheim abzugeben. Die ORNAMENTA und damit auch die Installation können vom 30. September an besichtigt werden, und von diesem Tage an steht es jedem Besucher frei, Kleidungsstücke hinzuzulegen oder mitzunehmen.

Warum Kleidung?

Weil Kleidungsstücke nicht nur eine figurative Konnotation haben, sondern darüber hinaus Eigenschaften ihrer ursprünglichen Träger in sich tragen, ihre Moleküle, ihren Geist.

Warum ein Denkmal?

Im Gegensatz zu denen für Soldaten, Politiker oder Fünfjahres-Erntepläne (normalerweise aus Bronze, Marmor oder Stein) sollte ein Denkmal für Zivilisten sanft, zart und vergänglich sein. Das Internationale Denkmal ist nicht nur das ästhetische Objekt, das sich von Stadt zu Stadt und mit der Zeit ändert, es ist der Akt der Teilnahme (Kleidung bringen oder nehmen) und der Akt des Gedenkens, der Ehre erweist.

Das Denkmal wurde zum ersten Mal im Oktober/November 1988 in der Slaughterhouse Gallery in London ausgestellt und fand dort großen Anklang. Im Anschluß an Pforzheim wird das Denkmal im April 1990 in der Southhampton City Art Gallery zu sehen sein. Verhandlungen, das Denkmal in Washington D. C. und in Leningrad zu installieren, sind im Gange.

Michael Petry

Internationales Denkmal für den Unbekannten Zivilisten: London, Ansicht von oben. Slaughterhouse Gallery, London, Oktober 1988

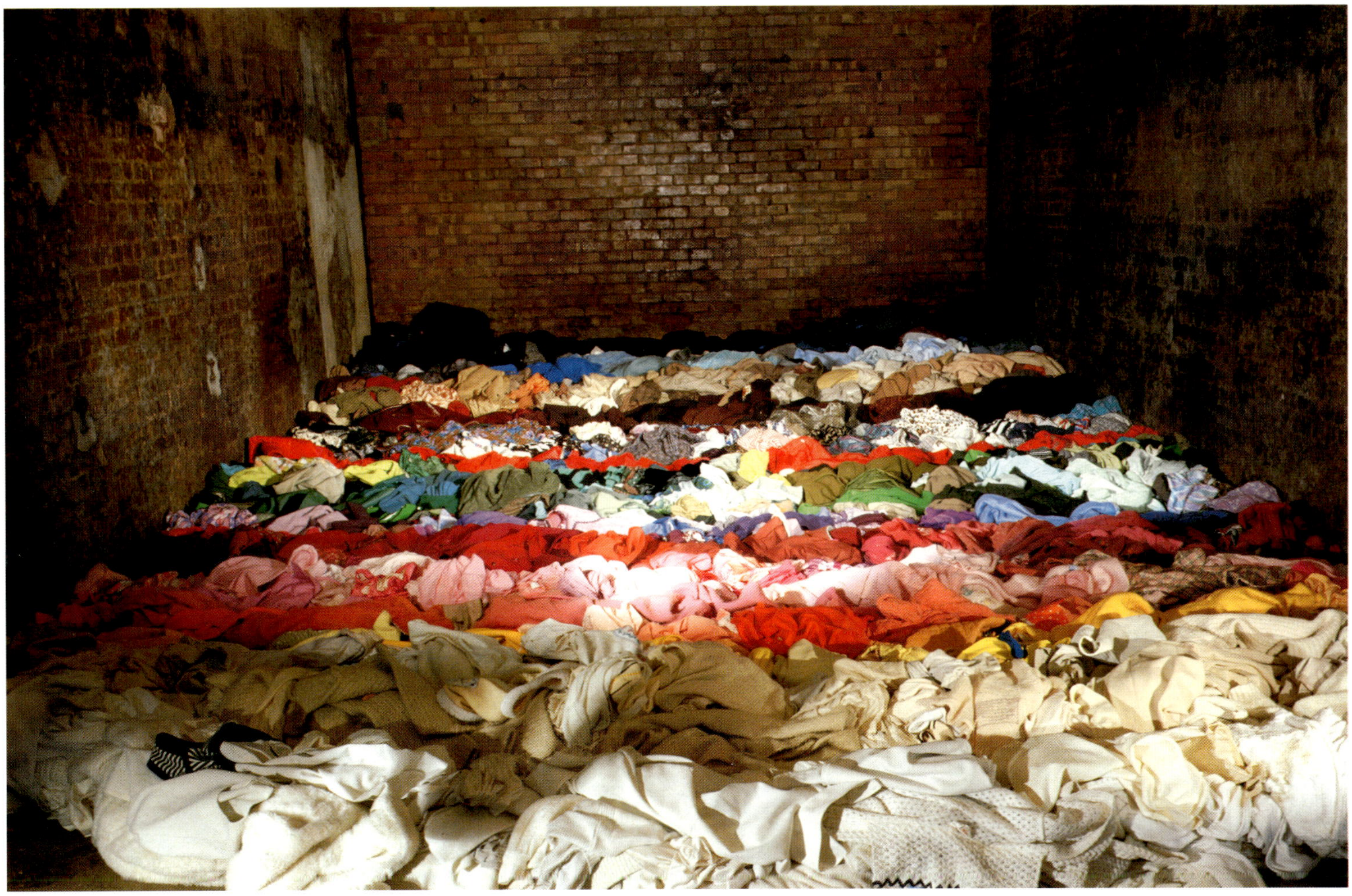

Künstlerregister

Ackermann, Nicola **44 f.**
Ahrens, Renata 23, 23 (Abb.)
Ando, Yasuhiko **228 f.**
Antes, Horst **230 f.**
Arck, Klaus **232 f.**
Arman 35, 35 (Abb.)
Arp, Hans 33 (Abb.), 35

Babetto, Giampaolo 29, 30 (Abb.), **46 f.**
Bahlmann, Alexandra **48 f.**
Bahrs, Ulrike 25, 25 (Abb.), **285**
Bakker, Gijs 30, 31 (Abb.), 38, **286**
Bakker, Laura **50 f.**
Baugut, Claudia **52 f.**
Baumgärtel, Axel **54 f.**
Bear Epp, Brenda 42, **56 f.**
Becker, Friedrich 22, 22 (Abb.), 23
Belloir, Dominique 306 (Abb.)
Ben Jacov, Noam **58 f.**
Bennett, James 42, **60 f.**
Bischoff, Manfred 24, 25 (Abb.), 41
Boekhoudt, Onno **62 f., 234 f.**
Borkenhagen, Florian **315**
Botticelli 298
Böttinger, Uwe 23
Branzi, Andrea 226, **236 f.**
Braque, Georges 32
Breis, Martha **64 f.**
Brodwolf, Jürgen 227, **238 f.**
Bruch, Klaus vom 303, 307 (Abb.)
Buchert, Wilhelm 23
Buchner, Wolfgang **66 f.**
Bullermann, Ulrich 23
Burgel, Eberhard 23
Bury, Claus 22, 24, 24 (Abb.)
Butler, Catherine 42, **68 f.**
Byars, James Lee **224**

Calder, Alexander 41
Callas, Peter 307 (Abb.)
Capdevila, Joaquim 29, 30 (Abb.)
Cellini, Benvenuto 17
Cepka, Anton 28, 28 (Abb.), 40
César 34 (Abb.), 35
Chan, Kai 39, **70 f., 288**
Chang, Peter **72 f.**

Dalí, Salvador 32
Dargel, Peter 306 (Abb.), 307 (Abb.)
Defner, Elisabeth 26, 27 (Abb.)
Degen, Pierre 39, **240 f.**
Derrez, Paul 41
Dillenkofer, Sinje **242 f.**
Dinglinger, Johann Melchior 17
Dobler, Georg 40, **74 f.**
Döbereiner, Martina **76 f.**
Domenech Frutos, Xavier **78 f.**
Donatello 298
Donaubauer, Beatrix **80 f.**
Drobny, Adolf 26
Dürer, Albrecht 298

Ebendorf, Robert William 41, **82 f.**
Eggeling, Viking 303
Eickel / Nowarra 306 (Abb.)
Eide, Gry **84 f.**
Eisler, Eva 40, **86 f.**
Eno, Brian 303, 309
Ernst, Max 34 (Abb.), 35
Ewing, Susan R. 41, **88 f.**

Falkenhagen, Harald **316**
Feiler, Uta **90 f.**
Fink, Tone **92 f.**
Fisch, Arline 32, 32 (Abb.), 42
Fischinger, Oskar 303, 304
Flöckinger, Gerda 30, 31 (Abb.)
Fong, Steven **94 f.**
Fradera Ametller, Maiane **96 f.**
Fraling, Anna **98 f.**
Fridericus 17
Fröhlich, Max 19 (Abb.), 19
Frühauf, Anton 19 (Abb.), 19
Funakushi, Morio **100 f., 244 f.**

Gänssle, Beate **102 f., 289**
Gardberg, Bertel 19
Gargat, Henri **104 f.**
Gentille, Thomas **106 f.**
Gheron, Tali **108 f.**
Ghiberti, Lorenzo 298
Ghirlandaio, Domenico 298
Good, Michael 42
Gough, Rowena **110 f.**
Graf, Inge 307 (Abb.)
Gralnick, Lisa 40, **112 f.**
Günther, Ingo 305, 307 (Abb.)
Guimard, Hector 17

Haberl, Margarethe **114 f.**
Hamaguchi, Masako **116 f.**
Harper, William 42
Haut, Jörn 32
Heindl, Anna **118 f.**
Hennig, Bernd 226, **246 f.**
Herbst, Marion 41, **248 f.**
Hilbert, Therese 26, 26 (Abb.)
Hiramatsu, Yasuki 32, 33 (Abb.)
Hishida, Yasuhiko 32
Hössle, Erhard 23
Hollein, Hans **250 f.**
Hu, Mary Lee 42
Hyldegaard, Ole 306 (Abb.)

Ildebrando 314
Itoh, Kazuhiro **120 f.**
Iversen, John 42, **122 f.**

Jamnitzer, Wenzel 17
Johannsen, Ulrike **124 f.**
Jonemann, Gilles **126 f.**
Jong, Rian de **128 f.**
Jünger, Hermann 22, 22 (Abb.), 23–26, 42
Jürgenssen, Birgit 39, **252 f.**

Kaplan, Enid 42
Kasalý, Svatopluk 28, 28 (Abb.)
Kawaguchi, Tatsuo **130 f.**
Kawaguchi, Yoishiru 307 (Abb.)
Kessler, Beppe 41, **132 f.**
Kleppan, Morten **134 f.**
Knížák, Milan **136 f.**
Knobel, Esther 42, **138 f., 287**
Kodejš, Jaroslav 27 (Abb.), 28
Kodré, Helfried 26, 27 (Abb.)
Krause, Reinhold 32
Krüger, Winfried **140 f.**
Kruger, Daniel 26, 26 (Abb.), **142 f.**
Kubrick, Stanley 313
Künzli, Otto 25, 25 (Abb.), 39

Lalique, René 17
LaRoche, Lynda 41
Larsen, Helge *siehe* Lewers, Darani
Lechtzin, Stanley 30, 32, 32 (Abb.), 298–302
Leersum, Emmy van 30, 30 (Abb.), 38
Letz, Marie **144 f.**
Lewers, Darani, und Helge Larsen 32, 32 (Abb.)
Lichtenstein, Roy 34 (Abb.), 35
Lieglein, Wolfgang **254 f.**
Linssen, Nel **146 f.**
Loos, Bruni **148 f.**
Lorenzen, Jens-Rüdiger 22, 24, 24 (Abb.)

Mahlow, Beatrix **150 f.**
Maierhofer, Fritz 27 (Abb.), 28, 41, **152 f.**
Makigawa, Carlier **154 f.**
Malewitsch, Kasimir 304
Manheim, Julia **256 f.**
Martin, Lous **156 f.**
Martinazzi, Bruno 29, 29 (Abb.), 40
Marx, Falko **290**
Mascher-Elsässer, Eva 18 (Abb.), 19
Mattar, Wilhelm 24, 24 (Abb.), 38, 284
McClure, Paul David **158 f.**
Mendini, Alessandro **258 f.**
Metcalf, Bruce 41, 42, **160 f.**
Mitsuyasu, Takao **260 f.**
Montanez Ortiz, Rafael 305
Morris, Robert Lee 42, 291
Mosettig, Gert 26
Muerrle, Norbert 292
Muff, Patrik **162 f., 293**

Nagai, Erico 26, 26 (Abb.), **262 f.**
Nele, E. R. 22, 22 (Abb.)
Neubauer, Klaus 23, 23 (Abb.)
Nikolaus von Verdun 17
Nisslmüller, Manfred 26
Nogueira, Alicia 306 (Abb.)
Novák, Vratislav Frontispiz, **164 f.**

Ody, Michael **264 f.**
Oppermann, Johannes **166 f.**
Orsouw, Bob van **168 f.**

Paik, Nam June 303, 304
Pavan, Francesco 29, 29 (Abb.), **170f.**
Persson, Sigurd 19, 20 (Abb.)
Peters, Ruudt **294**
Petry, Michael **317**
Picasso, Pablo 33 (Abb.), 35, 311
Pijanowski, Eugene Michael **172f.**
Pijanowski, Hiroko Sato 42, **172f.**
Pinton, Mario 19 (Abb.), 19, 29
Planteidt, Annelies 41, **174f.**
Pollaiuolo, Antonio 298
Pomodoro, Arnaldo 29, 29 (Abb.)
Preston, Paul **295**
Prühl, Dorothea **176f.**
Puig Cuyás, Ramón 41, **178f.**

Rahs, Wolfgang 26, 38, 40, **266f.**
Ramshaw, Wendy 30, 31 (Abb.), 206
Raßbach, Frank **180f.**
Ray, Man 33 (Abb.), 35
Reiling, Reinhold 21 (Abb.), 22-24
Reister, Karl-Heinz 23, 23 (Abb.)
Reus, Josenrique M. 307 (Abb.)
Richter, Hans 303
Rickert, Franz 19
Risch, Hildegard 18 (Abb.), 19
Rodriguez, Ofelia **268f.**
Ross, Ivy 41
Rothmann, Gerhard 25, 25 (Abb.), 38, 40
Russel, Peter 306 (Abb.)
Ruttmann, Walter 303

Saint Phalle, Niki de 35, 35 (Abb.)
Sajet, Philip **182f.**
Sanborn, John 303
Schick, Marjorie 39, **184f.**
Schlevogt, Pierre 23
Schmölzer, Sepp 26, 26 (Abb.)
Schneider, Franz 306 (Abb.)
Schnepf, Rainer **186f.**
Schollmayer, Karl 21
Seibert, Georg 24, 24 (Abb.)
Seibert-Philippen, Gisela 22, 23, 23 (Abb.)
Sieber-Fuchs, Verena 41, **188f., 296**
Skal, Hubertus von 25, 25 (Abb.), **270f.**
Skubic, Peter 28, 38, 40
Sonobe, Etsuko **190f.**
Soto, Jesús Rafael 35, 35 (Abb.)
St. Eligius, Patron der Goldschmiede 17
Strobl, Ingeborg **272f.**
Sugawara, Yuki **192f.**
Symon, Josef 27 (Abb.), 28
Syrnjew, Victor **194f.**

Teige, Ulrich 226, **274f.**
Thomas, Detlef **196f.**
Tomlinson, Michael **198f.**
Toynbee Wilson, Jenny **200f.**
Treskow, Elisabeth 18 (Abb.), 19

Ullrich, Klaus 21, 21 (Abb.), 22
Ulrichs, Timm **276f.**

Vasarely, Victor de 304
Vedder, Maria 309, 309 (Abb.)
Vigeland, Tone 41, **202f.**
Viznerová, Ladena 28, 28 (Abb.)
Vogt, Ulrike **204f.**
Vostell, Wolf 304

Watkins, David 30, 31 (Abb.), 39, **206f., 297**
Wehrens, Jan **208f.**
Wein, Justine **210f.**
Weingärtner, Petra Michaela **212f.**
Weiss-Weingart, Ebbe 21, 21 (Abb.), 23
Wennrich, Wolf 32
Wilm, Johann Michael 19
Wohlleber, Anette **214f.**
Wolf, Lam de 41, **216f.**
Wood, Joseph A. 40, **218f.**

Xaver, Franz 310, 310 (Abb.)

Yamamoto, Akihiko **220f.**
Yamamoto, Keigo 309, 309 (Abb.)
Yi, Jung-Gyu **222f.**

Zaremscy, Jadwiga und Jerzy 19, 20 (Abb.)
Zeitner, Herbert 18 (Abb.), 19
Zschaler, Othmar 28, 28 (Abb.), 29

Leihgeber

Die Künstler

Die Prominenten

Staatliche Museen zu Berlin – Kunstgewerbemuseum Schloß Köpenick, Deutsche Demokratische Republik
Staatliche Museen Preußischer Kulturbesitz – Kunstgewerbemuseum, Berlin
Hessisches Landesmuseum, Darmstadt
Staatliche Galerie Moritzburg, Halle, Deutsche Demokratische Republik
Gewerbemuseum der LGA im Germanischen Nationalmuseum, Nürnberg
Benno und Therese Danner'sche Kunstgewerbestiftung, München
Museum voor hedendaagse Kunst Het Kruithuis, Herzogenbusch, Niederlande
Worshipful Company of Goldsmiths, London, Großbritannien
Muzeum Narodowe w Warszawie, Warschau, Polen
Tokyo University of Art, Tokio, Japan
Provinz Zeeland, Niederlande

Mr. und Mrs. Ronald und Anne Abramson, USA
Frau Inge Asenbaum, Wien, Österreich
Mrs. Helen Drutt, Philadelphia/New York, USA
Paul Derrez, Amsterdam, Niederlande
Mr. und Mrs. David Katzmann, USA
Frau Diana Küppers, Mülheim/Ruhr
Mr. und Mrs. G. Rosenfeld, USA
Ms. Donna Schneier, USA
Mrs. P. J. Shaw, Orchard Lake/Michigan, USA
Frau Dr. Ulla Stöver, Hamburg

Galerie RA, Amsterdam, Niederlande
Galerie V + V, Wien, Österreich
Galerie Ventil, München
Galerie Michael Werner, Köln

und weitere Leihgeber

Fotonachweis

Günter Meyer, Pforzheim: S. 18–30, 31 bis auf oben, 32, 33 oben links
Sjaak Ramakers, Utrecht: S. 31 oben
Prisma Fotodesign, Oberhausen: S. 33 oben rechts, unten rechts, 34, 35
Flöter und Kerth, Pforzheim: alle Fotos ›Massiv Zentral‹ (bis auf S. 58, 59, 78 unten links, 150, 151) sowie S. 230 oben, 237, 239, 241, 244, 245, 247, 249, 253, 255, 273, 275, 285, 286, 287 unten, 288–292, 293 bis auf unten, 294–297, 309
Wolfgang Pankoke, Karlsruhe: S. 230 unten, 231
Georg Riha und Sina Baniahmad: S. 250, 251
Gabriella Meros: S. 264, 265
Rita Hensen: S. 270 oben, 271 oben
Philipp Schönborn: S. 270 unten, 271 oben
Ferdinand Ullrich, Bochum: S. 276, 277
Andrew Roth: S. 287 oben
Lisl Glass: S. 293 unten
Die Fotos von S. 299 wurden von Stanley Lechtzin, Philadelphia, die der Seiten 306-307 von Axel Wirths, 235 Media, Köln, bereitgestellt.
Robert E. Dias : S. 301
Franz Xaver: S. 310
Ant, London: S. 317

Alle anderen Fotos und Abbildungsvorlagen wurden von den jeweiligen Künstlern zur Verfügung gestellt.